R. Kuhlen
R. Rossaint

Evidenzbasierte Medizin in Anästhesie und Intensivmedizin

2., vollständig überarbeitete und erweiterte Auflage

Mit 55 Abbildungen

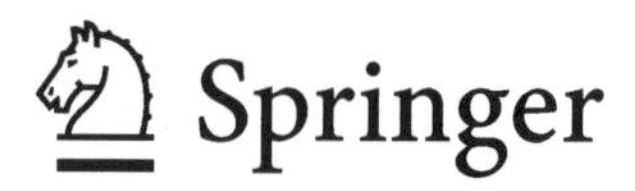

Univ.-Prof. Dr. Ralf Kuhlen
Klinik für Intensivmedizin Erwachsene
Universitätsklinikum Aachen
Pauwelsstraße 30
52074 Aachen
rkuhlen@ukaachen.de

Univ.-Prof. Dr. Rolf Rossaint
Klinik für Anästhesiologie
Universitätsklinikum Aachen
Pauwelsstraße 30
52074 Aachen
rrossaint@ukaachen.de

ISBN 978-3-540-29633-1 2. Auflage 2007 Springer Medizin Verlag Heidelberg

Bibliografische Information der Deutschen Bibliothek
Die Deutsche Nationalbibliothek verzeichnet diese Publikation in der Deutschen Nationalbibliografie; detaillierte bibliografische Daten sind im Internet über http://dnb.d-nb.de abrufbar.

Dieses Werk ist urheberrechtlich geschützt. Die dadurch begründeten Rechte, insbesondere die der Übersetzung, des Nachdrucks, des Vortrags, der Entnahme von Abbildungen und Tabellen, der Funksendung, der Mikroverfilmung oder der Vervielfältigung auf anderen Wegen und der Speicherung in Datenverarbeitungsanlagen, bleiben, auch bei nur auszugsweiser Verwertung, vorbehalten. Eine Vervielfältigung dieses Werkes oder von Teilen dieses Werkes ist auch im Einzelfall nur in den Grenzen der gesetzlichen Bestimmungen des Urheberrechtsgesetzes der Bundesrepublik Deutschland vom 9. September 1965 in der jeweils geltenden Fassung zulässig. Sie ist grundsätzlich vergütungspflichtig. Zuwiderhandlungen unterliegen den Strafbestimmungen des Urheberrechtsgesetzes.

Springer Medizin Verlag.
springer.de
© Springer Medizin Verlag Heidelberg 2005, 2007

Die Wiedergabe von Gebrauchsnamen, Warenbezeichnungen usw. in diesem Werk berechtigt auch ohne besondere Kennzeichnung nicht zu der Annahme, dass solche Namen im Sinne der Warenzeichen- und Markenschutzgesetzgebung als frei zu betrachten wären und daher von jedermann benutzt werden dürften.
Produkthaftung: Für Angaben über Dosierungsanweisungen und Applikationsformen kann vom Verlag keine Gewähr übernommen werden. Derartige Angaben müssen vom jeweiligen Anwender im Einzelfall anhand anderer Literaturstellen auf ihre Richtigkeit überprüft werden.

Planung: Ulrike Hartmann, Dr. Anna Krätz, Heidelberg
Projektmanagement: Gisela Schmitt, Heidelberg
Copyediting: Bettina Arndt, Weinheim
Design: deblik Berlin

SPIN 1153 4365
Satz: TypoStudio Tobias Schaedla, Heidelberg

Gedruckt auf säurefreiem Papier 22/2122 – 5 4 3 2 1 0

R. Kuhlen

R. Rossaint

Evidenzbasierte Medizin in Anästhesie und Intensivmedizin

2. Auflage

Vorwort zur 2. Auflage

Wir freuen uns sehr, dass aufgrund der hohen Nachfrage diese 2. Auflage der »Evidenzbasierten Medizin in Anästhesie und Intensivmedizin« notwendig wurde. Die positive Resonanz bestärkt uns nachhaltig in dem Ansatz, das Streben nach externer Evidenz auch in der Anästhesie und Intensivmedizin zur Maxime unseres Handelns zu machen, auch wenn dies in Anbetracht der manchmal heterogenen Datenlage in diesem einerseits hoch komplexen und andererseits akuten und zeitkritischen Feld der Medizin nicht immer einfach ist. Offensichtlich hat dieses Buch so manchem Leser in dieser Situation Unterstützung bieten können, so dass wir in der 2. Auflage diese Zielsetzung des Buchs gerne weiter verfolgen.

Wir haben die Struktur des Buchs belassen, wonach im ersten Teil eine Einführung in die Techniken der EBM und ihre Bedeutung für unsere klinische Praxis gegeben wird, der zweite Teil die überlappenden Themen aus Anästhesie und Intensivmedizin behandelt und die sich anschließenden Kapitel die jeweils spezifischen Themen erörtern. Neben den Aktualisierungen der 15 Kapitel der ersten Auflage haben wir sieben weitere Kapitel zu wichtigen Themenkreisen hinzugenommen. Hierzu zählen die Prämedikation, die Analgosedierung auf der Intensivstation, das Blutzuckermanagement in der Intensivmedizin und die jeweiligen Kapitel über Pneumonie, COPD und Asthma sowie das akute Nierenversagen und den erhöhten intraabdominellen Druck.

Wir sind den Autoren für die Überarbeitung ihrer Kapitel aus der ersten Auflage ebenso wie den Autoren der neuen Kapitel zu außerordentlichem Dank verpflichtet, sich erneut auf die schwierige Aufgabe eingelassen zu haben, die Evidenz ihres Themas zu sammeln und so zu bewerten, dass der Leser klinisch hilfreiche und verwertbare Aussagen finden mag. Ebenso sind wir dem Springer-Verlag, und hier namentlich Frau Hartmann und Frau Krätz, für ihre exzellente, zielgerichtete und immer aufmunternde Unterstützung dankbar.

Wir hoffen, dass auch die 2. Auflage dem Leser eine interessante und hilfreiche Lektüre ist.

Aachen, im Oktober 2006
R. Kuhlen
R. Rossaint

Inhaltsverzeichnis

Teil IV Intensivmedizin

Autorenverzeichnis

Apfel, Christian, MD, PhD
Dept. of Anesthesiology und
Perioperative Care, University
of California
UCSF Mt. Zion Medical Center
1600 Divisadero, San Francisco
CA 94115, USA

Arndt, Heike, Dr.
50678 Köln
drheikearndt@gmx.de

Autschbach, Rüdiger, Prof. Dr.
Klinik für Herz-, Thorax- und
Gefäßchirurgie
Universitätsklinikum Aachen
Pauwelsstr. 30, 52074 Aachen

Bals, Robert, PD Dr. Dr.
Universitätsklinikum Gießen und
Marburg, Klinik für Innere Medizin
mit Schwerpunkt Pneumologie
Baldingerstr. 1, 35043 Marburg

Bein, Berthold, PD Dr.
Klinik für Anästhesiologie
und Operative Intensivmedizin
Universitätsklinikum
Schleswig-Holstein, Campus Kiel
Schwanenweg 21, 24105 Kiel

Bertram, Peter, PD Dr.
Klinik für Allgemein-, Viszeral-
und Thoraxchirurgie
Bethesda-Krankenhaus
Ludwig Weber Str. 15
41061 Mönchengladbach

Buhre, Wolfgang, PD Dr.
Division of Perioperative and
Emergency Care Department
of Anaesthesiology
University Medical Center Utrecht
3508 GA Utrecht, Niederlande

Christiansen, Stefan, PD Dr.
Klinik für Thorax-, Herz-
und Gefäßchirurgie
Universitätsklinikum Aachen
Pauwelsstr. 30, 52074 Aachen

De Rossi, Lothar, PD Dr.
Boehringer Ingelheim
Pharma GmbH & Co. KG
Clinical Research
Immunology/Virology
Birkendorferstr. 65, 88397 Biberach

Ellger, Björn, Dr.
Afdeling Intensieve Geneeskunde
Katholieke Universiteit Leuven
Herestraat 49, 3000 Leuven
Belgien

Geldner, Götz, Prof. Dr.
Klinik für Anästhesiologie,
Intensivmedizin und
Schmerztherapie
Posilipostr. 4, 71640 Ludwigsburg

Graf, Jürgen, Dr.
Klinik für Anästhesie und Inten-
sivtherapie, Universitätsklinikum
Gießen und Marburg GmbH
Standort Marburg
Baldingerstraße, 35043 Marburg

Henzler, Dietrich, PD Dr.
Klinik für Anästhesiologie
Universitätsklinikum
der RWTH Aachen
Pauwelsstr. 30, 52074 Aachen

Janssens, Uwe, Prof. Dr.
Medizinische Klinik
St.-Antonius-Hospital
Dechant Deckers Str. 8
52249 Eschweiler

Kerger, Heinz, PD Dr.
Anästhesiologische Klinik
Evangelisches Diakonie-
Krankenhaus
Wirthstr. 11
79110 Freiburg

Kopp, Rüdger, Dr.
Operative Intensivmedizin
Erwachsene
Universitätsklinikum Aachen
Pauwelsstr. 30, 52074 Aachen

Kratz, Caroline Dorothea, Dr.
Klinik für Anästhesiologie
Intensivmedizin und
Schmerztherapie
Posilipostr. 4, 71640 Ludwigsburg

Kreymann, Karl Georg, Prof. Dr.
Klinik für Intensivmedizin
Universitätsklinikum Eppendorf
Martinistr. 52, 20251 Hamburg

Kuhlen, Ralf, Prof. Dr.
Operative Intensivmedizin
Erwachsene
Universitätsklinikum Aachen
Pauwelsstr. 30, 52074 Aachen

Lemmen, Sebastian, Prof. Dr.
Zentralbereich für Krankenhaus-
hygiene und Infektiologie
Universitätsklinikum Aachen
Pauwelsstr. 30, 52074 Aachen

Martin, Jörg, Dr.
Klinik für Anästhesiologie,
operative Intensivmedizin und
Schmerztherapie, Klinik am Eichert
Eichertstr. 3, 73035 Göppingen

Max, Martin, Prof. Dr.
Klinik für Anästhesie und Intensivtherapie, Universitätsklinikum Gießen – Marburg GmbH
Standort Marburg
Baldingerstr. 1, 35033 Marburg

Möllhoff, Thomas, Prof. Dr.
Klinik für Anästhesiologie, Intensivmedizin und Schmerztherapie, Katholische Stiftung Marienhospital
Zeise 4, 52066 Aachen

Putensen, Christian, Prof. Dr.
Klinik und Poliklinik für Anästhesiologie und Operative Intensivmedizin
Friedrich-Wilhelm-Universität
Sigmund-Freud-Str. 25
53105 Bonn

Rex, Steffen, Dr.
Klinik für Anästhesiologie
Universitätsklinikum
der RWTH Aachen
Pauwelsstr. 30, 52074 Aachen

Rohde, Veit, Prof. Dr.
Neurochirurgische Klinik
Georg-August-Universität
Göttingen
Robert-Koch-Str. 40
37075 Göttingen

Rossaint, Rolf, Prof. Dr.
Klinik für Anästhesiologie
Universitätsklinikum Aachen
Pauwelsstr. 30, 52074 Aachen

Schachtrupp, Alexander, Dr.
Klinik für Allgemein-, Gefäß- und Viszeralchirurgie
Marien-Hospital
Rochusstr. 2
40479 Düsseldorf

Schälte, Gereon, Dr., M.A.
Klinik für Anästhesiologie
Universitätsklinikum Aachen
Pauwelsstr. 30, 52074 Aachen

Schönhofer, Bernd, Prof. Dr.
Abteilung für Pneumologie und internistische Intensivmedizin
Krankenhaus Oststadt-Heidehaus
Klinikum Region Hannover
Podbielskistr. 380, 30659 Hannover

Scholz, Jens, Prof. Dr.
Klinik für Anästhesiologie und Operative Intensivmedizin
Universitätsklinikum
Schleswig-Holstein, Campus Kiel
Schwanenweg 21, 24105 Kiel

Schumacher, Oliver, Dr.
Chirurgische Klinik und Poliklinik
Universitätsklinikum
der RWTH Aachen
Pauwelsstr. 30, 52074 Aachen

Schumpelick, Volker, Prof. Dr.
Chirurgische Klinik und Poliklinik
Universitätsklinikum
der RWTH Aachen
Pauwelsstr. 30, 52074 Aachen

Spies, Claudia, Prof. Dr.
Klinik für Anästhesiologie und operative Intensivmedizin
Universitätsklinikum Charité
Campus Mitte
Charité Universitätsmedizin
Schumannstr. 20-21, 10117 Berlin

Theuerkauf, Nils
Klinik und Poliklinik für Anästhesiologie und Operative Intensivmedizin, Rheinische Friedrich-Wilhelm-Universität
Sigmund-Freud-Str. 25
53105 Bonn

Tonner, Peter H., Prof. Dr.
Klinik für Anästhesiologie, operative und allgemeine Intensivmedizin, Notfallmedizin
Klinikum Links der Weser gGmbH
Senator-Weißling-Str. 1
28277 Bremen

Vassiliou, Timon, Dr.
Klinik für Anästhesie und Intensivtherapie, Universitätsklinikum Gießen – Marburg GmbH
Standort Marburg
Baldingerstr. 1, 35033 Marburg

Welte, Tobias, Prof. Dr.
Medizinische Klinik – Pneumologie
Medizinische Hochschule Hannover
Carl-Neuberg-Str. 1
30625 Hannover

Teil I Grundlagen der evidenzbasierten Medizin

EBM: Eine Einführung

H. Arndt

Evidenzbasierte Medizin – in den letzten Jahren ist dieser Begriff oft thematisiert worden. Dabei wird nicht nur von Medizinern, sondern insbesondere auch von (Gesundheits-) Politikern sowie in der Gesundheits- und Krankenhauswirtschaft damit umgegangen. Die Inhalte von EBM sowie insbesondere der wissenschaftliche Kontext scheinen dem Anwender in vielen Fällen dabei immer noch verschlossen zu sein.

Wissenschaftlichkeit

Im Jahr 1994 veröffentlichten Hiatt und Goldman [7] in *Nature* einen Artikel mit der Überschrift: »Making medicine more scientific«. Darin geht es nicht um den Ruf, die Grundlagenforschung auszubauen, die in den Jahrzehnten zuvor im Zentrum des Interesses und der wissenschaftlichen Produktivität in dem Bestreben, alles zu ergründen, stand, sondern um die Evaluation klinischer Wissenschaft und Medizin.

Der Internist Bernhard Naunhyn schrieb 1905:

> Für mich ist es kein Zweifel, daß das Wort ,Medizin wird eine Wissenschaft sein, oder sie wird nicht sein' auch für die Therapie gelten muß und gilt. Die Heilkunde wird eine Wissenschaft sein oder sie wird nicht sein! Mir ist sonnenklar, daß da, wo die Wissenschaft aufhört, nicht die Kunst anfängt, sondern rohe Empirie und das Handwerk.« [8]

Was kann damit gemeint sein?
Evidenzbasierte Medizin ist keine Methode. Sie beinhaltet eine moderne Auffassung von Medizin und wissenschaftlicher Kultur nach einer wandelvollen Geschichte, in der neben wissenschaftlichen Studien sehr wohl Erfahrung und Praxisorientiertheit beinhaltet sind, ja sogar Wissenschaft erst dadurch sinnvoll gemacht wird – vor allem aber eines:

> **!** EBM vertritt einen wissenschaftlichen Geist, der verantwortungsbewusst auf einem normativen Wertesystem basiert und – nicht losgelöst von diesem – die eigene Erfahrung in ständigen Einklang bringt mit dem, was in wissenschaftlichen Studien erforscht wurde. EBM bringt aber auch die Erfahrung, die Bildung und das Bewusstsein mit, die eigenen Grenzen sowie die der wissenschaftlichen Erkenntnismöglichkeiten und die Methoden zu (er)kennen und alles zusammen mit einem kritischen Augenmaß in Verantwortung für die praktische Medizin am und für den einzelnen Patienten auszuüben.

Zugrunde gelegt werden muss die moderne Auffassung von Gesundheit (s. Definition der WHO

[23]), Patientenrechten und einer verantwortungsbewussten Berufsausübung in unserem gesellschaftlichen Kontext. Medizinische Wissenschaft und Praxis haben seit der Industrialisierung einen der gesellschaftlichen Entwicklung angepassten Verlauf genommen. Sie spiegelten zu jedem Zeitpunkt gesellschaftliche Haltungen, Wertesysteme und Ziele wider, die den Fortschritt in unserer demokratischen, kapitalistischen westlichen Welt bestimmen – mit den Spielregeln, wie sie alle anderen Disziplinen der Wirtschaft und Industrie auch prägten: Einer analytischen, reduktionistischen Auffassung von Wissenschaft.

Der naturwissenschaftliche Entdeckungsprozess selbst wurde als ein konstruktiver Fabrikationsprozess verstanden. Produktivität und Systemwachstum im Sinne eines radikalen Hedonismus wurden in den Vordergrund gestellt. Neue Erkenntnisse wurden in immer kürzeren Abständen generiert, oft mit inflationärer Qualität. Man kann von einer Wissensinszenierung sprechen, technokratisch fragmentiert, vom Menschlichen wegführend und hierin professionalisiert.

Gemäß wissenschaftstheoretischer Methoden wendete man sich von einem nicht-analytischen Ansatz hin zu einem analytischen Ansatz:

> » Eine analytische Vorgehensweise ist hiernach eine solche, die ihren Gegenstand in einzelne Bestandteile auflöst und die Beziehungen dieser Bestandteile untereinander betrachtet. In diesem Sinne ‚analytisch' arbeiten zum Beispiel die Mathematiker, die formalen Logiker, die Sprach-‚Analytiker', die Naturwissenschaftler.« (S. 17) [20]

Ein mechanistisches Weltbild leitete in der Vergangenheit Wissenschaft an, auch die medizinische »Schulmedizin«. »Professionalisiert« bedeutete somit lange Zeit nur den spezifischen Leistungsvollzug überwiegend organbezogener Diagnosen und Therapien, eine Medizin ohne eigene wissenschaftliche Kultur, naturwissenschaftlich orientiert.

Erich Fromm beschrieb die gesellschaftlichen Entwicklungen folgendermaßen:

> » Die große Verheißung unbegrenzten Fortschritts- die Aussicht auf Unterwerfung der Natur und auf materiellen Überfluss, auf das größtmögliche Glück in größtmöglicher Zahl und auf uneingeschränkte persönliche Freiheit- das war es, was die Hoffnung und den Glauben von Generationen seit Beginn des Industriezeitalters aufrecht erhielt.« (S. 13) [5]

»Die analytische Richtung hat den Versuch gemacht, das Problem der moralischen, sozialen oder politischen Wertung von Sachverhalten völlig aus der Wissenschaft herauszuwerfen, in dem man Wertfragen zu einer außerwissenschaftlichen, rein praktischen Angelegenheit erklärte.« (S. 21) [20]

Historisch berühmtes Beispiel für die problematische Umsetzung einer solchen Vorgehensweise ist der Bau der Atombombe. In der Medizin betrifft dies u. a. Themen wie Transplantationen, Embryonenschutzgesetze, Gentechnikgesetze, Sterbehilfe, Abtreibungsgesetze.

Eine wechselvolle Geschichte entsprechend der jeweiligen Ära hat es immer gegeben, und auch zweifelhafte medizinische Wissenschaft, die zu ihrer Zeit schon nicht den Qualitätsansprüchen genügte, hat es wohl auch schon immer gegeben. Schiller bezeichnete in seiner Habilitationsrede als Brotgelehrtentum:

> » Jener, dem es bei seinem Fleiß einzig und allein darum zu tun ist, die Bedingungen zu erfüllen, unter denen er zu einem Amte fähig und der Vorteile desselben teilhaftig werden kann, der nur darum die Kräfte seines Geistes in Bewegung setzt, um dadurch seinen sinnlichen Zustand zu verbessern und eine kleinliche Ruhmsucht zu befriedigen, ein solcher wird beim Eintritt in seine akademische Laufbahn keine wichtigere Angelegenheit haben, als die Wissenschaften, die er Brotstudien nennt, von allen übrigen, die den Geist nur als Geist vergnügen, auf das sorgfältigste abzusondern. … Seine größte Angelegenheit ist jetzt, die zusammengehäuften Gedächtnisschätze zur Schau zu tragen, und ja zu verhüten, daß sie in ihrem Werte nicht sinken. Jede Erweiterung seiner Brotwissenschaft beunruhigt ihn, weil sie ihm neue Arbeit zusendet, oder die vergangene unnütz macht; jede wichtige Neuerung schreckt ihn auf, denn sie zerbricht die alte Schulform, die er sich so mühsam zu eigen machte, sie setzt ihn in Gefahr, die ganze Arbeit seines vorigen Lebens zu verlieren. … Schlägt ihm dieses fehl, wer ist unglücklicher als der Brotgelehr-

te? Er hat umsonst gelebt, gewacht, gearbeitet; er hat umsonst nach Wahrheit geforscht, wenn sich Wahrheit für ihn nicht in Gold, in Zeitungslob, in Fürstengunst verwandelt. … Der Arzt entzweiet sich mit seinem Beruf, sobald ihm wichtige Fehlschläge die Unzuverlässigkeit seiner Systeme zeigen...« [21]

Wie schon dargestellt, zählt heutzutage mehr die Produktivität der Wissensgenerierung, und das Ziel ihrer Anwendung lag bisher kaum darin, wissenschaftliches Denken zu spiegeln. Inwieweit bei dieser Wissensinflation die Qualität des Erkenntnisprozesses und damit die Qualität der daraus resultierenden Information hochgehalten wird, ist sicherlich kritisch zu hinterfragen. Der Pioniergeist bzw. »philosophische Kopf«, wie ihn Schiller dem Brotgelehrten entgegensetzt, und die Orientierung an ethisch-moralischen Werten, Visionen und Idealen sind wohl oft weitestgehend abhanden gekommen. Die heutige, analytische Wissenschaft steht demnach oft im Dienste um Erlangung lukrativer Posten und Finanzierungsmittel. So schreibt Köbberling:

» In der heutigen wissenschaftlichen Welt, ganz besonders im Umfeld der Medizin, ist der wichtigste Faktor bei der Unterdrückung von Zweifel jedoch das Geld.« [9]

Welche Stilblüten so etwas treiben kann, ist in den einschlägig bekannt gewordenen Skandalen um medizinische Forschung in den letzten Jahren zu erkennen. Wissenschaftsbetrügereien werden zunehmend aufgedeckt, stigmatisiert und geahndet. Inwieweit hier eine Systemimmanenz zum Tragen kommt, kann an anderer Stelle diskutiert werden.

» Gerade im universitären Bereich werden nach dem amerikanischen Vorbild der 1960er Jahre die Regeln des ,publish or parish' eingehalten – auch wenn die Evaluation wissenschaftlichen Arbeitens inzwischen nicht der Zahl, sondern der Qualität der Veröffentlichung den Vorzug gibt.« … Da: »allerdings erst nach längeren Perioden wissenschaftlich relevante Ergebnisse präsentiert werden können, verführt das universitäre Umfeld zu vielen Publikationen, die oft mehr den guten Willen als ein vorzeigbares Ergebnis dokumentieren.« (S. 597) [16]

Zweifelhafte Qualitätskriterien wurden etabliert und angewendet, z. B. genügten lange Zeit alleine berufspolitische Machtpotentiale, um Arbeitsgruppen »erfolgreich« sein zu lassen.

Der Impactfaktor wird immer wieder insofern diskutiert, als »…die regelmäßige Publikation narrativer konventioneller Übersichtsartikel den ,Impact Factor' des Journals positiv beeinflussen kann, da diese Artikel oft und kritiklos zitiert werden« [22]. Man kann von einer Wissensinszenierung sprechen.

Jährlich erscheinen in mehr als 20.000 biomedizinischen Zeitschriften weit mehr als 1 Mio. wissenschaftliche Arbeiten. Die Angaben über die Anzahl von randomisierten, kontrollierten Studien (RCT) sind so stark schwankend, dass man diese Zahlen am besten gar nicht zitiert, denn es wird schon aus diesen Angaben offensichtlich, wie unübersichtlich die Informationsflut ist. Ein Arzt müsste, wenn er alleine im Fach Innere Medizin einigermaßen up to date bleiben wollte, täglich wenigstens 17 Originalarbeiten studieren (S. 69) [6]. Darüber hinaus müssten zahllose Artikel über neue diagnostische Tests, prognostische Faktoren, Epidemiologie und Pathophysiologie kritisch gelesen, beurteilt und in ihren Konsequenzen für die Praxis durchdacht werden. Dies ist für einen Durchschnittsmediziner – Menschen – nicht zu machen. Daraus resultiert zwangsläufig, dass es absolut unmöglich ist, überhaupt nur annähernd an alle (nur) allerwichtigsten Informationen zu kommen, schon gar nicht ist es möglich, diese hinsichtlich ihrer Vollständigkeit, Qualität, Relevanz, Übertragbarkeit usw. zu bewerten. Sprach- und Publikationsbiases beispielsweise sind bei dieser Betrachtung noch gar nicht berücksichtigt. Dennoch oder gerade deshalb:

! Die individuelle ärztliche Entscheidung braucht in der täglichen Anwendung das Korrektiv durch die Datenlage in der medizinischen Literatur.

Die Medizin ist eine Handlungswissenschaft, keine Grundlagenwissenschaft *per se*, und hält der

Prüfung auf Wissenschaftlichkeit besonders dann Stand, wenn sie
- naturwissenschaftlich-biologisch fundiert ist,
- sich auf klinische Beobachtungen, Feststellungen und Messungen gründet,
- auf normativer, sozialer Grundhaltung basiert
- und ihr therapeutisches Imperativ auf Zweckmäßigkeit prüft.

Die Art, mit der man seit Jahrtausenden medizinisches Wissen generiert hat, ist die Erfahrung, welche durch Lehre und Wirken erworben wurde. Medizin wurde bis vor kurzem als Heilkunst bzw. Heilkunde bezeichnet. Das wissenschaftliche Verständnis der Heilkunst wurde aus dem Bestreben der Experten erlangt, die Vorgänge, Ursachen und Wirkungsweisen der angewandten Methoden erklären zu wollen, die nach der Erfahrung zum Erfolg führten, oder es wurden auch Erklärungsansätze dafür gesucht, warum die gleiche Methode einmal funktionierte und heilbringend war, ein anderes Mal aber scheiterte (man denke beispielsweise an die Aderlasstherapie).

Charakteristisch für eine nicht-analytische Wissenschaft ist, dass sie ganzheitlich und individualisierend vorgeht. Sie macht sich die Fragen der Praxis zum Gegenstand ihrer Untersuchungen, um den Konflikt aufzulösen, den eine Praxis ohne Wissenschaft und eine Wissenschaft ohne Praxis mit sich bringen würde.

Kultur

Innerhalb einer wissenschaftlichen Gemeinschaft existiert eine eigene Kultur, Normen und Definitionen, die von denen anderer abweicht. Wissenschaften beinhalten kreative Arbeiten, in denen wie in keiner anderen Branche die Arbeit eines Einzelnen so ausschließlich an andere Mitglieder der Gruppe gerichtet sind und von diesen ausschließlich bewertet werden sollten, weil Werte und Normen als gegeben vorausgesetzt werden können. Dadurch wird es möglich, sich auf die Fragestellung und das Problem an sich zu konzentrieren, anstatt zu versuchen, ihre Welt Außenstehenden zu erklären. (S. 175ff.) [10].

> » Die einzelnen Mitglieder der Gruppe müssen aufgrund ihrer gemeinsamen Ausbildung und Erfahrung als die alleinigen Kenner der Spielregeln oder einer gleichwertigen Basis für unzweideutige Urteile angesehen werden. Eine solche ihnen gemeinsame Grundlage für Bewertungen anzuzweifeln würde bedeuten, die Existenz unvereinbarer Normen der wissenschaftlichen Leistung einzuräumen, und das würde zwangsläufig die Frage aufwerfen, ob es in den Wissenschaften eine einzige Wahrheit geben kann.« (S. 180) [10]

Eine Voraussetzung, ein Konsens, die einer Gruppe von Wissenschaftlern nicht einmal demonstriert werden kann, kann einer anderen Gruppe als intuitiv evident erscheinen. Intuition ist gemäß Kuhn [10] (S. 203ff) nicht etwas, was mit Subjektivität, fehlender Logik und Gesetzen zu tun hat. Intuition basiert auf Wissen, ein Anfänger erwirbt sie durch Ausbildung, und sie stellt eine Wissensform dar, die man missversteht, wenn man sie in Form von Regeln rekonstruiert. Es handelt sich um eine Form der Abduktionslogik.

Dieser Aspekt betrifft auch die Auseinandersetzungen der Mediziner mit Politik, Rechtsprechung, Gesundheits- und Krankenhauswirtschaft.

Wissenschaft und Medizin werden heutzutage außerhalb der Gemeinschaft der Wissenschaftler beurteilt, die Anwendung von Ergebnissen, aber auch die Erforschung an sich muss sich der Öffentlichkeit stellen. Wie in der Medizin hängt ein großer Markt daran, gepaart mit ethischen Fragen und eingebettet in ein gesellschaftliches Wertesystem, die dazu führen, dass es in der heutigen Diskussion um die angewandte Medizin oft zu Unverständnis, Missverständnis, Misstrauen und vor allem: Mitspracheanspruch von Seiten vieler kommt. Man möchte Transparenz herstellen bzw. einfordern. Informationen sind ubiquitär zugänglich. Der Anspruch an ausgeübte Medizin und ihre Wissenschaft findet auch in der deutschen Gesetzgebung Beachtung, wenn im Sozialgesetzbuch SGB V in den Paragraphen § 135, § 137f auf evidenzbasierte Medizin Bezug genommen wird.

Wir stoßen hier auf ein Phänomen, das Peter Drucker beschrieb:

» Wissenschaft hat einen Wandel erfahren. Das Informationszeitalter hat ergeben, dass die Ärzte nicht mehr allein in ihrer abgeschotteten Kultur verharren können, sondern sie müssen sich und ihre Interpretationen erklären, inter pares muss die Moral des Wissens festgelegt werden.« Und: »Aber wenn die Vertreter des Wissens sich weigern, das Problem aufzugreifen, wenn sie sich weigern, zuzugeben, dass ein Problem vorliegt, (wie dies weitgehend der Fall ist), wird es unweigerlich die Gemeinschaft aufgreifen.« (S. 348) [3]

Personen außerhalb der wissenschaftlichen Gemeinschaft greifen in das Geschehen ein. Es werden in der medizinischen Versorgung z. B. Organisationsstrukturen, orientiert an frühen produktionsindustriellen Konzepten, eingeführt, die an dem, was moderne, zukünftige Medizin ist, vorbeigehen. Medizinische Wissenschaft und Klinik werden mitunter zur reinen Technologie deklariert, in Leitlinien – SOPs – gesteckt, vermeintlich binäre Informationen, im Grunde von jedermann anwendbar, da ja im reduktionistischen Sinne naturwissenschaftlich bewiesen, ohne dass Mediziner noch in der Lage wären, diesem Argumente entgegen zu setzen. Eine eigene kritische Reflektion ist nur sehr schwer möglich, da im Zuge der letzten 200 Jahre seit der Industrialisierung der Technikglaube, der Glaube an ein mechanistisches Weltbild auch innerhalb der medizinischen Gemeinschaft diese Kenntnisse hat verkümmern lassen. Da sie sich in ihrer eigenen Wissenschaft – also Forschungsmethodik und Philosophie mit all ihren Möglichkeiten, Grenzen, Nutzen und Zweck – kaum auskennen.

Seit langem ist in unseren Köpfen die Vorstellung vom Wissen als einem Besitz verwurzelt, der Macht verleiht, akkumulierbar und übertragbar ist. Allmählich aber entwickelt sich parallel dazu eine Vorstellung von Wissen als einer Art Prozess. Wissen hat heute also mindestens zwei Bedeutungen: Wissen als Objekt, z. B. wissenschaftliche Erkenntnisse, die in einer Enzyklopädie festgehalten sind, und Wissen als Prozess, z. B. langjährige Erfahrung, die sich im Tun eines Experten zeigt. Wissen als Prozess geht letztlich in Handeln über, während Wissen als Objekt eng an die Information heranrückt. Im Münchener Modell werden Informations- und Handlungswissen als zwei extreme Zustände von Wissen interpretiert: »Prozesse der Wissensgenerierung bewirken die Verarbeitung vom Rohstoff Information zu handlungsrelevantem Wissen und die Entwicklung neuer Ideen« [15].

Die Definition von EBM zollt Tribut an das bislang in der Allgemeinheit ungeklärte Wesen von Wissen. Interne und externe Expertise. »Wir haben keinen direkten Zugang zum Inhalt unseres Wissens, keine Regeln oder Verallgemeinerungen, mit denen sich dieses Wissen ausdrücken ließe« (S. 208) [10]. Interpretation fängt dort an, wo Wahrnehmung aufhört, und diese hängt sehr von der Art und dem Ausmaß früherer Erfahrungen und Ausbildungen ab.

EBM bezieht sich darauf, bei der medizinischen Entscheidungsfindung zur Versorgung des einzelnen Patienten dem Arzt zu ermöglichen, eine gewissenhafte, rückhaltlos kritisch geprüfte und vor allem zweckmäßige Anwendung seines Wissens auszuüben. EBM soll den ethischen Anspruch ärztlichen Verhaltens unterstützen und bietet eine gut lehrbare Methodik, um verantwortungsvolle Ärzte auszubilden. Sie stellt eine Grundlage dafür dar, dass die ärztliche Berufsausübung nachvollziehbarer, weniger intuitiv und sicherer sein kann. Es kann keinesfalls ausreichen, Zweckmäßigkeit schlichtweg nur zu behaupten, schon gar nicht auf der Basis der grundsätzlich begrenzten und in aller Regel unkontrollierten eigenen klinischen Erfahrung. Es sind gerade die individuelle Erfahrung und die Kenntnis eines Arztes aus dem, was er gelernt hat, und seinen medizinischen Kenntnissen, die es möglich macht, externe Evidenz auf den einzelnen Patienten anzuwenden. Exzellente Forschungsergebnisse können für individuelle Patienten nicht anwendbar oder unpassend sein. Insofern muss ein Arzt entscheiden können, ob die externe Evidenz überhaupt in seine Handlung integriert werden kann. Entscheidungsprozesse werden mit EBM vergleichsweise strukturierter, und die zielgerichtete Komponente medizinischer Entscheidungsfindung wird effektiver gestaltet.

EBM ist eine Absage an den deduktiv-dogmatischen Erkenntnisweg, der über Jahrhunderte hinweg den Wissenschaftsbetrieb beherrschte. Der Dogmatismus lag in dem autoritär abgesicherten

Interpretationsmonopol. So kam es z. B. dazu, dass die Gelehrten der christlichen Kirche (dogmatisch interpretierte) Ableitungen aus der Bibel (die diese Ableitung an sich nicht erlaubt), die Physik Galileis und Darwins als falsch bezeichneten. Und: EBM erzieht als ein bottom-up-Ansatz dazu, zumindest mit nicht angreifbaren Sachargumenten vorgehen zu können. Sie bietet die Möglichkeit, ärztliches Handeln nach einer Ära der Wissensgenerierung und ihrer dogmatischen, eminenzbasierten Ausübung von unglaublichem Ausmaß auf eine wissenschaftliche Medizin – und nicht Brotgelehrtentum – zu vereinen.

Kritische Reflektion braucht jedoch Mut, Mut, sich selbstkritisch zu hinterfragen, Mut, sich auch mit Sachargumenten gegenüber Vorgesetzten zu äußern, ein hohes diplomatisches Geschick und Durchsetzungsvermögen sowie ein normatives Wertesystem.

! Es geht somit um die Integration von individueller klinischer Expertise mit der besten extern verfügbaren Evidenz, gemeint ist: Interne Expertise – also Erfahrungswissen – stellt eine Beziehung her zwischen faktischem Wissen, Wissenschaft und dem Patienten.

Keines von beiden alleine ist eine hinreichende Basis für zweckorientiertes, patientenorientiertes Handeln, dem Grundsatz der EBM. In jedem Fall sollten wir nach der bestmöglichen externen Evidenz suchen, und falls diese nicht zu finden ist, die nächstbeste in Betracht ziehen.
Evidenzbasierte Medizin ist in ihrer Definition von Sackett nicht der Hinweis auf eine bestimmte erkenntnistheoretische Methode, sondern ein Hinweis auf eine pluralistische, zeitgemäße Weltanschauung.

Die Erkenntnisse, der Beweis

» Eine bestimmte wissenschaftstheoretische Position geht also von bestimmten Voraussetzungen erkenntnistheoretischer Art aus. In Verbindung mit ihnen plädiert sie für bestimmte Zielsetzungen der Wissenschaft und sucht Anleitungen für die Erkenntnispraxis zu formulieren, die möglichst effektiv sind für die Zielrealisierung. Um nun zu einer akzeptablen Wissenschaftstheorie zu kommen, ist es demzufolge nötig, einige erkenntnistheoretische Überlegungen anzustellen, um die prinzipiellen Möglichkeiten und Grenzen der wissenschaftlichen Erkenntnisweise abzustecken.« (S. 20) [17]

Ein wesentliches Missverständnis über das, was EBM ist, beruht darauf, dass die Kenntnisse über die Grundlagen, die allgemeinen Fragen der Erkenntnistheorien und Wissenschaftstheorien in der Medizin sowie die Methodenlehre als Grundlage von Forschung nicht vermittelt werden. Die nach dem Gegenstandskatalog beizubringende medizinische Statistik wird oft in diesem Sinne zusammenhanglos gelehrt, womit sich der Zweck dem Studierenden nicht erschließt. Zudem findet die Lehre bislang weitgehend in einem theoretischen Studienabschnitt statt, ein Kontext zur entkoppelten medizinischen Praxis als Arzt kann nicht sinnvoll hergestellt werden. Modellstudiengänge, wie sie in den letzten wenigen Jahren initiiert wurden, sollen versuchen, hier andere Bezüge herzustellen. Die *wirkliche* Bedeutung z. B. von Wahrscheinlichkeitsrechnungen, Signifikanz, Testverfahren und Würfelspielen wird wohl dennoch vielen nicht gegenwärtig sein und damit zu dem führen, was Goethe folgendermaßen beschrieb:

» Wer will was Lebendiges erkennen und beschreiben, sucht erst den Geist herauszutreiben. Dann hat er die Teile in der Hand – fehlt leider nur das geistige Band.«

Die bekannteste Definition des Begriffs EBM ist die von David Sackett (1996), einem der aktuell am häufigsten zitierten Protagonisten und Weiterentwickler von EBM.

» EBM ist der gewissenhafte, ausdrückliche und vernünftige Gebrauch der gegenwärtig besten externen, wissenschaftlichen Evidenz für Entscheidungen in der medizinischen Versorgung individueller Patienten. Die Praxis der EBM bedeutet die Integration individueller klinischer Expertise mit der bestmöglichen externen Evidenz aus systematischer Forschung.« [19]

Schon alleine das Wort Evidenz wird als Beweis im Sinne von alleiniger Wahrheit falsch verstanden: »evidence« – Evidenz – ein Homonym:

Im Lateinischen bedeutet Evidenz soviel wie augenscheinlich, einleuchtend, klar, offensichtlich. Bezogen auf einen griechischen Ursprung enarges heißt es soviel wie klar, anschaulich. Im Deutschen wie im Englischen wird Evidenz zwar per Lexika genauso definiert, im Sprachgebrauch aber gleichbedeutend gesetzt mit einem Tatbestand, der keines weiteren Beweises, keiner weiteren Überprüfung bedarf, also einer eigentlich auf juristische Belange ausgerichtete Bedeutungsübertragung. Oft werden Beweis und Evidenz synonym verwendet. Im Kontext mit EBM – unter Anwendung von Erkenntnistheorie und Wissenschaftstheorie als Definitionsgrundlage – bedeutet es aber soviel wie Indizien für die wahrscheinlich(st)e Richtigkeit. Und diese Definition ist gemeint, wenn man von evidence based Medicine spricht: »available facts, circumstances, etc. *indicating* whether a thing is true or valid« (Oxford English Dictionary, 1989, Oxford University Press).

Dies ist ein relevanter Aspekt, denn es betrifft weit mehr das Verständnis von Medizin und seine Wissenschaftlichkeit als man zuerst vermuten könnte.

Das Wort »evidence« verkörpert eine nichtanalytische Wissenschaftsanschauung mit induktiv-empirischem Erkenntnisweg, wobei unter Anwendung statistischer Methoden Fragestellungen mittels Hypothesen mit einer größtmöglichen Annäherung an die Wahrheit beantwortet werden.

Die Instrumente der EBM sollen strukturiert dazu befähigen, sich ein Urteil über die Studien, den Artikel, das Medikament, die Therapie, den Zusammenhang zu bilden. Diese Methoden werden in den Lehrbüchern der EBM und medizinischen Statistik ausführlich dargestellt und verdeutlichen das, was man in der Wissenschaftsmethodik unter einem Induktionsschluss versteht und was das wissenschaftliche Arbeiten, wie von Rudolf Virchow beschrieben, darstellt:

» Die naturwissenschaftliche Frage ist die logische Hypothese, welche von einem bekannten Gesetz durch Analogie und Induction weiterschreitet; die Antwort darauf giebt das Experiment, welches in der Frage selbst vorgeschrieben liegt. ... Die Naturforschung setzt also Kenntnis der Thatsachen, logisches Denken und Material voraus; diese drei, in methodischer Verknüpfung, erzeugen die Naturwissenschaft.« [2]

Dabei ist zu berücksichtigen, dass Wissenschaftler oftmals nicht mal das »Gegebene« der Erfahrung, sondern eher das »mit Schwierigkeiten gesammelte« bearbeiten und messen.

Nach Popper (S. 35) [14] ist nur durch die Erfindung der kritischen Diskussion Wissenschaft erzeugbar. Alle naturwissenschaftlichen Theorien haben den Charakter eines vorläufigen Lösungsversuches, also einen hypothetischen Charakter. Wissenschaftlichkeit ergibt sich folglich daraus, den Zweifel an der aufgestellten Theorie gleich mitzuliefern. Sozusagen: Eine Hypothese aufzustellen, die zur Falsifikation offen ist. Erst in dem Versuch, die Hypothese zu widerlegen, im sog. Eliminationsversuch, erlangt eine Hypothese die *Wahrscheinlichkeit* einer Wahrheit.

» Das Besondere der Wissenschaft liegt in der bewussten Anwendung der kritischen Methode; Alle vorwissenschaftliche Erkenntnis, ob tierisch oder menschlich, ist dogmatisch; und mit der Erfindung der nicht-dogmatischen Methode, das heißt der kritischen Methode, beginnt die Wissenschaft.«

Zu einer wissenschaftlichen Haltung gehören außerdem neben der Idee der größtmöglichen Annäherung an die Wahrheit und dem Zweifel an einer Hypothese auch die Objektivität des Wortes sowie eine unvoreingenommene Haltung. Die Idee der Wahrheit oder wahren Erkenntnis ist Zielsetzung und Ausrichtung der Wissenschaft und somit auch Fundament für die Methodologie. Jede Hypothese hat nur den Charakter eines vorläufigen Lösungsversuches und kann durch eine neue Hypothese mit einer besseren Annäherung an die Wirklichkeit revolutioniert werden. Experimente können die Superiorität einer Theorie erweisen, aber nicht ihre Wahrheit. Die wahrscheinlichste Richtigkeit einer Hypothese beinhaltet die folgend dargestellten Gütekriterien:

Gütekriterien

- Objektivität bzw. Verzerrungsfreiheit, d. h. Nachvollziehbarkeit von Methode und Ergebnis
- Reliabilität, d. h. die Zuverlässigkeit der Wiederholbarkeit
- Validität, d. h. die Methode misst genau das, was sie vorgibt zu messen, (sie bezieht sich auf verschiedene Aspekte, z. B. Inhalt, Konstrukt, Kriterien usw.) und auf
- Generalisierbarkeit, d. h. Übertragbarkeit der Ergebnisse in andere Umgebungen und Zusammenhänge, was auch als externe Validität bezeichnet wird

Versuche, eine Theorie vor einer Falsifikation zu schützen, wird von Popper als »vorwissenschaftlich«, dogmatisch, betrachtet. Die Methodologie hat zur Aufgabe, adäquate Maßstäbe für die Beurteilung der Qualität wissenschaftlicher Theorien zu entwickeln.Wissenschaftliche Hypothesen können im Grundsatz nach zwei Prinzipien aufgestellt werden: Dem der Deduktion und dem der Induktion. Die deduktive Methode der Hypothesenbildung beinhaltet den Beweis bzw. die Ableitung der Hypothese. Beweise können ausschließlich in der Mathematik und in der formalen Logik erbracht werden. Alle anderen Wissenschaften beruhen auf der Methodik der Induktion, angefangen von der Physik bis hin zur Medizin.

Folglich können alle »lebenden« Wissenschaften nur versuchen, mit ihren Hypothesen der Wahrheit möglichst nahe zu kommen. »Die Idee der Annäherung an die Wahrheit setzt ... eine realistische Weltansicht voraus. Sie setzt nicht voraus, dass die Wirklichkeit so ist, wie sie unsere wissenschaftlichen Theorien beschreiben.« (S. 43) [14]

Die Hypothesen, die der Forschung zu Grunde liegen, werden mit Methodiken geprüft: Experiment, Test, Befragung, Beobachtung, Messen. Die Induktion beinhaltet, dass man die Richtigkeit einer Hypothese, eines Satzes, durch die Überprüfung von Einzelfällen in der Wirklichkeit feststellt, d. h. man überprüft, ob eine Verallgemeinerung möglich ist.

» Die unvollständige Induktion ist die logische Basis der Wahrscheinlichkeitstheorie und der schlussfolgernden Statistik, die ihrerseits das wichtigste methodologische Fundament der empirischen Wissenschaften sowie der von diesen angeleiteten sozialen Praxis darstellt.« (S. 35) [4]

Zuverlässig ist nur die vollständige Induktion, also die vollständige Messung. Abgesehen von letzterer ist es nicht möglich, mit letzter Sicherheit eine endgültige Wahrheit zu bestätigen. Es werden somit statistische Sätze gesetzt, und diese bieten keine Gesetze, sie sind keine Beweise. Das Wesen dieser wissenschaftlichen Sätze – Thesen wie Hypothesen – ist nicht, dass sie wahr sind, sondern dass sie eine allseits verständliche, wohldefinierte, mehr oder weniger allgemeine Aussage formulieren, die nie endgültig verifizierbar, aber immer endgültig falsifizierbar ist. Die Begriffe, die zur Formulierung eines wissenschaftlichen Satzes verwendet werden, sollten präzise und konsistent sein. Letzteres stellt oft ein besonderes Problem dar, so auch in der Verwendung von »EBM«, denn die Begriffe an sich werden in ihrer Bedeutung oftmals nicht von allen Benutzern/Adressierten in übereinstimmender Weise verstanden (S. 20) [4].

In der Medizin gibt es neben den Hypothesen auch andere interessante Fragen, nämlich die der Kausalität. Auch Kausalitätsfragen gehören in den Bereich der Induktion und können nicht bewiesen werden. Gemeint ist nicht die logisch mathematische Folge von etwas. Beweis und Folge gibt es nur in der Mathematik und formalen Logik im Sinne eines Deduktionsschlusses: Das Schließen vom Allgemeinen auf das Besondere (Der Satz des Pythagoras ist allgemein und somit auch im Einzelfall gültig).

EBM-Methoden

Weitere Schwierigkeiten beziehen sich offensichtlich auf die Anwendung und Bedeutung der Instrumente von EBM. Allzu oft begegnet einem im Alltag, dass man sich in Aussagen auf nur weniges Detailwissen über EBM bezieht, sodass durch die damit verzerrte Anwendung der Instrumente (z. B. durch unreflektierten Rückgriff auf die Einteilung »levels of evidence«) sowohl die daraus erfolgenden Hypothesen, die eine Kausalität herleitenden Schlussfolgerungen, als auch die Anwendungen selbst im Sinne von EBM fehlerhaft sein können.

Um eine klinische Fragestellung beantworten zu können, sind folgende Schritte zu beachten:

EBM-Schritte

1. Zweifel am bisherigen Vorgehen, an der Gültigkeit von Lehrmeinungen in der Medizin, unsichere Kenntnisse bzw. Reflektion und ggf. Bestärkung des eigenen Wissens
2. Formulieren beantwortbarer Fragen. Dabei kommt der richtigen Fragestellung eine wichtige Bedeutung zu. Sie beinhaltet in der Regel vier Aspekte:
   - Patientenorientiertes Problem
   - Frage nach einer Intervention
   - Frage nach einer Alternative
   - Frage nach einem relevanten Endpunkt
3. Suche nach der besten externen Evidenz (z. B. mittels Medline, Cochrane Library, Embase usw.)
4. Kritische Bewertung dieser Evidenz bezüglich Validität und klinischer Relevanz
5. Umsetzung dieser Erkenntnisse in die klinische Arbeit
6. Bewertung der eigenen Leistung

Mit einem sehr zentralen, häufig angeführten Missverständnis muss hier unbedingt nachdrücklich aufgeräumt werden:

! EBM reduziert sich nicht auf randomisierte kontrollierte Studien und Metaanalysen. Sie beinhaltet die Suche nach der besten verfügbaren externen Evidenz zur Beantwortung einer ganz konkreten, auf den individuellen Patienten ausgerichteten klinischen Fragestellung.

» Um etwas über die Genauigkeit eines diagnostischen Verfahrens zu erfahren, benötigt man gut durchgeführte Querschnittsstudien von Patienten, bei denen die gesuchte Krankheit klinisch vermutet wird – keine kontrollierte Studie. Für eine prognostische Fragestellung benötigen wir methodisch einwandfreie Follow-up-Studien von Patienten, die in einem einheitlichen, frühen Stadium ihrer Krankheit in die Studie aufgenommen wurden. Und manchmal finden wir die benötigte Evidenz in Grundlagendisziplinen wie Genetik oder Immunologie. Insbesondere bei der Frage nach Therapiemethoden sollten wir jedoch nicht-experimentelle Ansätze vermeiden, da diese häufig zu falsch-positiven Schlüssen hinsichtlich der Wirksamkeit von Maßnahmen kommen. Da randomisierte, kontrollierte klinische Studien und besonders systematische Übersichten dieser Studien uns mit höherer Wahrscheinlichkeit korrekt informieren und falsche Schlussfolgerungen weniger wahrscheinlich sind, wurden sie zum »Goldstandard« für die Beantwortung der Frage, ob Therapiemaßnahmen mehr nützen als schaden. Allerdings sind für manche Fragestellungen keine kontrollierten Studien notwendig (etwa erfolgreiche Interventionen bei sonst fatalen Konditionen), oder es bleibt keine Zeit für klinische Studien. Falls keine kontrollierte Studie für die besondere Situation unseres Patienten durchgeführt wurde, müssen wir die nächst beste externe Evidenz finden und berücksichtigen.« [18, 19]

Als Messlatte dienen die »levels of evidence«, wobei impliziert wird, je höher eine Studie in dieser Hierarchie angeordnet wird, desto besser ist sie. Dies ist aber bei weitem nicht zwangsläufig der Fall. Es genügt nicht, die Aussagen einer Studie anhand der »levels of evidence« in ihrer Qualität zu klassifizieren. Diese Rangordnung bezieht sich *nur* auf bestimmte Eigenschaften einer Studie, nämlich auf die **interne Validität** [12]. Sie sagt nichts über das Verhältnis von Fragestellung und Studiendesign, über die Adäquanz von Studien aus. Diese Rangordnung wurde, soweit nachvollziehbar, von kanadischen und US-amerikanischen Gremien dazu geschaffen, um Technologien zu bewerten und Kostenübernahmeentscheidungen zu belegen. Mit Wissenschaftlichkeit hat das nichts zu tun. Es erstaunt, dass diese Rangordnung weitgehend nicht hinterfragt von den Medizinern übernommen wurde und als Korrektiv für ihre medizinische, wissenschaftliche Vorgehensweise *trotzdem* weit verbreitet und zum Maßstab aller Dinge erklärt wurde. Wohl, wie oben schon geschildert, schlicht aus Unkenntnis über ihre eigenen wissenschaftlichen Hintergründe und Methoden. Besonders werden mit diesen Bewertungskriterien Studien zu Screening und Diagnostik, Prävention und Rehabilitation, therapeutische Intervention, Metaanalysen, HTA-Berichte, Leitlinien, Gesundheitsinformation für medizinische Laien, gesundheitsökonomischen Fragen belegt. Die interne Validität sagt nur etwas über den Grad der Freiheit systematischer Fehler aus.

Nochmals: Ein statistischer Test sagt beispielsweise nichts über die Richtigkeit der Versuchsplanung aus. Er untersucht lediglich die Frage, ob die Ergebnisse der untersuchten Stichprobe trotz der zufallsbedingten Streuung auf die Grundgesamtheit übertragbar sind, d. h. verallgemeinert werden dürfen (Induktionsschluss). Der Begriff »signifikant« macht auch keine Aussage darüber, ob das gefundene Ergebnis relevant ist bzw. ob der Versuchsaufbau korrekt ist. Das Ziel ist es, systematische Fehler so gering wie möglich zu halten und zufällige Fehler zu minimieren. Die Beurteilung darüber gelingt also nicht nur anhand der bloßen Betrachtung statistischer Tests, was für sich genommen schon oft erhebliche Schwierigkeiten macht.

Wer nicht gerade ein ausgeprägtes mathematisches Talent hat, und das sind nach allgemeiner Einschätzung nicht die allermeisten Menschen, hat mit der Anwendung und Interpretation von Statistik bereits große Probleme. Die mühelose Bewertung von statistischen Testverfahren und deren Bedeutung für die Praxis fällt wohl vielen schwer, auch denen, die wissenschaftlich tätig sind. Statistik ist eben eine Methodik, die sich der intuitiven Einschätzung vieler Menschen hinsichtlich Aussage und Interpretation entzieht.

Selbst wenn eine Studie also formal den Ansprüchen RCT entspricht, muss sie noch lange nicht richtig oder gut sein. Eine gewissenhaft durchgeführte, nicht-randomisierte Studie kann, wenn die verzerrenden Einflüsse ausreichend berücksichtigt worden sind, im Ergebnis mit der eines RCT vergleichbar oder sogar überlegen sein.

Ein anderes Beispiel: Was nützt es, wenn nachgewiesen wird, dass ein nebensächlicher Laborparameter durch eine Therapie verändert werden kann, aber der Krankheitsverlauf und das Überleben eines Patienten nicht verbessert oder abgewendet werden können, im schlimmsten Fall nicht untersucht worden sind? Also ist auch die Aussage über die Adäquanz, d. h. die klinische Angemessenheit, einer Studie für eine Bewertung wichtig (■ Tab. 1.1 und Tab. 1.2).

■ **Tab. 1.1.** Level of Evidence

Grade of Recommendation	**Level of Evidence**	**Therapy/Prevention, Aetiology/Harm**	**Prognosis**	**Diagnosis**	**Economic analysis**
A	1a	SR (with homogeneity) of RCTs	SR (with homogeneity) of inception cohort studies; or a CPG validated on a test set.	SR (with homogeneity) of Level 1 diagnostic studies; or a CPG† validated on a test set	SR (with homogeneity) of Level 1 economic studies
	1b	Individual RCT (with narrow confidence intervall)	Individual inception cohort study with >80% follow-up	Independent blind comparison of patients from an appropriate spectrum of patients, all of whom have undergone both the diagnostic test and the reference standard	Analysis comparing all (critically-validated) alternative outcomes against appropriate cost measurement, and including a sensitivity analysis incorporating clinically sensible variations in important variables
	1c	All or none	All or none case-series	Absolute SpPins and SnNouts	Clearly as good or better, but cheaper. Clearly as bad or worse but more expensive. Clearly better or worse at the same cost.

Tab. 1.1. *Fortsetzung*

Grade of Recommendation	Level of Evidence	Therapy/Prevention, Aetiology/Harm	Prognosis	Diagnosis	Economic analysis
B	2a	SR (with homogeneity) of cohort studies	SR (with homogeneity) of either retrospective cohort studies or untreated control groups in RCTs	SR (with homogeneity) of Level >2 diagnostic studies	SR (with homogeneity*) of Level >2 economic studies
	2b	Individual cohort study (including low quality RCT; e.g., <80% follow-up)	Retrospective cohort study or follow-up of untreated control patients in an RCT; or CPG not validated in a test set	Any of: 1. Independent blind or objective comparison; 2. Study performed in a set of non-consecutive patients, or confined to a narrow spectrum of study individuals (or both) all of whom have undergone both the diagnostic test and the reference standard; 3. A diagnostic CPG not validated in a test set	Analysis comparing a limited number of alternative outcomes against appropriate cost measurement, and including a sensitivity analysis incorporating clinically sensible variations in important variables
	2c	»Outcomes« Research«	»Outcomes« Research		
	3a	SR (with homogeneity*) of case-control studies			
	3b	Individual Case-Control Study		Independent blind or objective comparison of an appropriate spectrum, but the reference standard was not applied to all study patients.	Analysis without accurate cost measurement, but including a sensitivity analysis incorporating clinically sensible variations in important variables.
C	4	Case-series (and poor quality cohort and case-control studies §§)	Case-series (and poor quality prognostic conhort studies)	Any of: 1. Reference standard was unobjective, unblinded or not independent; 2. Positive and negative tests were verified using separate reference standards; 3. Study was performed in an inappropriate spectrum of patients	Analysis with no sensitivity analysis
D	5	Expert opinion without explicit critical appraisal, or based on physiology, bench research or »first principles«	Expert opinion without explicit critical appraisal, or based on physiology, bench research or »first principles«	Expert opinion without explicit critical appraisal, or based on physiology, bench research or »first principles«	Expert opinion without explicit critical appraisal, or based on economic theory

These levels were generated in a series of iterations among members of the NHS R&D Centre for Evidence-Based Medicine (Chris Ball, Dave Sackett, Bob Phillips) http://www.cebm.net

Tab. 1.2. Levels of Evidence für Therapie- und Präventionsstudien

Grad	Studiendesign
Ia	Metaanalysen: Systematische Übersicht von randomisierten, kontrollierten Studien (mit Homogenität)
Ib	Einzelne randomisierte, kontrollierte Studien mit engem Konfidenzintervall
IIa	Systematische Übersicht aus Kohortenstudien (mit Homogenität)
IIb	Einzelne Kohortenstudien/randomisierte, kontrollierte Studie mit methodischen Mängeln
IIc	Outcome-Forschung
IIIa	Systematische Übersicht aus Fall-Kontroll-Studien
IIIb	Einzelne Fall-Kontroll-Studie
IV	Fallserien, Kohortenstudien, Fall-Kontroll-Studien mit methodischen Mängeln
V	Konsensuskonferenzen, Erfahrungen von anerkannten Autoritäten ohne explizite Grundlage von kritisch bewerteter Evidenz

Auch die **externe Validität** einer Studie ist unbedingt mit in Betracht zu ziehen.

Hierunter versteht man die Fragestellung, ob die in der Studie gewonnenen Ergebnisse überhaupt übertragbar sind:

Die Möglichkeiten einer Anwendung oder Übertragbarkeit und damit Wertigkeit in dieser Hinsicht können bei einer bevölkerungsbasierten Beobachtungsstudie mit niedrigem Evidenzlevel deutlich höher sein als bei einer RCT. Sehr problematisch wird die Beurteilung einer Studienlage auch dann, wenn eine Konsistenz von Studien zu einer Fragestellung zu untersuchen ist. Diese kann nur beurteilt werden, wenn alle verfügbaren Studien zu dieser Frage vorliegen. Was bringt es einem, wenn zwar mehrere RCTs, aber mit gegenteiligen Aussagen zur Verfügung stehen? Hier hilft die Bewertung anhand der »levels of evidence« ebenfalls nicht weiter.

Ein weiteres Problem stellen Publikations- und Sprachbiases in der Betrachtung von Studien dar. Die Beurteilung der Effektivität einer therapeutischen Intervention ist ebenfalls nicht am »level of evidence« festzumachen. Hier benötigt man zur Abschätzung die »numbers needed to treat« (NNT), d. h. die Anzahl der Patienten, die behandelt werden müssen, um ein negatives bzw. zusätzlich schädigendes Ereignis zu vermeiden.

Fragen zur Beurteilung der Wirksamkeit (»efficiacy«) eines Studienergebnisses und nach dem Nutzen (»effectiveness«) eines solchen müssen ebenfalls unter anderen Gesichtspunkten beantwortet werden. Es geht hier im Wesentlichen um die Beurteilung einer Übertragbarkeit von Ergebnissen aus den Idealbedingungen kontrollierter Studien in den medizinischen Alltag (»efficiacy«) und den Nutzen, also die Wirksamkeit unter Alltagsbedingungen (»effectiveness«), wobei diese Begrifflichkeiten nicht einheitlich definiert sind und angewendet werden [12].

Zahlreiche weitere Maßzahlen werden herangezogen, um zu beurteilen, welche Stärke die Effekte haben, d. h. um wie viel sie uns unserem Ziel näherbringen oder um Belege dafür zu erhalten, dass es eben diese Interventionen sind, die uns dem Ziel wesentlich näher gebracht haben. Gemeint ist, dass der Effekt nicht zufällig, durch Verzerrungen (»biases«) oder durch Mitursachen (»confoundings«) hervorgebracht wurde.

Da die beschriebenen »levels of evidence« und die bloße Statistik zur Bewertung von Studien sowie die Kriterien zur Beurteilung der externen Validität noch nicht ausreichten, sucht man nach weiteren Beurteilungskatalogen, die es ermöglichen, die richtigen Fragen an die Studien zu stellen und vor allem damit die Wertigkeit zu beurteilen. Die Prozeduren der kritischen Theorieprüfung beinhalten eine logische und eine empirische Prüfung (nach [4], S. 37). Hierauf bauen auch die modernen Prüfungen auf, wie z. B. CONSORT Statement (Consolidated Standards of Reporting Trials: http://www.consort-statement.org und http://www.ebm-netzwerk.de/) und die Methoden der EBM. Durch eine derartige Prüfung ist es oft ohne weiteres möglich, auch hochrangig veröffentlichte Artikel in Frage zu stellen, da wesentliche Aussagen zu den o. g. Stichpunkten fehlen, fehlerhaft sind oder einfach missachtet wurden. Infolgedessen ist das Studienergebnis, die ganze Publikation mitunter, in Frage zu stellen und die Induktion zu verwerfen.

Gerd Antes, Cochrane Zentrum in Freiburg, deutscher Verfechter der EBM, verweist im Rahmen politischer Diskussionen immer wieder streng auf die eigentliche Intention und Technik der EBM. Er beklagt eben auch, dass EBM von außen häufig in ihrer Intention und Komplexität reduziert wird auf wenige Aspekte, um damit in der politischen Diskussion Macht auszuüben. In seinem Vorwort zum Jahresbericht 2002 des Deutschen Netzwerkes EBM schreibt er:

» Nicht zu übersehen ist, dass der Eingang von EBM in die politische Diskussion und der damit verbundene Missbrauch einerseits sowie die Realität der ärztlichen Praxis andererseits erschweren, die Ärzteschaft zu erreichen.« [1]

» EbM ist Ausdruck und Instrument einer Rationalisierung der Medizin; Rationalisierung in dem Doppelsinn, »das Vernünftige sparsam tun«. [11]

Rationalisierung im Sinne EBM meint vor allem nicht (nur) Wirtschaftlichkeit, sondern die Erschließung von Vernunftsreserven, und zwar: Wissenschaftlichkeit.
Wenn dem Anwender jedoch trotz ausreichender Definition und Darstellung des wissenschafts- und erkenntnistheoretischen Kontextes und der Methoden die interne Evidenz für EBM verschlossen bleibt, und er sich starr der modernen Wissenschaftlichkeit der Medizin entzieht, wie schon Schiller, Hiatt und Goldman und Naunhyn vor vielen Jahren beschrieben, befindet man sich im Widerstreit von Paradigmen, der nicht über einen Rechtstreit, sondern nur über eine wissenschaftliche Revolution entschieden wird, und sei es auf dem Wege, wie Max Planck 1928 geschrieben hat:

» Eine neue wissenschaftliche Wahrheit pflegt sich nicht in der Weise durchzusetzen, dass ihre Gegner überzeugt werden und sich als belehrt erklären, sondern vielmehr dadurch, dass die Gegner allmählich aussterben und dass die heranwachsende Generation von vornherein mit der Wahrheit vertraut gemacht ist.« (S. 20) [13].

Belassen wir die Theorie und Philosophie von EBM doch ganz einfach dort, wo sie sich selbst sieht: Als eine an ein Wertesystem geknüpfte Betrachtungsweise und Methode zum wissenschaftlichen Diskurs, möglicherweise dazu geeignet, den eingangs beschriebenen Konflikt aufzulösen, den eine Praxis ohne Wissenschaft und eine Wissenschaft ohne Praxis mit sich bringen würde; als Impetus für eine Neuausrichtung einer Professionalisierung in der Medizin in Klinik und Wissenschaft. Somit ist es an uns, dem Wissenschaftler, eine Bewusstseinsänderung in unserer medizinischen, wissenschaftlichen Kultur herbeizuführen, sich der Wissenschaftlichkeit und nicht ausschließlich der Technokratie hinzugeben, professionell mit EBM umzugehen. Somit sollte zu verhindern sein, dass einzelne Teile für entfremdete Zwecke, die eigentlich andere Entscheidungswege und -grundlagen benötigen, unberechtigt benutzt werden; sei es in der Gesundheitssystemgestaltung, im Gesundheitsmanagement, in der Gesundheitsökonomie, in der Politik, Rechtsprechung usw., aber auch in unserer eigenen medizinischen Wissenschaft.

Literatur

1. Antes G (2002) Vorwort zum Jahresbericht 2002 – Deutsches Netzwerk EBM. Deutsches Netzwerk Evidenzbasierte Medizin e.V. (http://www.ebm-netzwerk.de/netzwerkarbeit/netzwerkarbeit/images/jahresbericht_dnebm_2002.pdf#search=%22vorwort%20jahresbericht%202002%20deutsches%20netzwerk%20ebm%20antes%22)
2. Bauer AW (2005) »Die Medicin ist eine sociale Wissenschaft« – Rudolf Virchow (1821–1904) als Pathologe, Politiker und Publizist. Medizin-Bibliothek-Information, Vol.5. 16–20
3. Drucker P (1969) Die Zukunft bewältigen. Vol. 1. Econ, Düsseldorf Wien
4. Eberhard K (1999) Einführung in die Erkenntnis- und Wissenschaftstheorie. Vol. 2, Kohlhammer, Stuttgart Berlin Köln

5. Fromm E (2001) Haben oder Sein. Vol. 30, Deutscher Taschenbuchverlag, München
6. Gerlach FM, Beyer M, Kunz R, Ollenschläger G, Raspe H, Jonitz G, Kolkmann FW (2000) EbM in der Praxis des niedergelassensenen Arztes. DÄV, Köln
7. Hiatt H, Goldman L (1994) Making medicine more scientific. Nature, Vol.371. S. 588
8. Naunhyn B (1905) Ärzte und Laien. Deutsche Revue, Vol. 30. 343–355
9. Köbberling J (1997) Der Wissenschaft verpflichtet. Med. Klein. Vol. 92. 1981–1989
10. Kuhn T (1976) Die Struktur wissenschaftlicher Revolution. Vol. 2. Suhrkamp, Frankfurt am Main
11. Kunz R, Ollenschläger G, Raspe H, Jonitz G, Kolkmann FW (2000) Lehrbuch Evidenzbasierte Medizin in Klinik und Praxis. Vol. 1, Dt. Ärzte-Verlag, Köln
12. Perleth M, Raspe H (2006) Levels of Evidence – Was sagen sie wirklich aus? Splitter Vol. 5 (http://www.ebm-netzwerk.de/grundlagen/splitter_allgemein#splitter5)
13. Planck M (1928) Wissenschaftliche Autobiographie Ed. Leipzig
14. Popper K (2004) Alles Leben ist Problemlösen. Vol. 7, Piper, München
15. Reinmann-Rothmeier G (2006) Eine integrative Sicht auf das Managen von Wissen. Wissensmanagement das Magazin für Führungskräfte (http://www.wissensmanagement.net/online/archiv/2001/09_1001/muenchener_modell.shtml)
16. Rienhoff O (1998) Qualitätsmanagement In: Rienhoff O, Schwartz FW, Badura B, Leidl R, Raspe H, Siegrist J (Hrsg) Das Public Health Buch. Urban und Schwarzenberg, München Wien Baltimore. 585–598
17. Ruß HG (2004) Wissenschaftstheorie Erkenntnistheorie und die Suche nach Wahrheit. Eine Einführung. Vol. 1. Kohlhammer, Stuttgart
18. Sackett D (2002) Was ist Evidenzbasierte Medizin und was nicht? Deutsches Netzwerk Evidenzbasierte Medizin e.V. (http://www.ebm-netzwerk.de/was_ist_ebm.htm)
19. Sackett D, Rosenberg WMC, Gray MJA, Haynes BR, Richardson SW (13-1-1996): Evidence-Based Medicine: What it is and what it isn't. BMJ, Vol. 312. S. 71–72 (http://www.cebm.net/ebm_is_isnt.asp)
20. Seiffert H (1996) Einführung in die Wissenschaftstheorie 1 Vol. 12. Beck, München
21. Schiller F (2006) Was heißt und zu welchem Ende studiert man Universalgeschichte? Akademische Antrittsrede 1789 (http://www.schiller-institut.de/seiten/friedrichschiller/schill.htm)
22. Walder B, Tramèr MR (2001) Evidence based Medicine und systematische Reviews in der perioperativen Medizin. Der Anästhesist, Vol.50 (9). 689–694
23. WHO (2005) Ottawa Charta zur Gesundheitsförderung (http://www.euro.who.int/AboutWHO/Policy/20010827_2?language=German)

The good, the bad, and the ugly – Qualitätsmerkmale publizierter Studien

J. Graf, U. Janssens

Prolog

The randomised controlled trial is a very beautiful technique, of wide applicability, but as with everything else there are snags. When humans have to make observations there is always the possibility of bias." (Archie L. Cochrane, MD)

Henry Oldenberg, Gründungsherausgeber der 1665 ins Leben gerufenen Zeitschrift *The Philosophical Transactions of the Royal Society*, forderte, dass jedes eingereichte Manuskript aufmerksam und eingehend geprüft werden müsse, »before we give a publick testimony of it to ye world, as desired of us« [108]. Die eingehende wissenschaftliche Begutachtung eines Manuskripts durch einen unabhängigen Sachverständigen, im angelsächsischen Sprachgebrauch als *peer review process* bezeichnet, ist dabei der Garant wissenschaftlich hochwertiger Publikationen. Dem Gutachter kommt in diesem Prozess die Rolle des Wächters über die wissenschaftliche Qualität zu [103].

Obwohl der *peer review process* für die Qualitätssicherung wissenschaftlicher Manuskripte und Zeitschriften von herausgehobener Bedeutung ist, existieren nur wenige Empfehlungen oder Anleitungen zur Begutachtung inhaltlicher und formaler Aspekte methodischer Studienqualität [47]. Die Bedeutung und Zuverlässigkeit von Studienergebnissen steht jedoch in engem Zusammenhang mit der methodischen Qualität der Untersuchung.

Die methodische Qualität einer Studie ist vielschichtig, da sie neben dem Studiendesign auch die klinische Durchführung der Studie, die Gewichtung zwischen externer und interner Validität, die statistische Analyse und die Gesamtdarstellung der Arbeit umfasst [50]. Darüber hinaus beeinflusst das Studiendesign *per se* die Bedeutung von Studienergebnissen für die klinische Praxis.

Die geringste Validität besitzen in diesem Zusammenhang retrospektive Studien, gefolgt von unkontrollierten Fallschilderungen und Observationsstudien, mit oder ohne Kontrollgruppe [13, 14, 18, 65, 81, 92]. Kontrollierte und randomisierte Studien bieten prinzipbedingt die methodisch höchste Zuverlässigkeit [19]. Andererseits ist auch die randomisierte und kontrollierte Studie nicht frei von formalen, methodischen, analytischen oder statistischen Schwächen [26, 34, 66, 83]. Diese setzen sich entsprechend fort, wenn randomisierte Studien in Metaanalysen zusammenfassend bewertet werden. Häufig wird im Rahmen einer solchen Metaanalyse der größte therapeutische Effekt einer Intervention in den Studien mit der schwächsten methodischen Qualität beobachtet [24, 60, 104]. Auch die Reputation der Zeitschrift, zumindest gemessen am Impact-Faktor des Science-Citation-Index, ist kein Garant hoher methodischer Qualität einer Publikation [37].

Im folgenden Beitrag werden die wesentlichen formalen Aspekte randomisierter und kontrollierter klinischer Studien dargestellt und Anhaltspunkte zur Beurteilung der methodischen Qualität wissenschaftlicher Publikationen hervorgehoben.

Kurze Historie randomisierter, kontrollierter klinischer Studien

Im 18. Jahrhundert starben viele Seeleute aufgrund der Avitaminose Skorbut. Im Jahr 1747 wurde von James Lind, Kapitän der Salisbury, deshalb auf hoher See eine vergleichende Untersuchung durchgeführt: Zwölf an Skorbut erkrankte Seeleute wurden mit insgesamt sechs verschiedenen Therapiestrategien behandelt – dieses Experiment wird häufig als die erste Studie der Neuzeit bezeichnet. James Lind kam zu dem Ergebnis, dass »… the most sudden and visible good effects were perceived from the use of the oranges and the lemons.« Trotzdem dauerte es bis 1795, bis alle Schiffe der englischen Flotte mit ausreichend Zitronensaft für die geplante Seereise ausgestattet waren [11].

Zu Beginn des 20. Jahrhunderts wurde durch den englischen Statistiker und Genetiker Sir Ronald Alymer Fisher das theoretische Konzept der Randomisierung, d. h. der zufälligen Verteilung verschiedener therapeutischer Strategien, in die klinische Medizin eingeführt [30]. Die 1931 von Amberson und Mitarbeitern publizierte Untersuchung zur Therapie der Lungentuberkulose stellt die mutmaßlich erste randomisierte und kontrollierte klinische Studie nach modernem Verständnis dar [3].

Mehr als 20 Jahre später war es Sir Austin Bradford Hill [25], der eine randomisierte klinische Studie zum Einsatz von Streptomycin zur Therapie der Lungentuberkulose veröffentlichte. In der Folge begründete Hill durch eine Reihe von Vorträgen und Publikationen den Beginn einer neuen Ära der klinisch-medizinischen Wissenschaft, in deren Mittelpunkt die randomisierte klinische Studie stehen sollte [45].

Was zeichnet eine randomisierte, kontrollierte klinische Studie aus?

Die randomisierte, kontrollierte klinische Studie (»randomised controlled clinical trial«) ist eines der einfachsten, effektivsten und gleichzeitig innovativsten Werkzeuge der klinisch-medizinischen Wissenschaft [96, 97]. Randomisierte Studien erfassen *a priori* definierte Merkmale von Individuen, die zufällig (»randomisiert«) verschiedenen Gruppen und somit unterschiedlichen Interventionen zugeteilt werden. Üblicherweise wird eine der gewählten Interventionen als Standard oder Kontrolle bezeichnet. Diese Kontrollgruppe erhält entweder eine evaluierte Standardtherapie, Placebo, oder überhaupt keine Therapie.

Im Gegensatz dazu wird die andere Gruppe als Therapie- oder Verumgruppe bezeichnet. Randomisierte Studien sind Experimente, denn der Studienleiter kann Anzahl sowie Art und Weise der Therapie bestimmen (Interventionsstudie), im Gegensatz zu z. B. Observationsstudien, die keine Intervention beinhalten.

Die herausragende Stärke der randomisierten und kontrollierten klinischen Studie ist die zufällige Verteilung aller Individuen auf verschiedene, miteinander zu vergleichende Gruppen [53]. Die Verteilung der Individuen wird somit *nicht* durch die Studienleiter, Kliniker, oder andere Studienteilnehmer festgelegt. Theoretisch führt dies zur Gleichverteilung aller bekannten und v. a. der unbekannten Einflussfaktoren. Ziel der Randomisierung ist die Ausgeglichenheit der Gruppen zum Zeitpunkt des Studienbeginns hinsichtlich demographischer, anthropometrischer und biologischer Parameter. Statistisch signifikante Unterschiede der zuvor festgelegten Endpunkte können dann mit hinreichender Sicherheit der jeweiligen Intervention zugeschrieben werden.

Die Durchführung einer randomisierten Studie ist nicht automatisch mit einem optimalen oder fehlerfreien Studiendesign gleichzusetzen.

Auch hier finden sich gelegentlich Studien mit schwacher methodischer Studienqualität, wie z. B. unzureichender Durchführung und insuffizienter Technik der Randomisierung und Maskierung. Die Ergebnisse solcher Untersuchungen können in der Tat erheblich verzerrt sein [2, 13, 13, 18, 52, 52, 94]. Daher müssen auch die Ergebnisse randomisierter Studien vor dem Hintergrund der methodischen Studienqualität evaluiert werden.

Besondere Bedeutung erlangt die rigorose Qualitätskontrolle bei randomisierten Studien, die Bestandteil von Metaanalysen sind. Werden methodisch fragwürdige oder unzulängliche Originalarbeiten in eine solche Metaanalyse einbezogen, kann das erheblichen Einfluss auf die Gesamtaussage und Interpretationen der Metaanalyse haben [54, 70].

Randomisierung

Von entscheidender Bedeutung ist der Begriff der »zufälligen« und »verborgenen« oder »verdeckten« Zuteilung. Die englische Sprache bezeichnet den gesamten Prozess der Randomisierung als »random allocation« und die verdeckte Zuteilung als »concealment«. Zufällige und verborgene Zuteilung heißt, für keine der an der Untersuchung beteiligten Personen (z. B. Studienleiter, Arzt, Pflegepersonal, Apotheker, Statistiker, Sicherheitskomitee, Patient, Angehörigen etc) ist die Verteilung zu einer der Studiengruppen vorhersehbar oder manipulierbar. Trotz der eigentlich simplen Technik wird der Begriff der Randomisierung nicht immer mit der nötigen Sorgfalt verwendet und ist mitunter auch die Gruppenzuteilung der Patienten nicht wirklich zufällig.

Die Aufteilung der Studienteilnehmer nach deren Geburtstag, Patientenidentifikations- oder Krankenhausaufnahmenummer, Wochentag, Tageszeit, geradem oder ungeradem Datum wird als Pseudo- bzw. Quasi-Randomisierung bezeichnet. All diese Methoden erlauben u. U. die Vorhersage der Gruppenzuteilung und ermöglichen somit eine bewusste Beeinflussung, ob bzw. zu welchem Zeitpunkt ein Patient in eine der Studiengruppen eingeschlossen wird [94]. Auch häufig angewandte Methoden, wie verschlossene Briefumschläge, führen nicht immer zur zufälligen Zuteilung der Patienten und gelten deshalb als Pseudorandomisierung.

Intermezzo

Eine australische Arbeitsgruppe untersuchte die konventionelle, offene chirurgische Appendektomie im Vergleich zur laparoskopischen Technik. Alle Patienten wurden mittels verschlossener Briefumschläge vom diensthabenden Chirurgen dem jeweiligen operativen Verfahren zugewiesen [39]. Tagsüber verlief die Randomisierung und Versorgung der Patienten völlig problemlos. Nachts jedoch war nicht immer ein Chirurg, der die laparoskopische Technik beherrschte, im Krankenhaus. Um nicht jedes Mal einen Kollegen nachts ins Haus rufen zu müssen, entwickelten die diensttuenden Kollegen einen pragmatischen Ansatz: in Abwesenheit der entsprechenden Operateure wurden die Briefumschläge gegen das Licht gehalten und ein Umschlag mit konventioneller Operationstechnik gewählt. Der nächste Patient tagsüber wurde dann entsprechend der laparoskopischen Technik zugeführt. (Aus: Users' Guides to the Medical Literature [38])

Schulz und Mitarbeiter [94] analysierten insgesamt 250 randomisierte Studien, die Bestandteil von 33 Metaanalysen waren. Die Studien mit unzureichend verdeckter Gruppenzuteilung zeigten durchschnittlich 30–40% größere Therapieeffekte. Kunz und Oxman kommen in ihrer Evaluation zu ähnlich unbefriedigenden Ergebnissen: Traten Fehler bei der verdeckten und zufälligen Aufteilung der Patienten zu den Studiengruppen auf, wurde der Therapieeffekt deutlich überschätzt, teilweise sogar mit in das Gegenteil verkehrtem Ergebnis. Andere Arbeiten zeigten keinen Unterschied hinsichtlich der gewählten Therapiestrategien, obwohl eine der Interventionen überlegen war [57].

Als einfachste Form der zufälligen Gruppenzuteilung bei zwei Studienarmen kann das Werfen einer Münze gewählt werden, bei mehreren Studienarmen das Würfeln [51]. Alternativ werden computergenerierte Randomisierungstafeln eingesetzt. Hierdurch werden etwa gleich große Gruppen generiert. So genannte Block- oder Cluster-Randomisierungen (z. B. in Blöcken von 8 Patienten mit je 4 Kontroll- und 4 Verumpatienten) werden oft bei kleinen oder multizentrischen Studien durchgeführt, um eine numerische Ausgewogenheit der Gruppen auch innerhalb der Zentren zu erreichen [84].

Der Randomisierungsprozess wird nur selten – und dann häufig auch nur unvollständig – im Methodenteil der Publikationen beschrieben. Dieses ist unabhängig davon, ob es sich um eine kleinere oder eine der prestigeträchtigen Fachzeitschriften handelt [2, 26, 67]. Somit kann in der Mehrzahl der Publikationen die korrekt durchgeführte Randomisierung vom Leser überhaupt nicht beurteilt werden. Gelegentlich werden Studien als randomisiert bezeichnet, obwohl keine Methode der zufälligen Patientenzuteilung angewendet wurde [28, 74].

Verblindung bzw. Maskierung

Die Verblindung – oder besser Maskierung – einer Intervention dient dem unvoreingenommenen Umgang mit der durchgeführten Therapie oder Intervention durch Ärzte, Pflegepersonal und Patient. Die Maskierung einer Untersuchung findet auf vielen Niveaus statt. Sie beinhaltet in der Regel die unmittelbar an der Therapie beteiligten Mitarbeiter sowie den Patienten selbst. Darüber hinaus sollten aber auch das Evaluationskomitee und die Statistiker keine Kenntnis von der individuellen Therapie der Patienten haben. Es wird häufig von »double-blind« gesprochen, wenn Patient und Arzt keinen Einblick in die jeweilige Intervention haben. Eine Konvention hinsichtlich dieser Terminologie existiert jedoch nicht. »Double-blind« bedeutet lediglich, dass zwei Beteiligte innerhalb der Untersuchung keinen Einblick in die Therapie haben. Die genaue Benennung der »verblindeten« Studienteilnehmer muss im Methodikteil der Publikation erfolgen.

In manchen Studien ist zusätzlich eine Verblindung bzw. Maskierung der klinisch erforderlichen Kontrollparameter notwendig. In einer Untersuchung zum Vergleich von unfraktioniertem und niedermolekularem Heparin zur therapeutischen Antikoagulation wird die Therapie mit der partiellen Thromboplastinzeit in der unfraktionierten Heparingruppe gesteuert. Besteht hier keine »Verblindung« dieses Kontrollparameters, können die Studienteilnehmer anhand der Gerinnungskontrollen die Therapiegruppe relativ einfach demaskieren.

Eine Maskierung auf allen Ebenen ist jedoch in Einzelfällen unmöglich. Dieses gilt z. B. beim Vergleich einer chirurgischen mit einer konservativen Therapie. In diesen Fällen werden die Untersuchungen als »open-label« randomisierte Studien bezeichnet. Dem möglichst exakt vorgegebenen Standard für die begleitende Therapie kommt bei diesen offenen randomisierten Studien eine herausragende Bedeutung zu. Aufgrund der Randomisierung ist von einer Gleichverteilung aller Faktoren zu Studienbeginn auszugehen. Je detaillierter sämtliche Begleittherapien definiert sind und dokumentiert werden, umso eher sind Unterschiede zwischen den Studiengruppen tatsächlich auf die experimentelle Intervention und nicht auf Unterschiede der Begleittherapie zurückzuführen.

Immer wieder kommt es durch die therapeutischen Effekte oder auch das Nebenwirkungsprofil der Intervention zur Demaskierung der Verblindung durch Ärzte oder Patienten [31, 73, 100]. Hier ist dann, wie bei den »open-label« Studien, besonders darauf zu achten, dass das Evaluationskomitee und die Statistiker keine Kenntnis von der individuellen Therapiegruppe der Patienten haben.

Sowohl die Beschreibung als auch die tatsächliche Durchführung der Maskierung randomisierter Studien ist sicherlich noch verbesserungsfähig: lediglich 31 von 110 randomisierten Studien (28%) wurden von den Autoren der Originalarbeit als maskiert bezeichnet. Kenneth Schulz und Mitarbeiter [95] hielten darüber hinaus die Maskierung von zumindest Arzt, Pflegepersonal und Patient in weiteren 34 der insgesamt 110 analysierten Studien für sinnvoll und einfach durchführbar.

Patientenausschluss, Nachbeobachtung und statistische Analyse

Die Ergebnisse einer Studie können verfälscht sein, wenn große Teile der initial randomisierten Patienten im Studienverlauf ausgeschlossen werden müssen oder den primären Studienendpunkt nicht erreichen. In der Praxis sind hohe Ausschlussraten bzw. eine inkomplette Nachbeobachtung der Patienten eher die Regel als die Ausnahme. Bei insgesamt 570 klinischen Studien wurden bis zu 73% der initial randomisierten Patienten aufgrund inkorrekter Anwendung der Einschlusskriterien oder Protokollverletzungen ausgeschlossen. In der Nachbeobachtungsphase gingen zusätzlich zwischen 10 und 20% der Patienten verloren [56, 62, 95, 98, 99].

Die genaue Angabe von Ausschluss und fehlender Nachbeobachtung ist essenziell, um die Analyse und Statistik nachvollziehen zu können. Im Falle eines Patientenausschlusses oder bei Verlust eines Patienten während der Nachbeobachtung sollte eine Auswertung innerhalb der randomisierten Gruppe erfolgen (»intention-to-treat analysis«) [63, 77].

Obwohl dieses Verfahren einfach und sinnvoll erscheint, gibt es erhebliche Schwierigkeiten mit der Umsetzung in die Praxis. Hollis und Campbell [46] untersuchten alle im Jahr 1997 im *British Medical Journal*, *Lancet*, *JAMA* und *New England Journal of Medicine* publizierten randomisierten Studien in Bezug auf Beschreibung und Durchführung einer »intention-to-treat« Analyse. Der Umgang mit ausgeschlossenen oder während der Nachbeobachtung verlorenen Patienten blieb in der Datenanalyse zumeist unklar. Bei 75% der Studien fehlten Daten zur Analyse des primären Studienendpunktes [46].

Kann die methodische Studienqualität objektiv beurteilt werden?

»Studienqualität« ist ein komplexes und abstraktes Konstrukt, welches von einer Vielzahl unterschiedlichster Faktoren jeder der einzelnen Phasen einer klinischen Studie abhängt. Empirische Methodenuntersuchungen belegen einen Zusammenhang zwischen inadäquater Randomisierung und Maskierung, unzureichender oder unklarer Verdeckung der Gruppenzuteilung, mangelhafter Beachtung der Ein- und Ausschlusskriterien und ungenügender Nachbeobachtung der Patienten und der Zuverlässigkeit der Studienergebnisse [13, 18, 54, 94]. Obwohl die einzelnen Komponenten schnell und zuverlässig zu erfassen sind, eignet sich die Beurteilung der Studienqualität nur anhand eines dieser Merkmale nicht [69].

Zur strukturierten Beurteilung der methodischen Studienqualität stehen eine Reihe von Skalen und Checklisten zur Verfügung [68]. Diese sind entweder krankheitsspezifisch [24, 36], oder aber als generische Skala für jede (randomisierte) Studie einsetzbar [29, 52].

Die Jadad-Skala ist die derzeit einzige validierte Skala zur Beurteilung der methodischen Studienqualität [52] (◘ Abb. 2.1). Sie besteht aus

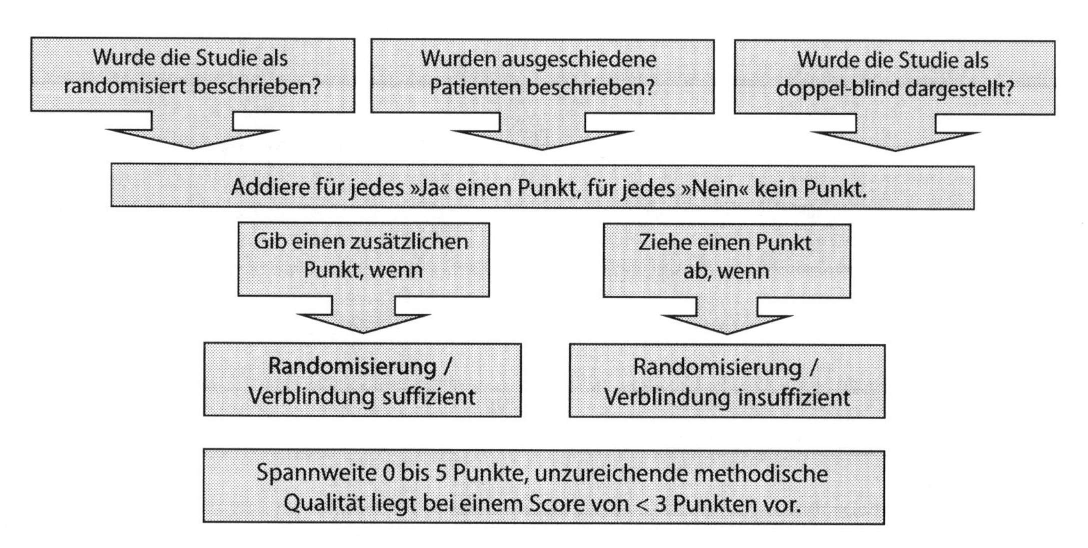

◘ Abb. 2.1. Validierte Skala zur Beurteilung der methodischen Qualität randomisiert-kontrollierter Studien nach Jadad [52]. Unzureichende Studienqualität kann bei 2 Punkten oder weniger angenommen werden. [52, 70]

3 dichotomen Fragen, die alle direkt mit der Studienqualität verbunden sind. Die zwei ersten Fragen vergeben nicht nur einen Punkt für die Randomisierung und Maskierung, sondern auch jeweils einen Punkt für die Beschreibung der korrekten Durchführung. Die dritte Frage bezieht sich auf die genaue Beschreibung ausgeschlossener Patienten bzw. eine komplette Nachbeobachtung der Studiengruppe.

Die Anwendung dieses Instruments zeigt z. B., dass in Studien mit 2 oder weniger Punkten der Therapieeffekt um 35% größer war, als in vergleichbaren Studien mit höherer methodischer Qualität (d. h. mehr als 3 Punkte auf der Jadad-Skala) [70].

Trotz der Kenntnis einiger Determinanten der formalen und methodischen Qualität gestaltet sich die weitere qualitative Einordnung einer randomisierten Studie häufig schwierig, da die methodische Qualität neben dem Design und der Durchführung der Studie auch von der Analyse, der Interpretation der Ergebnisse und der Gesamtdarstellung in der Publikation abhängt [50]. Nicht zuletzt deshalb stößt auch der Einsatz von Skalen und Checklisten immer wieder auf Kritik. Andererseits ist, unabhängig von der angewandten Skala oder Checkliste, die methodische Qualität vieler Arbeiten relativ schwach, weshalb der Einsatz von Messinstrumenten zur Objektivierung in jedem Fall gerechtfertigt scheint [8].

Nicht-validierte Qualitätsmerkmale randomisierter Studien

Neben den zuvor beschriebenen und validierten Merkmalen methodischer Studienqualität sind noch eine Reihe weiterer Qualitätsmerkmale bekannt. So werden z. B. randomisierte Studien mit negativem Ergebnis nicht nur später, sondern häufig gar nicht publiziert [27, 49, 87]. Auch die Auswahl der Gruppengröße, das Definieren und Erfassen geeigneter Studienendpunkte sowie die Analyse und Interpretation der Ergebnisse können fehlerhaft sein [63, 66, 91]. Zumindest für den primären Studienendpunkt ist eine sog. »power calculation« (Gruppengrößenanalyse) zur Berechnung der notwendigen Patientenzahl bzw. Gruppengröße erforderlich [66].

Die Fokussierung auf die Ergebnisse einer post hoc-Analyse oder auf Subgruppen, die nicht der primäre Studienendpunkt sind, kann das Ergebnis und die nachfolgende Diskussion erheblich verzerren. Die sog. Connors-Studie zur Effizienz des Pulmonalarterienkatheters bei kritisch kranken Patienten ist hierfür ein gutes Beispiel [20]: Ursprünglich plante die SUPPORT Studiengruppe die Evaluation eines sog. »*propensity scores*«, der retrospektiv die möglichst exakte Bildung von gleichen Patientenpaaren erlauben sollte. Zur Überprüfung des Scores wählten die Autoren Patienten mit und ohne Pulmonalarterienkatheter und fanden erstaunlicherweise eine relevante Letalitätsdifferenz zwischen beiden Gruppen [20]. Diese nachfolgend hochrangig publizierte Analyse war nicht Gegenstand einer prospektiv geplanten Studie und weist gerade deshalb erhebliche methodische Schwächen auf. In der breiten medizinischen Öffentlichkeit führten aber gerade diese Daten zu einer z. T. unfruchtbaren Diskussion um den Sinn und Nutzen des Pulmonalarterienkatheters.

Die in der Folge durchgeführten randomisierten Untersuchungen fanden keine Senkung der Letalität schwer kranker Patienten, deren Therapie mit Hilfe eines Pulmonalarterienkatheters überwacht wurde [89, 93]. Methodisch bedenklich stimmt jedoch die viel zu kleine Gruppengröße der randomisierten Studien, die völlig ungeeignet war, einen signifikanten Unterschied in der Letalität zwischen der Gruppe mit und ohne Pulmonalarterienkatheter zu demonstrieren [6, 21]. Studien mit niedriger statistischer Aussagekraft aufgrund einer unzureichenden Gruppengröße und ohne statistisch signifikanten Unterschied zwischen den Gruppen sind nicht negativ – sie sind, hinsichtlich des primären Endpunktes, nicht aussagekräftig [33].

Zusätzlich führt die ausschließliche Konzentration auf englischsprachige Artikel mitunter zu einem Verlust relevanter Information in Übersichtsarbeiten und Metaanalysen [67]. Darüber hinaus ist die Wahrscheinlichkeit und Geschwindigkeit der Publikation positiver Studienergebnisse höher [27, 49]. Besonders ausgeprägt stellt sich dieser Effekt bei von Pharmaunternehmen unterstützten Studien dar [5, 15, 55, 61]. Weitaus schwieriger ist die Analyse und Vermeidung falscher Wahrnehmung auf Seiten des Lesers, was letztlich von hoher Relevanz für die klinische Umsetzung von Studienergebnissen sein kann [79].

Qualität der Darstellung und Interpretation randomisierter Studien

Es ist nicht unwahrscheinlich, dass die Qualität der Planung und Durchführung mit der Qualität der Darstellung einer Publikation assoziiert ist. Gute Studien werden erwartungsgemäß publikatorisch entsprechend besser aufgearbeitet. Dieser vermutete Zusammenhang wurde bislang noch nicht belegt. Das Fehlen einer expliziten Methodenbeschreibung heißt nicht zwangsläufig, dass gewisse formale Aspekte im Rahmen der Studie oder der statistischen Analyse keine Beachtung gefunden haben. Der direkte Kontakt mit den Autoren stellt dann die einzige Möglichkeit dar, in der Publikation nicht eingehend beschriebene Sachverhalte näher zu identifizieren. Möglicherweise hat die Studie dann eine höhere methodische Qualität als vermutet.

Dieser vorsichtige Optimismus wird durch die Daten von Liberati und Mitarbeitern [62] nicht bestätigt: Die methodische Bewertung von 63 randomisierten Brustkrebs-Studien mit mehr als 34.000 Patientinnen führte zu insgesamt enttäuschenden Ergebnissen. Vor allem die Randomisierung, Verdeckung, Verblindung und die Nachbeobachtung der Patientinnen wurden unzureichend dargestellt. Eine direkte Kontaktaufnahme mit den Autoren der Originalarbeiten konnte tatsächlich in einigen Fällen methodische Unzulänglichkeiten als lediglich fehlende Darstellung einer korrekt angewendeten Methode identifizieren. In der Regel jedoch waren methodische Qualitätsmerkmale, die in der Publikation nicht beschrieben wurden, auch bei der Planung und Durchführung nicht berücksichtigt worden [62].

Randomisiert-kontrollierte Studien, die aufgrund positiver Ergebnisse früher terminiert wurden als ursprünglich geplant, zeigten einige bemerkenswerte Gemeinsamkeiten: Der überwiegende Teil der Untersuchungen wurde durch die Industrie finanziert und wesentliche Informationen, weshalb die Studie frühzeitig abgebrochen wurde, sind in 94% der Fälle unvollständig. Bei Studien mit seltenen Endpunkten war der Interventionseffekt zudem unverständlich groß [72a].

Die Darstellung von Studienergebnissen geht weit über den Selbstzweck hinaus und hat einen messbaren Einfluss auf die klinische Umsetzung von Studien.

Im Vergleich mit der absoluten Risikoreduktion durch eine Therapie oder Intervention schätzen Kliniker die therapeutische Relevanz bei der Darstellung der Studienergebnisse als relatives Risiko oder relativen Nutzen höher ein [9, 10, 32, 76]. Die absolute Risikoreduktion ist für den individuellen Patienten die maßgeblichere Größe, wenngleich relative Therapieeffekte wahrscheinlich eine höhere externe Validität (d. h. Allgemeingültigkeit auch unter Nicht-Studienbedingungen) besitzen [59]. Obwohl die Anzahl der zu behandelnden Patienten (»number-needed-to-treat – NNT«), um ein ungünstiges Ereignis zu verhindern, direkt mit der absoluten Risikoreduktion assoziiert ist, verordnen Kliniker eher ein Medikament aufgrund der Angabe der absoluten Risikoreduktion als anhand der »number-needed-to-treat« (NNT) [10, 76, 53a].

Es gibt keine befriedigende Erklärung für dieses Phänomen. Am ehesten spielt hier der Wert der größeren Zahl die entscheidende Rolle: eine Therapie, die das Letalitätsrisiko von 4% auf 2% senkt, hat eine relative Risikoreduktion von 50%, aber nur eine absolute Risikoreduktion von 2%. Es müssten 50 Patienten (NNT) behandelt werden, um ein Leben zu retten. Die Wahrscheinlichkeit der Anwendung von Studienergebnissen ist geringer, wenn in der Publikation neben den Vorteilen auch die Nachteile einer Therapie genannt werden [9].

In der Diskussion sollten die Ergebnisse der eigenen Arbeit im Kontext vorhandener Untersuchungen dargestellt werden, nicht zuletzt um eine ausgewogene Analyse und Bewertung zu ermöglichen. Dabei sind aktuelle Übersichtsarbeiten oder Metaanalysen besonders geeignet. Diese Vorgabe wird aber nur selten erfüllt: nur 2 von 26 untersuchten Studien diskutierten die eigenen Ergebnisse im Kontext mit vorhandenen, aktuellen Übersichtsarbeiten [17].

Studien, mit einem positiven Ergebnis hinsichtlich einer Intervention oder Therapie zitieren, überzufällig oft andere positive Studien und ignorieren vorhandene negative Ergebnisse [35, 86]. Für den Leser ergeben sich hieraus zwei Konsequenzen:

1. Die Diskussion ist häufig nicht ausgewogen. Daher müssen noch weitere Informationen beschafft werden.
2. Das Literaturverzeichnis der Arbeit ist möglicherweise inadäquat, da gerade die gegensätzlichen oder kritischen Ergebnisse anderer Untersuchungen überhaupt nicht zitiert werden.

Die Zusammenfassung der Studienergebnisse sollte durch die Daten im Ergebnisteil der Publikation gestützt werden. In einer Untersuchung von insgesamt 61 Arbeiten zum Einsatz nicht-steroidaler Analgetika waren lediglich 88% der in der Zusammenfassung als positiv herausgestellten Aspekte tatsächlich ein Ergebnis der Studie. Darüber hinaus beruhten nur 45% der geschilderten Reduktion von Nebenwirkungen auf de facto in der Publikation dargestellte Daten [90]. Mehr als 85% dieser Studien wurden durch Pharmafirmen finanziert und die positiven Darstellungen fielen alle zu Gunsten des Sponsors aus [90].

Leitlinien zur Darstellung von randomisierten Studien

Aufgrund der zahlreichen methodischen Unzulänglichkeiten in der Darstellung randomisierter Studien auf der einen Seite, und der Bedeutung für die Umsetzung tatsächlich relevanter Ergebnisse in die klinische Praxis auf der anderen Seite, haben sich in der Vergangenheit verschiedene Gruppen für eine verbesserte Darstellung von Studien eingesetzt.

Die SORT-Empfehlung (»standards of reporting trials«) war die erste Initiative in dieser Richtung und umfasste 32 Punkte zur Darstellung der internen Studienvalidität [102]. Die aufgrund der Rigidität der Leitlinien eingeschränkte Lesbarkeit eines Artikels und die fehlende Erfassung der externen Validität wurden kritisiert [88]. Die Asimolar Gruppe erstellte kurze Zeit später eine Liste von 33 Punkten, die beide Aspekte, interne und externe Studienqualität, berücksichtigte [101].

Im Rahmen eines gemeinsamen Treffens wurden die wesentlichsten Aspekte beider Ansätze zusammengefasst und eine gemeinsame Leitlinie herausgegeben (CONSORT – »consolidated standards of reporting trials«) [4]. Die CONSORT-Empfehlung umfasst 21 Punkte sowie ein Flussdiagramm zur Darstellung des Patientenscreenings, des Ein- und Ausschluss der Patienten und deren Nachverfolgung. Darüber hinaus werden Empfehlungen zur Auswahl des Titels, Erstellung der Kurzzusammenfassung, Einleitung und Diskussion gegeben.

Genau wie SORT sah und sieht sich CONSORT einer breiten Kritik ausgesetzt. So wird z. B. die sehr starke Ausrichtung auf randomisierte Studien und das Fehlen der Bewertung der primären Datenqualität bemängelt. Auch die statistischen Probleme von Studien werden nicht ausreichend abgedeckt, weshalb die CONSORT-Empfehlungen zusammen mit entsprechenden statistischen Leitlinien umgesetzt werden sollten [1].

Die CONSORT-Leitlinie zur Manuskripterstellung ist mittlerweile von über 50 medizinischen Fachzeitschriften übernommen worden und auf einer eigenen Homepage werden zusätzliche Informationen zur Verfügung gestellt (http://www.consort-statement.org, letzter Aufruf 05.10.2006). Die letzte, revidierte Fassung wurde 2001 publiziert und ist ebenfalls auf der Homepage zugänglich [72]. Den Nutzen dieses strukturierten Vorgehens belegt eine Analyse von 211 randomisierten Studien vor und nach CONSORT mit einer signifikanten Verbesserung der methodischen Qualität der Studien, die nach der Anerkennung von CONSORT begutachtet wurden [71].

Entwicklung der methodischen Qualität randomisierter Studien in der Intensivmedizin

Zwei Übersichtsarbeiten haben in der Vergangenheit die methodische Qualität randomisierter intensivmedizinischer Studien strukturiert untersucht [36, 58]. Die italienische Arbeitsgruppe um Latronico und Mitarbeiter evaluierte insgesamt 173 zwischen 1975 und 2000 in *Intensive Care*

Medicine publizierte randomisierte Studien. Die methodische Qualität wurde mittels der Jadad-Skala [52] bewertet. Lediglich 44 Studien (25%) erreichten mehr als 2 Punkte auf der Jadad-Skala, d. h. eine befriedigende Studienqualität. Insgesamt hat die methodische Qualität über die Zeit jedoch zugenommen [58]. Zu einem ganz ähnlichen Ergebnis kommt eine eigene Untersuchung der methodischen Qualität randomisierter Sepsisstudien zwischen 1976 und 1998 [36].

Unter Verwendung eines krankheitsspezifischen Scores zeigten Studien mit dem primären Endpunkt Letalität eine Verbesserung der methodischen Qualität über die Zeit, wohingegen Studien mit einem Surrogatparameter als Endpunkt sich hinsichtlich ihrer methodischen Qualität nicht veränderten [36]. Die Unterschiede dieser zwei Gruppen waren interessanterweise in genau den Bereichen statistisch signifikant, für die ein Einfluss auf das Ergebnis einer randomisierten Studie anhand der Daten von Jadad und Mitarbeitern [52] anzunehmen ist (◘ Tab. 2.1).

In den Metaanalysen der letzten Jahre wird die Qualität der zugrunde liegenden Originalarbeiten immer häufiger bewertet [12, 16, 22, 40-44, 64, 75, 78, 85, 105-107]. Dabei wurde die methodische Qualität insgesamt meist als unbefriedigend bezeichnet. Einige Autoren sahen sich aufgrund der schlechten methodischen Qualität der Originalarbeiten nicht in der Lage, Therapieempfehlungen abzugeben [16, 78], andere beschrieben erneut den Zusammenhang zwischen schwacher methodischer Qualität und positivem Studienergebnis, welches in Untersuchungen besserer methodischer Qualität nicht reproduziert werden konnte [42, 105, 107]. Die strukturierte Durchführung solcher quantitativer Übersichtsarbeiten (d. h. Metaanalysen) ist selbst immer wieder Gegenstand kritischer Betrachtungen, weshalb für Metaanalysen bereits 1995 methodische Leitlinien verfasst wurden [23].

Die qualitative Bewertung von für die Intensivmedizin wesentlichen Metaanalysen fällt ähnlich ernüchternd aus – die Autoren schlussfolgern:

> Vor der Übertragung der Ergebnisse von Metaanalysen in die eigene Praxis ist eine kritische Evaluation in jedem Fall notwendig [25a].

Schlussbetrachtung – The good, the bad, and the ugly

Die Bedeutung der methodischen Qualität medizinisch-wissenschaftlicher Arbeiten ist evident. Weit weniger eindeutig sind die Erkennungsmerkmale, anhand derer die Validität einer klinischen Studie identifiziert werden kann. In dieser Übersicht wurde die Darstellung auf methodische Qualitätsmerkmale randomisierter klinischer Studien beschränkt, einer mittlerweile recht gut charakterisierten und für die klinische Entscheidungsfindung sehr wichtigen Studienform. Die Evaluation der methodischen Studienqualität stellt sich hier als äußerst komplex dar.

◘ **Tab. 2.1.** Parameter des »Methodological Quality Assessment Score« mit statistisch signifikanten Unterschieden zwischen 40 Sepsisstudien mit dem Endpunkt Letalität und 34 Sepsisstudien mit Surrogatparametern als Endpunkt. (Nach [36])

Parameter		Überlegenheit Letalität vs. Surrogatparameter [Punkte]	p-Wert
2	Randomisierung und Verdeckung	0,82	0,01
6	Patienteneinschluss	0,73	0,01
8	Outcome und Studienendpunkt	0,82	0,002
10	Nachbeobachtung	0,62	0,001
11	Analyse und Diskussion	2,16	0,001

Gerade deshalb wurden im letzten Jahrzehnt praktikable Bewertungsparameter, Leitlinien und Skalen entwickelt, die für die Planung klinischer Studien, für Herausgeber von Fachzeitschriften, Autoren, Gutachter und nicht zuletzt den Leser eine wertvolle Hilfe darstellen können. Mit der Jadad-Skala existiert zudem ein validiertes, einfach und schnell anzuwendendes Instrument zur Erfassung einiger wesentlicher Merkmale der methodischen Studienqualität [52].

In der jüngeren Vergangenheit hat eine ermutigende Anzahl von Arbeiten zum einen die Verbesserung der methodischen Qualität über die Zeit und zum anderen die enge Assoziation von hoher methodischer Studienqualität und der Validität des Studienergebnisses festgestellt. Die inzwischen erfreulich weit verbreitete Anerkennung der CONSORT-Empfehlungen hat überdies zu einer spürbaren Verbesserung der methodischen Studienqualität geführt [71].

Trotz der Fokussierung auf die randomisiert-kontrollierte klinische Studie dürfen andere Studiendesigns – auch wenn sie bei weitem noch heterogener und methodisch schwieriger zu bewerten sind – nicht außer Acht gelassen werden. Es gibt immer wieder Fragestellungen, die nicht sinnvoll mittels einer randomisierten Studie zu beantworten sind. Gerade in der Intensiv- und Notfallmedizin sind die Patientengruppen manchmal sehr klein und ist das zu untersuchende Ereignis sehr selten, oder aber eine Randomisierung von Patienten ethisch bedenklich (z. B. der Einsatz einer intraaortalen Ballongegenpulsation beim kardiogenen Schock). In diesen Fällen sind die Ergebnisse von Observationsstudien oder Fall-Kontroll-Studien heranzuziehen, für die im Wesentlichen die gleichen methodischen Qualitätsmerkmale wie für randomisiert-kontrollierte Studien gelten (naturgemäß mit Ausnahme des Randomisierungsprozesses) [7, 19, 80, 82].

Bei diesen offenen, nicht-randomisierten Studien ist neben der expliziten Definition des Studienendpunktes v. a. die genaue Darstellung der Begleittherapie (»standard of care«) von herausragender Bedeutung, da sie neben der Studienintervention den wesentlichsten Einfluss auf den Krankheitsverlauf der Patienten nimmt. Nur so lassen sich Unterschiede im Ergebnis einer spezifischen therapeutischen Strategie zuordnen.

Take home message – The good, the bad, and the ugly

1. Methodische Mängel können auf jedem Niveau der Studienplanung, -durchführung oder -analyse auftreten und die Zuverlässigkeit der Studienergebnisse erheblich beeinträchtigen.
2. Die Qualität jeder Studie sollte deshalb individuell evaluiert werden. Geeignete Instrumente und Aufstellungen relevanter Bewertungsparameter sind frei verfügbar (z. B. http://www.consort-statement.org).
3. Wer selbst an Studien teilnimmt oder klinische Studien plant und durchführt, muss sich einer möglichst hohen methodischen Studienqualität verpflichtet fühlen. Studien unzureichender methodischer Qualität produzieren unbrauchbare (falsche!) Ergebnisse, gefährden dadurch u. U. unsere Patienten und verschwenden im Gesundheitswesen wichtige personelle und finanzielle Ressourcen. In der Öffentlichkeit führen solche Studien zu einem Vertrauensverlust.

Epilog

But when serious diseases are treated by serious methods, when the malignant process is subjected to drastic extirpation with a knife, or to metabolic annihilation with a drug, when – to quote Sir Austin again – »we exploit the narrow margin between killing the parasite and killing the patient«, the ethical, as well as scientific, considerations require that medicine depend on the most reliable and the best controlled data available – the kind of data that is sought by randomised clinical study.« (F.J. Ingelfinger, MD [48])

Literatur

1. Altman DG (1996) Better reporting of randomised controlled trials: the CONSORT statement. BMJ 313: 570–571
2. Altman DG, Doré CJ (1990) Randomisation and baseline comparisons in clinical trials. Lancet 335: 149–153
3. Amberson JR, McMahon BT, Pinner M (1931) A clinical trial of sanocrysin in pulmonary tuberculosis. Am Rev Tuberculosis 24: 401–435
4. Begg C, Cho M, Eastwood S, Horton R, Moher D, Olkin I, Pitkin R, Drummond R, Schulz KF, Simel D, Stroup DF (1996) Improving the Quality of Randomized Controlled Clinical Trials. JAMA 276: 637–639

5. Bekelman JE, Li Y, Gross CP (2003) Scope and impact of financial conflicts of interest in biomedical research: a systematic review. JAMA 289: 454–465
6. Bellomo R, Uchino S (2003) Cardiovascular monitoring tools: use and misuse. Curr Opin Crit Care 9: 225–229
7. Benson K, Hartz AJ (2000) A comparison of observational studies and randomized, controlled trials. N Engl J Med 342: 1878–1886
8. Berlin JA, Drummond R (1999) Measuring the quality of Trials. JAMA 282: 1083–1085
9. Bobbio M, Demichelis B, Giustetto G (1994) Completeness of reporting trial results: effect on physicians' willingness to prescribe. Lancet 343: 1209–1211
10. Bucher HC, Weinbacher M, Gyr K (1994) Influence of method of reporting study results on decision of physicians to prescribe drugs to lower cholesterol concentration. BMJ 309: 761–764
11. Bull JP (1959) The historical development of clinical therapeutic trials. J Chron Dis 10: 218–248
12. Carson JL, Hill S, Carless P, Hebert P, Henry D (2002) Transfusion triggers: a systematic review of the literature. Transfus Med Rev 16: 187–199
13. Chalmers I, Celano P, Sacks HS, Smith H (1983) Bias in Treatment Assignment in Controlled Clinical Trials. N Engl J Med 309: 1358–1361
14. Chalmers TC, Matta RJ, Smith H, Jr., Kunzler AM (1977) Evidence favoring the use of anticoagulants in the hospital phase of acute myocardial infarction. N Engl J Med 297: 1091–1096
15. Cho MK, Bero LA (1996) The quality of drug studies published in symposium proceedings. Ann Intern Med 124: 485–489
16. Choi PT, Yip G, Quinonez LG, Cook DJ (1999) Crystalloids vs. colloids in fluid resuscitation: a systematic review. Crit Care Med 27: 200–210
17. Clarke M, Chalmers I (1998) Discussion Sections in Reports of Controlled Trials Published in General Medical Journals – Islands in Search of Continents? JAMA 280: 280–282
18. Colditz GA, Miller JN, Mosteller F (1989) How study design affects outcomes in comparison of therapy I: Medical. Stat Med 8: 441–454
19. Concato J, Shah N, Horwitz RI (2000) Randomized, controlled trials, observational studies, and the hirarchie of research designs. N Engl J Med 342: 1887–1892
20. Connors-AF J, Speroff T, Dawson NV et al. (1996) The effectiveness of right heart catheterization in the initial care of critically ill patients. SUPPORT Investigators. JAMA 276: 889–897
21. Connors AF (2002) Equipoise, power, and the pulmonary artery catheter. Intensive Care Med 28: 225–226
22. Cook DJ, Reeve BK, Guyatt GH, Heyland DK, Griffith LE, Buckingham L, Tryba M (1996) Stress ulcer prophylaxis in critically ill patients. Resolving discordant meta-analyses. JAMA 275: 308–314
23. Cook DJ, Sackett DL, Spitzer WO (1995) Methodologic guidelines for systematic reviews of randomized control trials in health care from the Potsdam Consultation on Meta-Analysis. J Clin Epidemiol 48: 167–171
24. Cronin L, Cook DJ, Carlet J, Heyland DK, King D, Lansang MA, Fisher-CJ J (1995) Corticosteroid treatment for sepsis: a critical appraisal and meta-analysis of the literature. Crit Care Med 23: 1430–1439
25. Daniels M, Hill AB (1952) A clinical trial of sanocrysin in pulmonary tuberculosis. BMJ 1: 1162–1168
25a: Delaney A, Bagshaw SM, Ferland A, Manns B, Laupland KB, Doig CJ (2005) A systematic evaluation of the quality of meta-analyses in the critical care literature. Crit Care 9: R575–R582
26. DerSimonian R, Charette LJ, McPeek B (1982) Reporting on methods in clinical trials. N Engl J Med 306: 1332–1337
27. Dickersin K (1990) The Existence of Publication Bias and Risk Factors for Its Occurence. JAMA 263: 1385–1389
28. Evans M, Pollock AV (1984) Trials on trial. A review of trials of antibiotic prophylaxis. Arch Surg 119: 109–113
29. Evans M, Pollock AV (1985) A score system for evaluating random control clinical trials of prophylaxis of abdominal surgical wound infection. Br J Surg 72: 256–260
30. Fisher LD (1999) Advances in clinical trials in the twentieth century. Annu Rev Public Health 20: 109–124
31. Fisher S, Greenberg RP (1993) How sound is the double-blind design for evaluating psychotropic drugs? J Nerv Ment Dis 181: 345–350
32. Forrow L, Taylor WC, Arnold RM (1992) Absolutely relative: how research results are summarized can affect treatment decisions. Am J Med 92: 121–124
33. Freiman JA, Chalmers TC, Smith H, Kuebler RR (1978) The Importance of Beta, The Type II Error and Sample Size in the Design and Interpretation of the Randomized Controlled Trial. N Engl J Med 299: 690–694
34. Gillman MW, Runyan DK (1984) Bias in treatment assignment in controlled clinical trials. N Engl J Med 310: 1610–1611
35. Gotzsche PC (1987) Reference bias in reports of drug trials. Br Med J (Clin Res Ed) 295: 654–656
36. Graf J, Doig GS, Cook DJ, Vincent JL, Sibbald WJ (2002) Randomized controlled clinical trials in sepsis: has methodological quality improved over time? Crit Care Med 30: 461–472
37. Graf J, Janssens U (2001) Methodological study quality. JAMA 286: 2546
38. Guyatt G, Cook D, Devereaux PJ, Meade M, Straus S (2002) Therapy. In: Guyatt G, Rennie D (Hrsg) Users' Guides to the Medical Literature. AMA Press, Chicago, S 55–79
39. Hansen JB, Smithers BM, Schache D, Wall DR, Miller BJ, Menzies BL (1996) Laparoscopic vs. open appendectomy: prospective randomized trial. World J Surg 20: 17–20
40. Heyland DK, Cook DJ, King D, Kernerman P, Brun-Buisson C (1996) Maximizing oxygen delivery in critically ill patients: a methodologic appraisal of the evidence. Crit Care Med 24: 517–524
41. Heyland DK, Guyatt G, Cook DJ, Meade M, Juniper E, Cronin L, Gafni A (1998) Frequency and methodologic rigor of quality-of-life assessments in the critical care literature. Crit Care Med 26: 591–598

42. Heyland DK, MacDonald S, Keefe L, Drover JW (1998) Total parenteral nutrition in the critically ill patient: a meta-analysis. JAMA 280: 2013–2019
43. Heyland DK, Novak F, Drover JW, Jain M, Su X, Suchner U (2001) Should immunonutrition become routine in critically ill patients? A systematic review of the evidence. JAMA 286: 944–953
44. Heyland DK, Novak F, Drover JW, Jain M, Su X, Suchner U (2001) Should immunonutrition become routine in critically ill patients? A systematic review of the evidence. JAMA 286: 944–953
45. Hill AB (1952) The clinical trial. N Engl J Med 247: 113–119
46. Hollis S, Campbell F (1999) What is meant by intention to treat analysis? Survey of published randomised controlled trials. BMJ 319: 670–674
47. Hoppin FG (2002) How I review an original scientific article. Am J Respir Crit Care Med 166: 1019–1023
48. Ingelfinger FJ (1972) The randomized clinical trial. N Engl J Med 287: 100–101
49. Ioannidis JPA (1998) Effect of the Statistical Significance of Results on the Time to Completion and Publication of Randomized Efficacy Trials. JAMA 279: 281–286
50. Ioannidis JPA, Lau J (1998) Can quality of clinical trials and meta-analyses be quantified? Lancet 352: 590–591
51. Jadad AR (1998) Randomised controlled trials. BMJ Books, London
52. Jadad AR, Moore RA, Carrol D, Jenkinson C, Reynolds DJM, Gavaghan DJ, McQuay HJ (1996) Assessing the Quality of Reports of Randomized Clinical Trials: Is Blinding Necessary? Control Clin Trials 17: 1–12
53. Jadad AR, Rennie D (1998) The Randomized Controlled Trial Gets a Middle-aged Checkup. JAMA 279: 319–320
53a: Janssens U, Graf J (2005) Einschätzung des Behandlungseffektes durch die »Number needed to treat« – Bedeutung auch für die Intensivmedizin? Intensivmed 42: 125–134
54. Khan KS, Daya S, Jadad AR (1996) The Importance of Quality of Primary Studies in Producing Unbiased Systematic Reviews. Arch Intern Med 156: 661–666
55. Kjaergard LL, Als-Nielsen B (2002) Association between competing interests and authors' conclusions: epidemiological study of randomised clinical trials published in the BMJ. BMJ 325: 249–252
56. Kleijnen J, ter Riet G, Knipschild P (1991) Acupuncture and asthma: a review of controlled trials. Thorax 46: 799–802
57. Kunz R, Oxman AD (1998) The unpredictability paradox: review of empirical comparisons of randomised and non-randomised clinical trials. BMJ 317: 1185–1190
58. Latronico N, Botteri M, Minelli C, Zanotti C, Bertolini G, Candiani A (2002) Quality of reporting of randomised controlled trials in the intensive care literature. A systematic analysis of papers published in Intensive Care Medicine over 26 years. Intensive Care Med 28: 1316–1323
59. Laupacis A, Sackett DL, Roberts RS (1988) An assessment of clinically useful measures of the consequences of treatment. N Engl J Med 318: 1728–1733
60. Lefering R, Neugebauer EA (1995) Steroid controversy in sepsis and septic shock: a meta-analysis. Crit Care Med 23: 1294–1303
61. Lexchin J, Bero LA, Djulbegovic B, Clark O (2003) Pharmaceutical industry sponsorship and research outcome and quality: systematic review. BMJ 326: 1167–1170
62. Liberati A, Himel HN, Chalmers TC (1986) A quality assessment of randomized control trials of primary treatment of breast cancer. J Clin Oncol 4: 942–951
63. May GS, DeMets DL, Friedman LM, Furberg C, Passamani E (1981) The randomized clinical trial: bias in analysis. Circulation 64: 669–673
64. Maziak DE, Meade MO, Todd TR (1998) The timing of tracheotomy: a systematic review. Chest 114: 605–609
65. Miller JN, Colditz GA, Mosteller F (1989) How study design affects outcomes in comparisons of therapy. II: Surgical. Stat Med 8: 455–466
66. Moher D, Dullberg CS, Wells GH (1994) Statistical Power, Sample Size, and Their reporting in Randomized Controlled Trials. JAMA 272: 122–124
67. Moher D, Fortin P, Jadad AR, Jüni P, Klassen T, Le Lorier J, Liberati A, Linde K, Penna A (1996) Completeness of reporting of trials published in languages other than English: implications for conduct and reporting of systematic reviews. Lancet 347: 363–366
68. Moher D, Jadad AR, Nichol G, Penman M, Tugwell P, Walsh S (1995) Assessing the Quality of Randomized Controlled Trials: An Annotated Bibliography of Scales and Checklists. Control Clin Trials 16: 62–73
69. Moher D, Jadad AR, Tugwell P (1996) Assessing the quality of randomized controlled trials. Current issues and future directions. Int J Technol Assess Health Care 12: 195–208
70. Moher D, Jones A, Cook DJ, Jadad AR, Moher M, Tugwell P, Klassen TP (1998) Does quality of reports of randomised trials affect estimates of intervention efficacy reported in meta-analyses? Lancet 352: 609–613
71. Moher D, Jones A, Lepage L (2001) Use of the CONSORT statement and quality of reports of randomized trials: a comparative before-and-after evaluation. JAMA 285: 1992–1995
72. Moher D, Schulz KF, Altman D (2001) The CONSORT statement: revised recommendations for improving the quality of reports of parallel-group randomized trials. JAMA 285: 1987–1991
72a: Montori VM, Devereaux PJ, Adhikari NK et al. (2005) Randomized trials stopped early for benefit: a systematic review. JAMA 294: 2203–2209
73. Moscucci M, Byrne L, Weintraub M, Cox C (1987) Blinding, unblinding, and the placebo effect: an analysis of patients' guesses of treatment assignment in a double-blind clinical trial. Clin Pharmacol Ther 41: 259–265
74. Mosteller F, Gilbert JP, McPeek B (1980) Reporting standards and research strategies for controlled trials: agenda for the editor. Control Clin Trials 1: 37–58
75. Nathens AB, Marshall JC (1999) Selective decontamination of the digestive tract in surgical patients: a systematic review of the evidence. Arch Surg 134: 170–176

76. Naylor CD, Chen E, Strauss B (1992) Measured enthusiasm: does the method of reporting trial results alter perceptions of therapeutic effectiveness? Ann Intern Med 117: 916–921
77. Newell DJ (1992) Intention–to–treat analysis: implications for quantitative and qualitative research. Int J Epidemiol 21: 837–841
78. Ostermann ME, Keenan SP, Seiferling RA, Sibbald WJ (2000) Sedation in the intensive care unit: a systematic review. JAMA 283: 1451–1459
79. Owen R (1982) Reader Bias. JAMA 247: 2533–2534
80. Palazzo M, Soni N (1998) Critical–care studies: redefining the rules. Lancet 352: 1306–1307
81. Pocock SJ (1979) Allocation of patients to treatment in clinical trials. Biometrics 35: 183–197
82. Pocock SJ, Elbourne DR (2000) Randomized trials or observational tribulations? N Engl J Med 342: 1907–1909
83. Pocock SJ, Hughes MD, Lee RJ (1987) Statistical problems in the reporting of clinical trials. A survey of three medical journals. N Engl J Med 317: 426–432
84. Puffer S, Torgerson D, Watson J (2003) Evidence for risk of bias in cluster randomised trials: review of recent trials published in three general medical journals. BMJ 327: 785–789
85. Randolph AG, Cook DJ, Gonzales CA, Brun–Buisson C (1998) Tunneling short–term central venous catheters to prevent catheter–related infection: a meta–analysis of randomized, controlled trials. Crit Care Med 26: 1452–1457
86. Ravnskov U (1992) Cholesterol lowering trials in coronary heart disease: frequency of citation and outcome. BMJ 305: 15–19
87. Rennie D (1992) Publication Bias – The Triumph of Hope Over Experience. JAMA 267: 411–412
88. Rennie D (1995) Reporting randomized controlled trials. An experiment and a call for responses from readers. JAMA 273: 1054–1055
89. Rhodes A, Cusack RJ, Newman PJ, Grounds RM, Bennett ED (2002) A randomised, controlled trial of the pulmonary artery catheter in critically ill patients. Intensive Care Med 28: 256–264
90. Rochon PA, Gurwitz JH, Simms RW, Fortin PR, Felson DT, Minaker KL, Chalmers TC (1994) A study of manufacturer–supported trials of nonsteroidal anti–inflammatory drugs in the treatment of arthritis. Arch Intern Med 154: 157–163
91. Sackett DL (1979) Bias in analytic research. J Chronic Dis 32: 51–63
92. Sacks H, Chalmers TC, Smith H, Jr. (1982) Randomized vs. historical controls for clinical trials. Am J Med 72: 233–240
93. Sandham JD, Hull RD, Brant RF, Knox L, Pineo GF, Doig CJ, Laporta DP, Viner S, Passerini L, Devitt H, Kirby A, Jacka M (2003) A randomized, controlled trial of the use of pulmonary–artery catheters in high–risk surgical patients. N Engl J Med 348: 5–14
94. Schulz KF, Chalmers I, Hayes JA, Altman DG (1995) Empirical Evidence of the Bias. JAMA 273: 408–412
95. Schulz KF, Grimes DA, Altman DG, Hayes JA (1996) Blinding and exclusion after allocation in randomised controlled trials: survey of published parallel group trials in obstetrics and gynaecology. BMJ 312: 742–744
96. Silverman WA (1981) Gnosis and Random Allotment. Control Clin Trials 2: 161–164
97. Silverman WA, Chalmers I (1992) Sir Austin Bradford Hill: an appreciation. Control Clin Trials 13: 100–105
98. Solomon MJ, Laxamana A, Devore L, McLeod RS (1994) Randomized controlled trials in surgery. Surgery 115: 707–712
99. Sonis J, Joines J (1994) The quality of clinical trials published in The Journal of Family Practice, 1974–1991. J Fam Pract 39: 225–235
100. Talley NJ (1994) A critique of therapeutic trials in Helicobacter pylori–positive functional dyspepsia. Gastroenterology 106: 1174–1183
101. The Asilomar Working Group on Recommendations for Reporting of Clinical Trials in the Biomedical Literature (1996) Checklist of information for inclusion in reports of clinical trials. Ann Intern Med 124: 741–743
102. The Standards of Reporting Trials Group (1994) A proposal for structured reporting of randomized controlled trials. JAMA 272: 1926–1931
103. Tobin MJ (2002) Rigor of peer review and the standing of a journal. Am J Respir Crit Care Med 166: 1013–1014
104. van Nieuwenhoven CA, Buskens E, van Tiel FH, Bonten MJ (2001) Relationship between methodological trial quality and the effects of selective digestive decontamination on pneumonia and mortality in critically ill patients. JAMA 286: 335–340
105. van Nieuwenhoven CA, Buskens E, van Tiel FH, Bonten MJ (2001) Relationship between methodological trial quality and the effects of selective digestive decontamination on pneumonia and mortality in critically ill patients. JAMA 286: 335–340
106. van Nieuwenhoven CA, Buskens E, van Tiel FH, Bonten MJ (2001) Relationship between methodological trial quality and the effects of selective digestive decontamination on pneumonia and mortality in critically ill patients. JAMA 286: 335–340
107. Wilkes MM, Navickis RJ (2001) Patient survival after human albumin administration. A meta–analysis of randomized, controlled trials. Ann Intern Med 135: 149–164
108. Zuckerman H, Merton RK (1971) Patterns of evaluation in science: institutionalization, structure and function of the referee system. Minerva 9: 66–100

Was heißt EBM für die Klinik?

U. Janssens, J. Graf

» ... Evidenced based medicine should be considered more a way of life than simply a way of dictating how patients and clinical problems are managed. It is a process of self directed learning that should continue throughout our working practice ...«
(N.R. Webster [134])

Einleitung

In der Intensivmedizin wird der behandelnde Arzt täglich mit klinischen Fragestellungen konfrontiert, die sein persönliches Wissen und seine Erfahrung vor besondere Herausforderungen stellen. Er muss häufig in kürzester Zeit diagnostische und therapeutische Entscheidungen treffen, die den Krankheitsverlauf des ihm anvertrauten schwerkranken Patienten entscheidend beeinflussen können. Der Intensivmediziner muss in diesem Prozess eine große Menge an statischer und dynamischer Informationen sammeln und integrieren [29].

Die zur Verfügung stehenden Informationen sind in erster Linie klinische Daten, die sich aus der Anamnese und der körperlichen Untersuchung des Patienten herleiten. Sie werden durch eine weiterführende apparative Diagnostik und ein individuell angepasstes Monitoring ergänzt. Der klinische Verlauf und insbesondere die Reaktion auf ein Therapieverfahren sind ebenfalls wichtige Eckpunkte in diesem Behandlungsprozess. Die Diskussion mit dem Behandlungsteam auf der Intensivstation und Kollegen sowie die eigene Erfahrung sind zusätzliche Informationsquellen [28].

Im Entscheidungsprozess spielen wissenschaftliche Publikationen immer häufiger eine zentrale Rolle. Sie bilden eine Brücke zwischen wissenschaftlicher Erkenntnis und klinischer Praxis [96]. Mittlerweile existiert eine fast unüberschaubare Quantität wissenschaftlicher Veröffentlichungen. Die Auswahl und Identifizierung qualitativ relevanter Studienergebnisse wird vor diesem Hintergrund immer wichtiger, aber gleichzeitig schwieriger und zeitaufwendiger [96]. Im Jahre 1980 lag die jährliche Zuwachsrate biomedizinischer Literatur bereits bei 6–7%. Dieses bedeutet eine Verdoppelung der Anzahl publizierter Daten nach 10–12 Jahren [140].

Die intensivmedizinische Literatur umfasst viele Studien zur Pathophysiologie diverser Krankheitsbilder, die durch experimentelle Manipulationen entweder im Tierversuch oder in humanen Phase-I- bis Phase-III-Studien beeinflusst werden. Die sich daraus ergebenden Fragestellungen münden in die Durchführung weiterer Studien. Der Intensivmediziner muss über eine exzellente Kenntnis der pathophysiologischen und klinischen Studien verfügen und diese Daten in einen sinnvollen Zusammenhang setzen. Nur so kann er den individuellen Krankheitsprozess verstehen und behandeln [27].

Intuition, unsystematische klinische Erfahrung und pathophysiologisch orientierte Schlussfolgerungen stellen sicherlich keine ausreichende Grundlage zur klinischen Entscheidungsfindung dar.

Vor diesem Hintergrund erweist sich die »Evidence-based Medicine« als Filter für valide und erkenntnisorientierte Literatur. Die hierbei gewonnenen Erkenntnisse können jedoch ohne profundes klinisches Wissen und pathophysiologische Ausbildung nicht im klinischen Alltag umgesetzt werden. Ihren maximalen Wirkungsgrad entfaltet die beweisgestützte Medizin somit nur auf der Basis einer suffizienten medizinisch-klinischen Qualifikation [96]. Die tatsächliche wissenschaftliche Erkenntnis ersetzt keineswegs klinisches Wissen, sondern sollte zielführend und sachkundig in die individuelle und konkrete Situation integriert werden [96, 144].

Die Forderung, die Medizin in Lehre und Praxis von der unreproduzierbaren Erfahrungsmedizin – als einem integralen Bestandteil der personalisierten Klinik- und Meinungsbildnerhierarchie – zu säubern, sind seit eh und je mit wenig Erfolg erhoben worden [8]. M. Berger [7] vermutete 1997, dass sich die Elemente der Erfahrungsmedizin professoraler Meinungsbildner im Rahmen der ärztlichen Fortbildung mit den Interessen der diese in Deutschland zum großen Teil finanzierenden pharmazeutischen Industrie in den letzten Jahren in einer besonders einflussreichen Weise kombiniert haben. Der Blick auf die für das ärztliche Handeln verfügbare *evidence* würde auf diese Weise zunehmend verstellt [6, 135]. Die Forderungen nach einem Paradigmenwechsel in Richtung auf eine EBM erscheint somit für das deutsche Gesundheitswesen von besonderer Bedeutung.

Gesundheitspolitische Bedeutung

Der Begriff »Qualitätsmanagement« gehört neben den Begriffen Leitlinien und EBM zu den wichtigsten, aber auch widersprüchlichsten Themen der gesundheitspolitischen Diskussion der letzten Jahre. Im Sozialgesetzbuch (SGB) V kommt dem Thema Qualitätssicherung und Qualitätsmanagement eine besondere Bedeutung zu [150]. Hier ist die Einführung der Begriffe »Leitlinien« und »EBM« in den Gesetzestext besonders hervorzuheben (http://bundesrecht.juris.de/sgb_5/index.html, letzter Zugriff am 16.03.2006):

> » Der Koordinierungsausschuss 1. soll insbesondere auf der Grundlage evidenzbasierter Leitlinien die Kriterien für eine im Hinblick auf das diagnostische und therapeutische Ziel ausgerichtete zweckmäßige und wirtschaftliche Leistungserbringung für mindestens zehn Krankheiten je Jahr beschließen, bei denen Hinweise auf unzureichende, fehlerhafte oder übermäßige Versorgung bestehen und deren Beseitigung die Morbidität und Mortalität der Bevölkerung nachhaltig beeinflussen kann, und 2. gibt Empfehlungen zu den zur Umsetzung und Evaluierung der Kriterien nach Nummer 1 notwendigen Verfahren, insbesondere bezüglich der Dokumentation der Leistungserbringer.«

Leitlinien werden somit als primär politisches Instrument verstanden und verlieren unter der Last der politischen Erwartungen »ihre Unschuld« [149]. Die Institutionen, die den Prozess der politischen Umsetzung moderieren können, sind nur schemenweise in Sicht. Gleiches gilt für die EBM. Der praktische, auf die Patientenversorgung und die Angebotsstrukturierung der Institutionen gerichtete Einsatz von Leitlinien und EBM wird vor Ort komplizierter durch die Einbeziehung der politischen Dimension: Die institutionelle und die politische Sicht müssen im innerinstitutionellen Diskurs separiert werden [148].

»Evidence-based Medicine« – eine kurze Einleitung

»Evidenz« bedeutet laut Brockhaus soviel wie »innere Gewissheit der Gültigkeit einer Erkenntnis« (http://www.brockhaus.de/) und entspricht nicht der englischen Bedeutung des Begriffs »Evidence«, nämlich »Beweis«. Der Begriff der »Evidence-based Medicine« (EBM) muss daher richtigerweise als »beweisgestützte Medizin« oder besser noch »beweisgestütztes ärztliches Handeln« übersetzt werden [15].

Dank der parallelen Entwicklungen der klinischen Epidemiologie und leistungsstarker Kommunikationssysteme, die einen unmittelbaren und universalen Zugriff auf Datenbanken wie Medline erlauben, entstand mit der EBM eine leistungsstarke Methode, die sowohl auf der individuellen Arzt-Patienten-Ebene wie auch auf der Ebene der Gesundheitssysteme effektive Lösungsstrategien anbietet [95].

Der Terminus »evidence-based medicine« findet sich in gedruckter Form erstmals im Herbst 1990 in einem Hochschulprogramm der McMaster Universität und kurze Zeit später im ACP Journal Club [59]. David Sackett war einer der Erfinder der EBM und sein Lehrbuch zur klinischen Epidemiologie aus dem Jahre 1985 enthält bereits die Grundideen [143, 164]. Die »Users' Guides to the Medical Literature«, die zwischen den Jahren 1993 bis 2000 im Journal of the American Medical Association (JAMA) publiziert wurden, stellt alle wesentlichen Aspekte im Umgang mit der medizinischen Literatur und deren Umsetzung in die klinische Praxis detailliert dar [2, 18, 33, 38, 47, 48, 58, 60, 62, 63, 68, 74, 78, 80, 97, 99–101, 105, 109, 110, 115, 117, 118, 124, 131–134, 167].

In einem Schlüsselartikel [43] formulierten die Mitglieder der Evidence-Based Medicine Working Group eine der zentralen Grundideen der EBM [164]:

> » Ein neues Paradigma der praktischen ärztlichen Tätigkeit tritt in Erscheinung: evidenzbasierte Medizin nimmt die Betonung von Intuition, unsystematischer klinischer Erfahrung und pathophysiologischer Begründung als gesichertem Grund klinischer Entscheidungsfindung und betont statt dessen die Prüfung der Evidenzlage auf der Basis klinischer Forschung.«

Raspe [125] hat es anders ausgedrückt: Die alte Kernfrage der Medizin, warum eine Therapie wirkt, wird durch die neue Kernfrage, ob eine Therapie wirkt, ersetzt.

Im Jahr 1996 wurde die Definition der EBM neu formuliert [144] mit einer leichten Verschiebung der Betonung zugunsten der Integration klinischer Expertise [164]:

> » Evidenzbasierte Medizin ist der gewissenhafte, ausdrückliche, verständige Einsatz der besten verfügbaren Evidenz zur Entscheidungsfindung über die medizinische Versorgung für den einzelnen Patienten. EBM zu praktizieren bedeutet, individuelle klinische Expertise mit der besten verfügbaren externen klinischen Evidenz aus systematischer Forschung zu verbinden.«

Hier verbindet sich nun die ärztliche Expertise und die beste verfügbare Evidenz. Diese Definition konzidiert Situationen, in denen ärztliche Expertise mehr wiegt als schwache externe Evidenz [164].

Die EBM wurde von den Begründern und Protagonisten zu keinem Zeitpunkt als statisch und in ihrer Entwicklung abgeschlossen betrachtet [144]. Sie hat sich in einem evolutionären Prozess den Herausforderungen der modernen Medizin nicht nur angepasst, sondern in großem Maße auch neue Felder der klinischen Medizin aktiv erschlossen. Aus den frühen Journal Clubs sind mittlerweile Organisationen wie z. B. die Cochrane Collaboration mit ihrer Cochrane Database of Systematic Reviews (http://www.cochrane.org/index0.htm) oder internationale klinisch-medizinische Datenbanken wie Best Evidence (http://www.bestbets.org/) und UpToDate (http://www.uptodate.com/) erwachsen, die über das Internet zugänglich sind und deren Inhalte regelmäßig aktualisiert werden.

Randomisierte, kontrollierte Studie – systematische Übersicht

Nicht alle Erkenntnisse zu medizinischen Methoden und Verfahren besitzen die gleiche Aussagekraft und Validität [49]. Nach derzeitigen Vorstellungen besitzt aus methodischen Gründen, die randomisierte, kontrollierte klinische Studie (RCT) in der Hierarchie der EBM eine hohe Priorität (s. auch Beitrag J. Graf). Die RCT ist derzeit als Goldstandard für den Nachweis der Effektivität medizinischer Maßnahmen zu werten (■ Abb. 3.1).

Eine am 16.12.2003 durchgeführte Medline-Recherche mit den Suchbegriffen »Intensive Care

Medicine« und »Randomised Controlled Trial« ergibt zwischen den Jahren 1966 und 2002 einen deutlichen – erfreulichen – Zuwachs publizierter Daten mit diesem Qualitätsmerkmal (◘ Abb. 3.2).

Es wäre nahezu ideal, wenn für jede Prävention, Therapie und Diagnostik eine große und methodisch einwandfreie randomisierte, kontrollierte Studie vorläge. Für viele Krankheiten, z. B. koronare Herzkrankheit, arterielle Hypertonie, chronische Herzinsuffizienz existieren tatsächlich viele klinisch relevante RCTs [162]. In der Anästhesie, Intensivmedizin und vielen kleinen Fächern sind große Studien weniger häufig. Dieses trifft v. a. für seltene Krankheitsbilder zu. Der behandelnde Arzt muss sich sein Wissen in diesen Fällen aus vielen kleinen Studien zusammensuchen. Die systematische Übersichtsarbeit (»systematic review«) aller randomisierten Studien bietet hierbei eine echte Alternative zur großen (Multizenter-)Studie [162]. Diese wissenschaftliche Methode besteht aus der Sammlung, Sichtung und Bewertung der gesamten relevanten Literatur zu einem definierten Thema (◘ Tab. 3.1).

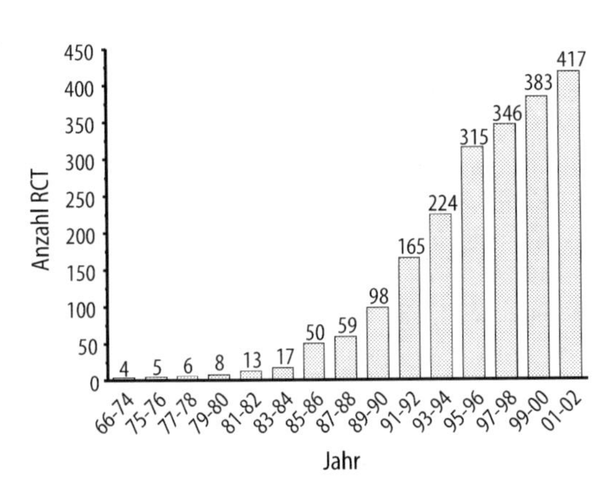

◘ **Abb. 3.1.** Hierarchie der Evidenz. (Nach [88])

Mehr kausal ausgerichtete Untersuchungsmethoden

Systematische Übersicht

Randomisierte, kontrollierte Studie

Nicht-randomisierte Studien Oberservationsstudien

Fallserien, Fallberichte, Übersichten, Qualitative Studien

Weniger kausal ausgerichtete Untersuchungsmethoden

◘ **Abb. 3.2.** Medline Suche (http://www.ncbi.nlm.nih.gov/entrez/query.fcgi?db=PubMed) mit den Schlagwörtern »Intensive Care Medicine« und »Randomized Controlled Trial« 1966 bis 2002. Anzahl der Publikationen

◘ **Tab. 3.1.** Elemente von systematischen Übersichten. (Nach [72])

Projektentwicklung	**Hintergrund und präzise Fragestellung**
Identifizierung von Studien	Suchstrategien (Referenzlisten von Indexartikeln, Datenbanken, RCT-Registern, persönliche Kommunikation etc.)
Auswahl relevanter Studien	Relevanz für Fragestellung, externe Validität, Randomisierung (»unconfoundedness«)
Bewertung der methodischen Qualität	Patientenselektion, Studiendurchführung, diagnostische Kriterien und deren Umsetzung, unvollständige oder vollständige Erfassung von Endpunkten (Detektionsbias), misslungene Randomisierung, durchbrochene Verblindung etc.
Datenzusammenstellung	Charakteristika der eingeschlossenen Studien, klinische Heterogenität innerhalb und zwischen den Studien, Wirksamkeitsresultate der Einzelstudien
Statistische Datensynthese	Wahl der statistischen Effektmasse: relative Risikoreduktion, odds ratios, Risikodifferenzen, »numbers needed to treat«; statistische und graphische Bewertung der Heterogenität (Plots, Subgruppen etc.) Summenstatistik: Gewichtung einzelner Studien, Sensitivitätsanalysen, kumulative Techniken (»Metaanalyse«)
Schlussfolgerungen	

Die systematische Übersicht wird bevorzugt eingesetzt, wenn für eine bestimmte Fragestellung die bisherigen Einzelstudien nur inkonklusive Ergebnisse geliefert haben [72]. Die Metaanalyse als statistisches Verfahren zur Zusammenfassung der Resultate einzelner Studien ist im Rahmen einer systematischen Übersichtsarbeit nur der letzte Schritt eines umfassenderen, expliziten, wissenschaftlichen Prozesses zur Ermittlung der besten verfügbaren Evidenz für eine klinische Fragestellung [1, 39, 55, 72, 120].

Die metaanalytischen Techniken können helfen, die aus den Einzelstudien resultierenden fälschlich-negativen Schlussfolgerungen zu relativieren und dazu beitragen, dass wirkungsvolle Therapien nicht unnötig lange zurückgehalten werden [36, 40].

Die systematische Übersichtsarbeit ist keinesfalls mit den konventionellen, narrativen Reviews zu vergleichen, die erhebliche v. a. methodisch bedingte Einschränkungen aufweisen [108, 154]. Die Publikation narrativer, konventioneller Übersichtsartikel kann den Impact factor des Journals positiv beeinflussen, da diese Artikel oft und kritiklos zitiert werden [45, 162].

Ein evolutionärer Prozess – die Umsetzung einer beweisgestützten Intensivmedizin

Die Anwendung der EBM und deren Umsetzung in die tägliche intensivmedizinische Praxis lässt sich in 5 Schritte unterteilen [142, 153]:

1. **Formulierung einer fokussierten klinischen Fragestellung.** Die Qualität der klinischen Fragestellung bestimmt wesentlich das Ergebnis einer strukturierten Literatursuche. Am Beispiel der nicht-invasiven Beatmung lässt sich die Notwendigkeit einer genauen Definition von Patientenkollektiv und Intervention exemplarisch darstellen: Keenan und Mitarbeiter [90] zeigten anhand einer Metaanalyse eine Reduktion der Intubationshäufigkeit und eine Senkung der Letalität in der Gruppe der nicht-invasiv beatmeten Patienten im Vergleich zur Kontrollgruppe. Dieser Gesamteffekt war jedoch nur Folge der signifikanten Verbesserung der Patienten mit chronisch-obstruktiver Lungenerkrankung (COPD). Für Patienten ohne COPD ließ sich kein positiver Effekt nachweisen [91]. Ohne genaue Analyse und kritische Bewertung dieser Metaanalyse liegt der Schluss nahe, dass *alle* Patienten von einer nicht-invasiven Beatmung profitieren. Nur bei hinreichend strukturierter und v. a. *fokussierter* Fragestellung (Patient mit oder ohne COPD *und* nicht-invasiver Beatmung) kann die entsprechende Literatur aus den Datenbanken extrahiert werden. Bevor die Ergebnisse der Metaanalyse auf das eigene Patientengut übertragen werden, ist darüber hinaus eine weitestgehende Übereinstimmung der Krankheitsdefinition (hier: COPD) des Studienkollektivs mit dem eigenen Patientengut zu fordern [20, 92]. Die systematische Übersicht suggeriert dem Leser mit der Technik der Metaanalyse ein homogenes Patientengut. Tatsächlich liegen dem Analyseprozess häufig sehr unterschiedliche Patientenkollektive zugrunde (Alter, Geschlecht, Aufnahmediagnose etc.). Dieser sog. »case mix« kann zu einer erheblichen Verzerrung beitragen.
2. **Durchführung einer systematischen Literatursuche unter Berücksichtigung der »besten Evidenz«.** Bei der Auswahl, Eingrenzung und Kombination der Suchbegriffe und Suchstrategien ist deshalb besondere Sorgfalt angebracht. Das Patientenkollektiv und der gewünschte klinische Kontext müssen folglich möglichst präzise beschrieben werden. Ohne genaue Kenntnis von Aufbau und Funktionsweise medizinischer Datenbanken mit zahlreichen kategorisierten Suchbegriffen (MeSH-Terms, Thesaurus, Art der Studie, Erscheinungsjahr u. a.) ist eine effiziente Datenbankrecherche nicht möglich [67, 166]. Die Kenntnis verschiedener, im klinischen Alltag benutzter Begriffe für das gleiche oder ähnliche klinische Krankheitsbild ist häufig erforderlich. Bei der Sepsis existiert beispielsweise eine verwirrend vielfältige Terminologie mit einer Reihe verschiedener, parallel benutzter Begriffe (z. B. Sepsis, Sepsis Syndrome, Septicaemie). Darüber hinaus liegt ein großer Teil der Fachliteratur in englischer Sprache vor, d. h. für eine umfassende Suche ist die Kenntnis des englischen Fachterminus erforderlich. Im akut- und notfallmedizini-

schen Bereich ist der Anteil nicht-zugänglicher Studien über eine Medline-Recherche nicht unbeträchtlich. Viele Studien werden nicht in den etablierten Indizes angehörenden Publikationsorganen veröffentlicht [96]. Daher sollte eine Literatursuche immer mit einer manuellen Recherche der Referenzen verbunden werden.

3. **Bewertung der methodischen Qualität der identifizierten Studien und der praktischen Anwendbarkeit hinsichtlich der klinischen Fragestellung.** Die Zuverlässigkeit einer Studie hängt, neben anderen Faktoren, von der zugrunde liegenden methodischen Qualität ab (▶ Kap. 2). Die RCT als Goldstandard ist gerade in der Intensivmedizin häufig nicht geeignet, eine Fragestellung zu beantworten. Die Patientengruppen sind sehr klein und das zu untersuchende Ereignis ist sehr selten. In vielen klinischen Situationen erscheint eine Randomisierung von Patienten ethisch bedenklich wie z. B. der Einsatz der intraaortalen Gegenpulsation beim kardiogenen Schock. In diesen Fällen sind die Ergebnisse von Observationsstudien oder Fall-Kontroll-Studien heranzuziehen, für die im Wesentlichen die gleichen methodischen Qualitätsmerkmale wie für den RCT gelten, mit Ausnahme des Randomisierungsprozesses [5, 22, 119, 123]. Trotz Kenntnis der Determinanten methodischer Qualität gestaltet sich die Einordnung eines RCT in der Praxis häufig schwierig. Die methodische Qualität wird neben Design und Durchführung der Studie auch durch die Analyse und Interpretation der Ergebnisse beeinflusst [76]. Zur Beurteilung der Studienqualität stehen krankheitsspezifische Bewertungsmaßstäbe [51] und mit der Jadad-Skala eine validierte Skala zur Verfügung [77]. Für den klinischen Alltag ist der primäre Therapieeffekt der Intervention einer Studie und eine Darstellung der Genauigkeit und Fehlerbreite notwendig. Zur Darstellung des Therapieeffektes werden häufig einfache arithmetische Formeln von Bezugsgrößen angewandt. Beispiel: In der sog. PROWESS-Studie (rekombinantes aktiviertes Protein C vs. Placebo bei der schweren Sepsis) verstarben an Tag 28 in der Kontrollgruppe (X) 30,8% und in der Verumgruppe (Y) 24,7% der Patienten [10]. Die *absolute Risikoreduktion (ARR)* berechnet sich aus der Differenz zwischen Kontroll- und Verumgruppe und beträgt 6,1%. Die *relative Risikoreduktion (RRR)* ist das Verhältnis vom Mortalitätsrisiko in der Verumgruppe zu jenem in der Kontrollgruppe und beträgt 19,4%. RRR: $(1\text{-}Y/X) \times 100$ (Formel 1). Zur Beurteilung des Ergebnisses sollte immer das Konfidenzintervall (KI) berücksichtigt werden, wobei in der Regel ein KI von 95% gewählt wird. Je schmaler das KI bei zunehmender Kollektivgröße wird, desto genauer ist der wahre Wert eingegrenzt [96]. In unserem Beispiel findet sich für die RRR von 19,4% ein 95% KI zwischen 6% und 30,5% [11]. Nutzen und Risiko einer Therapie müssen immer abgewogen werden. Die RRR der Sterblichkeit um 19,4% kann für den einen Patienten sehr bedeutungsvoll, für einen anderen Patienten aber nahezu unerheblich sein, wenn sein Sterblichkeitsrisiko ohnehin sehr klein oder der Effekt mit erheblichen Nebenwirkungen und/oder Kosten verbunden ist. Dieses Verhältnis kann mit der sog. »number needed to treat« (NNT) gut veranschaulicht werden [86]. Die NNT beschreibt die Anzahl der Patienten, die behandelt werden müssen, um potenziell ein Leben zu retten [96, 103, 114]. Die NNT ergibt sich aus dem geschätzten Sterblichkeitsrisiko ohne Therapie (Basisrisiko) und der ARR durch die Therapie als deren Kehrwert und wird mit steigendem Basisrisiko entsprechend kleiner (◘ Tab. 3.2). Somit reflektiert die NNT sowohl das Basisrisiko als auch den Behandlungseffekt [104]. In der PROWESS-Studie lag die NNT für die im Rahmen des Protokolls behandelten Patienten bei 16. In den Jahren 1989, 1992, 1995 und 1999 wurden fünf renommierte Journals (Annals of Internal Medicine, BMJ, JAMA, The Lancet, The New England Journal of Medicine) und die dort publizierten RCTs untersucht. Von 359 in fünf hochrangigen Journals publizierten RCTs wurde die NNT bei nur 8 (2,2%) Studien, die ARR bei nur 18 (5%) Studien in den Ergebnissen ausgewiesen [113].

4. **Integration der gewonnenen Information und Übertragung auf die klinische Intensivmedizin.** Die praktische Umsetzung eines diagnostischen oder therapeutischen Verfahrens im Bereich der eigenen Intensivstation muss

kritisch überprüft werden. Regelhaft weichen das eigene Patientenkollektiv oder aber auch die vorhandenen personellen, finanziellen und medizintechnischen Ressourcen erheblich von den Rahmenbedingungen großer RCTs ab. Manche Sedierungs- und Weaningprotokolle sind – trotz des wissenschaftlich erwiesenen Nutzens hinsichtlich kürzerer Liege- und Beatmungszeiten [17] – in Ländern ohne »respiratory therapist« und mit einer Pflegekraft-Patienten-Ratio von 1:2 oder gar nur 1:3 (wie in vielen deutschen Intensivstationen) kaum oder nur mit sehr hohem Aufwand umsetzbar. Therapeutische Algorithmen mit dem Ziel einer Normoglykämie kritischkranker und mechanisch beatmeter Patienten mit einer Verweildauer >4 Tage auf der Intensivstation, können dagegen ohne größeren personellen oder technischen Aufwand relativ schnell und einfach mittels entsprechender Protokolle in den klinischen Alltag implementiert werden [159].

5. **Bewertung der Ergebnisse – Qualitätskontrolle.** Die abschließende kritische Bewertung des Gesamtprozesses gehört absolut bindend zum Prozess der EBM. Folgende Punkte sind hierbei zu beachten:
   - Überprüfung, ob eine gewählte Intervention umgesetzt wurde
   - Evaluation der eigenen Ergebnisse dieser Intervention
   - Vergleich der eigenen Daten mit den Ergebnissen in der zugrunde liegenden Literatur

Die Thromboseprophylaxe ist als Standard in der Therapie kritisch Kranker allgemein akzeptiert. Dennoch wird diese Prophylaxe nur bei 33% bis maximal 86% aller Patienten in der Intensivmedizin tatsächlich durchgeführt [26, 73, 89, 139]. Dieses Beispiel zeigt deutlich, dass zwischen Therapiestandards und der Umsetzung in den klinischen Alltag noch erhebliche Lücken existieren.

Erkenntnisse der EBM – Implementierung in die intensivmedizinische Praxis

Im Zentrum erkenntnisbasierter Medizin steht stets die optimale Therapie des Individualpatienten. Dabei werden die passenden wissenschaftlichen Erkenntnisse strategisch aufgesucht, ausgewählt und angewendet. Bei kardiovaskulären Erkrankungen liegen viele Studien mit großen Patientenkollektiven vor, die im Sinne der EBM in die klinische Praxis umgesetzt werden können. Trotz dieser umfangreichen Datenlage ist die Umsetzung der evidenzbasierten Richtlinien bei der koronaren Herzkrankheit, der Hypertonie und Herzinsuffizienz unzureichend [42, 87, 106].

Diabetes mellitus spielt beim akuten Herzinfarkt eine besondere prognostische Rolle und ist mit einer erhöhten Hospital- aber auch 1-Jahres-Letalität assoziiert. Dennoch werden Diabetiker mit Herzinfarkt immer noch nicht einer optimalen, evidenzbasierten Therapie zugeführt. Bei

Tab. 3.2. Vergleich der erforderlichen Anzahl therapierter Patienten zur Rettung eines Lebens in Abhängigkeit von der Basissterblichkeit. (Nach [96, 102])

Basissterblichkeitsrisiko X	Relatives Sterblichkeitsrisiko unter Therapie Y/X	Relative Risikoreduktion (1–Y/X)×100	Sterblichkeitsrisiko unter Therapie Y	Absolute Risikoreduktion X–Y	Number needed to treat 1/(X–Y)
0,10	0,90	10%	0,10×0,90 = 0,09	0,10 – 0,09 = 0,01	1/0,01 = 100
0,10	0,801	19,8%	0,10×0,801 = 0,08	0,10 – 0,08 = 0,02	1/0,02 = 50
*0,308	0,801	19,8%	0,308×0,801 = 0,247	0,308 – 0,247 = 0,061	1/0,061 = 16
0,40	0,801	19,8%	0,40×0,801 = 0,320	0,40 – 0,32 = 0,08	1/0,08 = 12
0,40	0,90	10%	0,40×0,90 = 0,36	0,40 – 0,36 = 0,04	1/0,04 = 25

*Daten der PROWESS-Studie [13].

5193 Diabetikern mit akutem Herzinfarkt eines großen schwedischen Registers wurden signifikant seltener eine Reperfusionstherapie (RR 0,63), eine Revaskularisierung innerhalb von 14 Tagen nach Indexereignis durchgeführt, Heparin (RR 0,88) oder Statine (0,88) verabreicht [112]. Gerade diese Therapiemaßnahmen sind durch weltweite Multizenterstudien abgesicherter Bestandteil vieler nationaler und internationaler Richtlinien.

Es bestehen auf vielen Ebenen Barrieren, die eine Implementierung der Studienergebnisse in den klinischen Alltag be- und verhindern [128]:

Eine Reihe von Ärzten hat immer noch ein substantielles Defizit in Bezug auf die »best current evidence«. Von 46 belgischen Prüfungskandidaten zur speziellen Weiterbildung »Intensivmedizin« konnten nur 13 Ärzte nach zweijähriger praktischer und theoretischer intensivmedizinischer Ausbildung einen oder mehrere RCTs benennen, die eine Letalitätsreduktion durch anerkannte therapeutische Interventionen nachweisen konnten [160].

Auf Patientenebene spielen zeitliche und finanzielle Beschränkungen, Schwierigkeiten bei der Änderung des Lebensstils (Rauchen, Übergewicht, fehlende Bewegung) und Compliancestörungen eine wichtige Rolle. Auch das Gesundheitssystem steht der Umsetzung der EBM immer wieder im Wege: Hier verhindert gerade in der jetzigen Zeit die Angst vor zu hohen gesundheitsbezogenen Kosten eine adäquate, evidenzbasierte Medizin.

In der Intensivmedizin bestehen zusätzlich besondere Schwierigkeiten: Patientenkollektive sind in der Regel sehr klein und heterogen. Der einzelne Patient präsentiert sich meist notfallmäßig und in instabilem Allgemeinzustand. Die Kontrollkollektive sind häufig schwierig zu definieren und zu rekrutieren, und die Studienendpunkte berücksichtigen die tatsächliche Morbidität und Letalität der Patienten oft nur unzureichend [119]. Die Implementation neuer Techniken und Interventionen wird durch die komplexen Strukturen und Prozesse der Intensivmedizin ebenfalls erschwert [94].

Beispiel: Die 45°-Oberkörperhochlagerung zur Reduktion nosokomialer Pneumonien ist in der Literatur durch suffiziente Daten belegt [37, 116, 158]. Die meisten Mitarbeiter einer Intensivstation (Physiotherapeuten, Pflegepersonal) besaßen in einer Befragung ausreichende Kenntnis bezüglich der positiven Effekte der 45°-Oberkörperhochlagerung. Dennoch wurde die optimale Lagerung aufgrund fehlender ärztlicher Anordnung, Schwierigkeiten im allgemeinen Patientenmanagement und fehlender Aufmerksamkeit einzelner Mitarbeiter nur unzureichend umgesetzt [30].

Andererseits sind einfache Strategien, wie z. B. eine Checkliste oder ein Standard, durchaus geeignet, die Morbidität und auch Letalität kritisch kranker Patienten zu senken und zusätzlich Ressourcen und Geld einzusparen [Berenholtz CCM 2004, Brattebo BMJ 2003].

Zusammenfassend steht der zügigen Implementierung neuer medizinischer Erkenntnisse im Alltag v. a. Folgendes entgegen [19, 31]:

- Unzureichende Kenntnis der entsprechenden Literatur mit fehlendem Zugang zu medizinischen Datenbanken
- Abweichende persönliche Meinung des Anwenders von der Autorendarstellung
- Schwierigkeiten in der Übertragung neuer Strategien oder Erkenntnisse in den komplexen intensivmedizinischen Alltag

Weiterbildung von Ärzten: Sind Veränderungen notwendig?

Die populärste Form der medizinischen Wissensvermittlung, Vorträge und andere Frontalveranstaltungen im Rahmen von Kongressen, Symposien oder Tagungen, haben sich zum nachhaltigen Wissenstransfer als weitestgehend ungeeignet erwiesen [34]. Trotz der vermeintlichen Effizienz von Übersichtsvorträgen mit gleichzeitigem Erreichen von hunderten von Ärzten ist diese Form des didaktisch sicherlich wertvollen Wissenstransfers unter lerntheoretischen Gesichtspunkten nicht erfolgversprechend. Spätestens nach dem zweiten oder dritten Vortrag ist der Zuhörer kaum noch in der Lage, die vermittelten Inhalten aufzunehmen und langfristig zu speichern. Neue Formen der Fort- und Weiterbildung im Rahmen von Workshops, Seminaren und anderen v. a. *interaktiven* Kleingruppenveranstaltungen müssen aber erst noch flächendeckend für die Intensivmedizin implementiert werden. Dem stehen die hohen personellen und finanziellen Anforderungen entgegen.

So genannte »throwaway journals« erfreuen sich unter Medizinern besonderer Beliebheit und werden weitaus häufiger gelesen als wichtige peer-reviewed Zeitschriften [138]. Obwohl der Prozess des »Peer Review« Garant für eine hohe methodologische Qualität ist, spielt das Layout vor dem tatsächlichen Inhalt eine dominierende Rolle. »Throwaway journals« setzen mehr Tabellen, Fotos, farbige Abbildungen und eine größere Schrift ein [137]. Unter diesen Gesichtspunkten sollten auch die hochrangigen Zeitschriften auf Teile dieser Kommunikationsstrategien zurückgreifen, um die Inhalte noch prägnanter und leserfreundlicher zu präsentieren.

EBM in der Intensivmedizin – der Pulmonalarterienkatheter

Die 1996 veröffentlichte sog. »Connor's study« [25] zur Effektivität des Pulmonalarterienkatheters (PAK) entfachte eine heftige weltweite Diskussion [9, 21, 32]. Connors Analyse, deren primäre Fragestellung nicht die Evaluation des PAK, sondern die Erprobung eines sog. »Propensity Score« zur Case-Match-Analyse kritisch kranker Patienten war, zeigte eine signifikant höhere Letalität, Liegedauer und höhere Therapiekosten der mit einem PAK behandelten Patienten [25].

Trotz methodischer Schwächen muss die Arbeit als Meilensteinartikel [151] bezeichnet werden und belebte zu Recht die notwendige Diskussion um den tatsächlichen Nutzen dieses invasiven Messverfahrens nachhaltig [83, 84]. Unabhängig von dieser Diskussion um möglichen Schaden und den fehlenden Nachweis des praktischen Nutzens wird das invasive hämodynamische Monitoring mittels PAK oder anderer Systeme, wie z. B. des PiCCO, als integrativer Bestandteil zur Überwachung und Therapie kritisch kranker Patienten auf den Intensivstationen weltweit praktiziert. Somit stellen sich angesichts der Kosten und potenzieller Risiken eine Reihe von Fragen.

Die randomisierte, kontrollierte Studie und der PAK

Anfang der 1990er Jahre konnte Guyatt [56] in einer Studie eindrucksvoll die Schwierigkeiten bei der Durchführung einer RCT zur Evaluation des PAK belegen. Nur 148 von 1385 evaluierten Patienten erfüllten die Einschlusskriterien und nur 33 (22%) dieser Patienten konnten schließlich randomisiert werden. Bei 45% der Patienten hielten die behandelnden Ärzte den Verzicht auf einen PAK für ethisch nicht vertretbar. Bei weiteren 27 (23%) Patienten wurde der Einsatz des PAK von den behandelnden Ärzten als überflüssig betrachtet. Somit führte die persönliche Einschätzung und Sichtweise der an dieser Studie beteiligten Ärzte in Bezug auf Nutzen oder Schaden des PAK zum Scheitern dieser Studie [141].

Erst zwischen 1997 und 1999 gelang der Arbeitsgruppe um Rhodes die Durchführung einer randomisierten Studie zur Überprüfung der Effektivität des PAK [127]. Offensichtlich war nun als Folge der »Connor's study« die Durchführung einer solchen randomisierten Studie möglich [23].

Eine valide Aussage zum Nutzen oder Schaden des PAK ist aufgrund dieser Daten auch nicht möglich. Das Studienkollektiv war mit 201 Patienten eindeutig zu klein. Man hätte 1200 Patienten benötigt, um bei einer statistischen Power von 80% eine absolute Reduktion der Letalität um 8% (relative Letalitätsreduktion von 20%) signifikant nachweisen zu können [23].

Sandham und Mitarbeiter [146] veröffentlichten ebenfalls eine randomisierte Vergleichsstudie mit insgesamt 1994 elektiven, chirurgischen Patienten der ASA Klassen III und IV. Das Studienprotokoll beinhaltete klare Zielvorgaben bei hämodynamischen Messgrößen des PAK (Sauerstofftransport, Herzindex, arterieller Mitteldruck, pulmonalarterieller Okklusionsdruck, Herzfrequenz und zusätzlich Hämatokrit). Obwohl in der PAK-Gruppe häufiger Katecholamine, Vasodilatatoren, Blutdrucksenker, Erythrozytenkonzentrate und Kolloide verabreicht wurden, zeigte sich kein Unterschied in der Letalität der PAK-Gruppe (7,8%) im Vergleich zur Kontrollgruppe (7,7%).

Somit bietet der Einsatz einer postoperativen PAK-gesteuerte Therapie bei älteren, chirurgischen Hochrisikopatienten nach Einschätzung der Autoren keinen Vorteil im Vergleich zur konventionellen und weniger invasiven Therapie. Auch in dieser Studie ist die Aussage aufgrund der Gruppengröße bei relativ niedriger Gesamtsterblichkeit nur eingeschränkt valide. Die Irrtumswahrscheinlichkeit liegt in der Sandham-Studie bei 80%. Um eine statistisch signifikante relative Letalitätsreduktion von 20% zwischen den beiden Gruppen mit einer Irrtumswahrscheinlichkeit von nur 10% zu beweisen, hätten die Autoren 14.420 Patienten randomisieren müssen [4]!

Bei Patienten mit Schock und/oder ARDS beeinflusste der PAK die Prognose der Patienten in einer anderen publizierten Studie ebenfalls nicht [129]. Auch hier sind die Gruppengrößen mit 335 Patienten in der PAK-Gruppe und 341 Patienten in der Kontrollgruppe relativ klein.

In den vergangenen 3 Jahren wurde eine Vielzahl großer, zum Teil randomisiert kontrollierter Studien zu diesem Thema veröffentlicht [14, 65, 130, 145, 152]. Der PAK wurde hierbei in verschiedenen Patientenpopulationen untersucht. Es zeigt sich mehr als nur eindeutig, dass die Prognose der Patienten durch den PAK weder verbessert noch verschlechtert wird.

Unter diesen Gesichtspunkten sollten die Ärzte auf einer Intensivstation die Indikation zur Anlage eines PAK mit der allergrößten Vorsicht stellen, da nicht auszuschließen ist, dass ein Patient durch dieses invasive Verfahren einen Schaden erleidet. Solange keine klaren Empfehlungen zum Einsatz dieses Verfahrens bestehen und auch keine hämodynamischen Zielparameter zur Therapiesteuerung mit dem PAK verlässlich formuliert werden, bleibt die Indikation zum Einsatz des PAK bei kritisch kranken Patienten weiterhin zu Recht fragwürdig. Dieses gilt aber auch und vor allem für jedes andere invasive hämodynamische Messverfahren.

Belegen Daten den klinischen Nutzen eines erweiterten, invasiven hämodynamischen Monitorings anhand harter Endpunkte (Letalität oder Morbidität)?

In der Intensivmedizin werden eine Vielzahl von Monitoringmethoden zur Überwachung der Patienten eingesetzt. Der Nachweis einer Prognoseverbesserung durch den Einsatz eines hämodynamischen Monitorings, sei es invasiv oder nicht-invasiv, konnte bisher nicht eindeutig geführt werden. Vielmehr dienen diese Techniken der Unterstützung des Intensivmediziners, der aufgrund der gewonnenen Informationen neue Erkenntnisse zur Pathophysiologie des Krankheitsprozesses gewinnen kann und nach kritischer Wertung der Befunde die medikamentöse Therapie anpasst und steuert.

Im Gegensatz zur Prüfung eines Medikamentes mit bekannter Wirkung ist der Einsatz eines Monitoringverfahrens nicht einfach anhand objektiver Surrogatparameter bewertbar [79, 81]. Der erwünschte Effekt eines neuen Medikaments kann in einer klinischen Studie mit einem Kontrollmedikament oder Placebo verglichen werden. Sehr viel komplexer stellt sich die Evaluation des klinischen Nutzens oder Schadens eines invasiven Monitoringsystems dar. Die hämodynamische Messung mittels PAK führt zunächst nicht zu einer Änderung der klinischen Situation [24, 107, 155]. In den wenigen vorliegenden Studien zum PAK bleiben viele methodische Probleme unbeantwortet:

Die valide Messung und Interpretation der hämodynamischen Parameter muss angesichts der bekannten unzureichenden Kenntnisse der Intensivmediziner im Umgang mit PAK [50, 75] bezweifelt werden. In Studien zum PAK bleibt regelhaft unklar, wer den PAK legt, die korrekte Lage kontrolliert und zu welchen Zeitpunkten die Messungen durchgeführt werden (festgelegte oder frei gewählte Intervalle, nach Lagerung des Patienten oder Katecholaminwechsel, Höhe des PEEP, u. a.). Die Interpretation und klinische Umsetzung der gewonnenen PAK-Parameter werden in der Regel ebenfalls nicht beschrieben.

Ist die Letalität als primärer Studienendpunkt überhaupt geeignet?

Es finden sich in den Studien keine Angaben zu den klinischen Konsequenzen, die sich aus den Messwerten des PAK ergeben. Dieses erscheint auch nicht möglich, da in der Literatur keine abgesicherten Daten zu diesem Themenkomplex vorliegen und allenfalls auf Expertenmeinung beruhen. Daher ist es schwer, einen allgemein akzeptierten Algorithmus zur Therapiesteuerung mit dem PAK aufzustellen.

Auch wenn in der Vergangenheit die an hämodynamischen Variablen orientierte Therapie enttäuschende Resultate hervorbrachte [46, 66], so gibt die Arbeit von Rivers et al. [136], der Patienten mit einer schweren Sepsis nach einem standardisierten Protokoll in der Notaufnahme erfolgreich behandelt hat, Anlass zu vorsichtigem Optimismus.

Der Einsatz eines invasiven Messverfahrens muss zunächst zwangsläufig dem Patienten schaden, da es hierfür eine statistische Wahrscheinlichkeit der methodenassoziierten Komplikation gibt (Fehlpunktion, Pneumothorax, Infektion). Im Weiteren ist es aber weniger das Verfahren selber, welches Schaden verursacht, sondern der Umgang mit den gewonnenen Informationen und deren Umsetzung in die Praxis [161].

Zusammenhang hämodynamischer Parameter, zugrunde liegender Pathophysiologie der Patienten und notwendiger therapeutischer Maßnahmen

In der Literatur existieren mittlerweile viele Daten, die belegen, dass die Verwendung hämodynamischer Messgrößen und ihrer abgeleiteten Variablen z. T. nur unzureichend mit anderen physiologischen Variablen korrelieren (◘ Tab. 3.3). Trotz dieser Fakten wird beispielsweise der zentralvenöse Druck immer noch in großem Umfang zur Steuerung der Volumentherapie eingesetzt.

Über den kombinierten, integrierten diagnostischen Einsatz von z. B. zentralem Venendruck, Beschaffenheit der Haut und Schleimhäute, Ödemen oder der Urinproduktion des Patienten liegen keine Daten vor. Solange weder die (patho-)physiologische noch die klinische Relevanz einzelner oder kombinierter Parameter bekannt sind, scheint es vermessen, den richtigen oder falschen Einsatz eines Monitorings zu evaluieren.

Seit über 15 Jahren wird die Maximierung des Sauerstofftransports bei Intensivpatienten oder operativen Patienten durch Experten propagiert [4, 146]. Die Daten der letzten Jahre weisen jedoch eher auf eine fehlerhafte Einschätzung und Einsatz dieser Therapieziele hin [4]. Die Experten des ARDSNet geben aktuelle Therapieempfehlungen basierend auf dem Einsatz des PAK, die physiologisch wenig sinnvoll erscheinen (http://hedwig.mgh.harvard.edu/ardsnet/ards05.html). Patienten mit ARDS werden in diesem Protokoll u. a. einer »flüssigkeitskonservativen Therapie« randomisiert zugeordnet.

Patienten mit einem Herzzeitvolumenindex von 4 l/min/m^2, einem ZVD von 14 mmHg, einer Urinausscheidung von 0,6 ml/kgKG/h, einer F_IO_2 von 0,65, einem arteriellen pO_2 von 58 mmHg sowie einem mittleren arteriellen Druck von 55 mmHg

◘ Tab. 3.3. Bekannte Fakten zur Bedeutung hämodynamischer Messgrößen in der Intensivmedizin. (Nach [4])

1.	ZVD korreliert nicht mit dem rechtsventrikulären enddiastolischen Volumen [111].
2.	PAOP korreliert nur unzuverlässig mit dem rechts- oder linksventrikulären enddiastolischen Volumen [111].
3.	ZVD und PAOP sagen eine Veränderung des HZV nach Volumengabe nur unzureichend voraus [35, 122, 126].
4.	Die klinische Einschätzung des HZV ist unzureichend [41].
5.	Ein normaler mittlerer arterieller Blutdruck bedeutet nicht ein ausreichendes HZV [41].
6.	Ein normaler kalkulierter Sauerstofftransport bedeutet nicht eine adäquate Organperfusion [147].
7.	Eine normale gemischt-venöse Sauerstoffkonzentration bedeutet nicht eine adäquate Organperfusion [16].
8.	Eine Veränderung der Sauerstoffaufnahme als Folge einer Veränderung des Sauerstofftransports bedeutet nicht automatisch das Vorliegen einer Sauerstoffschuld [3].
9.	Der PAOP entspricht nicht dem pulmonalkapillären Verschlussdruck [121].

ZVD: zentralvenöser Druck; *PAOP:* pulmonalarterieller Okklusionsdruck; *HZV:* Herzzeitvolumen (vasodilatatorischer Schock) erhalten protokollgerecht 15 ml/kgKG saline Flüssigkeit intravenös. Auf welchen physiologisch oder pathophysiologisch hämodynamisch orientierten Vorstellungen basiert dieser von Experten formulierte Therapieansatz? Dieses bleibt im Protokoll unklar.

Nutzen und Bedeutung der EBM in der Intensivmedizin

Die Intensivmedizin sieht sich aufgrund des hohen Ressourcenbedarfs und der hohen Morbidität und Letalität der Patienten einem erheblichen Rechtfertigungsdruck ausgesetzt. Um bei zunehmender Morbidität der immer älteren Patienten auch zukünftig eine ausreichende Ergebnisqualität erzielen zu können, müssen somit alle Möglichkeiten der Optimierung im Bereich der Patientenversorgung genutzt werden.

Viele Daten belegen, dass die »passive« Publikation wissenschaftlicher Daten in entsprechenden Zeitschriften eine rasche Umsetzung medizinischer Innovationen in die Praxis nicht garantiert [69, 98]. Klinische Behandlungsrichtlinien können als alternative Strategie die Qualität verbessern, Kosten senken, die hohe Variabilität therapeutischer Maßnahmen reduzieren und ein beweisgestütztes ärztliches Handeln und Entscheiden unterstützen [70].

Obwohl Beispiele einer erfolgreichen Implementation solcher Richtlinien existieren [165], werden die meisten Richt- und Leitlinien ihrem gesteckten Ziel nicht gerecht. Die Beachtung solcher Empfehlungen liegt in manchen Bereichen bei nur 20% [64]. Eine kontinuierliche medizinische Weiterbildung (»CME«) durch medizinische Meinungsführer mit Überprüfung und Feedback, rechnergestützte Entscheidungshilfen und andere Interventionen haben nur wenig Einfluss auf das Diagnose- und Therapieverhalten von Ärzten und unterliegen besonderen logistischen und finanziellen Beschränkungen [71].

> ! Eine wesentliche Erkenntnis der EBM ist es, dass wissenschaftliche Evidenz in Form von RCT oder Leitlinien und Empfehlungen als alleinige Grundlage einer therapeutischen Entscheidung unzureichend ist. Klinische Entscheidungsträger müssen immer Risiko und Nutzen sowie Kosten und alternative Therapiestrategien für den *einzelnen* Patienten gegeneinander abwägen (Evidence-based medicine vs. Medicine-based evidence) [57].

EBM ist durch einen hierarchischen Aufbau der Evidenz und der davon abzuleitenden Therapieentscheidungen gekennzeichnet. Nicht alle publizierten Artikel enthalten gleichermaßen Daten von ausreichender Qualität, um die eigene Therapieentscheidung zu beeinflussen. Jeder Artikel, auch solche mit potenziell hoher methodischer Qualität, wie z. B. RCTs oder Publikationen in angesehenen Journals [54], muss im Hinblick auf die Fragestellung kritisch analysiert werden (»critical appraisal«). Gerade die jüngeren Beispiele bezüglich des PAK verdeutlichen die Kluft zwischen Anspruch (dem definierten Studienziel bzw. der Null-Hypothese), Wirklichkeit (unzureichender Fallzahl) und den trotzdem abgeleiteten Schlussfolgerungen der Autoren (die nicht durch die präsentierten Daten abgesichert sind).

Erst die Integration des eigenen Wissens und die Bewertung der Studienergebnisse gemeinsam mit einer ausreichenden Kenntnis der aktuellen Literatur lassen eine nachfolgende Umsetzung der gewonnenen Erkenntnisse bei geeigneten Patienten in eine erfolgreiche Therapie münden.

Nur durch gründliche Kenntnis und Lernen der EBM-Techniken lassen sich ein Missbrauch und ein fehlerhafter Einsatz vermeiden [44, 93, 168]. Immer noch gibt es erhebliche Vorbehalte in der medizinischen Öffentlichkeit bis hin zu medizinischen Meinungsführern gegenüber der EBM [156]. Einige der häufig geäußerten Limitationen der EBM und Vorurteile sind in ◘ Tab. 3.4 aufgelistet.

Neben der kritischen Datenanalyse verlangt die EBM auch eine Beurteilung der Ergebnisqualität. Diese kann anhand verschiedener Surrogatparameter (Anzahl der Organversagen [85], Ressourcennutzung auf der Intensivstation [52], der Lebensqualität [53, 82] sowie der Gesamtsterblichkeit der Patienten) vorgenommen werden. Neben der Analyse des Therapieerfolges (oder Misserfolges) muss auch überprüft werden, ob eine Intervention tatsächlich durchgeführt wurde. Dieser Aspekt wird häufig vernachlässigt.

Tab. 3.4. Limitationen der EBM und Vorurteile. (Nach [157])

Limitationen	Vorurteile
– Mangel an schlüssiger und konsistenter wissenschaftlicher Evidenz – Schwierigkeiten in der Anwendung der EBM beim individuellen Patienten – Barrieren in der Umsetzung einer qualitativ hochwertigen Medizin: Finanziell/Personell – EBM erfordert eine zusätzliche Ausbildung Fehlende Zeit/Geldmangel – Mangel an Beweisen, dass EBM »funktioniert«	– EBM verunglimpft klinische Expertise – EBM ignoriert die Bedürfnisse des Patienten – EBM fördert eine »Kochbuchmedizin« – EBM dient nur zur Kostensenkung – EBM operiert in einem »Elfenbeinturm«, ist wirklichkeitsfremd – EBM ist auf klinische Forschung beschränkt – EBM führt zu einem therapeutischen Nihilismus bei fehlenden Evidenzen durch RCT

EBM: »evidence-based medicine«; *RCT:* »randomised controlled trial«

Diese Form der Überprüfung ist integraler Bestandteil der EBM und stellt eine wesentliche Säule innerhalb der Qualitätskontrolle in der Intensivmedizin dar. Das Fallpauschalengesetz mit den DRGs ist in diesem Bereich sicher kein Ersatz, wird aber von der Politik und den Kostenträgern zunehmend als Instrument zur Qualitätssicherung betrachtet. Angesichts der aktuellen gesundheitspolitischen Entwicklungen ist die EBM eine große Chance im Kampf um die Ressourcen. Sie spielt neben der Entwicklung von Leitlinien auch politisch durch Verankerung im Gesetzestext (s. oben) eine besondere Rolle.

Diese Chance muss von den ärztlichen Entscheidungsträgern erkannt und schnellstmöglich genutzt werden, bevor Politik und politisch agierende Scheinexperten medizinische Vorgaben machen. Unnötige und teure diagnostische Methoden, aber auch Therapieverfahren können und müssen durch eine sorgfältige Analyse der vorhandenen Daten reduziert und eliminiert werden. Die hierdurch freigesetzten Mittel sind für abgesicherte und individuell im Sinne einer EBM angepasste Therapieverfahren einzusetzen.

Es erscheint weiterhin unverständlich, dass im Gesundheitswesen in großem Umfang Geld für nicht eindeutig belegte Therapieverfahren ausgegeben wird und andererseits gerade in der Intensivmedizin abgesicherte therapeutische Interventionen mit einer hohen Effizienz aufgrund zu hoher Kosten nicht eingesetzt werden. Das rekombinante aktivierte Protein C wird trotz seiner nachgewiesenen Wirksamkeit (NNT 16, s. oben) [12] weiterhin auf deutschen Intensivstationen einzig und allein wegen der damit verbundenen hohen Therapiekosten zu selten eingesetzt. Hier müssen ähnlich wie in anderen medizinischen Bereichen mit einer großen Ärzte- und Industrielobby die vorhandenen Daten auf EBM-Grundlage benutzt werden, um diese teuren Verfahren durch Aufnahme in den OPS-Katalog finanzierbar zu machen.

Mittlerweile können die örtlichen Vertragsparteien erstmals zeitlich befristete, fallbezogene Entgelte oder Zusatzentgelte für neue Untersuchungs- und Behandlungsmethoden (NUB) vereinbaren. Die Entgelte sind sachgerecht zu kalkulieren. Das InEK nimmt die Anfragen gemäß § 6 Abs. 2 KHEntgG der Krankenhäuser stellvertretend für die Vertragsparteien auf Bundesebene entgegen. Anfragen können nur noch auf elektronischem Weg gestellt werden. Zur Beschleunigung des Ablaufs sind die für den Versand zu verwendenden Dateien mit Hilfe eines gesonderten Tools zu erfassen. Das Erfassungstool wird ab Anfang September des jeweiligen Jahres auf der Internetseite des InEK zum Herunterladen zur Verfügung gestellt (http://www.g-drg.de/nub, letzter Zugriff am 20.06.2006).

Um den Prozess der EBM in den intensivmedizinischen Alltag integrieren zu können, wird allein aus zeitlichen Gründen häufig eine Beschränkung auf ausgewählte Fragestellungen der jeweiligen Intensivstation notwendig sein. Hilfreich kann auch die Zusammenarbeit in einer interdisziplinären klinikinternen oder aber auch klinikübergreifenden Arbeitsgruppe zur Entwicklung gemeinsamer Empfehlungen und Standards sein. Darüber hinaus bieten auch die jeweiligen Fachgesellschaften Empfehlungen und Standards für allgemeine und spezielle intensivmedizinische Fragestellungen an.

» A clear understanding of the principles underlying evidence-based practice will aid clinicians in applying the Users'Guides to facilitate their patient care. Foremost among these principles are that value judgments underlie every clinical decision, that clinicians **should seek evidence from as high in the appropriate hierarchy** as possible, and that every clinical decision demands attention to the **particular circumstances of the patient**. Clinicians facile in using the Users' Guides will complete a review of the evidence regarding a clinical problem with the best estimate of benefits and risks of management options and a good sense of the strength of inference concerning those benefits and risks. This leaves clinicians in an excellent position for the final - and still inadequately explored - steps in providing evidence-based care, which is **consideration of the individual patient's circumstances and values.**« (G. Guyatt) [49]

Literatur

1. Bailar JC (1997) The Promise and Problems of Meta-Analyses. N Engl J Med 337:559–561
2. Barratt A, Irwig L, Glasziou P, Cumming RG, Raffle A, Hicks N, Gray JAM, Guyatt G (1999) User's guides to the medical literature XVII. How to use guidelines and recommendations about screening. JAMA 281:2029–2034
3. Bellomo R, Pinsky MR (1996) Invasive hemodynamic monitoring. In Tinker JH, Browne DRG, Sibbald WJ (Hrsg) Critical Care: Standards, Audit and Ethics. Oxford University Press, New York, S82–104
4. Bellomo R, Uchino S (2003) Cardiovascular monitoring tools: use and misuse. Curr Opin Crit Care 9:225–229
5. Benson K, Hartz AJ (2000) A comparison of observational studies and randomized, controlled trials. N Engl J Med 342:1878–1886
6. Berger M, Richter B, Muhlhauser J (1997) Evidence-based medicine. Eine Medizin auf rationaler Grundlage. Internist (Berl) 38:344–351
7. Berger M, Richter B, Muhlhauser J (1997) Evidence-based medicine. Eine Medizin auf rationaler Grundlage. Internist (Berl) 38:344–351
8. Berger M, Richter B, Muhlhauser J (1997) Evidence-based medicine. Eine Medizin auf rationaler Grundlage. Internist (Berl) 38:344–351
9. Bernard GR, Sopko G, Cerra F et al. (2000) Pulmonary artery catheterization and clinical outcomes: national heart, lung, and blood institute and food and drug administration workshop report. JAMA 283:2568–2572
10. Bernard GR, Vincent JL, Laterre PF, LaRosa SP, Dhainaut JF, Lopez-Rodriguez A, Steingrub JS, Garber GE, Helterbrand JD, Ely EW, Fisher CJ, Jr. (2001) Efficacy and safety of recombinant human activated protein C for severe sepsis. N Engl J Med 344:699–709
11. Bernard GR, Vincent JL, Laterre PF, LaRosa SP, Dhainaut JF, Lopez-Rodriguez A, Steingrub JS, Garber GE, Helterbrand JD, Ely EW, Fisher CJ, Jr. (2001) Efficacy and safety of recombinant human activated protein C for severe sepsis. N Engl J Med 344:699–709
12. Bernard GR, Vincent JL, Laterre PF, LaRosa SP, Dhainaut JF, Lopez-Rodriguez A, Steingrub JS, Garber GE, Helterbrand JD, Ely EW, Fisher CJ, Jr. (2001) Efficacy and safety of recombinant human activated protein C for severe sepsis. N Engl J Med 344:699–709
13. Bernard GR, Vincent JL, Laterre PF, LaRosa SP, Dhainaut JF, Lopez-Rodriguez A, Steingrub JS, Garber GE, Helterbrand JD, Ely EW, Fisher CJ, Jr. (2001) Efficacy and safety of recombinant human activated protein C for severe sepsis. N Engl J Med 344:699–709
14. Binanay C, Califf RM, Hasselblad V, O'Connor CM, Shah MR, Sopko G, Stevenson LW, Francis GS, Leier CV, Miller LW (2005) Evaluation study of congestive heart failure and pulmonary artery catheterization effectiveness: the ESCAPE trial. JAMA 294:1625–1633
15. Bock KD (2001) Die Evidenz (in) der Evidence-based Medicine. Med Klin (Munich) 96:300–304
16. Boldt J (2002) Clinical review: hemodynamic monitoring in the intensive care unit. Crit Care 6:52–59
17. Brattebo G, Hofoss D, Flaatten H, Muri AK, Gjerde S, Plsek PE (2002) Effect of a scoring system and protocol for sedation on duration of patients' need for ventilator support in a surgical intensive care unit. BMJ 324:1386–1389
18. Bucher HC, Guyatt GH, Cook DJ, Holbrook A, McAlister FA (1999) Users' guides to the medical literature. XIX. Applying clinical trial results. A. How to use an article measuring the effect of an intervention on surrogate end points. JAMA 282:771–778
19. Cabana MD, Rand CS, Powe NR, Wu AW, Wilson MH, Abboud PA, Rubin HR (1999) Why don't physicians follow clinical practice guidelines? A framework for improvement. JAMA 282:1458–1465
20. Carson SS, Shorr AF (2003) Is the implementation of research findings in the critically ill hampered by the lack of universal definitions of illness? Curr Opin Crit Care 9:308–315
21. Chernow B (1997) Pulmonary artery flotation catheters. A statement by the American College of Chest Physicians and the American Thoracic Society. Chest 111:261–262
22. Concato J, Shah N, Horwitz RI (2000) Randomized, controlled trials, observational studies, and the hierarchy of research designs. N Engl J Med 342:1887–1892
23. Connors AF (2002) Equipoise, power, and the pulmonary artery catheter. Intensive Care Med 28:225–226

24. Connors AF, Jr., Dawson NV, Shaw PK, Montenegro HD, Nara AR, Martin L (1990) Hemodynamic status in critically ill patients with and without acute heart disease. Chest 98:1200–1206
25. Connors AF, Jr., Speroff T, Dawson NV et al. (1996) The effectiveness of right heart catheterization in the initial care of critically ill patients. SUPPORT Investigators. JAMA 276:889–897
26. Cook D, Attia J, Weaver B, McDonald E, Meade M, Crowther M (2000) Venous thromboembolic disease: an observational study in medical-surgical intensive care unit patients. J Crit Care 15:127–132
27. Cook DJ, Meade MO, Fink MP (1996) How to keep up with the critical care literature and avoid being buried alive. Crit Care Med 24:1757–1768
28. Cook DJ, Meade MO, Fink MP (1996) How to keep up with the critical care literature and avoid being buried alive. Crit Care Med 24:1757–1768
29. Cook DJ, Meade MO, Fink MP (1996) How to keep up with the critical care literature and avoid being buried alive. Crit Care Med 24:1757–1768
30. Cook DJ, Meade MO, Hand LE, McMullin JP (2002) Toward understanding evidence uptake: semirecumbency for pneumonia prevention. Crit Care Med 30:1472–1477
31. Cook DJ, Montori VM, McMullin JP, Sinfer SR, Rocker GM (2004) Improving patient's safety locally: changing clinician behaviour. Lancet 363:1224–1230
32. Dalen JE, Bone RC (1996) Is it time to pull the pulmonary artery catheter? JAMA 276:916–918
33. Dans AL, Dans LF, Guyatt GH, Richardson S (1998) Users' guides to the medical literature: XIV. How to decide on the applicability of clinical trial results to your patient. Evidence-Based Medicine Working Group. JAMA 279:545–549
34. Davis D, O'Brien MA, Freemantle N, Wolf FM, Mazmanian P, Taylor-Vaisey A (1999) Impact of formal continuing medical education: do conferences, workshops, rounds, and other traditional continuing education activities change physician behavior or health care outcomes? JAMA 282:867–874
35. Diebel LN, Wilson RF, Tagett MG, Kline RA (1992) End-diastolic volume. A better indicator of preload in the critically ill. Arch Surg 127:817–821
36. Donner–Banzhoff N, Echterhoff HH, Hense HW, Kunz R, Sawicki P, Thurmann P, Jonitz G, Ollenschlager G (2000) [Guidelines Clearing House Statement »Hypertension«. Summary and recommendations for a rational hypertension guideline in Germany]. Z Arztl Fortbild Qualitatssich 94:341–349
37. Drakulovic MB, Torres A, Bauer TT, Nicolas JM, Nogue S, Ferrer M (1999) Supine body position as a risk factor for nosocomial pneumonia in mechanically ventilated patients: a randomised trial. Lancet 354:1851–1858
38. Drummond MF, Richardson WS, O'Brien BJ, Levine M, Heyland D (1997) Users' guides to the medical literature. XIII. How to use an article on economic analysis of clinical practice. A. Are the results of the study valid? Evidence-Based Medicine Working Group. JAMA 277:1552–1557
39. Egger M, Smith GD (1997) Meta-Analysis. Potentials and promise. BMJ 315:1371–1374
40. Egger M, Smith GD (1997) Meta-Analysis. Potentials and promise. BMJ 315:1371–1374
41. Eisenberg PR, Jaffe AS, Schuster DP (1984) Clinical evaluation compared to pulmonary artery catheterization in the hemodynamic assessment of critically ill patients. Crit Care Med 12:549–553
42. Ellerbeck EF, Jencks SF, Radford MJ, Kresowik TF, Craig AS, Gold JA, Krumholz HM, Vogel RA (1995) Quality of care for Medicare patients with acute myocardial infarction. A four–state pilot study from the Cooperative Cardiovascular Project. JAMA 273:1509–1514
43. Evidence-Based Medicine Working Group (1992) Evidence-based medicine. A new approach to teaching the practice of medicine. Evidence-Based Medicine Working Group. JAMA 268:2420–2425
44. Fritsche L, Greenhalgh T, Falck-Ytter Y, Neumayer HH, Kunz R (2002) Do short courses in evidence based medicine improve knowledge and skills? Validation of Berlin questionnaire and before and after study of courses in evidence based medicine. BMJ 325:1338–1341
45. Garfield E (1996) How can impact factors be improved? BMJ 313:411–413
46. Gattinoni L, Brazzi L, Pelosi P, Latini R, Tognoni G, Pesenti A, Fumagalli R (1995) A trial of goal–oriented hemodynamic therapy in critically ill patients. SvO2 Collaborative Group. N Engl J Med 333:1025–1032
47. Giacomini MK, Cook DJ (2000) Users' guides to the medical literature: XXIII. Qualitative research in health care A. Are the results of the study valid? Evidence-Based Medicine Working Group. JAMA 284:357–362
48. Giacomini MK, Cook DJ (2000) Users' guides to the medical literature: XXIII. Qualitative research in health care B. What are the results and how do they help me care for my patients? Evidence-Based Medicine Working Group. JAMA 284:478–482
49. Gibis B, Gawlik C (2001) Hierarchie der Evidenz: Die unterschiedliche Aussagekraft wissenschaftlicher Untersuchungen. Bundesgesundheitsbl–Gesundheitsforsch–Gesundheitsschutz 44:876–882
50. Gnaegi A, Feihl F, Perret C (1997) Intensive care physicians' insufficient knowledge of right–heart catheterization at the bedside: time to act? Crit Care Med 25:213–220
51. Graf J, Doig GS, Cook DJ, Vincent JL, Sibbald WJ (2002) Randomized, controlled clinical trials in sepsis: has methodological quality improved over time? Crit Care Med 30:461–472
52. Graf J, Graf C, Janssens U (2002) Analysis of resource use and cost–generating factors in a German medical intensive care unit employing the Therapeutic Intervention Scoring System (TISS–28). Intensive Care Medicine 28:324–331
53. Graf J, Janssens U (2003) Der Post–Intensivpatient: Langzeitüberleben und Lebensqualität nach Intensivtherapie. Intensivmed 40:184–194
54. Graf J, Janssens U (2001) Influence of methodological quality on study conclusions. JAMA 286:2546

55. Greenhalgh T (1997) Papers that summarise other papers (systematic reviews and meta-analyses). BMJ 315:672–675
56. Guyatt G (1991) A randomized control trial of right-heart catheterization in critically ill patients. J Intensive Care Med 6:91–95
57. Guyatt G, Haynes RB, Jaeschke R, Cook D, Greenhalgh T, Meade MO, Green L, Naylor CD, Wilson MC, McAlister FA, Richardson WS (2002) Introduction: The Philosphy of Evidence-Based Medicine. In Guyatt G, Rennie D (Hrsg) Users' Guide to the Medical Literature. AMA Press, Chicago, S3–12
58. Guyatt G, Sinclair JC, Cook DJ, Glasziou P (1999) User's guides to the medical literature. XVI. How to use a treatment recommendation. JAMA 281:1836–1843
59. Guyatt GH (1991) Evidence-based medicine. ACP Journal Club 114:A-16–
60. Guyatt GH, Haynes RB, Jaeschke RZ, Cook DJ, Green L, Naylor CD, Wilson MC, Richardson WS (2000) Users' Guides to the Medical Literature: XXV. Evidence-based medicine: principles for applying the Users' Guides to patient care. Evidence-Based Medicine Working Group. JAMA 284:1290–1296
61. Guyatt GH, Haynes RB, Jaeschke RZ, Cook DJ, Green L, Naylor CD, Wilson MC, Richardson WS (2000) Users' Guides to the Medical Literature: XXV. Evidence-based medicine: principles for applying the Users' Guides to patient care. Evidence-Based Medicine Working Group. JAMA 284:1290–1296
62. Guyatt GH, Sackett DL, Cook DJ (1993) Users' guides to the medical literature. II. How to use an article about therapy or prevention. A. Are the results of the study valid? Evidence-Based Medicine Working Group. JAMA 270:2598–2601
63. Guyatt GH, Sackett DL, Sinclair JC, Hayward R, Cook DJ, Cook RJ (1995) Users' guides to the medical literature. IX. A method for grading health care recommendations. Evidence-Based Medicine Working Group [published erratum appears in JAMA 1996 Apr 24;275(16):1232]. JAMA 274:1800–1804
64. Halm EA, Atlas SJ, Borowsky LH, Benzer TI, Metlay JP, Chang YC, Singer DE (2000) Understanding physician adherence with a pneumonia practice guideline: effects of patient, system, and physician factors. Arch Intern Med 160:98–104
65. Harvey S, Harrison DA, Singer M, Ashcroft J, Jones CM, Elbourne D, Brampton W, Williams D, Young D, Rowan K (2005) Assessment of the clinical effectiveness of pulmonary artery catheters in management of patients in intensive care (PAC-Man): a randomised controlled trial. Lancet 366:472–477
66. Hayes MA, Timmins AC, Yau EH, Palazzo M, Hinds CJ, Watson D (1994) Elevation of systemic oxygen delivery in the treatment of critically ill patients. N Engl J Med 330:1717–1722
67. Haynes RB, Walker CJ, McKibbon KA, Johnston ME, Willan AR (1994) Performances of 27 MEDLINE systems tested by searches with clinical questions. J Am Med Inform Assoc 1:285–295
68. Hayward RS, Wilson MC, Tunis SR, Bass EB, Guyatt G (1995) Users' guides to the medical literature. VIII. How to use clinical practice guidelines. A. Are the recommendations valid? The Evidence-Based Medicine Working Group. JAMA 274:570–574
69. Heffner JE (2000) Miracles and magic bullets: translating science into better care. Crit Care Med 28:3572–3573
70. Heffner JE (2000) Miracles and magic bullets: translating science into better care. Crit Care Med 28:3572–3573
71. Heffner JE (2000) Miracles and magic bullets: translating science into better care. Crit Care Med 28:3572–3573
72. Hense H-W (1998) Meta-Analysen: Zugewinn oder Irrweg? Herzschr Elektrophys 9:61–64
73. Hirsch DR, Ingenito EP, Goldhaber SZ (1995) Prevalence of deep venous thrombosis among patients in medical intensive care. JAMA 274:335–337
74. Hunt DL, Jaeschke R, McKibbon KA (2000) Users' guides to the medical literature: XXI. Using electronic health information resources in evidence-based practice. Evidence-Based Medicine Working Group. JAMA 283:1875–1879
75. Iberti TJ, Fischer EP, Leibowitz AB, Panacek EA, Silverstein JH, Albertson TE (1990) A Multizenter study of physicians' knowledge of the pulmonary artery catheter. Pulmonary Artery Catheter Study Group. JAMA 264:2928–2932
76. Ioannidis JPA, Lau J (1998) Can quality of clinical trials and meta-analyses be quantified? Lancet 352:590–591
77. Jadad AR, Moore RA, Carrol D, Jenkinson C, Reynolds DJM, Gavaghan DJ, McQuay HJ (1996) Assessing the Quality of Reports of Randomized Clinical Trials: Is Blinding Necessary? Control Clin Trials 17:1–12
78. Jaeschke R, Guyatt G, Sackett DL (1994) Users' guides to the medical literature. III. How to use an article about a diagnostic test. A. Are the results of the study valid? Evidence-Based Medicine Working Group. JAMA 271:389–391
79. Jaeschke R, Guyatt G, Sackett DL (1994) Users' guides to the medical literature. III. How to use an article about a diagnostic test. A. Are the results of the study valid? Evidence-Based Medicine Working Group. JAMA 271:389–391
80. Jaeschke R, Guyatt GH, Sackett DL (1994) Users' guides to the medical literature. III. How to use an article about a diagnostic test. B. What are the results and will they help me in caring for my patients? The Evidence-Based Medicine Working Group. JAMA 271:703–707
81. Jaeschke R, Guyatt GH, Sackett DL (1994) Users' guides to the medical literature. III. How to use an article about a diagnostic test. B. What are the results and will they help me in caring for my patients? The Evidence-Based Medicine Working Group. JAMA 271:703–707
82. Janssens U, Graf J (2003) Der Post-Intensivpatient: Wiederaufnahme auf die Intensivstation und Tod auf Normalstation. Intensivmed 40:92–99
83. Janssens U (2000) Hämodynamisches Monitoring. Internist (Berl) 41:995–1010
84. Janssens U (2001) Monitoring des herzkranken Intensivpatienten. Intensivmed 38:232–250
85. Janssens U, Graf C, Graf J, Radke PW, Konigs B, Koch KC, Lepper W, vom DJ, Hanrath P (2000) Evaluation of the SOFA score: a single-center experience of a medical

intensive care unit in 303 consecutive patients with predominantly cardiovascular disorders. Sequential Organ Failure Assessment [In Process Citation]. Intensive Care Med 26:1037–1045
86. Janssens U, Graf J (2005) Einschätzung des Behandlungseffektes durch die »Number needed to treat«: Bedeutung auch für die Intensivmedizin? Intensivmed 42:125–135
87. Jencks SF, Cuerdon T, Burwen DR, Fleming B, Houck PM, Kussmaul AE, Nilasena DS, Ordin DL, Arday DR (2000) Quality of medical care delivered to Medicare beneficiaries: A profile at state and national levels. JAMA 284:1670–1676
88. Jonas WB (2001) The evidence house: how to build an inclusive base for complementary medicine. West J Med 175:79–80
89. Keane MG, Ingenito EP, Goldhaber SZ (1994) Utilization of venous thromboembolism prophylaxis in the medical intensive care unit. Chest 106:13–14
90. Keenan SP, Kernerman PD, Cook DJ, Martin CM, McCormack D, Sibbald WJ (1997) Effect of noninvasive positive pressure ventilation on mortality in patients admitted with acute respiratory failure: a meta-analysis. Crit Care Med 25:1685–1692
91. Keenan SP, Kernerman PD, Cook DJ, Martin CM, McCormack D, Sibbald WJ (1997) Effect of noninvasive positive pressure ventilation on mortality in patients admitted with acute respiratory failure: a meta-analysis. Crit Care Med 25:1685–1692
92. Keenan SP, Sinuff T, Cook DJ, Hill NS (2003) Which patients with acute exacerbation of chronic obstructive pulmonary disease benefit from noninvasive positive-pressure ventilation? A systematic review of the literature. Ann Intern Med 138:861–870
93. Kellum JA, Rieker JP, Power M, Powner DJ (2000) Teaching critical appraisal during critical care fellowship training: a foundation for evidence-based critical care medicine. Crit Care Med 28:3067–3070
94. Kenagy JW, Berwick DM, Shore MF (1999) Service quality in health care. JAMA 281:661–665
95. Kunz R, Fritsche L (2000) Evidenzbasierte Medizin – Von der Evidenz-Produktion zu ihrer Nutzung. Z Rheumatol 59:38–40
96. Lackner CK, Lewan UM, Kerkmann R, Peter K (1998) Evidenced-based-medicine: Bedeutung für die Notfallmedizin in Forschung und Praxis. Notfall & Rettungsmedizin 1:228–236
97. Laupacis A, Wells G, Richardson WS, Tugwell P (1994) Users' guides to the medical literature. V. How to use an article about prognosis. Evidence-Based Medicine Working Group. JAMA 272:234–237
98. Lee TH, Pearson SD, Johnson PA, Garcia TB, Weisberg MC, Guadagnoli E, Cook EF, Goldman L (1995) Failure of information as an intervention to modify clinical management. A time-series trial in patients with acute chest pain. Ann Intern Med 122:434–437
99. Levine M, Walter S, Lee H, Haines T, Holbrook A, Moyer V (1994) Users' guides to the medical literature. IV. How to use an article about harm. Evidence-Based Medicine Working Group. JAMA 271:1615–1619
100. McAlister FA, Laupacis A, Wells G, Sackett DL (1999) Users' guides to the medical literature. XIX. Applying Clinical trial results. B. Guidelines for determining whether a drug is exerting (more than) a class effect. JAMA 282:1371–1377
101. McAlister FA, Straus SE, Guyatt GH, Haynes RB (2000) Users' guides to the medical literature: XX. Integrating research evidence with the care of the individual patient. Evidence-Based Medicine Working Group. JAMA 283:2829–2836
102. McAlister FA, Straus SE, Guyatt GH, Haynes RB (2000) Users' guides to the medical literature: XX. Integrating research evidence with the care of the individual patient. Evidence-Based Medicine Working Group. JAMA 283:2829–2836
103. McAlister FA, Straus SE, Guyatt GH, Haynes RB (2000) Users' guides to the medical literature: XX. Integrating research evidence with the care of the individual patient. Evidence-Based Medicine Working Group. JAMA 283:2829–2836
104. McAlister FA, Straus SE, Guyatt GH, Haynes RB (2000) Users' guides to the medical literature: XX. Integrating research evidence with the care of the individual patient. Evidence-Based Medicine Working Group. JAMA 283:2829–2836
105. McGinn TG, Guyatt GH, Wyer PC, Naylor CD, Stiell IG, Richardson WS (2000) Users' guides to the medical literature: XXII: how to use articles about clinical decision rules. Evidence-Based Medicine Working Group. JAMA 284:79–84
106. McLaughlin TJ, Soumerai SB, Willison DJ, Gurwitz JH, Borbas C, Guadagnoli E, McLaughlin B, Morris N, Cheng SC, Hauptman PJ, Antman E, Casey L, Asinger R, Gobel F (1996) Adherence to national guidelines for drug treatment of suspected acute myocardial infarction: evidence for undertreatment in women and the elderly. Arch Intern Med 156:799–805
107. Mimoz O, Rauss A, Rekik N, Brun Buisson C, Lemaire F, Brochard L (1994) Pulmonary artery catheterization in critically ill patients: a prospective analysis of outcome changes associated with catheter- prompted changes in therapy. Crit Care Med 22:573–579
108. Mulrow CD (1987) The medical review article: state of the science. Ann Intern Med 106:485–488
109. Naylor CD, Guyatt GH (1996) Users guides to the medical literature. X. How to use an article reporting variations in the outcomes of health services. The Evidence-Based Medicine Working Group. JAMA 275:554–558
110. Naylor CD, Guyatt GH (1996) Users' guides to the medical literature. XI. How to use an article about a clinical utilization review. Evidence-Based Medicine Working Group. JAMA 275:1435–1439
111. Nelson LD (1997) The new pulmonary artery catheters: continuous venous oximetry, right ventricular ejection fraction, and continuous cardiac output. New Horiz 5:251–258
112. Norhammar A, Malmberg K, Ryden L, Tornvall P, Stenestrand U, Wallentin L (2003) Under utilisation of evidence-based treatment partially explains for the unfavourable prognosis in diabetic patients with acute myocardial infarction. Eur Heart J 24:838–844

113. Nuovo J, Melnikow J, Chang D (2002) Reporting number needed to treat and absolute risk reduction in randomized controlled trials. JAMA 287:2813–2814
114. Nuovo J, Melnikow J, Chang D (2002) Reporting number needed to treat and absolute risk reduction in randomized controlled trials. JAMA 287:2813–2814
115. O'Brien BJ, Heyland D, Richardson WS, Levine M, Drummond MF (1997) Users' guides to the medical literature. XIII. How to use an article on economic analysis of clinical practice. B. What are the results and will they help me in caring for my patients? Evidence-Based Medicine Working Group. JAMA 277:1802–1806
116. Orozco-Levi M, Torres A, Ferrer M, Piera C, el Ebiary M, de la Bellacasa JP, Rodriguez-Roisin R (1995) Semirecumbent position protects from pulmonary aspiration but not completely from gastroesophageal reflux in mechanically ventilated patients. Am J Respir Crit Care Med 152:1387–1390
117. Oxman AD, Cook DJ, Guyatt GH (1994) Users' guides to the medical literature. VI. How to use an overview. Evidence-Based Medicine Working Group [see comments]. JAMA 272:1367–1371
118. Oxman AD, Sackett DL, Guyatt GH (1993) Users' guides to the medical literature. I. How to get started. The Evidence-Based Medicine Working Group. JAMA 270:2093–2095
119. Palazzo M, Soni N (1998) Critical-care studies: redefining the rules. Lancet 352:1306–1307
120. Peto R, Collins R, Gray R (1995) Large-scale randomized evidence: large, simple trials and overviews of trials. J Clin Epidemiol 48:23–40
121. Pinsky MR (2003) Pulmonary artery occlusion pressure. Intensive Care Med 29:19–22
122. Pinsky MR (2002) Functional hemodynamic monitoring. Intensive Care Med 28:386–388
123. Pocock SJ, Elbourne DR (2000) Randomized trials or observational tribulations? N Engl J Med 342:1907–1909
124. Randolph AG, Haynes RB, Wyatt JC, Cook DJ, Guyatt GH (1999) User's guides to the medical literature XVIII. How to use an article evaluating the clinical impact of a computer-based clinical decision support system. JAMA 282:67–74
125. Raspe H (1996) Evidence based medicine: Methodischer Unsinn, alter Wein in neuen Schläuchen oder aktuelle Notwendigkeit? Z Ärztl Fortbild 90:553–562
126. Reuter DA, Felbinger TW, Schmidt C, Kilger E, Goedje O, Lamm P, Goetz AE (2002) Stroke volume variations for assessment of cardiac responsiveness to volume loading in mechanically ventilated patients after cardiac surgery. Intensive Care Med 28:392–398
127. Rhodes A, Cusack RJ, Newman PJ, Grounds RM, Bennett ED (2002) A randomised, controlled trial of the pulmonary artery catheter in critically ill patients. Intensive Care Med 28:256–264
128. Rich MW (2002) From clinical trials to clinical practice: bridging the GAP. JAMA 287:1321–1323
129. Richard C, Warszawski J, Anguel N, Deye N, Combes A, Barnoud D, Boulain T, Lefort Y, Fartoukh M, Baud F, Boyer A, Brochard L, Teboul JL (2003) Early use of the pulmonary artery catheter and outcomes in patients with shock and acute respiratory distress syndrome: a randomized controlled trial. JAMA 290:2713–2720
130. Richard C, Warszawski J, Anguel N, Deye N, Combes A, Barnoud D, Boulain T, Lefort Y, Fartoukh M, Baud F, Boyer A, Brochard L, Teboul JL (2003) Early use of the pulmonary artery catheter and outcomes in patients with shock and acute respiratory distress syndrome: a randomized controlled trial. JAMA 290:2713–2720
131. Richardson WS, Detsky AS (1995) Users' guides to the medical literature. VII. How to use a clinical decision analysis. A. Are the results of the study valid? Evidence-Based Medicine Working Group. JAMA 273: 1292–1295
132. Richardson WS, Detsky AS (1995) Users' guides to the medical literature. VII. How to use a clinical decision analysis. B. What are the results and will they help me in caring for my patients? Evidence Based Medicine Working Group. JAMA 273:1610–1613
133. Richardson WS, Wilson MC, Guyatt G, Cook DJ, Nishikawa J (1999) User's guides to the medical literature XV. How to use an article about disease probability for differential diagnosis. JAMA 281:1214–1219
134. Richardson WS, Wilson MC, Williams JW, Jr., Moyer VA, Naylor CD (2000) Users' guides to the medical literature: XXIV. How to use an article on the clinical manifestations of disease. Evidence-Based Medicine Working Group. JAMA 284:869–875
135. Richter B (1995) Kritische Bewertung von Therapieverfahren. In Berger M.(Hrsg) Diabetes mellitus. Urban und Schwarzenberg, München Wien Baltimore, S195–202
136. Rivers E, Nguyen B, Havstad S, Ressler J, Muzzin A, Knoblich B, Peterson E, Tomlanovich M (2001) Early goal-directed therapy in the treatment of severe sepsis and septic shock. N Engl J Med 345:1368–1377
137. Rochon PA, Bero LA, Bay AM, Gold JL, Dergal JM, Binns MA, Streiner DL, Gurwitz JH (2002) Comparison of review articles published in peer-reviewed and throwaway journals. JAMA 287:2853–2856
138. Rochon PA, Bero LA, Bay AM, Gold JL, Dergal JM, Binns MA, Streiner DL, Gurwitz JH (2002) Comparison of review articles published in peer-reviewed and throwaway journals. JAMA 287:2853–2856
139. Ryskamp RP, Trottier SJ (1998) Utilization of venous thromboembolism prophylaxis in a medical-surgical ICU. Chest 113:162–164
140. Sackett DL (1981) How to read clinical journals: Why to read them and how to start reading them critically. Can Med Assoc J 124:555–558
141. Sackett DL (2000) Why randomized controlled trials failed but needn't: 1. Failure to gain »coal-face« commitment and to use the uncertainty principle. CMAJ 162:1311–1314
142. Sackett DL (1997) Foreword. In Dixon RA, Munro JF, Silcocks PB (Hrsg) The Evidence Based Medicine Workbook. Reed Educational and Professional Publishing Ltd., Oxford, S

143. Sackett DL, Haynes RB, Guyatt GH, Tugwell P (1985) Clinical Epidemiology. A basic science for clinical medicine. Little, Brown and Company, Boston, Toronto, London
144. Sackett DL, Rosenberg WMC, Muir Gray JA, Haynes RB, Richardson WS (1996) Evidence-based medicine: what it is and what it isn't. BMJ 312:71–72
145. Sandham JD, Hull RD, Brant RF, Knox L, Pineo GF, Doig CJ, Laporta DP, Viner S, Passerini L, Devitt H, Kirby A, Jacka M (2003) A randomized, controlled trial of the use of pulmonary–artery catheters in high–risk surgical patients. N Engl J Med 348:5–14
146. Sandham JD, Hull RD, Brant RF, Knox L, Pineo GF, Doig CJ, Laporta DP, Viner S, Passerini L, Devitt H, Kirby A, Jacka M (2003) A randomized, controlled trial of the use of pulmonary–artery catheters in high–risk surgical patients. N Engl J Med 348:5–14
147. Schlichtig R, Kramer DJ, Pinsky MR (1991) Flow redistribution during progressive hemorrhage is a determinant of critical O2 delivery. J Appl Physiol 70:169–178
148. Schrappe M (2001) Qualitätsmanagement unter den Bedingungen der aktuellen gesundheitspolitischen Situation: Einführung. Politische Sicht und institutionelle Perspektive. Med Klin (Munich) 96:417–423
149. Schrappe M (2001) Qualitätsmanagement unter den Bedingungen der aktuellen gesundheitspolitischen Situation: Einführung. Politische Sicht und institutionelle Perspektive. Med Klin (Munich) 96:417–423
150. Schrappe M (2001) Qualitätsmanagement unter den Bedingungen der aktuellen gesundheitspolitischen Situation: Einführung. Politische Sicht und institutionelle Perspektive. Med Klin (Munich) 96:417–423
151. Schuster HP (1997) Die Effektivität des Pulmonaliseinschwemmkatheters in der Intensivtherapie kritisch kranker Patienten. Intensivmed 34:159–162
152. Shah MR, Hasselblad V, Stevenson LW, Binanay C, O'Connor CM, Sopko G, Califf RM (2005) Impact of the pulmonary artery catheter in critically ill patients: meta–analysis of randomized clinical trials. JAMA 294:1664–1670
153. Sibbald WJ (1998) Some opinions on the future of evidence–based medicine. Crit Care Clin 14:549–558
154. Slavin RE (1995) Best evidence synthesis: an intelligent alternative to meta–analysis. J Clin Epidemiol 48:9–18
155. Steingrub JS, Celoria G, Vickers–Lahti M, Teres D, Bria W (1991) Therapeutic impact of pulmonary artery catheterization in a medical/surgical ICU. Chest 99:1451–1455
156. Straus SE, McAlister FA (2000) Evidence-based medicine: a commentary on common criticisms. CMAJ 163:837–841
157. Straus SE, McAlister FA (2000) Evidence-based medicine: a commentary on common criticisms. CMAJ 163:837–841
158. Torres A, Serra–Batlles J, Ros E, Piera C, Puig dlB, Cobos A, Lomena F, Rodriguez–Roisin R (1992) Pulmonary aspiration of gastric contents in patients receiving mechanical ventilation: the effect of body position. Ann Intern Med 116:540–543
159. van den BG, Wouters P, Weekers F, Verwaest C, Bruyninckx F, Schetz M, Vlasselaers D, Ferdinande P, Lauwers P, Bouillon R (2001) Intensive insulin therapy in the critically ill patients. N Engl J Med 345:1359–1367
160. Vincent JL (2000) Which therapeutic interventions in critical care medicine have been shown to reduce mortality in prospective, randomized, clinical trials? A survey of candidates for the Belgian Board Examination in Intensive Care Medicine. Crit Care Med 28:1616–1620
161. Vincent JL, Dhainaut JF, Perret C, Suter P (1998) Is the pulmonary artery catheter misused? A European view. Crit Care Med 26:1283–1287
162. Walder B, Tramer MR (2001) Evidence-based medicine und systematische Reviews in der perioperativen Medizin. Modeerscheinung oder Notwendigkeit? Anaesthesist 50:689–694
163. Webster NR (2001) Evidence based practice in intensive care—light on the horizon? Br J Anaesth 87:377–379
164. Wegscheider K (2000) Evidenzbasierte Medizin – Irrweg oder Aufbruch zu neuen Ufern. Herzschr Elektrophys 11:69–76
165. Weingarten S, Ellrodt AG (1992) The case for intensive dissemination: adoption of practice guidelines in the coronary care unit. QRB Qual Rev Bull 18:449–455
166. Wilczynski NL, Walker CJ, McKibbon KA, Haynes RB (1994) Quantitative comparison of pre–explosions and subheadings with methodologic search terms in MEDLINE. Proc Annu Symp Comput Appl Med Care 905–909
167. Wilson MC, Hayward RS, Tunis SR, Bass EB, Guyatt G (1995) User's guides to the Medical Literature. VIII. How to use clinical practice guidelines. B. what are the recommendations and will they help you in caring for your patients? The Evidence-Based Medicine Working Group. JAMA 274:1630–1632
168. Young JM, Glasziou P, Ward JE (2002) General practitioners' self ratings of skills in evidence based medicine: validation study. BMJ 324:950–951

Teil II Anästhesie und Intensivmedizin

Postoperative Übelkeit und Erbrechen

C. C. Apfel, H. Kerger

Einleitung

Übelkeit und Erbrechen nach Narkosen werden meist als PONV (»postoperative nausea and vomiting«) abgekürzt. Diese aus dem Englischen stammende Bezeichnung betont zwar höchstwahrscheinlich zu Unrecht die Bedeutung des operativen Eingriffs, soll hier aber zur Vermeidung von Missverständnissen beibehalten werden. Auch heute leiden noch immer ca. 30% aller Patienten unter PONV [40], das somit, nach dem postoperativen Schmerz, die zweithäufigste postanästhesiologische Komplikation darstellt. Die klinische Bedeutung wird unterschiedlich eingeschätzt: Zwar ist PONV in der Regel selbstlimitierend und extrem selten mit ernsthaften Komplikationen behaftet. Andererseits:

a) Für Patienten ist die Vermeidung von PONV genauso wichtig wie die Vermeidung von Schmerzen [58].
b) Schwerwiegende Komplikationen wie z. B. Atemwegsobstruktion oder Aspirationspneumonie sind für Betroffene sehr wohl relevant, auch wenn sie selten auftreten [18].
c) Die durch PONV verursachten Kosten gewinnen immer mehr an Bedeutung [80].

Im Folgenden soll daher das gegenwärtig gesicherte Wissen im Sinne der »Evidence-based Medicine« erörtert sowie zur Klarstellung auf bestehende Irrtümer und Kontroversen hingewiesen werden. Nach kurzer Darstellung des pathophysiologischen Wissens über das Erbrechen werden die klinisch relevanten Risikofaktoren dargestellt. Darauf aufbauend wird ein etablierter Risikoscore zur Einschätzung des PONV-Risikos beschrieben, der eine risikoadaptierte Prophylaxe ermöglicht. Sofern möglich, sollen das Evidenzniveau und die »strengths of recommendation« gemäß der »levels of evidence« nach Phillips et al. Anwendung finden (http://www.cebm.net/levels_of_evidence.asp).

Für Therapien oder Präventionen entspricht Level 1 einem quantitativen systematischen Review (»quantitiative systematic review = metaanalysis«) von randomisierten kontrollierten Studien (»randomized controlled trial = RCT«) oder einem großen RCT mit engem Konfidenzintervall. Level 2 bezieht sich auf Kohortenstudien (»cohort studies«), Level 3 auf Fallkontrollstudien (»case-control studies«), Level 4 auf Fallbeschreibungen, und Level 5 auf Expertenmeinung.

Da bei Risikofaktoren oder Risikomodellen eine Intervention bzw. Randomisierung nicht möglich ist, findet hier eine andere Klassifizierung Anwendung: Level 1 enspricht systematischen Übersichtsarbeiten (»systematic review = SR«) valider Kohortenstudien bzw. Validierungen von Risikomodellen in mindestens einer Population. Level 2 entspricht retrospektiven Kohortenstudien, Level 3 ist nicht definiert, Level 4 entspricht Fallbeschreibungen, und Level 5 entspricht wiederum einer Expertenmeinung.

Abhängig von den Ergebnissen der Studien unterschiedlicher Levels of Evidence lassen sich sog. »grades of recommendations« ableiten. »Grade A« bezieht sich auf Level-1-Studien, »Grade B« auf Level-2- und -3-Studien oder Extrapolationen von Level-1-Studien, »Grade C« auf Level-4-Studien oder Extrapolationen von Level-2- oder –3-Studien, und »Grade D« auf Level-5-Studien oder ernsthaft diskrepante oder unklare Studienergebnisse, unabhängig vom Level.

Bedeutung der Evidence-based Medicine für PONV

Die Evidence-based Medicine (EBM) soll zu einem gewissenhaften, klaren und vernünftigen Gebrauch des gegenwärtig gesicherten Wissens bei der Behandlung von Patienten führen. Dabei sollen systematische Übersichtsarbeiten mit klar definierter Fragestellung und Suchstrategie eine möglichst objektive Bewertung aller verfügbaren Informationen ermöglichen (»systematic review«). Liegen hinreichend viele randomisierte, kontrollierte, verwertbare Studien vor, kann eine Metaanalyse sogar eine wesentlich genauere Schätzung des Behandlungseffekts liefern (»quantitative systematic review«). Dennoch wird die EBM auch kritisch bewertet, sodass einige Punkte, die insbesondere in Hinblick auf PONV Verwirrung gestiftet haben, hier klargestellt werden müssen.

Ein Kritikpunkt ist, dass EBM ein »alter Hut« sei. Tatsächlich sind Metaanalysen zwar retrospektive Auswertungen von bereits publiziertem Material, und in Hinblick auf PONV ist die Wirksamkeit von Antiemetika durch die bislang publizierten Studien hinreichend belegt. Allerdings bieten Metaanalysen ein höheres Evidenzniveau. Dadurch konnte einerseits zweifelsfrei die antiemetische Wirkung von Dexamethason belegt und andererseits erstmals eindeutig gezeigt werden, dass Metoclopramid in der üblichen Dosis keine hinreichende antiemetische Wirkung besitzt [31, 42].

Ferner wird häufig kritisiert, dass in Metaanalysen Daten verschiedener Patientenkollektive zusammengefasst würden, die sich erheblich unterscheiden. Diese Kritik wäre jedoch nur dann gerechtfertigt, wenn Behandlungseffekte von studienspezifischen Unterschieden abhängig wären, was in der Regel nicht der Fall ist. Im Gegenteil muss betont werden, dass durch die Zusammenfassung mehrerer Studien sich die Daten auf ein breiteres Kollektiv beziehen. Dies führt nicht nur zu einer genaueren Punktschätzung, sondern auch zu einer verbesserten externen Validität (Übertragbarkeit auf andere Situationen). Auch diese Kritik ist nicht gerechtfertigt, wenn eine Maßzahl verwendet wird, die relativ unabhängig vom Patientenkollektiv die Wirksamkeit einer Intervention beschreibt.

Vertreter der EBM verwenden häufig eine neue Maßzahl, die sog. NNT (»number needed to treat«), um einen Behandlungseffekt zu quantifizieren. Die NNT beschreibt, wie viele Patienten behandelt werden müssen, damit ein Patient von der Therapie profitiert. Sie berechnet sich aus dem Reziprok der absoluten Risikoreduktion. Bedauerlicherweise wird diese Maßzahl häufig für den Vergleich von verschiedenen prophylaktisch eingesetzten Antiemetika oder antiemetischen Verfahren verwendet, was nicht sinnvoll und häufig auch nicht korrekt ist.

Hintergrund ist, dass die relative Reduktionsrate von PONV für jede Prophylaxe (Antiemetikum oder antiemetische Maßnahme) weitgehend unabhängig vom Patientenrisiko ist [12, 14]. Bei Studien mit einer hohen PONV-Rate in der Kontrollgruppe, wie z. B. 60%, führt eine Reduktion um 1/3 zu einer Inzidenz von 40%, und somit zu einer absoluten Risikoreduktion von 20%, woraus sich eine NNT von 5 ergibt (100/20% = 5). Bei Patienten mit einem PONV-Risiko von 10% führt die gleiche Prophylaxe mit einer Reduktion um 1/3 zu einer absoluten Risikoreduktion von nur 3,3%, was einer NNT von 30 entspricht.

Die NNT hängt bei der Prophylaxe v. a. vom Ausgangsrisiko des Patienten ab und weniger von der Wahl des Antiemetikums. Sie stellt somit eine fragwürdige Vereinfachung dar, wenn es um einen direkten Vergleich der Effizienz von Antiemetika aus unterschiedlichen Studien geht, da der Nutzen einer Prophylaxe nur bei gleichzeitiger Berücksichtigung von Patientenrisiko und relativer Risikoreduktion eingeschätzt werden kann. Letztere liegt bei den meisten Antiemetika im Bereich von 30%. Ferner ist ein Vergleich der Wirksamkeit prophylaktisch applizierter Antiemetika anhand von verschiedener Metaanalysen auch deshalb problematisch, da keine Stichprobengleichheit (v. a. was die Inzidenzen in den Kontrollgruppen anbetrifft) vorliegt.

Außerdem darf nicht vergessen werden, dass trotz objektiv reproduzierbarem Vorgehen bei einer Metaanalyse die Ergebnisse einer Interpretation bedürfen, und hier sehr wohl subjektive Schlussfolgerungen gezogen werden können, die bei genauer Betrachtung nur schwer nachvollziehbar sind.

Pathophysiologie

Physiologische, v. a. tierexperimentelle Untersuchungen haben gezeigt, dass das Brechzentrum aus Kerngebieten des Hirnstamms bzw. der Medulla oblongata besteht [1]. Es erhält Afferenzen aus der Chemorezeptortriggerzone (CRTZ, v. a. dopaminerg), von dem N. vagus (v. a. serotoninerg) und aus dem Vestibularorgan (v. a. histaminerg) (◘ Abb. 4.1).

Über Erregung sympathovagaler und motorischer Kerngebiete kommt es dann zu vegetativen Reaktionen wie Kaltschweißigkeit oder perioraler Blässe sowie zu dem relativ komplexen Brechakt mit Anspannung der Bauchmuskulatur und des Zwerchfells, Glottisschluss, Entspannung des unteren Ösophagussphinkters etc. Beim Erbrechen handelt es sich um ein vegetatives Reflexmuster, welches auch ohne Übelkeit ausgelöst werden kann (z. B. Reizung der hinteren Rachenwand bei indirekter Laryngoskopie, Luftinsufflation bei der Gastrodu-

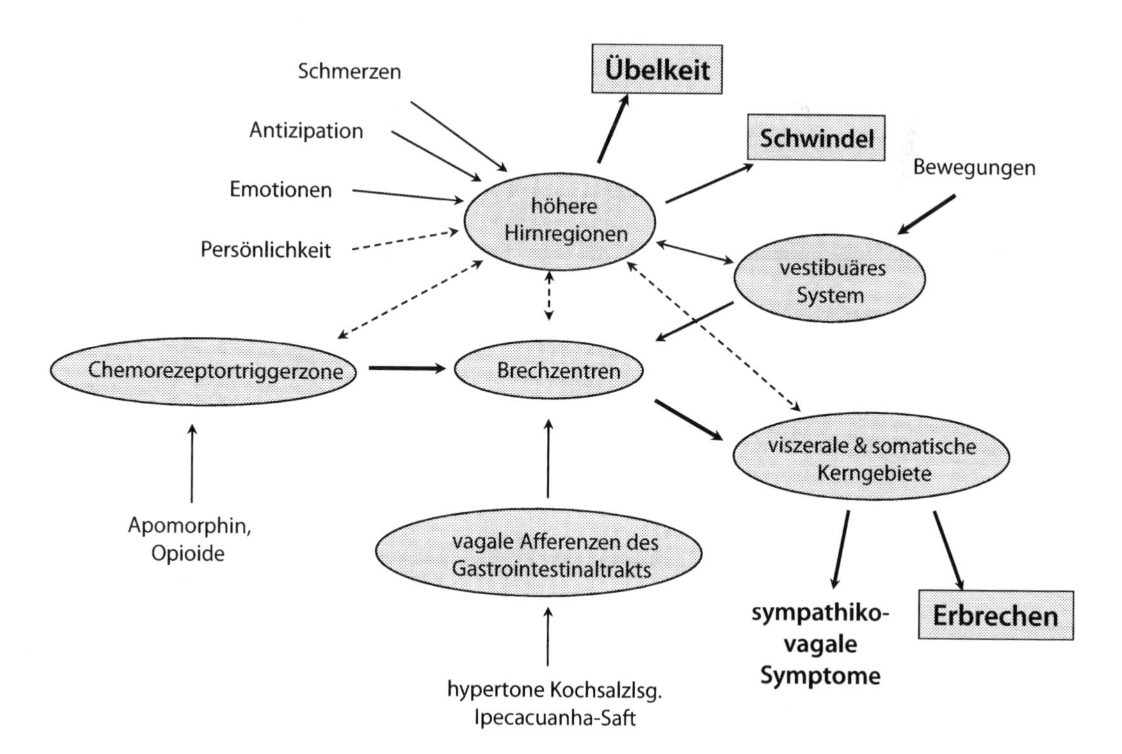

◘ **Abb. 4.1.** Pathophysiologie des Erbrechens. Die Dicke der Pfeile soll die klinische Relevanz angeben. Gestrichelte Pfeile sind nicht gesicherte Verbindungen. Man beachte ferner, dass wesentliche Risikofaktoren für PONV (z. B. weibliches Geschlecht) mit diesem Modell nicht erklärt werden können odenoskopie, unzureichende Reflexdämpfung bei schwieriger Intubation mit Aspirationsgefahr). Im Gegensatz dazu setzt Übelkeit kortikales Bewusstsein voraus, sodass es sich hier um ein qualitativ anderes Phänomen handelt (◘ Abb. 4.1).

> Die Tatsache, dass schwere Übelkeit häufig mit Erbrechen einhergeht, hat zu der irrtümlichen Vorstellung geführt, dass Erbrechen eine Steigerung der Übelkeit darstellt. Rangskalierte »PONV-Scores« mit Einteilungen *keine Übelkeit, leichte Übelkeit, schwere Übelkeit, einfaches Erbrechen, mehrfaches Erbrechen* sind jedoch pathophysiologisch unsinnig.

Die CRTZ liegt am Boden des IV. Ventrikels und beherbergt noch eine Vielzahl anderer Chemorezeptoren. Wesentlich scheint zu sein, dass an dieser Stelle das Endothel der Kapillaren unvollständig und somit ein Übertritt von Substanzen aus dem Blut in das Hirn möglich ist.

Beim chemotherapieinduzierten Erbrechen scheint die vermehrte Freisetzung von intestinalem Serotonin (5-Hydroxytryptamin) eine große Rolle zu spielen. Dieses kann dabei über 5-HT_3-Rezeptoren vagale Afferenzen im Gastrointestinaltrakt stimulieren, die direkt zur Erregung des Brechzentrums führen können (der Stellenwert der zentralen Stimulation ist umstritten). Hier haben selektive 5-HT_3-Rezeptorantagonisten eine neue Ära mit wesentlich höherer Effektivität eingeleitet. Allerdings bleibt bisher unklar, warum spätes Erbrechen (nach 48 h) weniger gut auf 5-HT_3-Rezeptorantagonisten anspricht.

Morphininduziertes Erbrechen scheint v. a. über die CRTZ vermittelt zu werden, da eine Durchtrennung der Verbindung zum Brechzentrum (Ablationsversuche) Erbrechen unterbindet. Interessant ist, dass Morphin beim Frettchen in niedriger Dosierung zu Erbrechen führt, nicht jedoch in hoher Dosierung [72]. Dieses kann durch eine hemmende Wirkung von Morphin an der Area postrema erklärt werden, die durch Naloxon antagonisierbar ist [24, 15]. Da in der Praxis jedoch die emetogene Wirkung der Opioide überwiegt, muss die tierexperimentell gesicherte Hemmung des Brechzentrums als unbedeutsam eingeschätzt werden. Dieses verdeutlicht:

> Tierexperimentell gewonnene Erkenntnisse können nur mit Einschränkungen auf die klinische Praxis übertragen werden (Level-5-Evidenz) [1].

Im Gegensatz zum chemotherapie- oder opioidinduzierten Erbrechen ist die Pathophysiologie von PONV kaum geklärt, zumal es hier kein etabliertes Tiermodell gibt [1]. Deshalb sollten denkbare, jedoch unbewiesene pathophysiologische Mechanismen nicht zur Begründung von ungesicherten oder widerlegten Risikofaktoren herangezogen werden (Level-5-Evidenz).

Inzidenzen und Risikofaktoren

Die Inzidenz von PONV liegt auch heute noch im Bereich von 25–30% [49, 81]. Dafür wurden zahlreiche Risikofaktoren verantwortlich gemacht, sodass zeitweise der Eindruck entstand, PONV werde durch praktisch alles verursacht [27]. Zwischen der allgemeinen Einschätzung und dem gesicherten Wissen besteht aber nur eine geringe Korrelation. Während weibliches Geschlecht schon immer völlig richtig von der Mehrzahl der Anästhesisten als Risikofaktor für PONV eingeschätzt wurde, wissen wir heute, dass Adipositas entgegen landläufiger Meinung kein klinisch relevanter Risikofaktor für PONV ist (Level-1-Evidenz) [50]. Die Risikofaktoren werden deshalb hier nicht nach pathophysiologischer Plausibilität, sondern gemäß der Evidenz und ihrer klinischen Relevanz behandelt [6].

Klinisch relevante Risikofaktoren

Patientenspezifische Risikofaktoren

Mehrere Studien zeigen übereinstimmend, dass Frauen ca. 3-mal häufiger unter PONV leiden als Männer [5, 23, 47, 70]. Das weibliche Geschlecht ist somit der bedeutsamste patientenspezifische Risikofaktor für PONV, wenngleich eine pathophysiologische Erklärung dafür fehlt (◘ Tab. 4.1).

In einer großen epidemiologischen Multizenterstudie konnten Cohen und Mitarbeiter an ca. 16.000 Patienten mittels logistischer Regressionsanalyse erstmals zeigen, dass Nichtraucher ca. 2-mal häufiger unter PONV leiden als Raucher (Level-1-

Tab. 4.1. Risikofaktoren für PONV, klassifiziert nach Evidenz und klinischer Bedeutung

Kategorie	Evidenz	Risikofaktor
Gesichert und klinisch besonders bedeutsam	●●●	Weibliches Geschlecht
	●●	Nichtraucherstatus
	●●	Anamnese von PONV oder Reisekrankheit
	●●●	Allgemeinanästhesie
	●●	Volatile Anästhetika
	●●	Narkosedauer
	●●	Postoperative Opioide
Gesichert, aber klinisch weniger bedeutsam		Junges Alter und ASA Status 1 oder 2
		Lachgas
Kontroverse Datenlage		Chirurgischer Eingriff
		Erfahrung des Anästhesisten
		Routinemäßige Magensonde
		Neostigmin, Pyridostigmin
Unzureichende Daten		Schmerzen
		Bewegungen
Widerlegt		Adipositas (Body Mass Index)
		Menstruationszyklus
		Angst und Persönlichkeit
		Wetter und Mondphase

● = moderat, ●● = stark, ●●● = sehr stark

Evidenz) [23]. Dieses Ergebnis konnte sowohl von einer finnischen [47] als auch von einer deutschen Studie bestätigt werden [2]. Interessant ist, dass in einer Umfrage ca. 50% der Anästhesisten irrtümlicherweise davon ausgingen, dass Raucher häufiger PONV hätten [27].

Pathophysiologisch könnte die Beeinflussung des dopaminergen Systems eine Rolle spielen. Nikotin kann über eine Hemmung des GABA-ergen Systems die synaptische Dopaminkonzentration erhöhen, was zu einer Downregulation der Dopaminrezeptordichte am synaptischen Spalt führt. Kommt es bei chronischen Rauchern im Rahmen der Narkosevorbereitung und Narkose zu einem »Nikotinentzug«, so wäre durch einen relativen Dopaminmangel eine niedrigere Inzidenz von PONV erklärbar. Da es sich hier um eine Expertenmeinung aufgrund einer pathophysiologischen Hypothese handelt, ist die Evidenz dieser Erklärung auf Level 5 einzuschätzen.

Eine positive Anamnese von PONV oder einer Reisekrankheit ist ebenfalls als Risikofaktor gut gesichert und charakterisiert eine gewisse individuelle Disposition (Level-1-Evidenz) [3, 5, 6, 23, 47].

Um den Einfluss des Alters zu beschreiben, ist es sinnvoll, zwischen Kindern und Erwachsenen zu unterscheiden. Erbrechen tritt bei Säuglingen mit ca. 5% relativ selten auf und auch bei Kleinkindern unter 3 Jahren noch deutlich seltener als bei älteren Kindern [54], deren Erbrechensinzidenzen um die 50% liegen [64]. Dabei muss erwähnt werden, dass diese Zahlen nur Erbrechen ohne Berücksichtigung von Übelkeit beschreiben, und die Inzidenzen von PONV ca. um den Faktor 1,3–1,5 höher liegen. Kinder erbrechen im Vergleich zu Erwachsenen auch eher in der späten postoperativen Phase [62].

Anästhesiologische Risikofaktoren

PONV tritt nach der Verwendung volatiler Anästhetika häufiger auf als nach Propofol [44, 69], was bisher auf eine dem Propofol eigene antiemetische Wirkung zurückgeführt wurde. Eine neuere Untersuchung hat jedoch eine Dosis-Wirkungs-

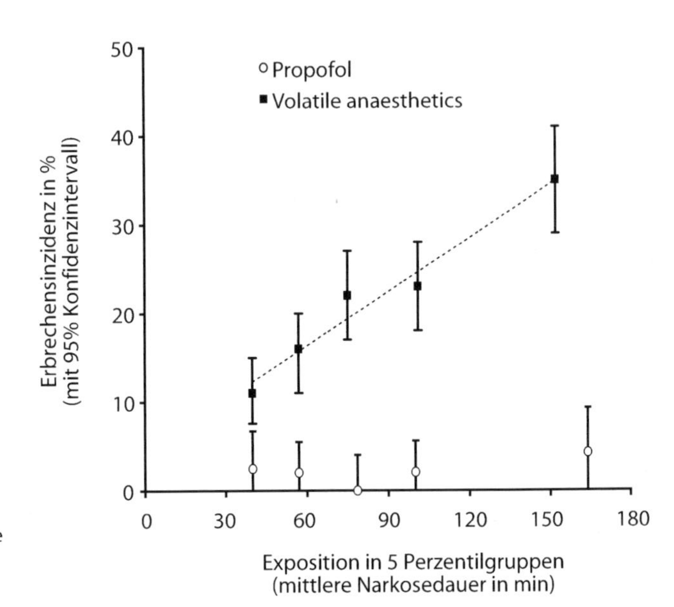

Abb. 4.2. Inzidenz von frühem Erbrechen (0–2 h) in 5 Perzentilgruppen (eingeteilt nach der Expositionsdauer) für Patienten die volatile Anästhetika oder Propofol erhielten (beide Gruppen mit Lachgas). [9]

Beziehung für frühes Erbrechen nach volatilen Anästhetika gezeigt (Abb. 4.2), sodass volatile Anästhetika als eine der Hauptursachen von PONV angesehen werden müssen [9].

Interessant ist in diesem Zusammenhang, dass es zwischen den volatilen Anästhetika wohl keine wesentlichen Unterschiede in Hinblick auf PONV gibt [9, 36]. Dieses wird durch vorläufige Ergebnisse der Europäischen Multizenterstudie (IMPACT) bestätigt [11], wobei die alleinige Vermeidung volatiler Anästhetika die Inzidenz um nur 18% zu reduzieren vermochte (Level-1-Evidenz).

Geringer ist die Reduktion von PONV durch die Vermeidung von Lachgas einzuschätzen. Obgleich zahlreiche Studien sich dieser Fragestellung gewidmet haben, muss die relative Risikoreduktion nach einer Metaanalyse von Divatia und Mitarbeitern [26] und nach IMPACT (10%ige Reduktion der Inzidenz) als »statistisch signifikant mit geringer klinischen Relevanz« eingeschätzt werden (Level-1-Evidenz). Auch scheinen vermutete Interaktionen mit volatilen Anästhetika keine Rolle zu spielen [26, 76].

Ein weiterer wesentlicher Risikofaktor ist die Verwendung von postoperativen Opioiden [5, 23], wobei die Emetogenität von postoperativ appliziertem Morphin und Piritramid vergleichbar scheint (Level-1-Evidenz) [17]. Eine aktuelle Untersuchung konnte nun erstmals einen Zusammenhang zwischen der applizierten Dosis und der Inzidenz an PONV aufzeigen [63].

Risikofaktoren mit kontroverser oder unzureichender Datenlage

Operative Einflüsse

Für bestimmte Eingriffe (z. B. Strabismusoperationen, laparoskopische Cholezystektomien, Hysterektomien) sind Inzidenzen im Bereich bis zu 80% beschrieben. Dieses hat zu der Vorstellung geführt, der chirurgische Eingriff könne die Hauptursache von PONV sein (Level-5-Evidenz) [16]. Allerdings wird dieses sehr kontrovers diskutiert [6]. Da Frauen ca. 3-mal so häufig unter PONV leiden wie Männer, verwundert es nicht, wenn die Inzidenz in der Gynäkologie bei ca. 45% liegt, in der Urologie dagegen, die überwiegend Männer betrifft, bei ca. 15%. Welchen relativen Stellenwert der chirurgische Eingriff oder die mit dem Eingriff assoziierten Risikofaktoren haben, lässt sich nur mit multivariaten statistischen Verfahren (logistische Regression) berechnen.

Während einige Studien keinen direkten Einfluss des chirurgischen Eingriffs an sich zeigten [5, 22, 45, 47], wiesen andere Studien auf einen statistisch signifikanten Einfluss hin (jeweils Level-1-Evidenz) [4, 23, 68]. Bei genauerer Betrachtung fällt jedoch auf, dass je nach Studie andere Eingriffe als »signifikant« erscheinen, sodass in einigen Zentren bei »typischen Risikooperationen« ein normales oder gar niedriges Risiko beobachtet wurde. Somit handelt es sich dabei wahrscheinlich um einen Zentrumseffekt, den man nicht verallgemeinern kann (Level-5-Evidenz). Hierzu sind zwei Einschränkungen zu machen:

1. Eine Arbeit von Stadler und Mitarbeitern [70] weist darauf hin, dass der Eingriff nicht die Inzidenz von Erbrechen, sehr wohl jedoch die von Übelkeit beeinflusst.
2. Die oben gemachten Aussagen scheinen für Erwachsene, weniger aber für Kinder zuzutreffen. So konnten beispielsweise Ruesch und Mitarbeiter [65] zeigen, dass die chirurgische Technik bei Strabismusoperationen die Inzidenz wesentlich beeinflusste. Dieses wird durch verschiedene Arbeiten, inbesonders durch das prädiktive Modell von Eberhart et al. [32], bestätigt.

Sonstige Einflüsse

Zahlreiche andere Faktoren werden häufig aufgeführt, die jedoch entweder kontrovers, nicht hinreichend belegt oder gar widerlegt sind.

Kontrovers ist beispielsweise der Einfluss der Antagonisierung nichtdepolarisierender Muskelrelaxanzien. So wurde mehr als 2,5 mg Neostigmin in einer Metaanalyse von Tramer et al. als emetogen eingeschätzt [74]. Bedauerlicherweise weist diese Arbeit jedoch einige Unzulänglichkeiten auf, sodass bei einer genaueren Betrachtung die zurzeit publizierten Studien zu heterogen und widersprüchlich sind, um eine eindeutige Aussage machen zu können [21].

Ebenfalls kontrovers sind die Daten zum Menstruationszyklus [30], zur Magensonde [20], Maskenbeatmung und Erfahrung des Anästhesisten [41] sowie der vermutete Einfluss des Wetters und des Mondes [29, 53].

Nicht hinreichend belegt ist beispielsweise der Einfluss von Einleitungshypnotika, Angst oder Schmerzen, während Adipositas mittlerweile als widerlegt angesehen werden kann (detailliertere Informationen s. [6]) [50].

Dieses bedeutet natürlich nicht, dass es keine anderen Risikofaktoren geben könnte. Nach Vorstellung des Autors spielen beispielsweise v. a. bei Kindern postoperative Bewegungen eine erhebliche Rolle. Derartige nicht gesicherte Hypothesen sollen hier aber nicht ausgeführt werden, da sie nur allzu schnell (je nach Plausibilität und Popularität) in die Literatur eingehen könnten. Vereinfachend kann gegenwärtig geschlussfolgert werden, dass PONV v. a. durch emetogene Anästhetika (volatile Anästhetika und Opioide) bei entsprechenden »empfindlichen Patienten« (Frauen, Nichtraucher, positive Anamnese) auftritt (■ Abb. 4.3).

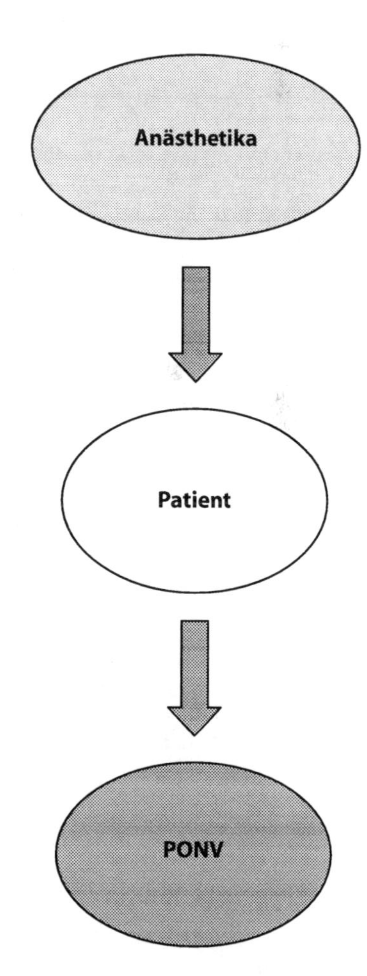

■ **Abb. 4.3.** Vereinfachtes Schema des zurzeit gesicherten Wissens zur Pathophysiologie von PONV: Erhalten »empfindliche Patienten« (Frauen, Nichtraucher, positive Anamnese) emetogene Anästhetika (v. a. volatile Anästhetika und Opioide) so kann es zu Übelkeit und Erbrechen kommen

Modelle zur Risikoeinschätzung

Die begrenzte Aussagekraft eines einzelnen Risikofaktors hat dazu geführt, dass anhand mehrerer Faktoren Risikoscores entwickelt wurden, die z. T. sogar eine Risikoabschätzung in Prozent liefern [3, 4, 45, 47, 60, 68]. Diese basieren in der Regel auf multivariaten Analysen (logistische Regression) und ermöglichen eine Vorhersage für das in diesem Zentrum untersuchte Patientenkollektiv (◘ Abb. 4.4).

> Dabei hat sich gezeigt, dass vereinfachte Risikoscores, die nicht den chirurgischen Eingriff als Risikofaktor berücksichtigen, eine ebenso gute oder sogar bessere Vorhersage ermöglichen als komplizierte Scores (Level-1-Evidenz) [4, 8, 28, 61].

Eine geringe Korrelation der Risikoscores untereinander bedeutet nicht, dass Risikoscores auf andere Kliniken nicht übertragbar sind [71], sondern lediglich, dass einige Scores offenbar eine bessere Vorhersage bieten als andere [10]. Ein weiterer, wesentlicher Vorteil eines Risikoscores im Vergleich zu einem einzelnen Risikofaktor liegt außerdem darin, dass Patienten in mehrere Risikoklassen eingeteilt werden können, wodurch der Umfang einer Prophylaxe differenziert bestimmt werden kann.

Da die ersten Risikoscores aus komplizierten Formeln bestanden [47], wurde für die klinische Praxis im Rahmen einer Kreuzvalidierung ein vereinfachter Risikoscore entwickelt [5]. Dieser besteht aus den vier Risikofaktoren weibliches Geschlecht, Nichtraucherstatus, Reisekrankheit oder PONV in der Anamnese und Gabe von postoperativen Opioiden. Wenn 0, 1, 2, 3 oder 4 dieser Risikofaktoren vorhanden sind, beträgt das Risiko ca. 10%, 20%, 40%, 60% oder 80% (◘ Abb. 4.5), was durch externe Validierungen bestätigt wurde (Level-1-Evidenz) [8, 61]. Dieser Score ist im engeren Sinne nur für Erwachsene relevant, ein ähnliches Modell wurde jedoch von Eberhart und Mitarbeitern [32] entwickelt.

Obgleich ein derartiger Score für die Praxis die beste Möglichkeit darstellt, das PONV-Risiko eines Patienten relativ einfach einzuschätzen, so muss jedoch angemerkt werden, dass im Durchschnitt die Vorhersage, ob ein Patient tatsächlich unter PONV leiden wird, allenfalls in 70% der Fälle richtig ist.

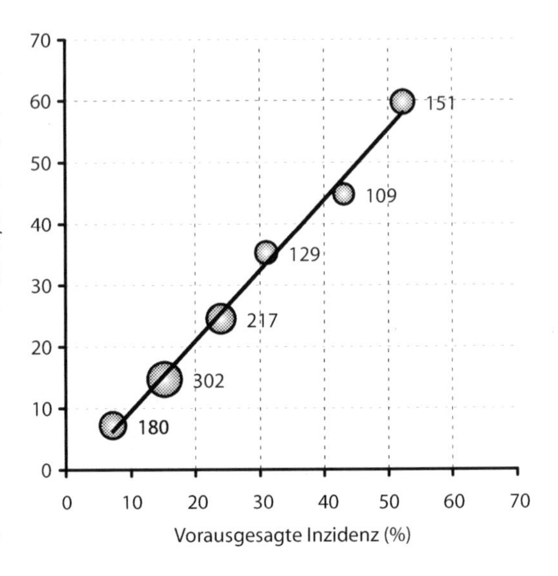

◘ **Abb. 4.4.** Korrelation zwischen vorhergesagter und tatsächlicher Erbrechensinzidenz (bei verschiedenen Operationen). Mod. nach Apfel et al. [2]

Dabei sollte erwähnt werden, dass eine aktuelle Studie zu dem Schluss kommt, die Vorhersage vereinfachter Risikoscores sei unzulänglich [75]. Es muss jedoch darauf hingewiesen werden, dass in diesem Patientenkollektiv relevante Faktoren, wie z. B. das weibliche Geschlecht oder der Gebrauch von Opioiden einen nur geringen oder gar keinen Einfluss auf PONV hatten und dieses Kollektiv daher etwas ungewöhnlich erscheint. Hinzu kommt, dass andere Validierungen und Simulationsrechnungen die allgemeine Anwendbarkeit dieser Scores unterstützen [7, 8, 13, 34, 61].

Antiemetische Strategien

Antiemetika

Über 2000 randomisierte, kontrollierte klinische Studien wurden in den letzten Jahrzehnten mit prophylaktischen Antiemetika durchgeführt, sodass es selbst für einen Experten schwierig ist, alle Studien zu überblicken. Die von der EBM entwickelten systematischen, quantitativen Reviews (Metaanalysen) ermöglichen erstmals, die Effektivität zahlreicher

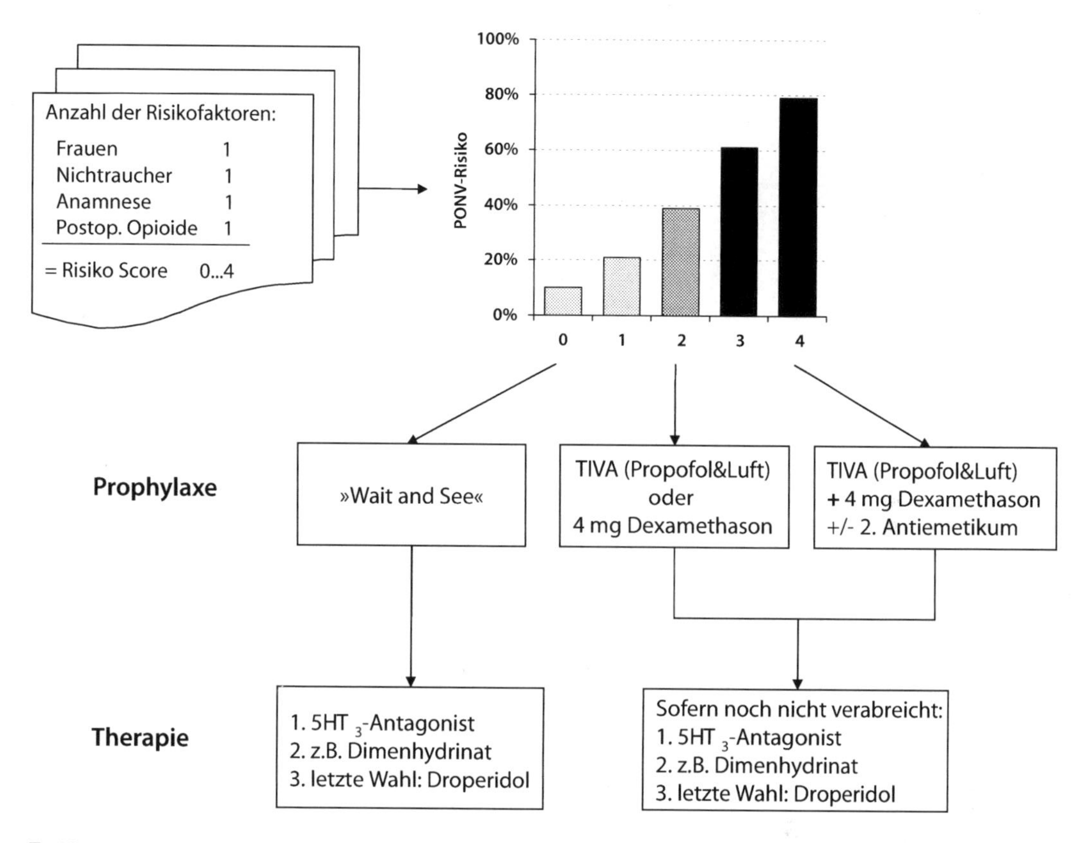

Abb. 4.5. Mögliches, risikoadaptiertes Prophylaxe- und Therapieschema anhand des vereinfachten Risikoscores nach Apfel et al. [5]

Antiemetika zu quantifizieren [31, 33, 51, 52, 73]. Allerdings wurden in den meisten Metaanalysen die NNT verwendet, bei denen eine Verallgemeinerung in Hinblick auf die Effizienz problematisch ist. Erfreulicherweise wurde in diesem Jahr ein Cochrane Review durchgeführt, der nicht nur die größte und umfassenste Metaanalyse darstellt, sondern erstmals methodologisch korrekt das relative Risiko als Maßzahl der Wirksamkeit verwendet [19].

5-HT3-Antagonisten (z. B. Ondansetron) blockieren die emetogene und v. a. vagal vermittelte Wirkung von Serotonin (= 5-Hydroxytryptamin=5-HT) am 5-HT_3 Rezeptor. Im Gegensatz zu den älteren Antiemetika haben diese keine sedierenden oder extrapyramidalen Nebenwirkungen, es kann jedoch zu – in der Regel – milden Kopfschmerzen kommen (Level-1-Evidenz) [19, 73]. Equipotente Dosierung vorausgesetzt, wird gegenwärtig davon ausgegangen, dass sich die $5HT_3$-Antagonisten in ihrer antiemetischen Wirkung nicht unterscheiden (Tab. 4.2) [12, 40].

Trotz ungeklärtem antiemetischem Wirkmechanismus ist **Dexamethason** ein effektives, kostengünstiges und nebenwirkungsarmes Antiemetikum (Level-1-Evidenz) [12, 31], wobei nach neueren Studien auch 4 mg Dexamethason (am Anfang der Narkose gegeben) ausreichen (Level-2-Evidenz) [12, 57, 78, 79].

Dimenhydrinat (Vomex A) ist ein kostengünstiger, relativ unspezifischer Histaminantagonist (H_1), dessen antiemetische Wirkung mit der der anderen Antiemetika vergleichbar ist (Level-1-Evidenz) [9, 51]. Aufgrund unsicherer rektaler Resorption bei Suppositorien sollte die i.v. Applikation bevorzugt werden.

Droperidol (DHB, Inapsine) ist ein hochpotentes Neuroleptikum mit antidopaminerger Aktivität (anti-D_2). In der Anästhesie sind niedrige Dosen

■ **Tab. 4.2.** Antiemetika in allgemein üblichen Dosierungen

Übliche Substanzen	Prophylaxe: Erwachsene	Therapie: Erwachsene	Prophylaxe: Kindern
Ondansetron	4 mg	1 mg	50–100 µg/kg
Tropisetron	5 mg	0,5 mg	50–100 µg/kg*
Dolasetron	12,5–50 mg	12,5 mg	350 µg/kg
Granisetron	0,35–1 mg	0,1 mg	
Dexamethason	4–5 mg frühzeitig	Nicht empfohlen	150 µg/kg
Dimenhydrinat	62,5 mg	16,25–32,5 mg*	500 µg/kg
Droperidol	0,625–1,25 mg	0,625 mg*	50–75 µg/kg
Metoclopramid	25–50 mg	?	?
Scopolamin	Transderm. Pflaster	Nicht empfohlen	Nicht empfohlen

* Persönliche Empfehlung des Autors bei unzureichender Datenlage. Dosierungen für Kinder sollten die Gesamtdosis für Erwachsene nicht überschreiten.

im Bereich von 0,625–1,25 mg (0,25–0,5 ml) ausreichend, wobei aufgrund der kurzen Plasmahalbwertszeit von ca. 3 h eine Applikation zum Ende der Narkose vorteilhaft sein könnte [33]. Dieses ist jedoch nur für postoperatives Erbrechen bei Kindern mit einer wesentlich höheren Dosierung (75 µg/kg) nachgewiesen (Level-1-Evidenz).

Aufgrund fataler kardialer Komplikationen (Torsades-de-pointes und Asystolien) hat die Food and Drug Administration (FDA) der USA ein »black box warning« ausgesprochen, was jedoch bei näherer Betrachtung der Fälle fragwürdig erscheint [39]. Zwar ist bekannt, dass Droperidol zu ausgeprägten QT-Verlängerungen führen kann [56], eine Dosiswirkungsstudie zu QT-Verlängerungen im Niedrigdosisbereich wurde jedoch aufgrund der pyschischen Nebenwirkungen (z. B. innere Unruhe und Anspannung) vorzeitig abgebrochen (Desai, http://www.fda.gov/ohrms/dockets/ac/03/slides/4000s1.htm) [37, 55, 59].

Droperidol scheint besonders effektiv bei der Prophylaxe von opioidinduziertem Erbrechen im Rahmen einer patientenkontrollierten Anästhesie zu sein. Dabei halbiert 50 µg Droperidol pro mg Morphin sowohl die Inzidenz von Übelkeit als auch die von emetischen Episoden, was allerdings bei 15% der Patienten mit signifikanter Sedierung verbunden ist [25].

Interessant ist, dass **Metoclopramid** seit Jahrzehnten in der täglichen Praxis häufig Verwendung findet, obgleich es nur unzureichend antiemetisch wirksam ist [42] und auch höhere Dosierungen von 50 mg keine besseren Ergebnisse aufweisen (Level-1-Evidenz) [9]. Es bestand daher allgemeiner Konsens unter Experten, dass Metoclopramid aufgrund der unzureichenden Wirksamkeit nicht mehr empfohlen werden kann [40]. Eine aktuelle Arbeit von Wallenborn und Mitarbeitern [77] hat jedoch zeigen können, dass ab einer Dosierung ab 25 mg durchaus eine akzeptable antiemetische Wirkung vorhanden ist.

Scopolamin ist ein anticholinerges Antiemetikum, welches v. a. gegen Kinetosen wirksam ist. Die transkutane Applikation kompensiert die relative kurze Halbwertszeit, allerdings ist dies mit einer unsicheren Resorption behaftet. Als Nebenwirkungen können Sehstörungen, Mundtrockenheit und Verwirrtheit auftreten [52].

Aprepitant ist ein Neurokinin (NK1) Rezeptorantagonist, der Übelkeit ähnlich zu reduzieren vermag wie Ondansetron. Die antiemetischen Eigenschaften sind jedoch wesentlich stärker als die aller anderen Antiemetika, so dass diese Substanz in der Zukunft v. a. für Patienten, bei denen Erbrechen ein medizinisches Risiko darstellt, relevant ist.

Total-intravenöse und regionale Anästhesie

Da patientenspezifische Risikofaktoren nicht beeinflusst werden können und volatile Anästhetika als relevante Risikofaktoren für PONV identifiziert sind, ist es naheliegend, bei Patienten mit erhöhtem Risiko eine total-intravenöse Anästhesie mit Propofol (**TIVA**) durchzuführen. Wenngleich dadurch v. a. die Inzidenz von frühem Erbrechen reduziert werden kann [9], so trägt wahrscheinlich der obligate Opioidanteil dazu bei, dass die Inzidenz von PONV über 24 h bestenfalls auf die Hälfte reduziert werden kann (Level-1-Evidenz) [69].

Aus diesem Grund besteht allgemeiner Konsens darüber, dass bei Risikopatienten – sofern möglich – primär eine Regionalanästhesie sinnvoll ist [40].

Multimodaler Ansatz (Kombinationen)

Da PONV nach Allgemeinanästhesien weder durch Antiemetika noch durch eine TIVA sicher vermieden werden kann, untersuchen aktuelle Studien den Nutzen von Kombinationen von antiemetischen Strategien, die häufig auch als »multimodales Vorgehen« oder »balanzierte Antiemesis« bezeichnet werden (Level-2-Evidenz) [35, 67]. Einige Studien vermochten die Inzidenz bei Risikopatienten auf weniger als 10% zu reduzieren. Aus methodischen Gründen konnte bei diesen Studien jedoch nicht gesagt werden, welchen relativen Anteil die einzelnen Interventionen haben. Dieses warf mehrere Fragen auf.

1. Welcher relative Benefit wird durch die einzelnen Interventionen tatsächlich bewirkt?
2. Gibt es Interaktionen zwischen den Interventionen, sodass bestimmte Kombinationen wesentlich wirksamer sind, als aus den Einzelwirkungen zu erwarten wäre, oder dass Wirkungen sich gegenseitig abschwächen oder aufheben?

Diese Frage wurde erstmals systematisch in einer europäischen Multizenterstudie mit faktoriellem Design unter Berücksichtigung von 4 mg Ondansetron (vs. Placebo), 4 mg Dexamethason (vs. Placebo), 1,25 mg Droperidol (vs. Placebo), Propofol (vs. volatile Anästhetika), Luft (vs. Lachgas) und Remifentanil (vs. Fentanyl) untersucht (IMPACT) [11].

Anhand von ca. 5000 Patienten konnte gezeigt werden, dass die Antiemetika Ondansetron, Dexamethason, Droperidol sowie eine TIVA ähnlich effektiv sind [12]. Allerdings wird die Inzidenz von PONV durch jede Intervention nur um knapp 30 relative % reduziert, sodass bei Risikopatienten trotz aller Interventionen die Inzidenz von PONV noch zwischen 15 und 20% liegt. Wesentlich ist dabei, dass es zwischen den Interventionen keine Interaktionen gibt, sodass diese frei kombiniert werden können (Level-1-Evidenz) [12].

Dabei spricht man hier auch von einem additiven Effekt, obgleich es sich rechnerisch um eine Multiplikation des relativen Risikos handelt. So lässt sich aufgrund von IMPACT schlussfolgern, dass beispielsweise eine Kombination von Dexamethason und Droperidol das Risiko für PONV halbiert, da $0{,}7 \times 0{,}7 = 0{,}49$.

Risikoadaptierte Prophylaxe

Bei einem niedrigen Risiko ist aus oben genannten Gründen eine Prophylaxe nicht gerechtfertigt (Level-1-Evidenz) [66]. Hingegen scheint bei einem sehr hohen Risiko sogar eine Kombination (multimodaler Ansatz) erforderlich [12]. Für die Praxis stehen zwei Risikoscores zur Verfügung, die eine Einteilung in »Risikoklassen« ermöglichen (Level-1-Evidenz). Aufgrund der Einfachheit und der Anwendbarkeit für andere Zentren favorisieren Apfel, Koivuranta und Mitarbeiter [5] einen vereinfachten Score (◘ Abb. 4.5).

Liegen (ein bis) zwei Risikofaktoren (Risiko um [20]–40%) vor, ist eine Prophylaxe mit einem Antiemetikum sinnvoll, wobei 4 mg Dexamethason (am Anfang der Narkose gegeben) aufgrund der geringen Nebenwirkungen und des günstigen Preises Mittel der 1. Wahl sein könnte. Bei drei oder vier Risikofaktoren (Risiko um 60–80%) kann eine TIVA mit 1 oder 2 Antiemetika empfohlen werden (Level-5-Evidenz). Alternativ könnte auch eine 2- oder 3fache Prophylaxe mit Antiemetika erwogen werden. Der Einsatz einer TIVA anstelle eines Antiemetikums lässt aber mehr Raum für die Therapie, zumal auch mit einer Dreifachprophylaxe die Inzidenz bei Hochrisikopatienten noch über 20% liegt (Level-1-Evidenz).

Das vorgeschlagene Schema sollte aber nicht als Dogma interpretiert werden. So könnte aus medizinischen Überlegungen bei Eingriffen, bei denen Erbrechen den Operationserfolg oder die Sicherheit des Patienten gefährden könnte (z. B. Kieferoperation), die Indikation für eine Prophylaxe wesentlich großzügiger gestellt werden und wo beispielsweise Aprepitant anderen Antiemetika überlegen ist. Dabei sollte nicht vergessen werden, dass eine Prophylaxe bei Risikopatienten nicht nur kosteneffektiv ist [43], sondern auch die Patientenzufriedenheit verbessern kann [66], zumal Patienten selbst den Wert einer effektiven Prophylaxe mit ca. 50 Euro beziffern [38].

Therapie von PONV

Jedes erstmalig auftretende Erbrechen und jede mindestens mittelschwere Übelkeit sollte behandelt werden, da ohne Therapie weitere Episoden von PONV in über 50% der Fälle auftreten. Grundsätzlich kommen die selben Medikamente zum Einsatz wie bei der Prophylaxe, allerdings sind hierzu wesentlich weniger Studien publiziert [46]. Die NNT ist bei der Therapie deutlich günstiger, und es sind geringere Dosierungen erforderlich (Level-1-Evidenz) [46]. Beim Ondansetron sollen beispielsweise 1 mg ausreichend sein, sodass sich gegenwärtig die Vorstellung entwickelt hat, dass zur Therapie ca. 1/4 der Dosierung, die für die Prophylaxe erforderlich ist, ausreichen sollte [40].

Außerdem sind die therapeutischen Möglichkeiten dadurch eingeschränkt, dass eine TIVA nicht mehr gegeben werden kann und auch die Gabe von Dexamethason höchstwahrscheinlich zu spät kommt, da die volle Entfaltung der antiemetischen Wirkung mehrere Stunden benötigt (Level-2-Evidenz) [79]. Es besteht allgemeiner Konsens darüber, dass eine wiederholte Gabe eines bestimmten Antiemetikums innerhalb von 6 h nicht sinnvoll ist (Level-2- und 5-Evidenz) [40, 48]. Deshalb sollten zur Therapie solche Antiemetika bevorzugt werden, die noch nicht prophylaktisch verwendet wurden.

Zusammenfassung

Die Anwendung von Metaanalysen (quantitative systematic reviews) durch die Evidence based medicine hat erstmalig die Wirksamkeit von Antiemetika objektiv quantifiziert. Dabei wird die Effektivität häufig mit der »Numbers-Needed-to-Treat« (NNT) angegeben. Die NNT ist das Reziprok der absoluten Risikoreduktion (ARR). Beide Maßzahlen beschreiben den klinisch relevanten Nutzen einer Intervention unter bestimmten Untersuchungsbedingungen. Bei der Prophylaxe ist jedoch die ARR – und somit auch die NNT – ganz erheblich von der Inzidenz der Kontrollgruppe (Patientenrisiko) abhängig. Die NNT ist daher keine geeignete Maßzahl, um die Effizienz der Prophylaxe verschiedener Antiemetika zu vergleichen, auch wenn sie häufig als Surrogatparameter dafür herangezogen wird. Im Gegensatz dazu ist die relative Risikoreduktion (RRR) unabhängig vom Patientenrisiko und daher eine gute Maßzahl, um die Effizienz von Antiemetika zwischen verschiedenen Studien zu vergleichen.

Zahlreiche pathophysiologische Mechanismen für Erbrechen sind tierexperimentell nachgewiesen, ihre Bedeutung für PONV ist aber noch unklar. Die wichtigsten Ursachen für PONV sind volatile Anästhetika, Lachgas und Opioide. Hinzu kommen als relevante patientenspezifische Risikofaktoren weibliches Geschlecht, Nichtraucherstatus und eine positive Anamnese.

Mit diesen Risikofaktoren lässt sich anhand eines validierten, vereinfachten Risikoscores das PONV-Risiko einschätzen, das eine rationale Grundlage für eine risikoadaptierte, individuelle Prophylaxe bietet. Geeignete Maßnahmen sind eine Regionalanästhesie (wenn möglich) oder eine totalintravenöse Anästhesie (TIVA), die Lachgas und volatile Anästhetika vermeiden, sowie die Gabe von Antiemetika. Eine TIVA kann die PONV Inzidenz um ca. 30% senken (relative Risikoreduktion, was der Effektivität von Antiemetika wie Serotoninantagonisten, Dexamethason oder auch Droperidol entspricht. Metoclopramid muss hinreichend hoch dosiert werden, um antiemetisch wirksam zu sein. Aprepitant ist der erste kommerziell verfügbare Neurokinin (NK1) Antagonist und wesentlich wirksamer gegen Erbrechen als ander Antiemetika.

Bei einem niedrigen Risiko ist eine Prophylaxe nicht gerechtfertigt. Bei einem mittleren Risiko kann eine Regionalanästhesie oder TIVA oder ein Antiemetikum empfohlen werden. Patienten mit einem (sehr) hohen Risiko sollten eine 2fache (oder 3fache) Prophylaxe (multimodaler Ansatz) erhalten. Dabei erscheint die Wirkung der antiemetischen Strategien unabhängig voneinander, also additiv zu sein.

Zur Therapie von PONV sollten Antiemetika eingesetzt werden, die noch nicht zuvor als Prophylaxe verabreicht wurden. Hierbei wird angenommen, dass geringere Dosierungen als zur Prophylaxe erforderlich sind.

Literatur

1. Andrews PLR (1992) Physiology of nausea and vomiting. Br J Anaesth 69 (Suppl 1):2S–19S
2. Apfel CC, Greim CA, Goepfert C et al. (1998) Postoperatives Erbrechen: Ein Score zur Voraussage des Erbrechensrisikos nach Inhalationsanästhesien. Anästhesist 47:732–740
3. Apfel CC, Greim CA, Haubitz I et al. (1998) A risk score to predict the probability of postoperative vomiting in adults. Acta Anaesthesiol Scand 42(5):495–501
4. Apfel CC, Greim CA, Haubitz I et al. (1998) The discriminating power of a risk score for postoperative vomiting in adults undergoing various types of surgery. Acta Anaesthesiol Scand 42(5):502–509
5. Apfel CC, Laara E, Koivuranta M, Greim CA, Roewer N (1999) A simplified risk score for predicting postoperative nausea and vomiting: Conclusions from cross-validations between two centers. Anesthesiology 91(3):693–700
6. Apfel CC, Roewer N (2000) Einflussfaktoren von Übelkeit und Erbrechen nach Narkosen: Fiktionen und Fakten. Anästhesist 49:629–641
7. Apfel CC, Kranke P, Greim CA, Roewer N (2001) What can be expected from risk scores for predicting postoperative nausea and vomiting? Br J Anaesth 86(6):822–827
8. Apfel CC, Kranke P, Eberhart LHJ, Roos IA, Roewer N (2002) A comparison of predicting models for postoperative nausea and vomiting. Br J Anaesth 88(2):234–240
9. Apfel CC, Kranke P, Katz MH et al. (2002) Volatile anaesthetics may be the main cause for early but not delayed postoperative nausea and vomiting: a randomized controlled trial of factorial design. British Journal of Anaesthesia 88(5):659–668
10. Apfel CC, Koivuranta M, Sweeney B, Thomas R, Jones N, Strike P (2003) Study of postoperative nausea and vomiting: recommending risk models for group comparisons. Anaesthesia 58:492–493
11. Apfel CC, Korttila K, Abdalla M, Biedler A, Pocock S, Roewer N (2003) An international Multizenter protocol to assess the single and combined benefits of antiemetic strategies in a controlled clinical trial of a 2x2x2x2x2x2 factorial design (IMPACT). Controlled Clinical Trials 24:736–751
12. Apfel CC, Korttila K, Abdalla M et al. (2004) A factorial trial of six interventions for the prevention of postoperative nausea and vomiting. New Engl J Med 350(24):2441–2451
13. Apfel CC, Kranke P, Eberhart LH (2004) Comparison of surgical site and patient's history with a simplified risk score for the prediction of postoperative nausea and vomiting. Anaesthesia 59(11):1078–1082
14. Apfel CC, Bacher A, Biedler A et al. (2005) A factorial trial of six interventions for the prevention of postoperative nausea and vomiting. Anästhesist 54(3):201–209
15. Barnes NM, Bunce KT, Naylor RJ, Rudd JA (1991) The actions of fentanyl to inhibit drug-induced emesis. Neuropharmacology 30(10):1073–1083
16. Biedler A, Wilhelm W (1998) Postoperative Übelkeit und Erbrechen. Anästhesist 47:145–158
17. Breitfeld C, Peters J, Vockel T, Lorenz C, Eikermann M (2003) Emetic effects of morphine and piritramide. Br J Anaesth 91(2):218–223
18. Bremner WG, Kumar CM (1993) Delayed surgical emphysema, pneumomediastinum and bilateral pneumothoraces after postoperative vomiting. Br J Anaesth 71:296–297
19. Carlisle J, Stevenson C (2006) Drugs for preventing postoperative nausea and vomiting. Cochrane Database Syst Rev 3:CD004125
20. Cheatham ML, Chapman WC, Key SP, Sawyers JL (1995) A meta-analysis of selective versus routine nasogastric decompression after elective laparotomy. Ann Surg 221(5):469–478
21. Cheng CR, Sessler DI, Apfel CC (2005) Does neostigmine administration produce a clinically important increase in postoperative nausea and vomiting? Anesth Analg101(5):1349–1355
22. Choi DH, Ko JS, Ahn HJ, Kim JA (2005) A korean predictive model for postoperative nausea and vomiting. J Korean Med Sci 20(5):811–815
23. Cohen MM, Duncan PG, DeBoer DP, Tweed WA (1994) The postoperative interview: assessing risk factors for nausea and vomiting. Anesth Analg 78:7–16
24. Costello DJ, Borison HL (1977) Naloxone antagonizes narcotic self blockade of emesis in the cat. J Pharmacol Exp Ther 203(1):222–230
25. Culebras X, Corpataux JB, Gaggero G, Tramer MR (2003) The antiemetic efficacy of droperidol added to morphine patient-controlled analgesia: a randomized, controlled, Multizenter dose-finding study. Anesth Analg 97(3):816–821
26. Divatia JV, Vaidya JS, Badwe RA, Hawaldar RW (1996) Omission of nitrous oxide during anesthesia reduces the incidence of postoperative nausea and vomiting. A meta-analysis. Anesthesiology 85(5):1055–1062
27. Eberhart LH, Morin AM, Felbinger TW, Falkner Y, Georgieff M, Seeling W (1998) Ergebnisse einer Umfrage unter Anästhesisten zum Thema Übelkeit und Erbrechen

in der postoperativen Phase. Anesthesiol Intensivmed Notfallmed Schmerzther 33(9):545–551
28. Eberhart LH, Hogel J, Seeling W, Staack AM, Geldner G, Georgieff M (2000) Evaluation of three risk scores to predict postoperative nausea and vomiting. Acta Anaesthesiol Scand 44(4):480–488
29. Eberhart LH, Jakobi G, Winterhalter M, Georgieff M (2000) Impact of environmental factors on the incidence of postoperative nausea and vomiting. Influence of the weather and cycle of the moon. 35(10):635–640
30. Eberhart LH, Morin AM, Georgieff M (2000) Menstruationszyklus in der postoperativen Phase: Der Einfluss auf die Inzidenz von Übelkeit und Erbrechen. Anästhesist 49(6):532–535
31. Eberhart LH, Morin AM, Georgieff M (2000) Dexamethason zur Prophylaxe von Übelkeit und Erbrechen in der postoperativen Phase. Eine Metaanalyse kontrollierter randomisierter Studien. Anästhesist 49(8):713–720
32. Eberhart LH, Geldner G, Kranke P et al. (2004) The development and validation of a risk score to predict the probability of postoperative vomiting in pediatric patients. Anesth Analg 99(6):1630–1637
33. Eberhart LHJ, Morin AM, Seeling W, Bothner U, Georgieff M (1999) Metaanalyse kontrollierter randomisierter Studien zum Einsatz von Droperidol zur Prophylaxe von Übelkeit und Erbrechen in der postoperativen Phase. Anesthesiol Intensivmed Notfallmed Schmerzther 34:528–536
34. Eberhart LHJ, Seeling W, Staack AM, Georgieff M (1999) Validation of a risk score for prediction of vomiting in the postoperative period. Anästhesist 48:607–612
35. Eberhart LHJ, Mauch M, Morin AM, Wulf H, Geldner G (2002) Impact of a multimodal anti-emetic prophylaxis on patient satisfaction in high-risk patients for postoperative nausea and vomiting. Anaesthesia 57(10):1022–1027
36. Forrest JB, Cahalan MK, Rehder K et al. (1990) Multizenter study of general anesthesia. II. Results. Anesthesiology 72(2):262–268
37. Foster PN, Stickle BR, Laurence AS (1996) Akathisia following low-dose droperidol for antiemesis in day-case patients. Anaesthesia 51(5):491–494
38. Gan T, Sloan F, Dear G, El Moalem HE, Lubarsky DA (2001) How much are patients willing to pay to avoid postoperative nausea and vomiting? Anesth Analg 92(2):393–400
39. Gan TJ, White PF, Scuderi PE, Watcha MF, Kovac A (2002) FDA »black box« warning regarding use of droperidol for postoperative nausea and vomiting: is it justified? Anesthesiology 97(1):287
40. Gan TJ, Meyer T, Apfel CC et al. (2003) Consensus guidelines for the management of postoperative nausea and vomiting. Anesth Analg 97:62–71
41. Hechler A, Naujoks F, Ataman K, Hopf HB (1999) Die Inzidenz an postoperativer Übelkeit und Erbrechen ist unabhängig von der routinemäßigen Maskenvorbeatmung während der Narkoseeinleitung. Anesthesiol Intensivmed Notfallmed Schmerzther;34(11):684–688
42. Henzi I, Walder B, Tramer MR (1999) Metoclopramide in the prevention of postoperative nausea and vomiting: a quantitative systematic review of randomized, placebo-controlled studies. Br J Anaesth;83(5):761–771
43. Hill RP, Lubarsky DA, Phillips-Bute B et al. (2000) Cost-effectiveness of prophylactic antiemetic therapy with ondansetron, droperidol, or placebo. Anesthesiology;92(4):958–967
44. Hofer CK, Zollinger A, Buchi S et al. (2003) Patient well-being after general anaesthesia: a prospective, randomized, controlled multi-centre trial comparing intravenous and inhalation anaesthesia. Br J Anaesth 91(5):631–637
45. Junger A, Hartmann B, Benson M et al. (2001) The use of an anesthesia information management system for prediction of antiemetic rescue treatment at the postanesthesia care unit. Anesth Analg 92(5):1203–1209
46. Kazemi-Kjellberg F, Henzi I, Tramer MR (2001) Treatment of established postoperative nausea and vomiting: a quantitative systematic review. BMC Anesthesiol 1(1):2
47. Koivuranta M, Laara E, Snare L, Alahuhta S (1997) A survey of postoperative nausea and vomiting. Anaesthesia 52:443–449
48. Kovac AL, O'Connor TA, Pearman MH et al. (1999) Efficacy of repeat intravenous dosing of ondansetron in controlling postoperative nausea and vomiting: a randomized, double-blind, placebo-controlled Multizenter trial. J Clin Anesth 11(6):453–459
49. Kovac AL (2000) Prevention and treatment of postoperative nausea and vomiting. Drugs 59(2):213–243
50. Kranke P, Apfel CC, Papenfuss T et al. (2001) An increased body mass index is no risk factor for postoperative nausea and vomiting. A systematic review and results of original data. Acta Anaesthesiol Scand 45(2):160–166
51. Kranke P, Morin AM, Roewer N, Eberhart LH (2002) Dimenhydrinate for prophylaxis of postoperative nausea and vomiting: a meta-analysis of randomized controlled trials. Acta Anaesthesiol Scand 46(3):238–244
52. Kranke P, Morin AM, Roewer N, Wulf H, Eberhart LH (2002) The efficacy and safety of transdermal scopolamine for the prevention of postoperative nausea and vomiting: a quantitative systematic review. Anesth Analg 95(1):133–143
53. Kredel M, Goepfert C, Bassi D, Roewer N, Apfel CC (2006) The influence of the weather and the phase of the moon on post-operative nausea and vomiting. Acta Anaesthesiol Scand 50(4):488–494
54. Kretz FJ (1997) Postoperatives Erbrechen: Medikamentöse Prophylaxe und Therapie mit etablierten Substanzen beim Kind. Anesthesiol Intensivmed Notfallmed Schmerzther 32:620–622
55. Lim BS, Pavy TJ, Lumsden G (1999) The antiemetic and dysphoric effects of droperidol in the day surgery patient. Anaesthesia and Intensive Care 27(4):371–374
56. Lischke V, Behne M, Doelken P, Schledt U, Probst S, Vettermann J (1994) Droperidol causes a dose-dependent prolongation of the QT interval. Anesth Analg 79(5):983–986
57. Liu K, Hsu CC, Chia YY (1999) The effect of dose of dexamethasone for antiemesis after major gynecological surgery. Anesth Analg 89(5):1316–1318

58. Macario A, Weinger M, Carney S, Kim A (1999) Which clinical anesthesia outcomes are important to avoid? The perspective of patients. Anesth Analg 89(3):652–658
59. Melnick B, Sawyer R, Karambelkar D, Phitayakorn P, Uy NT, Patel R (1989) Delayed side effects of droperidol after ambulatory general anesthesia. Anesth Analg 69(6):748–751
60. Palazzo M, Evans R (1993) Logistic regression analysis of fixed patient factors for postoperative sickness: a model for risk assessment. Br J Anaesth 70:135–140
61. Pierre S, Benais H, Pouymayou J (2002) Apfel's simplified score may favourably predict the risk of postoperative nausea and vomiting. Can J Anesth 49(3):237–242
62. Rauch S, Apfel CC, Loebmann U, Sefrin P, Roewer N (1998) Zeitliche Verteilung postoperativen Erbrechens bei Kindern und Erwachsenen. Anesthesiol Intensivmed Notfallmed Schmerzther 33:S165
63. Roberts GW, Bekker TB, Carlsen HH, Moffatt CH, Slattery PJ, McClure AF (2005) Postoperative nausea and vomiting are strongly influenced by postoperative opioid use in a dose-related manner. Anesth Analg 101(5):1343–1348
64. Rose JB, Watcha MF (1999) Postoperative nausea and vomiting in paediatric patients. Br J Anaesth 83(1):104–117
65. Rusch D, Happe W, Wulf H (1999) Postoperative Übelkeit und postoperatives Erbrechen nach Strabismuschirurgie bei Kindern. Inhalationsanästhesie mit Sevofluran/Lachgas im Vergleich zu intravenöser Anästhesie mit Propofol/Remifentanil. Anästhesist 48(2):80–88
66. Scuderi PE, James RL, Harris L, Mims GR (1999) Antiemetic prophylaxis does not improve outcomes after outpatient surgery when compared to symptomatic treatment. Anesthesiology 90(2):360–371
67. Scuderi PE, James RL, Harris L, Mims GR, III (2000) Multimodal antiemetic management prevents early postoperative vomiting after outpatient laparoscopy. Anesth Analg 91(6):1408–1414
68. Sinclair DR, Chung F, Mezei G (1999) Can postoperative nausea and vomiting be predicted? Anesthesiology 91(1):109–118
69. Sneyd JR, Carr A, Byrom WD, Bilski AJ (1998) A meta-analysis of nausea and vomiting following maintenance of anaesthesia with propofol or inhalational agents. Eur J Anaesthesiol 15(4):433–445
70. Stadler M, Bardiau F, Seidel L, Albert A, Boogaerts JG (2003) Difference in risk factors for postoperative nausea and vomiting. Anesthesiology 98(1):46–52
71. Thomas R, Jones NA, Strike P (2002) The value of risk scores for predicting postoperative nausea and vomiting when used to compare patient groups in a randomised controlled trial. Anaesthesia 57(11):1119–1128
72. Thompson PI, Bingham S, Andrews PL, Patel N, Joel SP, Slevin ML (1992) Morphine 6-glucuronide: a metabolite of morphine with greater emetic potency than morphine in the ferret. Br J Pharmacol 106(1):3–8
73. Tramer MR, Reynolds DJ, Moore RA, McQuay HJ (1997) Efficacy, dose-response, and safety of ondansetron in prevention of postoperative nausea and vomiting: a quantitative systematic review of randomized placebo-controlled trials. Anesthesiology 87(6):1277–1289
74. Tramer MR, Fuchs-Buder T (1999) Omitting antagonism of neuromuscular block: effect on postoperative nausea and vomiting and risk of residual paralysis. A systematic review. Br J Anaesth 82(3):379–386
75. van den Bosch JE, Kalkman CJ, Vergouwe Y et al. (2005) Assessing the applicability of scoring systems for predicting postoperative nausea and vomiting. Anaesthesia 60(4):323–331
76. Verheecke G, Apfel CC (2003) Early postoperative vomiting and volatile anaesthetics or nitrous oxide. Br J Anaesth 90(1):109–110
77. Wallenborn J, Gelbrich G, Bulst D et al. (2006) Prevention of postoperative nausea and vomiting by metoclopramide combined with dexamethasone: randomised double blind multicentre trial. BMJ 2006
78. Wang JJ, Ho ST, Lee SC, Liu YC, Ho CM (2000) The use of dexamethasone for preventing postoperative nausea and vomiting in females undergoing thyroidectomy: a dose-ranging study. Anesth Analg 91(6):1404–1407
79. Wang JJ, Ho ST, Tzeng JI, Tang CS (2000) The effect of timing of dexamethasone administration on its efficacy as a prophylactic antiemetic for postoperative nausea and vomiting. Anesth Analg 91(1):136–139
80. Watcha MF (2000) The cost-effective management of postoperative nausea and vomiting. Anesthesiology 92(4):931–933
81. Watcha MF (2002) Postoperative nausea and emesis. Anesthesiol Clin North America 20(3):471–484

Volumentherapie beim kritisch kranken Patienten

T. Vassiliou, M. Max

Trotz umfangreicher wissenschaftlicher Anstrengungen besteht eine seit mehreren Jahrzehnten andauernde Diskussion, ob kristalloiden oder kolloidalen Volumenersatzstoffen bei der Flüssigkeitssubstitution kritisch kranker Patienten der Vorzug zu geben ist. Zur Klärung dieser Frage wurden die Ergebnisse einer Vielzahl von Einzeluntersuchungen wiederholt in Metaanalysen zusammengefasst und ausgewertet. Die Ergebnisse und Limitierungen dieser Analysen sollen im Folgenden dargestellt und vor dem Hintergrund der geltenden Richtlinien für die Erstellung evidenzbasierter Leitlinien auf ihre klinische Bedeutung hin überprüft werden.

Verfügbare Volumenersatzstoffe

Kristalloide

Die für ihre Eignung als Volumenersatzmittel untersuchten Präparate lassen sich prinzipiell in kristalloide und kolloidale Lösungen unterteilen. Zu den Kristalloiden gehören verschiedene Lösungen mit unterschiedlichen Konzentrationen an Elektrolyten und Kohlehydraten. Allen gemeinsam ist eine kurze intravasale Verweildauer durch rasche Diffusion in den Extravasalraum, so dass für den Ausgleich eines bestimmten Verlustes an Blut ein mehrfaches Volumen an kristalloider Lösung infundiert werden muss [14].

Daher werden kristalloide Lösungen in erster Linie für den Ausgleich bestehender Flüssigkeitsdefizite, die den intra- und extravasalen Raum betreffen, zur parenteralen Ernährung und zum Ausgleich von Elektrolytstörungen verwendet. Für die gezielte Behandlung der jeweiligen Störung stehen Vollelektrolytlösungen mit unterschiedlichen Konzentrationen an Chlorid, metabolisierbaren Anionen (Laktat, Azetat) und Kohlehydraten zur Verfügung, deren Kationenkonzentrationen im Wesentlichen der Ionenzusammensetzung des Plasmas entsprechen.

Daneben gibt es Lösungen mit einer gegenüber dem Plasma reduzierten Konzentration an Natrium und einfache isotone Kochsalzlösungen, die bei entsprechenden Indikationen (Dehydratation, Hyperkaliämie, Einsatz als Trägerlösung) Verwendung finden. Reine Glukoselösungen mit unterschiedlicher Kohlehydratkonzentration werden im Wesentlichen bei Verlust elektrolytarmer Körperflüssigkeit und bei der parenteralen Ernährung eingesetzt.

Eine Sonderform der kristalloiden Lösungen mit eingeschränkter Indikation stellen die hypertonen Kochsalzlösungen dar. Sie erzeugen einen hohen transkapillären, osmotischen Gradienten, der zu einem Einstrom extravasaler Flüssigkeit in den intravasalen Raum und so zu einer Wiederherstellung des intravasalen Volumens führt. Auch wenn die Anwendung dieser Lösungen beim Menschen als sicher und effektiv gezeigt werden konnte, liegen bisher keine klaren Daten zu ihrer Überlegenheit über isotone, kristalloide Lösungen hinsichtlich Krankheitsverlauf und Überlebenswahrscheinlichkeit bei intensivmedizinisch betreuten Patienten vor [16].

Kolloide

Albumin

Bei den kolloidalen Volumenersatzlösungen wird zwischen natürlichen und künstlichen Kolloiden unterschieden. Das wichtigste natürliche Kolloid ist Albumin, das in Präparationen mit unterschiedlichen Konzentrationen zur Verfügung steht. In Abhängigkeit von der Konzentration wird der Volumeneffekt mit bis zu 100% angegeben, die intravasale Verweildauer hängt von der schwankenden Transmigrationsrate des Proteins in den Extravasalraum ab.

Nachteilig können die, wenn auch sehr seltenen, anaphylaktoiden Reaktionen nach Infusion sein, die als Folge von Verunreinigungen der Präparate angesehen werden. Als Vorteil werden von Befürwortern der Albuminsubstitution die mögliche Aufrechterhaltung der vielfältigen physiologischen Effekte des in der Leber synthetisierten Proteins angesehen [13]. Nur der kleinere Anteil von etwa 30–40% des Gesamtalbuminpools liegt intravasal vor, während der größere Anteil extravasal, hauptsächlich in der Haut und der Muskulatur, gespeichert ist.

Zwischen dem intra- und dem extravasalen Kompartiment besteht ein erheblicher Austausch von Albumin, bei dem passive und rezeptorabhängige aktive Transportmechanismen sowie das lymphatische System eine wichtige Rolle spielen. Beim Gesunden erzeugt der intravasale Albuminpool ungefähr 80% des physiologischen kolloidosmotischen Drucks (KOD) von etwa 25 mmHg. Darüber hinaus dient Albumin als wichtiges Transportprotein für die verschiedensten Substanzen wie langkettige Fettsäuren, zweiwertige Kationen, Medikamente aber auch Hormone.

Daneben hat es aber auch antioxidative und radikalbindende Eigenschaften und ist am Metabolismus verschiedener Medikamente, Lipide und Eicosanoide beteiligt. Durch die hohe Anzahl negativer Ladungen des Albuminmoleküls spielt das Protein auch bei der Regulation des Säure-Basen-Haushalts eine Rolle und eine Hypalbuminämie kann zu einer Vergrößerung der Anionenlücke oder einem Anstieg der plasmatischen Bicarbonatkonzentration führen. Veränderungen der Mikroperfusion durch erhöhte Permeabilität des Endothels, wie sie bei einer Sepsis auftreten können, werden in vitro und in vivo durch physiologische Konzentrationen von Humanalbumin positiv beeinflusst [12].

Als mögliche Mechanismen werden eine Stabilisierung der endothelialen Membran, eine Reduktion des Durchmessers endothelialer Kanäle aber auch eine Abschwächung der NO-induzierten Vasodilatation durch Bindung von Stickstoffmonoxid an die negativ geladenen Gruppen des Proteins diskutiert. Auch antikoagulatorische Effekte durch einen heparinähnlichen Effekt auf Antithrombin III und eine Hemmung der Plättchenaggregation konnten für Albumin gezeigt werden.

Beim kritisch Kranken kommt es in der Regel zu einer Hypalbuminämie durch die Veränderung der Albuminsynthese und -degradation sowie einer Veränderung des Verteilungsgleichgewichts zwischen intra- und extravasalem Kompartiment durch die Entstehung eines Kapillarlecks z. B. im Verlauf einer Sepsis oder durch chirurgisches Trauma. Die damit einhergehende, manchmal ausgeprägte Reduktion der plasmatischen Albuminkonzentration führt zu einer Abnahme des KOD, die wiederum mit einer erhöhten Morbidität und Letalität kritisch kranker Patienten korreliert [20].

Auch die Bindungseigenschaften von Medikamenten an Albumin sind beim kritisch Kranken verändert. So kann es durch ein begleitendes Nierenversagen zu einem renalen Verlust an Albumin kommen, der zusammen mit Veränderungen des pH-Wertes und der Akkumulation von um die Bindung an das Protein konkurrierenden Substanzen zu einer Zunahme der freien Fraktion und der Toxizität verschiedener Medikamente führt.

Die mögliche Bedeutung einer Hypalbuminämie für den Verlauf einer schweren Erkrankung konnte in verschiedenen Studien gezeigt werden. So hat sich die Serumalbuminkonzentration als verlässlicher, prognostischer Parameter bei verschiedenen Patientenpopulationen erwiesen, wobei jeder Abfall der Albuminkonzentration um 2,5 g/l mit einer Zunahme der Sterbewahrscheinlichkeit um 24–56% einherging [8]. Bei kritisch Kranken korreliert ein niedriger Serumalbuminspiegel mit einer verlängerten Intensivbehandlungsdauer und einer Zunahme der Komplikationsrate und überlebende, intensivpflichtige Patienten habe eine höhere Serumalbuminkonzentration als Verstorbene.

Unklar ist dabei jedoch, ob ein erniedrigter Serumalbuminspiegel lediglich Ausdruck oder auch Ursache eines schwereren Krankheitsverlaufs ist und inwiefern die Substitution von Albumin daher nur die kosmetische Korrektur eines pathologischen Laborwertes oder tatsächlich ein therapeutisch effektiver Ansatz ist [22].

Künstliche Kolloide

Zu den künstlichen Kolloiden werden unterschiedliche Präparationen von Gelatine, Hydroxyethylstärke und Dextranen gezählt. Letztere haben aufgrund häufiger anaphylaktoider Reaktionen und einer deutlichen Beeinträchtigung der physiologischen Gerinnung heute keine klinische Bedeutung bei der Volumenersatztherapie des kritisch kranken Patienten mehr.

Gelatinepräparationen werden aus tierischem Kollagen hergestellt und besitzen je nach Produktionsverfahren und Konzentration einen kolloidosmotischen Druck von 25–35 mmHg. Sie werden aufgrund der geringen Molekülgröße rasch, vorwiegend renal eliminiert und haben eine initiale Halbwertszeit von 2–3 h, sowie einen Volumeneffekt von 70–100%. Als nachteilig wird die von allen künstlichen Kolloiden höchste Rate an Unverträglichkeitsreaktionen angesehen, die in erster Linie Folge einer Histaminliberation ist. Die Beeinträchtigung der Blutgerinnung ist insgesamt von nachrangiger Bedeutung, ein hypervisköses, hyperonkotisches Nierenversagen tritt aufgrund des hohen Anteils an freiem Wasser nicht auf.

Hydroxyethylstärke (HES) wird aus pflanzlichen Rohstoffen synthetisiert und steht mittlerweile in verschiedenen Präparationen zur Verfügung, die sich hinsichtlich der Konzentration, der Verteilung des Molekulargewichts sowie Hydroxylierungsgrad und -verteilung unterscheiden [6]. Die spezifischen, chemischen Charakteristika sind dabei wesentlich für die Geschwindigkeit des enzymatischen Abbaus und damit für die intravasale Verweil- und Wirkdauer. Der kolloidosmotische Druck liegt in Abhängigkeit von der Konzentration der verwendeten Lösung zwischen 25 und 70 mmHg.

Der Abbau der Hydroxyethylstärke erfolgt durch Amylase, die Elimination der Abbauprodukte durch die Niere. Die initiale Halbwertszeit gibt die intravasale Verweildauer der jeweiligen HES-Präparation an und liegt zwischen 3 und 10 h, die Dauer des Volumeneffekts wird mit 3–8 h beziffert, das Ausmaß des Volumeneffekts mit 60–130%. Bei bestehendem Kapillarleck kommt es durch HES erstaunlicherweise nicht zu einer übermäßigen Extravasation mit Ausbildung interstitieller Ödeme, sondern zu einer Aufrechterhaltung der intravasalen Retention aufgrund eines sog. Versiegelungseffekts, der den von Albumin noch übersteigt.

Mit zunehmender Molekülgröße und hohem Substitutionsgrad steigt die Beeinträchtigung der Gerinnungsfunktion, die über eine Minderung der Aktivität von Faktor VIII, von-Willebrand-Faktor und Faktor VIII assoziiertem Ristocetin-Faktor vermittelt wird. Bei den klinisch vorwiegend zum Einsatz kommenden HES Präparationen 200/0,5 und 130/0,4 spielt dieser Effekt aber nur noch eine untergeordnete Rolle. Daher haben speziell diese beiden Lösungen heute eine weite Akzeptanz und Verbreitung in Europa erreicht und können in Maximaldosierungen von 20 ml/kgKG/Tag (HES 200/0,5) bzw. sogar 50 ml/kgKG/Tag (HES 130/0,4) verabreicht werden, ohne zu einer Störung der Gerinnungsfunktion zu führen [6].

Die Molekülgröße und der Substitutionsgrad sind wahrscheinlich auch relevant für die Dauer der Speicherung der HES-Moleküle. Diese findet vorwiegend in den Zellen des mononukleären phagozytierenden Systems (MPS) statt und ist bei HES gegenüber Albumin oder Gelatine deutlich verlängert. So ist eine komplette Elimination von perioperativ üblichen Dosen von HES 200/0,5 aus verschiedenen Geweben (Haut, Leber, Milz, Darm, Lymphknoten, Skelettmuskulatur) frühestens nach 3–4 Monaten erfolgt. Für das neuere HES 130/0,4 liegen allerdings tierexperimentelle Daten vor, die eine deutlich schnellere Gewebeelimination nahe legen [19].

Eine erheblich gesteigerte Aufnahme und Speicherung von HES in den Zellen des MPS wird bei Patienten mit Oligo- oder Anurie nach wiederholter oder höher dosierter Anwendung des Präparates beobachtet. Sie führt zu einer ausgeprägten Vakuolisierung von Hepatozyten, Kupffer'scher Sternzellen, Gallengangsepithelien und Fibrozyten und zu einer makroskopischen Vergrößerung von Leber und Milz mit Druckanstieg in der Vena porta und der Bildung von Aszites.

Da der beim Menschen einzige Eliminationsweg durch die Niereninsuffizienz blockiert ist, kommt es generell zu einer Kumulation der zugeführten Substanz. Eine Ausscheidung kann dann nur noch über die lysosomale Verdauung und die Haut erfolgen. Dies gilt trotz einer verbesserten Eliminationskinetik wahrscheinlich auch für HES 130/0,4, so dass bei Patienten, die mittels Hämodialyse und Filtern mit einem niedrigen *cut-off* (5–10 kDa) behandelt werden, Vorsicht beim Einsatz von HES geboten ist. Dies ist besonders bei chronisch hämodialysepflichtige Patienten von Bedeutung.

Werden hingegen moderne, kontinuierliche Hämofiltrationsverfahren (CVVH, CVVHDF) und Filter mit hohem *cut-off* (~50 kDa) eingesetzt, wird selbst mittelsubstituierte HES 200/0,5 im Rahmen der Intensivtherapie ausreichend ausgeschieden und kann, obwohl sich die Plasmahalbwertszeit im Vergleich zum Gesunden etwa verdoppelt, zur Volumensubstitution problemlos genutzt werden [11].

Das Auftreten eines akuten Nierenversagens und eine Vakuolisierung von Nierenepithelzellen wurden im Zusammenhang mit der Gabe verschiedener HES-Präparationen, Gelatine und Humanalbumin beobachtet. Ursächlich scheint jedoch nicht eine lange Zeit vermutete direkte Toxizität der Substanzen, sondern eine durch die Vakuolen bedingte luminale Einengung der Harnwege und damit ein Sistieren des Primärharnflusses zu sein.

Negative Effekte auf die unspezifische Infektabwehr, wie sie für Gelatine bekannt sind, konnten für HES beim Menschen bisher nicht nachgewiesen werden. Verschiedene in vitro Untersuchungen kamen hinsichtlich der Phagocytoseaktivität von Makrophagen, der Zytokinfreisetzung aus Monozyten, der Endothelzellaktivierung und der Expression von Adhäsionsmolekülen zu unterschiedlichen Ergebnissen, lassen aber die Vermutung zu, dass HES sich immunologisch eher inert verhält. Eine prospektive, randomisierte Studie, in die 36 Patienten mit abdominalchirurgischen Eingriffen einbezogen wurden, weist allerdings sogar auf eine Hemmung der inflammatorischen Reaktion (SIRS) nach Infusion von HES hin [10]. Als Ergebnis dieser Untersuchung zeigten sich signifikant niedrigere Serumspiegel von Adhäsionsmolekülen und proinflammatorischen Cytokinen nach Infusion von HES 130/0,4 im Vergleich zur Anwendung von Ringer-Laktat. Die Inzidenz anaphylaktoider Reaktionen ist für Hydroxyethylstärke die niedrigste aller künstlichen Kolloide.

Ergebnisse von Metaanalysen und systematischen Reviews

Grundlage der Diskussion sind allgemeine Überlegungen zu möglichen Vor- und Nachteilen der jeweiligen Substanzen. Kristalline Lösungen werden als vorteilhaft für die extravasale Volumenexpansion durch eine rasche Ausbildung eines Gleichgewichts zwischen den Kompartimenten angesehen. Auch die postoperative Funktion verschiedener Organsysteme scheint durch Kristalloide vorteilhaft beeinflusst zu werden, und das Risiko einer anaphylaktischen Reaktion ist minimiert bei gleichzeitig deutlich geringeren Kosten.

Allerdings führt die Gabe kristalliner Lösungen zu einer Reduktion des kolloidosmotischen Drucks und damit möglicherweise zu einer Neigung zur Bildung pulmonaler und peripherer Ödeme. Dieses Risiko scheint mit Kolloiden weniger ausgeprägt. Zusätzlich können Kolloide den Sauerstofftransport durch einen Anstieg des Herzzeitvolumens verbessern. Welche Aspekte jedoch von klinischer Relevanz und bedeutsam für das Outcome bei kritisch Kranken sind, ist trotz zahlreicher Untersuchungen noch nicht abschließend geklärt, da die meisten verfügbaren Studien zu kleine Patientengruppen untersuchten.

Die Aussagen der für sich nicht aussagekräftigen Studien zusammenzufassen und damit neue Erkenntnisse zu gewinnen, ist das Ziel der Metaanalyse.

Kristalloide vs. Kolloide

Derzeit liegen wenigstens 8 größere Metaanalysen von Studien zum Vergleich der Wirksamkeit kristalloider und kolloidaler Volumenersatzstoffe bei kritisch kranken Patienten vor.

Die älteste Arbeit stammt aus dem Jahr 1989 und schloss 8 randomisierte, kontrollierte Untersuchungen an insgesamt 826 Patienten in die Analyse ein [21]. Fünf der Untersuchungen wurden an traumatisierten Patienten durchgeführt. Schwachpunkte dieser Arbeit sind der Mangel an Informationen bezüglich der Methoden und Kriterien für die Auswahl der eingeschlossenen Studien, der untersuchten kristalloiden und kolloidalen Volumenersatzlösungen, der Studienprotokolle, der Art des chirurgischen Eingriffs und spezifischer Patientencharakteristika. Als Ergebnis der Metaanalyse fand sich bei Einsatz kolloidaler Volumenersatzstoffe ein Anstieg der Letalität um 5,7% in der Gesamtgruppe und um 12,3% bei alleiniger Betrachtung der Studien an traumatisierten Patienten.

Neben den bereits genannten Kritikpunkten an dieser Arbeit, wurde auch die Tatsache, dass 472 der 826 analysierten Patienten aus einer einzelnen Studie stammten als fragwürdig angesehen. Daher wiederholten Bisonni et al. die Untersuchung an den verbleibenden sieben Studien mit insgesamt 354 Patienten [3].

Bei dieser deutlich geringeren Anzahl von Patienten fanden sich keine statistischen Unterschiede der Letalität zwischen den mit Kolloiden oder Kristalloiden behandelten Patienten mehr. Lediglich in der Subgruppe meist traumatisierter Patienten mit Hypovolämie zeigte sich ein signifikanter Unterschied der Letalität von 17,8% bei der mit Kolloiden behandelten Gruppe gegenüber 7,3% bei den mit Kristalloiden behandelten Patienten. Beiden Metaanalysen ist gemeinsam, dass die Auswahl der eingeschlossenen Studien, die Datenerfassung und die statistische Auswertung lediglich durch einen Autor durchgeführt wurden.

Diese Vorgehensweise kann zu einer Beeinflussung der Ergebnisse führen und wird heute im Allgemeinen als unzureichend abgelehnt [15]. Aufgrund all der genannten Schwachpunkte sind die Ergebnisse dieser beiden ersten Metaanalysen als unzuverlässig einzustufen und lediglich als Unterstützung für die Ergebnisse neuerer, methodisch besser durchgeführter Analysen zu werten.

Zwei weitere Metaanalysen datieren aus dem Jahre 1998. In die Analyse von Schierhout und Roberts wurden insgesamt 37 randomisierte, kontrollierte Studien aus den Jahren 1966 bis 1996 eingeschlossen [18]. Ausgewählt wurden kontrollierte, randomisierte Studien an kritisch kranken Patienten mit Volumenmangel, die nach einem festgelegten Randomisierungsverfahren entweder mit Kristalloiden oder Kolloidalen behandelt wurden. Als kritisch krank wurden Patienten mit Sepsis, Verbrennung, Trauma oder operativem Eingriff definiert. Die Literaturauswahl für die Metaanalyse erfolgte nach einer klar dargelegten Vorgehensweise und wurde von zwei Untersuchern unabhängig voneinander durchgeführt. Als primärer Endpunkt wurde die Letalität am Ende des jeweiligen Beobachtungszeitraums gewählt.

An insgesamt 1622 Patienten verglichen 26 Untersuchungen den Einsatz von Kolloiden und Kristalloiden, 10 Untersuchungen an 1422 Patienten verglichen Kolloide in hypertonen kristallinen Lösungen mit isotonen Kristalloiden und 1 Untersuchung an 38 Patienten verglich Kolloide in isotoner kristalliner Lösung mit hypertonen Kristalloiden. Da es sich bei den beiden letzten Gruppen um eine Doppelintervention (isotone Kristalloide vs. hypertone Kristalloide und Kristalloide vs. Kolloide) handelte, wurden sie separat von der ersten Gruppe analysiert.

Daten zur Letalität lagen von 1315 Patienten aus 19 der insgesamt 26 Studien zum Vergleich kristalloider und kolloidaler Lösungen vor. Die größte Gruppe bildeten Patienten nach Trauma (n=636), gefolgt von Patienten mit Verbrennungen (n=416), operativen Eingriffen (n=191), akutem Lungenversagen (ARDS, n=46) und Sepsis oder Hypovolämie (n=26). Die Gesamtletalität aller Patienten lag bei 21,7% (Trauma 19,8%, Verbrennung 26,4%, chirurgischer Eingriff 4,7%, ARDS 52,1%, Sepsis 65,4%).

Die eingesetzten kolloidalen Substanzen waren Albumin in 9 Studien, Dextrane in 8 Studien und HES in 4 Studien, an kristallinen Präparaten kamen Ringer-Laktat-Lösung (9 Studien), NaCl 7,5% (3 Studien), NaCl 0,9% (2 Studien) und verschiedene kohlenhydrathaltige Lösungen zum Einsatz.

Das Risiko zu versterben lag in der Gruppe der mit kolloidalen Volumenersatzstoffen behandelten Patienten bei 24%, bei den mit Kristalloiden behandelten Patienten bei 20%, was einen Anstieg des absoluten Letalitätsrisikos um 4% in Verbindung mit der Gabe von Kolloiden bedeutet. Betrachtet man nur die 4 Studien (gesamt n=503, Trauma n=463, chirurgischer Eingriff n=40) mit adäquatem Randomisierungsverfahren führt die Gabe von Kolloiden sogar zu einem Anstieg der absoluten Letalität um 7% und einem relativen Letalitätsrisiko von 1,29 (0,94–1,77).

Potenzielle Schwachstellen der Metaanalyse sind in der Übertragbarkeit der Ergebnisse insbesondere auf nicht chirurgische Patienten zu sehen, die bei den eingeschlossenen Studien nur einen kleinen Prozentsatz ausmachten. Unterschiede zwischen den Studien hinsichtlich der Einschlusskriterien von Patienten, der Studienprotokolle und der Auswahl der Volumenersatzstoffe können die valide Interpretation der Ergebnisse weiter erschweren. Die Autoren kamen zu dem Schluss, dass aufgrund des Ausbleibens eines positiven Effekts beim Einsatz kolloidaler Substanzen ihr Einsatz außerhalb klinischer Studien nur schwer zu rechtfertigen sei.

Die *Cochrane Injuries Group Albumin Reviewers* legten ebenfalls im Jahre 1998 eine Metaanalyse vor [5], die 2003 in einer überarbeiteten Version erneut publiziert wurde [1]. Ziel der Analyse war die Untersuchung des Einflusses einer Volumensubstitution mit Humanalbumin oder Plasma im Vergleich zu Kristalloiden oder keiner Volumensubstitution auf das Überleben bei kritisch kranken Patienten. Einbezogen wurden 24 von 32 identifizierten Untersuchungen mit insgesamt 1204 Patienten, von denen 8 Studien bereits in frühere Metaanalysen integriert waren. Das Verfahren für die Auswahl der Studien ist genau beschrieben und wurde von mehreren Untersuchern durchgeführt.

Eine Hypalbuminämie ohne Volumenmangel bestand bei 507 erwachsenen und pädiatrischen Patienten, bei allen anderen lag eine Hypovolämie nach Trauma (n=213), chirurgischem Eingriff (n=241), Verbrennung (n=163), Sepsis (n=17) oder aus anderen Gründen (n=63) vor. Die Gesamtletalität bei den hypovolämen Patienten lag bei 13% (Trauma 8,4%, chirurgischer Eingriff 9,1%, Verbrennung 16,5%, Sepsis 70,5%), in der Gruppe der hypalbuminämen Patienten bei 12,8%. An kristallinen Lösungen kamen Ringer-Lösung (n=7), NaCl 0,9% (n=3) oder andere (n=4) zum Einsatz. Das Verfahren der Randomisierung war in 13 Studien adäquat, in 7 Studien nicht beurteilbar und in 4 Untersuchungen nicht adäquat.

Von den in die Analyse eingeschlossenen Studien, untersuchten 5 Arbeitsgruppen an insgesamt 387 erwachsenen Patienten mit manifester Hypalbuminämie den Zusammenhang zwischen Albuminsubstitution und Letalität. Die Studien wurden zwischen 1988 und 1997 durchgeführt und schlossen chirurgische wie internistische Patienten in randomisierter Form ein.

Die Verblindung in dieser Subgruppe war nur in 2 Studien adäquat. Der Beobachtungszeitraum betrug in einer Studie 5 Tage bis nach Studieneinschluss, in den übrigen 4 Studien wurden die Patienten bis zur Krankenhausentlassung verfolgt. Hypalbuminämie wurde definiert als eine Albuminserumkonzentration <25 g/l (2 Studien), bzw. <30 g/l (3 Studien). Ausschließlich parenterale Ernährung erfolgte in 3 Studien, ein Zielwert für die angestrebte Albuminserumkonzentration wurde nur in 2 Studien mit 25 g/l bzw. 30 g/l festgelegt.

In den 3 genannten Studien verstarben 27 von 199 mit Albumin behandelte Patienten gegenüber 17 von 188 Patienten der Kontrollgruppe. Damit lag das relative Risiko (95% CI) der Interventionsgruppe gegenüber der nicht mit Albumin behandelten Kontrollgruppe in 4 Studien bei 1,46 (0,45–4,70), 1,43 (0,58–3,49), 1,78 (0,69–4,56) und 1,88 (0,19–18,60). In einer Studie war eine Berechnung des relativen Risikos aufgrund des Ausbleibens von Todesfällen in beiden Gruppen nicht möglich.

Bei den Patienten mit Hypovolämie unterschiedlicher Ursache kam die Metaanalyse zu ähnlichen Ergebnissen. Das relative Risiko zu versterben lag bei den mit Albumin behandelten Patienten mit Trauma, chirurgischem Eingriff, Sepsis oder anderen Erkrankungen bei 1,46 (0,97–2,22), in der Gruppe der Patienten mit Verbrennungen sogar bei 2,40 (1,11–5,19). Insgesamt war die Gabe von Albumin mit einem Anstieg der absoluten Letalität um 6% verbunden. Betrachtet man nur die Studien mit adäquater Randomisierung bleibt dieser Trend mit einem relativen Risiko zu Versterben von 1,61 (1,09–2,38) in der mit Albumin behandelten Gruppe bestehen.

Die Autoren kamen zu dem Schluss, dass die Verabreichung von Humanalbumin zu keiner Verbesserung der Überlebenswahrscheinlichkeit bei Patienten mit Hypalbuminämie oder Hypovolämie führt, sondern in der statistischen Auswertung sogar die Sterblichkeit erhöht. Sie empfahlen daher auf den Einsatz von Humanalbumin außerhalb qualitativ hochwertiger, randomisierter Studien bis zur endgültigen Klärung des Sachverhalts zu verzichten.

Die der Metaanalyse der Cochrane Group folgende umfangreiche Diskussion wies auf formelle Schwachstellen der Untersuchung bei der Auswahl der eingeschlossenen, randomisierten Studien hinsichtlich Vollständigkeit des vorliegenden Datenmaterials, Verblindung, Heterogenität der Patientencharakteristika (z. B. Erwachsene und Neonaten) und der großen Zahl von eingeschlossenen Studien mit kleinen Patientenzahlen (15 von 24 Studien mit n <50) hin [7]. Darüber hinaus wurde das Fehlen eines plausiblen Pathomechanismus zur Erklärung der erhöhten Letalität in der Interventionsgruppe kritisiert.

Daher wurde als Antwort auf die Ergebnisse der Cochrane Group im Jahre 2001 von Wilkes et al. [23] eine zweite Metaanalyse randomisierter und kontrollierter Studien zum Einfluss von Humanalbumin auf die Letalität kritisch Kranker publiziert.

Eingeschlossen wurden Studien, die in randomisierter und kontrollierter Weise den Einsatz von Humanalbumin mit kristalloiden Volumenersatzstoffen verglichen. Studien, bei denen zusätzlich kolloidale Ersatzstoffe oder Blutprodukte in gleicher Art bei allen Patienten zum Einsatz kamen, wurden nicht exkludiert. Die Indikation für die Behandlung mit Humanalbumin vs. Kristalloiden wurde nicht berücksichtigt.

Insgesamt wurden 55 Studien mit zusammen 3504 Patienten in die Metaanalyse eingeschlossen. Alle Untersuchungen (n=5), die sich mit dem Effekt von Humanalbumin auf die Letalität bei Hypalbuminämie beschäftigten, waren bereits Bestandteil der Cochrane-Analyse gewesen, so dass hier auf eine Wiederholung der detaillierten Darstellung verzichtet wird.

Das relative Risiko für die mit Albumin behandelten Patienten wird für die vier auswertbaren Studien mit 1,59 (0,91–2,78) gegenüber der nicht mit Humanalbumin behandelten Kontrollgruppe angegeben. Auf der Grundlage der angewendeten statistischen Verfahren hatte die Gabe von Humanalbumin damit keinen Effekt auf die Gesamtsterblichkeit. Statistische Unterschiede zwischen den untersuchten Subgruppen (z. B. Hypalbuminämie) im Vergleich zur Gruppe aller Patienten lagen nicht vor.

Interessanterweise fand sich jedoch ein erheblicher Effekt formeller Unterschiede der Studien wie Verblindung, Anzahl der eingeschlossenen Patienten und Studienendpunkt auf das relative Letalitätsrisiko, der für die Interpretation der Ergebnisse relevant erscheint.

Die unterschiedlichen Resultate der Analyse von Wilkes et al. [23] im Vergleich zu den Ergebnissen der Cochrane Group werden von den Autoren unter anderem als Folge der deutlich höheren Anzahl eingeschlossener Untersuchungen (55 vs. 31, 3504 vs. 1519 Patienten), der konsistenteren Einschlusskriterien bei der Auswahl der analysierten Studien, der Berücksichtigung formeller Aspekte wie Verblindung und Studienendpunkte und des Einschlusses von Studien mit hohen Patientenzahlen (10 vs. 2 Studien mit >100 Patienten) gesehen.

Die Autoren folgern, dass die Befürchtungen hinsichtlich einer Erhöhung der Letalität durch den Einsatz von Humanalbumin nicht gerechtfertigt seien. Aufgrund der Einschränkungen, die aus der Heterogenität der in den Studien angewendeten Standardtherapien, der Schwierigkeit der Bestimmung der tatsächlich applizierten Menge an Humanalbumin und dem bei einer relativ kleinen

Patientenzahl und einer Sterblichkeit von 10–12% in der Kontrollgruppe wenig sensitiven Endpunkt Letalität erwachsen, forderten sie jedoch die Durchführung weiterer Studien zum Einsatz von Humanalbumin in klar definierten Subgruppen.

Eine Erweiterung der in der Folge der Cochrane-Analyse sehr auf den Vergleich zwischen Humanalbumin und Kristalloiden eingeengten Diskussion strebten Choi et al. [4] in ihrer Metaanalyse zum generellen Vergleich zwischen Kolloiden im Allgemeinen und kristallinen Lösungen an. Auch diese Analyse entsprach in der Darstellung der Methodik und dem Auswahlverfahren der inkludierten Studien den aktuellen Anforderungen hinsichtlich der Qualität einer solchen Untersuchung.

Eingeschlossen wurden prospektive, randomisierte und kontrollierte Untersuchungen an kritisch kranken Erwachsenen mit Hypovolämie. Die untersuchten Endpunkte waren Entwicklung eines Lungenödems, Letalität, Krankenhausverweildauer und physiologische Parameter. Auf der Grundlage der definierten Anforderungen wurden 17 Studien mit insgesamt 814 Patienten identifiziert, die in die Analyse aufgenommen wurden. Von diesen Arbeiten waren 11 bereits in die Metaanalyse von Schierhout et al. und 8 in die Cochrane-Analyse aufgenommen worden.

Fünf Studien untersuchten Patienten mit Trauma (n=302), 4 Studien untersuchten Patienten nach kardiochirurgischen Eingriffen (n=226), 5 Studien untersuchten Patienten mit gefäßchirurgischen Eingriffen (n=107) und 3 Studien untersuchten nicht chirurgische Intensivpatienten (n=179) inklusive Patienten mit Sepsis (n=26). Die eingesetzten kristallinen Lösungen waren Ringer-Laktat, NaCl 0,9%, Ringer-Acetat und unterschiedliche balancierte Lösungen, an Kolloiden kamen Albumin, Plasma, HES-Präparationen und Dextrane zum Einsatz.

Die Studienprotokolle wiesen teilweise erhebliche Unterschiede auf. Bei der Erfassung der Qualität in Bezug auf Randomisierungsverfahren, Verblindung, Patientenauswahl und -charakterisierung, Beschreibung der Intervention und Erfassung der Letalität und Morbidität mittels eines eigens entwickelten Scores, erreichten nur 5 der Studien mehr als 10 der maximal 16 möglichen Punkte, der Mittelwert lag bei 8,1 (Minimum 4, Maximum 12).

Bei der Häufigkeit eines Lungenödems konnten Choi et al. [4] keine Unterschiede zwischen den mit Kristalloiden und den mit Kolloiden behandelten Patienten (6 Studien, 180 Patienten) feststellen. Initial vermutete Unterschiede zwischen chirurgischen und nicht chirurgischen Patientengruppen erreichten aufgrund der großen 95%-Vertrauensintervalle als Folge der geringen Patientenzahlen keine statistische Signifikanz, das relative Risiko zur Entwicklung eines pulmonalen Ödems lag für die Behandlung mit Kolloiden bei 0,84 (0,25–2,45).

Auch die Letalität war bezogen auf alle Patienten (n=732) unabhängig von den eingesetzten Volumenersatzmitteln mit einem relativen Risiko von 0,86 (0,63-1,17) zugunsten der kristallinen Lösungen. Lediglich in der Subgruppe der Patienten nach Trauma (n=302) war ein Vorteil kristalloider Lösungen mit einem relativen Letalitätsrisiko von 0,39 (0,17–0,89) zu sehen. Unbeeinflusst von der Art der verwendeten Lösung waren auch verschieden physiologische Parameter und die Krankenhausverweildauer.

Einschränkungen in der Aussagekraft der Analyse waren wiederum in der geringen Anzahl an Patienten begründet. So berechnen die Autoren für einen 10%-igen Unterschied in der Letalität zwischen den Gruppen bei einer Gesamtletalität von 15% und einer Irrtumswahrscheinlichkeit von 5% die Notwendigkeit zum Einschluss von 5748 Patienten, bei einer Gesamtletalität von 10% sogar von 9107 Patienten. Daneben spielen auch qualitative Mängel der Studien eine Rolle in Bezug auf die Möglichkeit der Dateninterpretation.

Daher schlossen die Autoren aus ihren Ergebnissen, dass aufgrund der bestehenden Datenlage keine sicheren Aussagen hinsichtlich möglicher Vor- oder Nachteile für den Einsatz von Kolloiden oder Kristalloiden, insbesondere in bestimmten Subgruppen getroffen werden können und sahen die Resultate ihrer Analyse nur als Möglichkeit zur Generierung neuer Hypothesen. Der Einsatz von Kristalloiden oder Kolloidalen sollte sich daher ihrer Ansicht nach nach dem individuellen Patienten und seinen pathophysiologischen Befunden richten, bis neue, größere Studien datenbasierte Entscheidungen erlauben.

Die überarbeitete Version der Metaanalyse der *Cochrane Injuries Group Albumin Reviewers* aus dem Jahre 2003 erweiterte die zwischenzeitlich auf Albumin vs. Kristalloide eingeengte Diskussion ebenfalls erneut auf die grundsätzliche Frage möglicher Vorteile kolloidaler vs. kristalloider Volumenersatzstoffe [1]. Allerdings konnte auch durch die Ausweitung der eingeschlossenen Studien keine Klarheit in Bezug auf diese Frage gewonnen werden.

In 18 Studien an 641 Patienten zum Vergleich von Albumin und Kristalloiden lag das relative Letalitätsrisiko bei 1,52 (1,06–2,13) zugunsten der kristallinen Lösungen. Nach Ausschluss qualitativ minderer Studien ergab sich allerdings auch hier ein Wert von 1,34 (0,95–1,89). Für HES-Präparationen (7 Studien, 197 Patienten) lag das relative Risiko im Vergleich zu Kristalloiden bei 1,16 (0,68–1,96), für Gelatine (4 Studien, 95 Patienten) bei 0,50 (0,08-3,03) und für Dextrane (8 Studien, 668 Patienten) bei 1,24 (0,94–1,65).

Die Autoren schlossen erneut, dass Kolloide nicht zu einer Senkung der Letalität bei kritisch kranken Patienten nach Trauma, Verbrennungen und chirurgischen Eingriffen führen und sahen daher keine Indikation zum Einsatz derartiger Substanzen.

Der wiederholt gezeigte mögliche Nachteil durch den Einsatz von Albumin wurde in einer weiteren Metaanalyse von Vincent et al. [22] bei Patienten mit Hypalbuminämie untersucht. Im Gegensatz zu dem insensitiven Parameter Letalität untersuchten die Autoren sowohl die Bedeutung der Albuminserumkonzentration als Prädiktor für das Outcome als auch den Einfluss einer Korrektur erniedrigter Serumalbuminwerte auf die Morbidität. In die Metaanalyse eingeschlossen wurden Studien, die den Einsatz von Albumin mit der Verwendung kristalloider Volumenersatzstoffe verglichen. Ein randomisiertes Studiendesign war nicht erforderlich.

In die Untersuchung des prädiktiven Werts der Albuminserumkonzentration für das Outcome wurden 90 Studien mit einer Gesamtzahl von 291.433 stationär behandelten Patienten eingeschlossen. Das Publikationsdatum von 69% der Studien lag nach 1998.

Die Serumalbuminkonzentration erwies sich als einer der besten Prädiktoren für ein erhöhtes Letalitätsrisiko. Eine Auswertung von 53 eingeschlossenen Studien zeigte bei einem Abfall der Serumkonzentration von Humanalbumin um 10 g/l einen Anstieg der Wahrscheinlichkeit zu versterben um 137% (OR [95% CI]: 2,37 [2,10–2,68]).

Gleiches galt für die Korrelation zwischen Albuminwert und Morbidität, die am häufigsten als das Auftreten kardiovaskulärer Komplikationen, Infektionen und Organversagen definiert wurde. Dabei war der prädiktive Wert von Albumin für Letalität und Morbidität unabhängig von verschiedenen Indizes des Ernährungsstatus und der Ausprägung inflammatorischer Marker wie CRP, IL-6 etc.

In die Untersuchung des Effekts einer Substitution von Humanalbumin auf die Morbidität bei Patienten mit Hypalbuminämie, d. h. das Auftreten einer oder mehrerer Komplikationen, wurden 9 Studien eingeschlossen. Interessanterweise entsprechen die darin enthaltenen 5 Untersuchungen an Erwachsenen wiederum denen der Metaanalysen von Wilkes et al. und der Cochrane Group. Auch wenn sich bei Vincent et al. in der Analyse der Morbidität eine Tendenz zugunsten der mit Humanalbumin behandelten Patienten abzeichnete, erreichte diese keine statistische Signifikanz, so dass ebenso wie bei den zuvor dargestellten Analysen zur Letalität kein klarer Vorteil für die Therapie mit Humanalbumin gezeigt werden konnte.

Im Gegensatz zu einer Korrektur der Hypalbuminämie per se könnte jedoch der angestrebte Serumwert für Albumin möglicherweise einen Einfluss auf das Auftreten von Komplikationen haben. Während dies weder für das Publikationsdatum noch den Beobachtungszeitraum signifikant war, zeigte sich eine signifikante Reduktion der Frequenz von Komplikationen mit steigender Serumalbuminkonzentration als Folge einer Substitutionsbehandlung. Bei Studien, die einen Zielwert >30 g/l Albumin anstrebten, war das Auftreten von Komplikationen in der mit Albumin behandelten Gruppe seltener als in der Kontrollgruppe, während dies in den Studien mit einem Zielwert <30 g/l genau umgekehrt war. Allerdings waren die Serumalbuminwerte der Kontroll- bzw. der Interventionsgruppe bei Studienbeginn nicht unterschiedlich (24,4 ± 1,4 g/l vs. 24,5 ± 1,4 g/l).

In ihren Ergebnissen sehen Vincent et al. [22] eine klare Bestätigung des schon bekannten Zusammenhangs zwischen Hypalbuminämie und einer

Reduktion der Überlebenswahrscheinlichkeit wie auch einer Zunahme der Morbidität. Aufgrund der bereits dargestellten potenziell vorteilhaften Wirkungen von Albumin schließen sie daher einen möglichen benefiziellen Effekt einer Substitution von Humanalbumin nicht aus, weisen allerdings auf die unklare Datenlage hinsichtlich der Letalität hin.

Wichtig scheint den Autoren dabei jedoch der Zusammenhang zwischen Humanalbumindosis (d. h. angestrebtem Serumalbuminwert) und Wirkung auf die Morbidität, der unabhängig von anderen Heterogenitätsfaktoren der untersuchten Studien die Ergebnisunterschiede bei der Morbidität zu 88% erklären kann. Daher schließen sie am Ende ihrer Analyse, dass es in Abhängigkeit von den Ergebnissen zukünftiger Untersuchungen Gründe für den Einsatz von Albumin insbesondere bei hypalbuminämen Patienten geben könnte.

Im Jahr 2004 publizierte die *Cochrane Injuries Group Albumin Reviewers* eine Aktualisierung ihrer Metaanalyse aus dem Jahre 1998, die sich mit der Substitution von Albumin vs. Kristalloiden in Bezug auf die Mortalität bei kritisch kranken Patienten mit Hypovolämie nach chirurgischem Eingriff, Trauma, Verbrennung oder Hypoproteinämie beschäftigt [2]. In die Metaanalyse wurden 32 randomisierte, kontrollierte Studien mit insgesamt 8452 Patienten einbezogen, die zwischen 1973 und August 2004 veröffentlicht wurden.

Das relative Mortalitätsrisiko nach Albuminsubstitution war bei Hypovolämie 1,01 (0,92–1,1), bei Verbrennung 2,4 (1,11–5,19) und bei Hypalbuminämie 1,38 (0,94–2,03). Diese Ergebnisse belegen einerseits, dass bei Patienten mit Hypovolämie die Applikation von Albumin zu keiner Veränderung der Mortalität führt, es andererseits im Falle von Verbrennungen oder Hypalbuminämie möglicherweise aber eine Steigerung des Mortalitätsrisikos gibt. Allerdings räumen die Autoren ein, dass die meisten Studien an verhältnismäßig kleinen Stichproben mit weit weniger als 100 Probanden durchgeführt wurden und teilweise erhebliche methodische Mängel aufwiesen.

Als Ausnahme ist diesbezüglich die SAFE-Studie [7] zu nennen, in die 6997 intensivmedizinisch behandelte Patienten, teilweise mit schwerer Sepsis, ARDS oder nach Trauma eingeschlossen wurden. Ausschlusskriterien waren u. a. eine vorausgegangene herzchirurgische Operation, Lebertransplantation sowie Verbrennung. Als Volumenersatz kamen entweder Albumin 4% (n = 3497 Patienten) oder NaCl 0,9% (n = 3500 Patienten) zur Anwendung. Endpunkt war die Letalität 28 Tage nach Einschluss in die Studie. Die Anzahl der verstorbenen Patienten betrug in der Albumin-Gruppe n = 726 (20,7 %) und in der NaCl-Gruppe n = 729 (20,8%) (p = 0,87). Damit liegt das relative Mortalitätsrisiko für die Gesamtpopulation der untersuchten Patienten bei 0,99 (0,91–1,09). Wie bei anderen Untersuchern auch fanden sich jedoch Unterschiede beim Sterblichkeitsrisiko für die einzelnen Subgruppen. So lag das relative Letalitätsrisiko in Abhängigkeit von der Gabe von Albumin bei Patienten mit Trauma und Schädel-Hirn-Trauma bei 1,36 (0,99–1,36), bei Patienten mit schwerer Sepsis hingegen bei 0,87 (0,74–1,02). Interessanterweise war auch der Unterschied des durchschnittlich infundierten Volumens mit 1200 ml/Tag Albumin und 1600 ml/Tag NaCl 0,9% deutlich geringer als erwartet.

Eine weitere Metaanalyse der Cochrane Group aus dem Jahr 2004 untersuchte die Effektivität von Albumin (19 Studien, n = 7576 Patienten), HES (10 Studien, n = 374 Patienten), Gelatine (7 Studien, n = 346 Patienten), Dextran (9 Studien, n = 834 Patienten) und hypertoner Kristalloide (8 Studien, n = 1283 Patienten) im Vergleich zu isotonen Kristalloiden bei Intensivpatienten nach chirurgischem Eingriff oder Trauma, Verbrennung oder Hypoproteinämie [17]. Endpunkt war auch hier die Letalität. Die Ergebnisse der SAFE-Studie wurden erst nach Abschluss dieser Metaanalyse veröffentlicht und konnten somit nicht berücksichtigt werden. Eine Verbesserung der Überlebensrate war weder nach Substitution künstlicher Kolloide noch nach Applikation hypertoner kristalloider Lösungen zu beobachten. Für HES zeigte sich ein relatives Letalitätsrisiko von 1,16 (0,68–1,96), für Gelatine von 0,54 (0,16–1,85), für Dextran von 1,24 (0,94–1,65) und für hypertone Kristalloide von 0,88 (0,74–1,05) im Vergleich zur Behandlung mit isotonen Kristalloiden. Allerdings fanden die Autoren erneut erhebliche methologische Mängel bei den ausgewerteten Studien, so dass eine abschließende Beurteilung über die Effektivität künstlicher Kolloide und hypertoner Kristalloide für die Behandlung kritisch kranker Patienten weiterhin aussteht.

Zusammenfassend bleibt damit vor dem Hintergrund der zitierten Literatur festzustellen: Derzeit liegen wenige neue, qualitativ hochwertige Studien zum Vergleich der Effekte kolloidaler und kristalloider Volumenersatzstoffen bei erwachsenen kritisch kranken Patienten vor. Zusätzlich sind diese auf einige wenige Diagnosen wie Trauma, Verbrennung und große chirurgische Eingriffe konzentriert, so dass Daten zu Subgruppen wie beispielsweise neurochirurgischen Patienten praktisch vollständig fehlen. Hinsichtlich des Einflusses auf die Letalität bestehen erhebliche Unterschiede beim Studiendesign, den Einschlusskriterien, Endpunkten und Therapiezielen, die eine eindeutige Aussage nicht ermöglichen.

Bezüglich der Morbidität könnte die Substitution von Humanalbumin unterhalb eines bestimmten Schwellenwertes bei Patienten mit Hypalbuminämie zu einer Reduktion von Komplikationen zu führen, wobei Unklarheit bezüglich der genauen Benennung dieses Schwellenwertes, der exakten Zielgruppe einer derartigen Therapie und dem unklaren Effekt auf das definitive Überleben der Patienten besteht.

Im Einklang mit den Autoren der zitierten Metaanalysen muss daher eine Verbesserung der Datenlage erfolgen, um klare, evidenzbasierte Richtungsentscheidungen für oder gegen die Behandlung mit Kolloidalen oder Kristalloiden treffen zu können.

Lediglich für erwachsene Patienten mit schwerer Sepsis, ARDS oder Trauma belegen die Ergebnisse der SAFE-Studie eindeutig, dass die Applikation von Albumin im Vergleich zu NaCl 0,9% weder das Mortalitätsrisiko senkt noch die Morbidität im Falle des Überlebens günstig beeinflusst.

Als pragmatischer Ansatz scheint daher bis zum Vorliegen exakter Daten ein am individuellen Patienten und seinen pathophysiologischen Befunden ausgerichtetes Volumenmanagement sinnvoll.

Die Gabe von künstlichen Kolloiden hat nach der augenblicklichen Datenlage keine Vor- aber auch keine Nachteile gegenüber der Gabe von Kristalloiden. Eine Ausnahme bilden hier möglicherweise Patienten nach Trauma bei denen in kleineren Gruppen wiederholt ein Vorteil kristalliner Lösungen gezeigt werden konnte.

Einen möglichen negativen Effekt auf die Nierenfunktion bei Patienten mit schwerer Sepsis ergaben erste Veröffentlichungen aus der VISEP-Studie.

Der Einsatz von Humanalbumin bietet keinen Vorteil gegenüber künstlichen Kolloiden und sollte beim Erwachsenen daher auf wenige Indikationen beschränkt werden.

Dazu gehören der weitere Volumenbedarf nach Überschreitung der Höchstdosis von HES, die Korrektur einer ausgeprägten Hypalbuminämie mit Serumalbuminwerten unter 20 g/l, die Substitution bei akutem Nierenversagen und nephrotischem Syndrom und bekannte Unverträglichkeitsreaktionen auf künstliche Kolloide.

Hinsichtlich der geltenden Richtlinien für die evidenzbasierte Medizin hat dieses Vorgehen einen Evidenzgrad A2 bis B1. Es leitet sich aus den Ergebnissen mehrerer randomisierter, kontrollierter Studien her, wobei in systematischen Übersichten nur eine eingeschränkte Konsistenz der Ergebnisse verschiedener Untersuchungen gezeigt werden konnte, obwohl die Testung auf Heterogenität der Studienergebnisse meist negativ blieb. Die Ergebnisse der VISEP-Studie könnten diesen Zustand in Zukunft verändern.

Literatur

1. Alderson P, Schierhout G, Roberts I, Bunn F (2003) Colloids vs. crystalloids for fluid resuscitation in critically ill patients. The Cochrane Library, Issue 1
2. Alderson P, Bunn F, Li Wan Po A, Li L, Roberts I, Schierhout G (2004) Human albumin solution for resuscitation and volume expansion in critically ill patients. The Cochrane Database of Systematic Reviews Issue 4:CD001208
3. Bisonni RS, Holtgrave DR, Lawler F, Marley DS (1991) Colloids vs. crystalloids in fluid resuscitation: an anaylsis of randomized controlled trials. J Fam Pract 32:387–390
4. Choi PTL, Yip G, Quinonez LG, Cook DJ (1999) Crystalloids vs. colloids in fluid resuscitation: a systematic review. Crit Care Med 27:200–210
5. Cochrane Injuries Group Albumin Reviewers (1998) Human albumin administration in critically ill patients: systematic review of randomised controlled trials. Brit Med J 317:235–240
6. Dieterich HJ (2003) Recent developements in european colloid solutions. J Trauma 54:S26–S30
7. Finfer S, Bellomo R, Boyce N, French J, Myburgh J, Norton R; SAFE Study Investigators (2004) A comparison of albu-

min and saline for fluid resuscitation in the intensive care unit. N Engl J Med 350:2247–2256
8. Goldwasser P, Feldman J (1997) Association of serum albumin and mortality risk. J Clin Epidemiology 50:693–703
9. Horsey P (2002) Albumin and hypovolemia: is the Cochrane evidence to be trusted ? The Lancet 359:70–72
10. Lang K, Suttner S, Boldt J, Kumle B, Nagel D (2003) Volume replacement with HES 130/0.4 may reduce inflammatory response in patients undergoing major abdominal surgery. Can J Anaesth 50:1009–1016
11. Lukasewitz P, Kroh U, Löwenstein O, Krämer M, Lennartz H (1998) Quantitative Untersuchungen zur Gewebsspeicherung von mittelmolekularer Hydroxyethylstärke 200/0,5 bei Patienten mit Multiorganversagen. Journal für Anästhesie und Intensivbehandlung 3:42–46
12. Margarson MP, Soni NC (2002) Effects of albumin supplementation on microvascular permeability in septic patients. J Appl Physiol 92:2139–2145
13. Nicholson JP, Wolmarans MR, Park GR (2000) The role of albumin in critical illness. Brit J Anaesth 85:599–610
14. Orlinsky M, Shoemaker W, Reis ED, Kerstein MD (2001) Current controversies in shock and resuscitation. Surg Clin North Am 81:1217–1262
15. Oxman AD, Cook DJ, Guyatt GH (1994) User's guide to the medical literature. IV. How to use an overview. JAMA 272:1367–1371
16. Pascual JL, Khwaja KA, Chaudhury P, Christou NV (2003) Hypertonic saline and the microcirculation. J Trauma 54: S133–S140
17. Roberts I, Alderson P, Bunn F, Chinnok P, Ker K, Schierhout G (2004) Colloids vs. crystalloids for fluid resuscitation in critically ill patients. The Cochrane Database of Systematic Reviews Issue 4:CD000567
18. Schierhout G, Roberts I (1998) Fluid resuscitation with colloid or crystalloid solutions in critically ill patients: a systematic review of randomised trials. Brit Med J 316:961–964
19. Sirtl C, Laubenthal H, Zumtobel V, Kraft D, Jurecka W (1999) Tissue deposits of hydroxyethyl starch (HES): dose-dependent and time-related. BJA 82:510–515
20. Tonnesen AS, Gabel JC, McLeavey CA (1977) Relation between lowered colloid osmotic pressure, respiratory failure, and death. Crit Care Med 5:239–240
21. Velanovich V (1989) Crystalloid vs. colloid fluid resuscitation: a meta-analysis of mortality. Surgery 105:65–71
22. Vincent JL, Dubois MJ, Navickis RJ, Wilkes MM (2003) Hypoalbuminemia in acute illness: is there a rationale for intervention ? Ann Surg 237:319–334
23. Wilkes MM, Navickis RJ (2001) Patient survival after human albumin administration. A meta-analysis of randomized, controlled trials. Ann Intern Med 135:149–164

Hygienemaßnahmen auf der Intensivstation

S. Lemmen

Einleitung

Die meisten im Krankenhaus erworbenen, nosokomialen Infektionen werden durch die patienteneigene endogene Keimflora verursacht. Bei Einhaltung evidenzbasierter krankenhaushygienischer Maßnahmen können nosokomiale Infektionen teilweise verhindert werden. In internationalen und nationalen Studien konnte durch Implementierung eines modernen Infektions-Surveillance-Systems mit schriftlicher Einführung nachweislich präventiver Maßnahmen eine Reduktion nosokomialer Infektionen um ca. 30% erzielt werden [10, 20].

Im Folgenden werden Maßnahmen, welche von den entsprechenden Fachgesellschaften nachdrücklich empfohlen werden, dargestellt; diese stützen sich auf gut geplante experimentelle, klinische oder epidemiologische Untersuchungen und haben für jedes Krankenhaus aktuelle Gültigkeit. Diese werden in der Fachliteratur mit dem Evidenzgrad 1a bewertet [13, 7].

Surveillance nosokomialer Infektionen

Nosokomiale Infektionen stellen insbesondere auf Intensivstationen mit ca. 30% eine hohe Komplikationsrate dar [19]. Diese ist einerseits durch die Schwere der Erkrankung der Patienten und andererseits durch die häufigen invasiven diagnostischen und therapeutischen Möglichkeiten zu erklären.

Die stationseigene Inzidenzrate nosokomialer Infektionen sowie deren Verteilung auf die unterschiedlichen Lokalisationen kann nur mit Hilfe einer Erfassung auf der eigenen Intensivstation ermittelt werden. Um die eigenen Daten nicht nur mit sich selbst im Zeitverlauf, sondern auch mit anderen nationalen und internationalen Ergebnissen vergleichen zu können, ist es sinnvoll, diese nach allgemein anerkannten Kriterien zu erfassen; hierfür haben sich die Infektionskriterien der »Centers for Disease Control and Prevention« (CDC), USA, etabliert, welche auch für das 1997 in Deutschland eingeführte Krankenhaus-Infektions-Surveillance-System (KISS) als Grundlage dienen [8]. In Deutschland nehmen zurzeit ca. 280 Intensivstationen an KISS teil und generieren so statistische Referenzdaten, welche eine Beurteilung und

Interpretation der eigenen Daten ermöglicht [9]; die aktuellen Daten sind unter der Internetadresse http://www.nrz-hygiene.de abzurufen.

Um bei der Infektionserfassung den jeweils wichtigsten Risikofaktor einer nosokomialen Infektion zu berücksichtigen, werden im KISS-System Infektionen »device-assoziiert« erfasst, d. h. Tubus-assoziierte Pneumonien, ZVK-assoziierte Bakteriämien/Sepsisfälle und Harnwegskatheter-assoziierte Harnwegsinfektionen. Hierbei werden die device-assoziierten Infektionen in Relation zu 1000 devices-Tagen gesetzt, z. B.

$$\text{Tubus-assoziierte Pneumonierate} = \frac{\text{Pneumonien bei beatmeten Patienten}}{\text{Beatmungstage}} \times 1000$$

Um den unterschiedlichen Charakter einer Intensivstation zu berücksichtigen, wird zunehmend nach Fachrichtungen, wie innere Medizin, Chirurgie usw. stratifiziert.

Zu einem vollständigen Surveillance-System gehört neben der Erfassung der Infektionsinzidenz die zeitnahe Vorstellung der stationseigenen Infektionsstatistik, die schriftliche Implementierung allgemein anerkannter und auf die stationsspezifischen Bedürfnisse modifizierte Präventionsmaßnahmen sowie eine regelmäßige Ausbildung des Stationspersonals. Durch Einführung eines solchen komplexen Systems konnte eine Reduktion nosokomialer Infektionen um ca. 30% gezeigt werden [20].

Personalschulung

In sämtlichen aktuellen Empfehlungen der »Kommission für Krankenhaushygiene und Infektionsprävention« am Robert-Koch-Institut wie auch den CDC wird auf die Bedeutung einer regelmäßigen Personalschulung bezüglich infektionspräventiver Maßnahmen hingewiesen. Hierdurch kann die Compliance des Personals mit nachgewiesenen sinnvollen Maßnahmen deutlich erhöht und so die nosokomiale Infektionsrate gesenkt werden. Die Bedeutung der Aus- und Fortbildung des medizinischen Personals wird hierbei jeweils mit dem Evidenzgrad Ia bewertet.

Allgemeine Präventionsempfehlungen

Händedesinfektion

Der wichtigste Vektor bei der Übertragung von Erregern von Patient zu Patient wie auch bei der Pathogenese nosokomialer Infektionen sind die Hände des Personals, insbesondere bei invasiven pflegerischen oder ärztlichen Tätigkeiten, wie z. B. Verbandswechsel, Manipulation am Beatmungssystem, Infusionssystemwechsel, Zuspritzen von Medikamenten usw. In einem Konsensuspapier der wichtigsten infektiologischen und krankenhaushygienischen Gesellschaften der USA wurden in einem 40-seitigen Statement sämtliche Indikationen für eine adäquate Händedesinfektion dargestellt [2]. Auch wenn in mehreren Studien die Bedeutung der Händedesinfektion an der Reduktion nosokomialer Infektionen gezeigt werden konnte, bestätigen Beobachtungsstudien, dass nach wie vor die Compliance bei der Durchführung der Händedesinfektion nicht ausreichend ist [14].

Bei vermehrtem Auftreten nosokomialer Infektionen oder auch bei Ausbruchsituationen von z. B. MRSA oder anderen Erregern sollte zunächst eine Schulung des Personals über die adäquate Händedesinfektion durchgeführt werden.

Handschuhbenutzung

Die Händedesinfektion stellt einen sicheren Schutz für den Patienten vor dem Krankenhauspersonal dar; im Gegensatz hierzu schützt das Tragen von Handschuhen das Personal weitgehend vor Infektionen durch den Patienten; das Tragen von Einmalhandschuhen ersetzt jedoch nicht die hygienische Händedesinfektion, sodass routinemäßig nach Ausziehen von Einmalhandschuhen eine hygienische Händedesinfektion erfolgen muss.

Immer dann, wenn bei der zu erwartenden Tätigkeit eine Kontamination der Hände mit potenziell infektiösem Material zu erwarten ist, ist das Tragen von Handschuhen indiziert; nach Beendigung der Tätigkeit sollten diese Handschuhe direkt ausgezogen werden und eine Händedesinfektion erfolgen [16].

Schutzkittel

Ein routinemäßiges Tragen von einem Schutzkittel beim Betreten oder Verlassen einer Intensivstation ist aus krankenhaushygienischer Sicht nicht sinnvoll.

Auch für Besucher ist das Tragen eines Schutzkittels aus krankenhaushygienischer Sicht nicht notwendig. Die adäquat durchgeführte Händedesinfektion ist ausreichend. Ein Schutzkittel sollte bei folgenden Indikationen getragen werden:

Indikationen für einen Schutzkittel

- Bei Tätigkeiten, bei denen zu erwarten ist, dass die eigene Bereichskleidung bakteriell kontaminiert werden kann
- Bei Betreten eines Patientenzimmers von Patienten, welche mit multiresistenten grampositven Kokken (z. B. methicillin-resistenten Staphylococcus aureus oder vancomycin-resistente Enterokokkenstämme) kolonisiert oder infiziert sind
- Beim Betreten des Zimmers von neutropenischen Patienten oder nach Organtransplantation (Umkehrisolation)

Am Universitätsklinikum Aachen wurde das Tragen eines Schutzkittels auf diese Indikationen reduziert, wodurch eine Kostenreduktion von 150.000 Euro pro Jahr erzielt werden konnte, ohne dass sich die nosokomiale Infektionsrate oder die Rate multiresistenter Erreger erhöht hätte [12].

Tragen von Mundschutz

Das Tragen eines Mundschutzes ist bei Aerosol-produzierenden Tätigkeiten, wie z. B. offenes Absaugen, Bronchoskopie oder ausführliche oropharyngeale Untersuchung, indiziert. Hierfür ist der übliche chirurgische Mundschutz ausreichend, wohingegen bei Patienten mit Verdacht auf offener Tuberkulose der Atemwege eine FFP_2-Feinstaubmaske getragen werden sollte.

Desinfektion und Reinigung

Sämtliche Flächen, welche sichtbar mit potenziell infektiösem Material, wie z. B. Blut, Eiter, Wundexkret usw., kontaminiert sind, müssen wischdesinfiziert werden. Arbeitsflächen, auf welchen Medikamente zur intravenösen Applikation zubereitet werden, müssen vor Beginn der Tätigkeit wischdesinfiziert werden. Weiterhin ist es sinnvoll routinemäßig patientennahe Flächen von Patienten, welche mit multiresistenten Erregern wie z. B. MRSA oder VRE kolonisiert oder infiziert sind, zu desinfizieren; hierdurch soll die Keimbelastung der unbelebten Umgebung reduziert werden, sodass diese nicht mehr als sekundäre Quelle einer Übertragung auf andere Patienten dienen kann [4].

Da die unbelebte Umgebung bei der Pathogenese nosokomialer Infektionen, wie z. B. Pneumonie, Sepsis, Harnwegsinfektion oder Wundinfektion, eine extrem untergeordnete Rolle spielt [6], und zudem die bakterielle Kontamination dieser Flächen nach Desinfektion schon nach wenigen Stunden wieder dieselbe Konzentration wie vor der Desinfektion erreicht [5], ist aus krankenhaushygienischer Sicht eine routinemäßige Flächenreinigung auch auf einer Intensivstation ausreichend.

Spezielle Präventionsempfehlungen

Pneumonie

Prinzipiell muss vor und nach jeder Manipulation am invasiven device selbst bzw. am System eine hygienische Händedesinfektion erfolgen. Besteht die Gefahr der Kontamination der Hände mit potenziell infektiösem Material, sollten Handschuhe getragen werden.

Der wichtigste isolierte Risikofaktor für die Entstehung einer nosokomialen Pneumonie ist der Beatmungstubus selbst. Folgende Präventionsempfehlungen beziehen sich daher direkt oder indirekt auf diese devices [16].

Bei einer routinemäßigen kontinuierlichen Oberkörperhochlagerung (ca. 20–30°) vermindert sich die Gefahr der Aspiration von Mageninhalt und reduziert so Pneumonien. Eine möglichst frühzeitige enterale Ernährung hat einen günstigen Einfluss auf die Pneumonierate, wobei die Lage der Ernährungssonde bzw. ob intermittierend oder kontinuierlich ernährt wird, keinen Einfluss auf die Infektionsrate hat.

Es wird nach wie vor in der Literatur sehr kontrovers diskutiert, ob die routinemäßige prophylaktische Anwendung von Antibiotika einen günstigen Einfluss auf die Pneumonierate hat, wobei aktuellste Arbeiten bei einem sehr geringen, speziellen ausgewählten chirurgischen Patientenkollektiv eine Pneumoniereduktion zeigen konnten [11].

Der orale Intubationsweg hat offenbar gegenüber dem nasalen keinen Vorteil; ist eine Langzeitbeatmung absehbar, sollte frühzeitig eine Tracheotomie durchgeführt werden. Vor Manipulation am Tubus bzw. vor Extubation sollte der Mund-Rachen-Raum abgesaugt und unter endotrachealem Absaugen extubiert werden.

Eine passive Befeuchtung zeigte gegenüber einer aktiven Befeuchtung keinen Unterschied bezüglich der Pneumonierate. Es ist krankenhaushygienisch sinnvoll, den HME patientennah, d. h. direkt am Tubus anzubringen; beim Wechselintervall des HME sind die Herstellerangaben zu berücksichtigen. Die Gänsegurgel sowie die Beatmungsschläuche, welche auf Intensivstation patientenbezogen benutzt werden, sollen nach den aktuellen RKI-Empfehlungen alle 7 Tage gewechselt werden; die aktuellen Empfehlungen der CDC (zurzeit in Bearbeitung) empfehlen jedoch diese nur noch zwischen den Patienten zu wechseln.

Geschlossene Absaugsysteme haben gegenüber offenen Absaugsystemen keinen Einfluss auf die Pneumonierate. Es konnte jedoch gezeigt werden, dass bei geschlossenen Absaugsystemen eine geringere Kontamination der direkten Patientenumgebung und des Personals erfolgt, weswegen solche Systeme bei »MRSA-positiven« Patienten sinnvoll erscheinen. Beim offenen Absaugsystem muss unter sterilen Kautelen gearbeitet werden.

Inline-Vernebler zur Inhalationsbehandlung müssen nach Gebrauch aus dem System ausgebaut, wischdesinfiziert, trocken gelagert und einmal täglich gewechselt werden. Es dürfen nur sterile Lösungen und Medikamente vernebelt werden. Alternativ können intrapulmonal Medikamente aus Aerosolsprühdosen mit einem manuell getriggerten Inhalationsmanöver appliziert werden.

Bakteriämie/Sepsis

Prinzipiell muss vor und nach jeder Manipulation am invasiven device selbst bzw. am System eine hygienische Händedesinfektion erfolgen. Besteht die Gefahr der Kontamination der Hände mit potenziell infektiösem Material, sollten Handschuhe getragen werden.

Eine Antibiotikaprophylaxe vor Anlage des Katheters oder während seines Gebrauches zur Prophylaxe von Katheterinfektionen ist nicht indiziert. Als Katheterzugang ist die Vena subclavia mit weniger Infektionen assoziiert als die Vena jugularis. Je mehr Katheterlumina verwendet werden, desto größer ist aufgrund der häufigeren Manipulationen die Infektionsgefahr. Bei der Anlage müssen die Hände hygienisch desinfiziert, ein steriler Kittel und sterile Handschuhe getragen werden; die Hautdesinfektion der Punktionsstelle beträgt 1 min, Mund-Nasen-Schutz sind optional. Zur Ablage ist ein ausreichend großes steriles Lochtuch zu verwenden. Zum Abdecken der Kathetereinstichstelle kann entweder eine sterile Kompresse (Wechsel alle 48 h) oder ein transparenter semipermeabler Folienverband (Wechsel alle 7 Tage) verwendet werden. Da die Einstichstelle täglich inspiziert werden soll, ist der Folienverband von Vorteil. Der Verbandswechsel soll nach Händedesinfektion mit Einmalhandschuhen durchgeführt werden. Ein routinemäßiges Abtupfen oder Einsprühen der Kathetereinstichstelle mit Hautdesinfektionsmittel ist indiziert.

Ein routinemäßiger ZVK-Wechsel zur Verhütung einer Katheterinfektion ist nicht notwendig. Bei Verdacht auf eine katheterbedingte Infektion sollte dieser entfernt und an anderer Stelle neu punktiert werden.

Eine routinemäßige Verwendung von Inline-Filtern zur Infektionsprophylaxe wird nicht empfohlen.

Ein Wechsel des Infusionssystems inkl. 3-Wegehähne und Hahnenbank sollte alle 72 h durchgeführt werden (Ausnahme: Bei Applikation von Blut und Blutprodukten ist ein Wechsel der betroffenen Leitungen entsprechend dem Transfusionsgesetz innerhalb von 6 h nach Beginn der Infusion sinnvoll, bei Propofol alle 6–12 h, bei Lipid-Lösungen alle 24 h.

Infusionen/i.v.-Medikamente sollten kurz vor Gebrauch zubereitet werden (maximal 2 h). Hierfür müssen die Gummistopfen von Infusionen, Injektionslösung usw. vor Einstechen der Kanüle mit Alkohol wischdesinfiziert werden, da diese nicht steril sind. Nach Applikation muss die Zuspritzstelle am Infusionssystem immer mit einem neuen sterilen Stöpsel verschlossen werden. Blutkulturen sollten möglichst nicht über den ZVK entnommen werden [3, 17].

Harnwegsinfektion

Prinzipiell muss vor und nach jeder Manipulation am invasiven device selbst bzw. am System eine hygienische Händedesinfektion erfolgen. Besteht die Gefahr der Kontamination der Hände mit potenziell infektiösem Material, sollten Handschuhe getragen werden.

Als Kathetermaterial ist vorzugsweise Silikon zu wählen. Die Indikation für einen Blasenkatheter ist täglich zu prüfen. Auch wenn prospektive vergleichende Untersuchungen fehlen, scheint bei längerer Katheterisierung die Indikation für einen suprapubischen Katheter gegeben zu sein. Es sollten ausschließlich geschlossene Drainagesysteme mit Rückflussventil verwendet werden.

Bei der Katheterpflege muss ein freier Urinfluss gewährleistet werden, d. h. ein Abknicken von Katheter oder Drainagesysteme ist zu vermeiden. Der Auffangbeutel darf nicht über das Blasenniveau angehoben werden, um so einen Urinrückfluss zu vermeiden. Eine routinemäßige Meatus-/Katheterpflege mit antimikrobiellen Salben (z. B. PVP Jod, Octenidin) ist nicht indiziert. Zur Vermeidung von Inkrustierungen am Übergang vom Katheter zur Urethra ist ein Waschen mit Wasser und Seife ausreichend. Der Auffangbeutel soll bei Bedarf entleert werden. Hierzu sollten Einmalhandschuhe getragen werden.

Eine Blasenspülung mit antimikrobiellen Substanzen (Antibiotika, Antimykotika) zur Prävention von Harnwegsinfektionen ist nicht sinnvoll; ein routinemäßiger Katheterwechsel (bei Silikonkathetern) wird nicht empfohlen. Ansonsten müssen die Herstellerangaben beachtet werden; ein solcher ist indiziert bei Katheterobstruktion bzw. Austritt von Urin neben dem Katheter. Bei Harnwegsinfektion soll der transurethrale gezogen und ein suprapubischer neu gelegt werden [15].

Endoskopie-assoziierter Infektionen

In einer prospektiven Untersuchung in Kliniken und Praxen konnte gezeigt werden, dass 49% der Endoskope nach Wiederaufbereitung weiterhin mit potenziell pathogenen Bakterien kontaminiert waren [1]. Die Hälfte der gefundenen bakteriellen Kontaminationen zeigten eine hohe Keimkonzentration; in der Untersuchung stellte sich heraus, dass Endoskope, welche voll automatisch wiederaufbereitet wurden, seltener kontaminiert waren, als halbautomatische bzw. manuell wiederaufbereitete Geräte.

Für Intensivstationen ist es daher notwendig, schriftliche Leitlinien für ein standardisiertes Verfahren zur Wiederaufbereitung von Endoskopen (z. B. Bronchoskope, Gastroskope, Koloskope) zu erstellen; hierin müssen folgende Schritte detailliert beschrieben werden:

Schritte für die Wiederaufbereitung von Endoskopen

1. Vorreinigung
2. Dichtigkeitstest
3. Reinigung der Arbeitskanäle mit Bürsten
4. Spülvorgang
5. Art der Desinfektion (Vollautomat, Halbautomat, manuell)
6. Sterilisation von Zusatzinstrumentarium (z. B. Biopsiezange) sowie deren Dokumentation [16]

Literatur

1. Birkner R (2002) Hygiene in der Endoskopie – Qualitätsmanagement gefragt. Deutsches Ärzteblatt 99: A2250–2251
2. Boyce JM, Pittet D (2002) Guideline for hand hygiene in health-care settings: recommendations of the healthcare infection control practice advisory committee and the HICPAC/SHEA/APIC/IDSA hand hygiene task force. Infect Control Hosp Epidemiol 23(12 Suppl): 3–40

3. Centers for Disease Control and Prevention (CDC) (2002) Guidelines for the prevention of intravascular catheter-related infections. MMWR 51: No.RR–10
4. Cozad A, Jones RD (2003) Disinfection and the prevention of infectious disease. Am J Infect Control 31(4): 243–254
5. Daschner F, Rabbenstein G, Langmaack H (1980) Surface decontamination in the control of hospital infections: comparison of different methods. Dtsch Med Wochenschr 105: 325–329
6. Dharan S, Mourouga P, Copin P et al. (1999) Routine disinfection of patients' environmental surfaces. Myth or reality? J Hosp Infect 42: 113–117
7. Exner M., Kistermann T, Unger G (1999) Zukünftige Präventions- und Kontrollstrategien in der Krankenhaushygiene. Bundesgesundheitsblatt
8. Garner JS, Emori WR, Horan TC et al. (1988) CDC definitions for nosocomial infections. Am J Infect Control 16: 128–140
9. Geffers C, Koch J, Sohr D et al. (2000) Establishment of a national database for ICU-associated infections. First results from the »Krankenhaus-Infections-Surveillance-System« (KISS). Anästhesist 49(8): 732–737
10. Haley RW, Culver DH, White JW et al. (1985) The efficacy of infection control programs in preventing nosocomial infections in U.S. hospitals. Am J Epidemiol 212: 182–205
11. Krueger WA, Lenhart F, Neeser G et al. (2002) Influence of combined intravenous and topical antibiotic prophylaxis on the incidence of infections, organ dysfunctions, and mortality in critically Ill surgical patients. Am J Respir Crit Care Med 166: 1030–1037
12. Lemmen SW, Zolldann D, Häfner H et al. (2001) Den Hygienestandard halten und trotzdem Kosten senken. Klinikarzt 30 Nr. 7+8: 211–217
13. Mangram AJ, Horan TC, Pearson ML et al. (1999) Guidline for prevention of surgical site infection. Infect Control Hosp Epidemiol 20: 247–281
14. Pittet D (1999) Compliance with handwashing in a teaching hospital. Ann Intern Med 130: 126–130
15. RKI (1999) Empfehlungen zur Prävention und Kontrolle Katheter–assoziierter Harnwegsinfektionen. Mitteilung der Kommission für Krankenhaushygiene und Infektionsprävention am Robert–Koch–Institut, Bundesgesundheitsblatt 42: 806–809
16. RKI (2000) Händehygiene[1] Mitteilung der Kommission für Krankenhaushygiene und Infektionsprävention am Robert-Koch-Institut. Bundesgesundheitsblatt 43: 230–233
17. RKI (2002) Anforderungen an die Hygiene bei der Aufbereitung flexibler Endoskope und endoskopischen Zusatzinstrumentariums. Empfehlung der Kommission für Krankenhaushygiene und Infektionsprävention beim Robert-Koch-Institut (RKI) Bundesgesundheitsblatt 45: 395–411
18. RKI (2002) Prävention Gefäßkatheter-assoziierter Infektionen. Empfehlung der Kommission für Krankenhaushygiene und Infektionsprävention beim Robert-Koch-Institut (RKI) Bundesgesundheitsblatt 45: 907–924
19. Vincent J, Bihari DJ, Suter PM et al. (1995) The prevalence of nosocomial infection in intensive care units in Europe. JAMA 274: 639–644
20. Zuschneid I, Schwab F, Geffers C et al. (2003) Reducing central venous catheter-associated primary bloodstream infections in intensive care units is possible: da from the German nosocomial infection surveillance system. Infect Control Hosp Epidemiol 24(7): 501–505

Therapie des erhöhten intrakraniellen Drucks nach Schädel-Hirn-Trauma

V. Rohde

Einleitung

Das Schädel-Hirn-Trauma (SHT) ist eine der Hauptursachen von Invalidität und Tod in unserer Gesellschaft. Die ökonomische Belastung, die sich aus der Behandlung schädel-hirn-traumatisierter Patienten ergibt, ist immens. Durch wissenschaftliche Anstrengungen sowohl auf dem klinischen als auch auf dem experimentellen Sektor hat sich in den letzten zwei Jahrzehnten unsere Kenntnis über die Pathophysiologie des SHT deutlich erweitert. Es wurde deutlich, dass der Krankheitsausgang natürlich von der primären, insbesondere aber auch von der sekundären Hirnschädigung bestimmt wird. Die Erkenntnis, dass die sekundäre Hirnschädigung bis zu einem gewissen Zeitpunkt reversibel ist, stimulierte die Einführung von neuen Neuromonitoringverfahren zur metabolischen Erfassung des drohenden Gewebeuntergangs. Insbesondere aber wurden neue Therapiekonzepte und Substanzen entwickelt, die in die Pathomechanismen der sekundären Hirnschädigung eingreifen.

Um ein Verständnis für das komplexe Management des Patienten mit Schädel-Hirn-Verletzung zu bekommen, wird in diesem Beitrag zunächst der Pathomechanismus des schweren Schädel-Hirn-Traumas dargestellt. Dann wird fokussiert auf die Therapien eingegangen, die in Studien getestet und die nach den Kriterien der evidenzbasierten Medizin (EBM) evaluiert wurden. In Anlehnung an die Daten der Brain Trauma Foundation, die diese Evaluierung im Jahre 2000 durchführten, werden Therapieempfehlungen formuliert, wobei eine Grad-A-Empfehlung auf Klasse-I-Studien (prospektiv-randomisiert) oder hoch-validen Klasse-II-Studien (prospektive Datensammlung, retrospektive Datenauswertung), eine Grad-B-Empfehlung hauptsächlich auf Klasse-II-Studien, und eine Grad-C-Empfehlung auf Klasse-III-Studien (retrospektive Studien, Fallberichte, Expertenmeinungen) fußt. Die aktuellen Therapietrends, die hinsichtlich des Evidenzgrades noch nicht ausreichend evaluiert worden sind, werden gesondert dargestellt.

Pathomechanismus des Schädel-Hirn-Traumas

Der primäre Hirnschaden entsteht zum Zeitpunkt des Traumas und wird hervorgerufen durch perforierende und penetrierende Verletzungen unter Einbeziehung des Gehirns, durch abrupte Dezeleration oder/und Akzeleration des Gehirns sowie durch epidurale, subdurale und intrazerebrale Blutungen. Der sekundäre Hirnschaden ist das Resultat pathophysiologischer Prozesse, die entweder zum Zeitpunkt des Traumas initiiert werden und mit Latenz schädigend oder mit Latenz initiiert und dann schädigend wirken. Die häufigsten Auslöser eines sekundären Hirnschadens nach SHT sind Hypoxämie (O_2-Sättigung <90%) und insbesondere systemische Hypotension (systolischer Blutdruck <90 mmHg). Die Hypotension führt zu einer Verminderung des zerebralen Blutflusses (CBF).

Erniedrigter CBF und Hypoxämie münden bei Grenzwertunterschreitung in eine Ischämie, welche dann durch Störung des energie- und damit sauerstoffabhängigen Natriumtransports die Entstehung eines Hirnödems und damit eine Zunahme des intrakraniellen Volumens bedingen [65]. Ein raumforderndes intrakranielles Hämatom kann sowohl die Minderdurchblutung fokal als auch die Volumenbelastung global akzentuieren, womit dann ein Hämatom nicht nur primär, sondern auch sekundär schädigend wirkt. Die Zunahme des intrakraniellen Volumens führt nach Erschöpfung der Volumenpuffer (Hirngewebe, Liquorraum, Venensystem) zu einer raschen Zunahme des intrakraniellen Drucks (ICP). Ein erhöhter ICP bewirkt, gemäß der Formel:

Zerebraler Perfusionsdruck (CPP) =
Mittlerer arterieller Blutdruck (MAP) –ICP,

bei konstantem MAP eine Abnahme des CPP. Hierdurch gelangt man durch den resultierenden CBF-Abfall und die folgende zerebrale O_2-Minderversorgung in einen Circulus vitiosus (◘ Abb. 7.1) [4, 50, 80, 85].

Der zerebrale Perfusionsdruck

Das Therapieziel bei dem schwer schädel-hirntraumatisierten Patienten ist die Gewährleistung einer ausreichenden zerebralen Perfusion. Die kritische Schwelle des CPP, deren Unterschreitung definitiv zu einer zerebralen Ischämie führt, ist bislang in Klasse-I- oder -II-Studien nicht evaluiert worden; somit existieren weder Grad-A- noch Grad-B-Empfehlungen hinsichtlich des CPP-

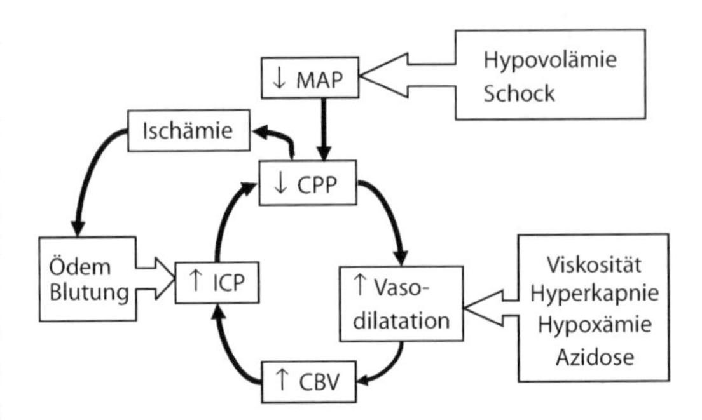

◘ **Abb. 7.1.** Schematische Darstellung der Pathomechanismen des schweren Schädel-Hirn-Traumas. Erkennbar ist die zentrale Rolle, die die zerebrale Perfusion bzw. der zerebrale Perfusionsdruck einnimmt (*CBV* zerebrales Blutvolumen, *CPP* zerebraler Perfusionsdruck, *ICP* intrakranieller Druck, *MAP* mittlerer arterieller Blutdruck). (Nach [85])

Schwellenwerts. Bis vor kurzem ging man davon aus, dass der CPP-Schwellenwert mindestens über 60 mmHg, vorzugsweise allerdings über 70 mmHg liegen sollte. So war in Studien, in denen ein CPP über 70 mmHg Teil des Managementprotokolls war, die Mortalität geringer als in retrospektiven Vergleichsserien ohne CPP-Vorgabe [12, 27, 59, 85]. In einer weiteren Studie zur Messung des zerebralen pO_2 kam es beim Anheben des CPP von 32 mmHg auf 67 mmHg zu einem signifikanten, bei einem weiteren Anheben des CPP über 68 mmHg zu keinem weiteren pO_2-Anstieg [50].

Eine kürzlich veröffentlichte prospektive, randomisierte Untersuchung legt hingegen nahe, dass der CPP 70 mmHg nicht überschreiten solle. In dieser Untersuchung waren bei einem CPP größer 70 mmHg zwar die Phasen zerebraler Minderperfusion vergleichsweise seltener, aber die Mortalität höher, hervorgerufen durch pulmonale Komplikationen der induzierten Hypertension [76]. Da allerdings die Studienpopulation mit 189 Patienten klein war, hat bis zur Publikation weiterer Daten die Grad-C-Empfehlung, dass der CPP ca. 70 mmHg nicht unterschreiten sollte, Bestand.

Da der CPP sowohl vom mittleren arterieller Blutdruck (MAP) als auch dem ICP bestimmt wird (CPP = MAP – ICP), umfasst die CPP-orientierte Therapie des Schädel-Hirn-Trauma-Management sowohl die Senkung eines posttraumatisch erhöhten intrakraniellen Drucks als auch die Steigerung des MAP.

Der intrakranielle Druck

Indikationen zur Messung des intrakraniellen Drucks

Aus der Bedeutung von MAP und ICP für die CPP-gesteuerte Therapie des schädel-hirn-traumatisierten Patienten ergibt sich die Notwendigkeit der Überwachung beider Parameter. Während die Indikation zur Blutdruckmessung unabhängig der Grunderkrankung bei intensivpflichtigen Patienten generell gegeben ist, sollte wegen der potenziell schwer wiegenden Komplikationen (Infektion, Blutung) die Anlage einer ICP-Messsonde auf jene Traumapatienten reduziert werden, die ein hohes Risiko eines ICP-Anstieges haben.

In mehreren Klasse-II-Studien wurde gezeigt, dass bei SHT-Patienten das Risiko eines erhöhten intrakraniellen Drucks bzw. eines Druckanstiegs hoch ist, wenn diese komatös sind [23, 55, 60, 62, 69, 75, 79]. In der Gruppe der komatösen Patienten steigt das Risiko weiter an, wenn das initiale computertomographische Bild des Kraniums (CCT) pathologisch ist, also ein Hämatom, eine Kontusion, ein Ödem oder komprimierte basale Zisternen zeigt (◘ Abb. 7.2).

Gleiches gilt bei einem normalen CCT, wenn zuvor mehr als eine der Determinanten »Alter >40 Jahre«, »Beuge-Streck-Synergismen« und »systolischer Blutdruck <90 mmHg« zu registrieren waren. Hinsichtlich der Indikation zur Implantation einer ICP-Messsonde gelten somit folgende Grad-B-Empfehlungen:

Grad-B-Empfehlungen

- Eine intrakranielle Hirndruckmessung ist indiziert bei komatösen SHT-Patienten mit einem pathologischen CCT.
- Eine intrakranielle Druckmessung ist indiziert bei komatösen SHT-Patienten mit normalem CCT, wenn mehr als eine der Determinanten »Alter >40 Jahre«, »Beuge-Streck-Synergismen« und »systolischer Blutdruck <90 mmHg« nach stationärer Aufnahme zu registrieren war.

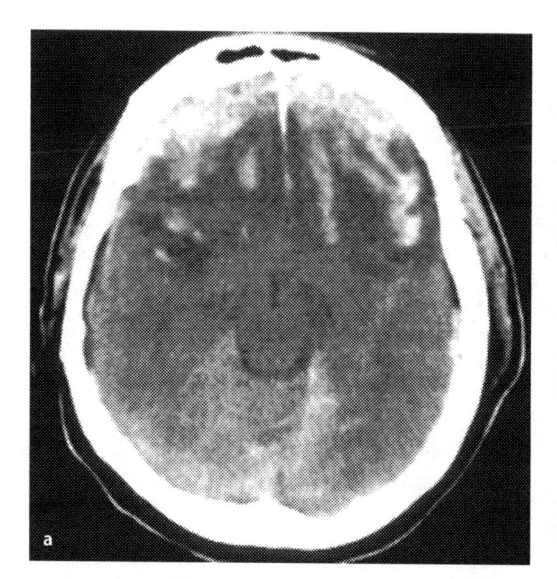

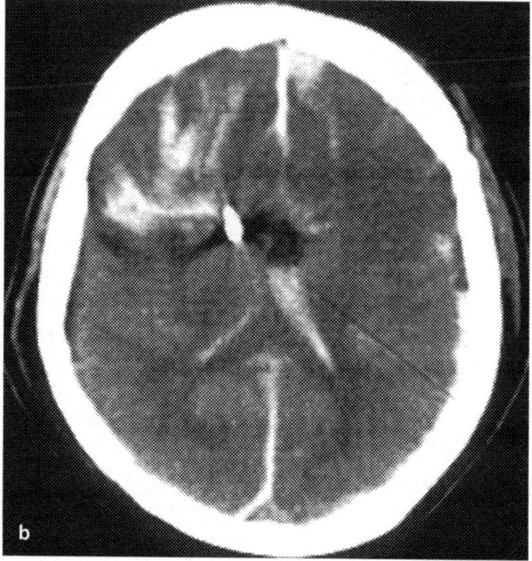

◘ Abb. 7.2a,b. Initiale computertomographische (CT) Bilder eines Patienten mit einem schweren Schädel-Hirn-Trauma: **a** ausgeprägte bifrontale Kontusionsblutungen und schlecht abgrenzbare basale Zisternen im Hirnstammbereich; **b** als Ausdruck der Hirnschwellung finden sich komprimierte Seitenventrikel, die zudem noch blutgefüllt sind. Bei einem derartigen CT-Befund ist die Indikation zur Anlage einer Sonde zur Hirndruckmessung gegeben. Im vorliegenden Fall wurde zur Hirndruckmessung eine externe Ventrikeldrainage platziert

Kritisch anzumerken ist, dass diese Studien vor 10–20 Jahren durchgeführt wurden. Durch die damals geringer ausgereifte Technologie der Schnittbildgebung war die Häufigkeit »normaler« CCT-Bilder deutlich höher als heute. Bei Verwendung modernster Technologien wird sich in Zukunft wahrscheinlich die Empfehlung zur Anlage einer Hirndrucksonde auf jene komatösen Patienten mit einem pathologischen CCT beschränken.

Technologie der ICP-Messung

Zahlreiche Studien haben die potenziellen ICP-Messorte (epidural, intraparenchymal, intraventrikulär) hinsichtlich Messgenauigkeit, Messstabilität und Komplikationsrate verglichen. Die Messgenauigkeit ist hoch bei intraventrikulärer und intraparenchymaler, niedriger bei epiduraler ICP-Messung [8, 21, 32]. Die Messstabilität wird nicht vom Messort, sondern ausschließlich von der Messtechnologie (flüssigkeits- oder luftgekoppelt, piezoresistiv, fiberoptisch) bestimmt. Die Komplikationsrate ist am höchsten bei intraventrikulärer, geringer bei intraparenchymaler und am geringsten bei epiduraler Druckmessung [40, 45, 81]. Da einzig die ICP-Messung im Ventrikelsystem über eine Drainage des Liquors auch therapeutischen Nutzen besitzt, wird trotz der etwas höheren Komplikationsrate die intraventrikuläre Druckmessung als das Messverfahren der ersten Wahl empfohlen.

ICP-Schwellenwert

Mit der Messung des ICP ist die Festlegung des Schwellenwertes, der die Initiierung einer Hirndrucktherapie triggert, eng verknüpft. Eine Studie zur expliziten Festlegung des Schwellenwertes wurde bislang nicht durchgeführt, aber zwei Klasse-II- und mehrere Klasse-III-Studien zeigten, dass sich die Prognose des schädel-hirn-traumatisierten Patienten signifikant verschlechtert, wenn der ICP über 20 mmHg ansteigt [23, 60, 62, 75].

Hinzu kommen die Ergebnisse einer im Jahr 2002 publizierten Erhebung. Hier wurden die Mortalitätsraten einer nordamerikanischen und einer europäischen Studienpopulation aus zwei prospektiv-randomisierten Studien mit identischem Studienprotokoll extrahiert. Die Mortalität in der europäischen Studienpopulation, in der seltener ein ICP über 20 mmHg therapiert wurde, war höher [42].

Daraus folgt die Grad-B-Empfehlung, dass ab einem ICP von 20 mmHg mit der Therapie der intrakraniellen Hypertension begonnen werden sollte.

Evidenzbasierte Therapie des erhöhten intrakraniellen Drucks

Vorbemerkungen

Die Initiierung der nachfolgend dargestellten konservativen Therapie des erhöhten intrakraniellen Drucks setzt voraus, dass das Vorliegen eines sofort operationsbedürftigen Hirndruck-verursachenden intrakraniellen Hämatoms computertomographisch ausgeschlossen worden ist. Kommt es während der Therapie zu unerklärten Hirndruckanstiegen, ist die Volumenzunahme einer initial kaum raumfordernden Blutung oder, deutlich seltener, die Ausbildung eines Späthämatoms in Erwägung zu ziehen und gegebenenfalls computertomographisch zu sichern [36, 49, 89, 94].

Insbesondere für das intrazerebrale Hämatom, die sog. Kontusionsblutung, ist diese Volumenzunahme charakteristisch (Abb. 7.3).

Vor Maximierung der konservativen Hirndrucktherapie ist, sofern initial keine intraventrikuläre Hirndrucksonde gelegt wurde, die Möglichkeit der Hirndrucksenkung durch Liquorgewinnung über eine externe Ventrikeldrainage in Erwägung zu ziehen.

Operative Therapie intrakranieller traumatischer Hämatome

Von 152 Studien zur Therapie epiduraler, subduraler und intrazerebraler Hämatome ist lediglich eine einzige prospektiv-randomisiert durchgeführt worden, weshalb die Therapieempfehlungen auf dem Klasse-C-Niveau bleiben. Epiduralhämatome sollten unabhängig des klinischen Zustandes evakuiert

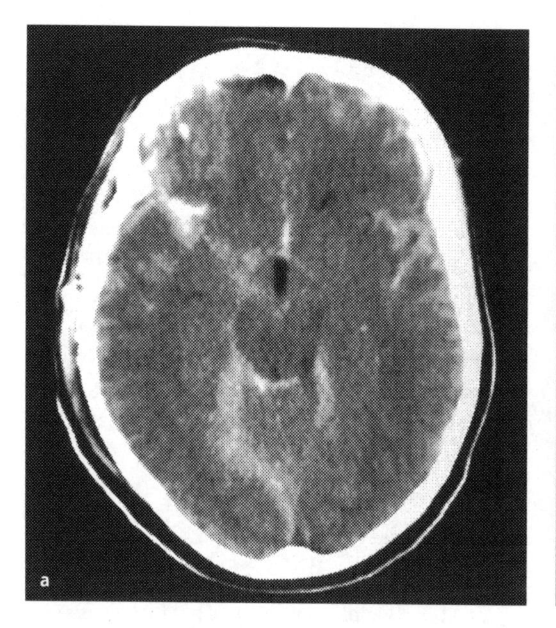

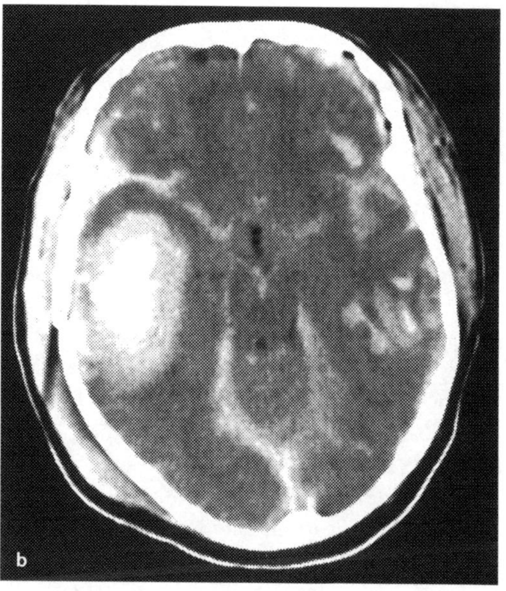

◘ Abb. 7.3a,b. a Das initiale computertomographische (CT) Bild eines schwer Schädel-Hirn-Traumatisierten zeigt eine ausgedehnte traumatische Subarachnoidalblutung und angedeutete Kontusionsblutungen im rechten Temporal- und linken Frontallappen. **b** Das routinemäßige Kontroll-CT dokumentiert eine deutliche Größenzunahme insbesondere der rechts-temporalen Kontusion

werden, wenn das Hämatomvolumen >30 cm^3 ist [9]. Bei akuten Subduralhämatomen wird unabhängig des klinischen Zustandes die Operation für indiziert erachtet, wenn die Hämatomdicke 10 mm oder die Verlagerung der Mittellinienstrukturen 5 mm überschreiten [10]. Intrazerebrale Hämatome sollten bei progressiver neurologischer Verschlechterung, hervorgerufen durch eine sekundäre Volumenzunahme (◘ Abb. 7.3), operiert werden [11].

Hyperventilation

Die Hyperventilation war lange Jahre ein Eckpfeiler der konservativen Hirndrucktherapie. Die Hyperventilation führt zu einer Konstriktion der zerebralen Gefäße, zu einer Reduktion des zerebralen Blutvolumens und dadurch zu einem ICP-Abfall. Durch Xenon-CT, Hirnparenchym-pO_2-Messung, Sauerstoffsättigungsmessung im Bulbus venae jugularis, und Bestimmung der arteriovenösen Sauerstoffdifferenz ließ sich allerdings erkennen, dass die Gefäßkonstriktion auch einen CBF-Abfall, und, bei Grenzwertunterschreitung, eine zerebrale Ischämie bewirkt [28, 78, 91, 92, 99]. Die Gefahr der hyperventilationsinduzierten Ischämie ist in den ersten 24 h nach Trauma am größten, weil in dieser Phase trauma-assoziiert der CBF am niedrigsten ist.

Muizelaar zeigte in einer Klasse-II-Studie die hohe klinische Relevanz dieser Daten. Bei Verzicht auf eine prophylaktische aggressive Hyperventilation (p_aCO_2 <27 mmHg) war der Krankheitsausgang schwer schädel-hirn-traumatisierter Patienten signifikant besser [73]. Somit ist bei einem schwer schädel-hirn-traumatisierten Patienten die routinemäßige Initiierung einer aggressiven Hyperventilation nicht indiziert (Grad-B-Evidenz). Unklar bleiben auch heute die Effekte einer milden Hyperventilation (p_aCO_2 30–35 mmHg), weshalb das Expertenkonsortium der Brain Trauma Foundation die milde Hyperventilation als ersten Schritt der Hirndrucktherapie immer noch empfiehlt [6] (Grad-C-Evidenz).

Mannitol

Zwei Klasse-I-Studien und eine Klasse-II-Studie zeigten, dass Mannitol in einer Dosierung von 0,25–1 g/kg Körpergewicht (KG) eine effektive ICP-Senkung bewirkt [14, 23, 29, 30, 66, 88, 93]. Die ICP-senkende Wirkung beruht auf einem rheologischen und einem osmotischen Effekt des Mannitols [7, 17, 43, 47, 61, 66, 71, 72, 84]: Mannitol verursacht eine direkte Plasmaexpansion mit ICP-mindernder Senkung der Blutviskosität, Steigerung des CBF und Verbesserung der Sauerstoff-Bereitstellung sowie eine Wasser-Umverteilung vom Hirngewebe in das zerebrale Gefäßsystem. Mehrere Klasse-III-Studien lassen erkennen, dass eine Bolusadministration hinsichtlich der ICP-Reduktion effektiver ist als eine Dauergabe [14, 44]. Hinzu kommt, dass mit der Dauergabe das Risiko einer intrazerebralen Mannitolakkumulation, die zu einer Umkehrung der Wasser-Umverteilung mit ICP-Exazerbation führen kann, steigt [3]. Ebenfalls in Klasse-III-Studien wurde gezeigt, dass die Gefahr eines Mannitol-induzierten akuten Nierenversagens zunimmt, wenn eine Serum-Osmolarität 320 mosm/l überschritten wird [3, 26]. Die Studien lassen folgende Empfehlungen aussprechen:

> Mannitol in der Dosierung von 0,25–1 g/kg KG ist das Medikament der ersten Wahl bei erhöhtem intrakraniellem Druck (Grad-B-Evidenz) und sollte bolusweise bis zu einer maximalen Serum-Osmolarität von 320 mosm/l verabreicht werden (Grad-C-Evidenz).

Barbiturate

Die Gabe von Barbituraten führt zu einer Senkung eines erhöhten ICP. Dies geschieht durch Beeinflussung des Gefäßwandtonus, Senkung des Metabolismus und Inhibition der durch freie Radikale ausgelöste Lipidperoxidation [34, 46]. Der wahrscheinlich wichtigste Effekt besteht in der Koppelung metabolischer Erfordernisse an den regionalen CBF, mit der Verbesserung der Durchblutung primär unterversorgter Hirnareale.

In einer Klasse-I-Studie und 3 Klasse-III-Studien ließ sich nachweisen, dass die Barbituratgabe bei erhöhtem, anderweitig therapierefraktären ICP zu einer signifikanten Senkung der Mortalität führt [23, 56, 63, 77], während die prophylaktische Barbituratgabe zur Verhinderung eines pathologischen ICP-Anstiegs keinen positiven Einfluss auf die klinischen Ergebnisse hat [88, 101]. Somit empfiehlt sich eine Barbituratgabe nur dann, wenn durch milde Hyperventilation und Mannitol eine Senkung des erhöhten ICP nicht gelingt (Grad-B- Evidenz). Die Möglichkeit der Induktion einer arteriellen Hypotension und der Reduktion der zerebrovenösen Oxygenierung durch die Barbituratgabe muss wegen potenziell negativ prognostischer Effekte bekannt sein [18, 101].

Steroide

Die positive Beeinflussung des Hirntumor-assoziierten Ödems durch Steroide ist seit fünf Jahrzehnten bekannt und beruht wahrscheinlich auf einer Reduktion der pathologischen Gefäßwandpermeabilität. Unter Annahme eines analogen Effekts wurden Steroide auch beim posttraumatischen Hirnödem eingesetzt. In neun Klasse-1-Studien ließ sich allerdings keine Verbesserung des Krankheitsausgangs durch die Gabe von Dexamethason, Methylprednisolon, Triamcinolon und Tirilazad-Mesylat nachweisen [5, 16, 22 31, 35, 33, 64, 48, 86]. Somit ist die Steroidgabe beim posttraumatischen Hirnödem nicht zu empfehlen (Grad-A-Evidenz).

Weitere Therapieoptionen und aktuelle Therapietrends

Dekompressive Kraniektomie

Die dekompressive Kraniektomie bei Versagen der konservativen Therapie des erhöhten intrakraniellen Drucks hat in den letzten Jahren eine Renaissance erlebt. Durch eine prospektive, randomisierte Studie ist bislang allerdings nicht nachgewiesen worden, dass hinsichtlich des Krankheitsausgangs die Entlastungskraniektomie bessere Ergebnisse liefert als die Fortführung der maximalen konservativen Therapie. Hinzu kommt, dass die Daten zweier vergleichender Studien widersprüchlich waren [82, 70].

Auch die zahlreichen retrospektiven klinischen Serien mit Mortalitätsraten zwischen 19% und 90% [15, 51, 52, 53, 68] erlauben kaum, eine klare Therapieempfehlung abzugeben. Nach Meinung des Autors ist eine dekompressive Kraniektomie insbesondere bei jungen Patienten ohne primäre Hirnstammläsion indiziert, wenn der Hirndruck trotz Barbituratkoma nicht dauerhaft kontrolliert werden kann.

Induzierte Hypothermie

Im Tierexperiment reduziert Hypothermie den Hirnmetabolismus und verbessert die ischämische Toleranz des Hirngewebes. Während in einigen klinischen Serien durch induzierte milde bis moderate Hypothermie verbesserte klinische Resultate beobachtet wurden, konnte in prospektiven, randomisierten Studien und in einer Metaanalyse kein positiver Therapieeffekt nachgewiesen werden [13, 90, 39].

Hoch-Dosis-Mannitol, hypertone Salzlösung

Zwei prospektive, randomisierte Studien von Cruz und Mitarbeitern, die durch eine Erhöhung der Mannitoldosis auf 1,4 g/kg KG bei Patienten mit akutem Subduralhämatom und mit temporaler Kontusionsblutung signifikant bessere klinische Ergebnisse erzielten, sind kürzlich publiziert worden [19, 20]. Dies wirft die Frage auf, ob auch bei anderen SHT-Subpopulationen durch Mannitol-Dosiseskalation bessere Therapieresultate realisierbar sind. In mehreren prospektiven Studien ist kürzlich darauf hingewiesen worden, dass auch durch die Infusion von hypertoner Kocksalzlösung (7,2–10%) der ICP effektiv gesenkt werden kann, z. T. auch nach Versagen der Osmotherapie mit Mannitol [37, 41, 74, 87, 99].

Nimodipin

In zwei prospektiven, randomisierten Studien ist der Effekt des Kalziumantagonisten Nimodipin auf den Krankheitsausgang von SHT-Patienten mit diversen intrakraniellen Läsionen untersucht worden. Signifikante Therapieerfolge ließen sich nicht nachweisen [2, 25]. In einer weiteren prospektiven, randomisierten Studie ausschließlich bei Patienten mit traumatischer Subarachnoidalblutung ist allerdings die Rate schlechten Krankheitsausgangs durch die Nimodipin-Gabe signifikant minimiert worden [38]. Nichtsdestotrotz hat sich auch bei dieser Subpopulation die routinemäßige Nimodipin-Gabe bislang nicht durchgesetzt.

Neuroprotektiva

Trotz viel versprechender Resultate in tierexperimentellen Studien ist die Wirksamkeit diverser Neuroprotektiva (z. B. Pegorgotein [Radikalfänger], Selfotel und Cerestat [NMDA-Rezeptorantagonist]) bislang in großen prospektiven, randomiserten Studien nicht bewiesen worden [57].

Induzierte Hyperoxie

Eine Sauerstoffmangelversorgung des Gehirns ist in der Frühphase nach Trauma häufig, die Ursachen hierfür sind, wie bereits dargestellt, multifaktoriell. Ein Zusammenhang zwischen Sauerstoffmangel und schlechter Prognose ist etabliert. Die EBM-abgesicherte Therapie hierbei ist die Senkung eines erhöhten ICP, um die zerebrale Perfusion und damit die Sauerstoffbereitstellung zu verbessern. Die Beatmung mit 100% O_2 wird ebenfalls mit der Intention der Sauerstoffangebotssteigerung durchgeführt. Allerdings ist die Datenlage hinsichtlich der induzierten Hyperoxie noch widersprüchlich mit sowohl positiven als auch negativen zerebral-metabolischen und klinischen Ergebnissen [58, 67, 83, 96].

Der mittlere arterielle Blutdruck als therapeutische Größe

Gemäß der Formel $CPP = MAP - ICP$ kann die zerebrale Perfusion durch eine Senkung des intrazerebralen Druckes ebenso gesichert werden wie durch das Anheben des mittleren arteriellen Blutdruck (MAP). Während mehrere Studien zum prähospitalen Blutdruckmamagement beim Schädel-Hirn-Trauma vorliegen [100, 98], gibt es hinsichtlich der Durchführung der MAP-Anhebung beim bereits hospitalisierten Patienten kaum Daten. Daher sind auch keine Grad-A- und Grad-B-Empfehlungen formuliert worden.

Optional wird die Verabreichung von Kolloid- und Kristalloidlösungen mit Ziel der Volumenexpansion und damit der MAP-Steigerung vorgeschlagen. Hierbei sollen hypoosmolare Lösungen wegen des vermuteten Risikos eines Flüssigkeitsshifts in die Hirnsubstanz mit resultierender Hirnödem-Intensivierung vermieden werden. Bei unzureichender MAP-Zunahme trotz Volumentherapie folgt die Katecholamingabe, wobei Noradrenalin gemäß tierexperimenteller Studien günstigere Eigenschaften besitzt als Dopamin [54, 95]. Die früher propagierte Flüssigkeitsrestriktion ist obsolet.

Zusammenfassung und Abschlussbemerkungen

Die moderne Therapie des schwer schädel-hirnverletzten Patienten ist konzeptionell auf die Sicherung der zerebralen Perfusion fokussiert. Die zerebrale Perfusion wird bestimmt vom MAP und ICP, weshalb beide Größen gemessen werden müssen. Zur Sicherung der zerebralen Perfusion wird auf der einen Seite der erhöhte intrakranielle Druck behandelt, auf der anderen Seite eine systemische Hypotension vermieden und, falls erforderlich, medikamentös sogar eine Hypertension erzeugt.

Die Hirndrucktherapie folgt nach Ausschluss eines operationsbedürftigen intrakraniellen Hämatoms einem Stufenschema: Steigt der ICP trotz Liquordrainage über 20 mmHg, ist der erste Therapieschritt eine milde Hyperventilation (p_aCO_2 30–35 mmHg), auch wenn hierfür die fundierte wissenschaftliche Grundlage fehlt. Lässt sich der ICP durch milde Hyperventilation alleine nicht ausreichend kontrollieren, folgt als zweiter Therapieschritt die Osmotherapie mit Mannitol. Mannitol sollte zwecks Wirkungssteigerung und Nebenwirkungsreduktion bolusweise verabreicht werden. Bei Therapieversagen oder bei einem Anstieg der Serum-Osmolarität über 320 mosmol/l besteht der dritte Therapieschritt in der Induktion eines Barbituratkomas. Bleibt der ICP unkontrollierbar, ist als letzter, wissenschaftlich schlecht abgesicherter Therapieschritt die dekompressive Kraniektomie zu erwägen. Die Wertigkeit neuer Therapieformen, wie beispielsweise der induzierten Hyperoxie, ist noch unklar, deren Anwendung bleibt somit klinisch und wissenschaftlich spezialisierten Traumazentren vorbehalten.

Mit der Formulierung eines Stufenschemas erfolgt eine gewisse Therapiestandardisierung. Diese verleitet, die Komplexität des Schädel-Hirn-Traumas und damit die Komplexität der Überwachung und Therapie zu unterschätzen. Daher sei darauf hingewiesen, dass zahlreiche Aspekte des Managements in diesem Buchbeitrag unberücksichtigt geblieben sind. Examplarisch seien genannt: Evozierte Potenziale und Magnetresonanztomographie zur Therapiesteuerung und Prognoseabschätzung, Einsatz fokaler und globaler Hirnmetabolismus-Messungen, Durchführung der Sedierung und Beatmung. Optimale Therapieergebnisse lassen sich erzielen, wenn die Fachkompetenz des betreuenden Arztes dieses neurochirurgische und intensivmedizinische Spektrum abdeckt.

Literatur

1. Albanèse J, Leone M, Alliez JR et al. (2003) Decompressive craniectomy for severe traumatic brain injury: Evaluation of the effects at one year. Crit Care med 31: 2535–2538
2. Bailey I, Bell A, Gray J et al. (1991) A trial of the effect of nimodipine on outcome after head injury. Acta Neurochir 110: 97–105
3. Becker DP, Vries JK (1972) The alleviation of increased intracranial pressure by the chronic administration of osmotic agents. In: Brock M, Dietz H (eds) Intracranial pressure, Springer, Berlin, 309–315
4. Bouma GJ, Muizelaar JP, Bandoh K et al. (1992) Blood pressure and intracranial pressure–voume dynamics in severe head injury: relationsship with cerebral blood flow. J Neurosurg 77: 15–19
5. Braakman R, Schouten HJ, Blaauw-van Dishoeck M et al. (1983) Megadose steroids in severe head injury. J Neurosurg 58: 326–330
6. Brain Trauma Foundation and American Association of Neurological Surgeons (2000) Management and prognosis of severe traumatic brain injury. Brain Trauma Foundation, Inc
7. Brown FD, Johns L, Jaffar JJ et al. (1979) Detailed monitoring of the effects of mannitol following experimental head injury. J Neurosurg 50: 423–432

8. Bruder N, N`Zhoge P, Graziani N et al. (1995) A comparison of extradural and intraparenchymatous intracranial pressures in head injured patients. Intensive Care Med 21: 850–852
9. Bullock MR, Chesnut R, Ghajar J et al. (2006a) Surgical management of acute epidural hematomas. Neurosurgery 58: S2-7-S2-15
10. Bullock MR, Chesnut R, Ghajar J et al. (2006b) Surgical management of acute subdural hematomas. Neurosurgery 58: S2-16-S2-24
11. Bullock MR, Chesnut R, Ghajar J et al. (2006c) Surgical management of traumatic parenchymal lesions. Neurosurgery 58: S2-25-S2-46
12. Clifton GL, Allen S, Barrodale P et al. (1993) A phase II study of moderate hypothermia in severe head injury. J Neurotrauma 10: 263–271
13. Clifton GL, Miller ER, Choi SC et al. (2001) Lack of effect of induction of hypothermia after acute brain injury. N Engl J Med 344, 556–563
14. Cold GE (1990) Cerebral blood flow in acute head injury. The regulation of cerebral blood flow and metabolism during the acute phase of head injury, and its significance for therapy. Acta Neurochirurgica Suppl 49: 18–21
15. Cooper PR, Rovit RL, Ransohoff J (1976) Hemicraniectomy in the treatment of acute subdural hematoma: a re-appraisal. Surg Neurol 5: 25–28
16. Cooper PR, Moody S, Clark WK et al. (1979) Dexamethasone and severe head injury. A prospective double-blind study. J Neurosurg 51: 307–316
17. Cruz J, Miner ME, Allen SJ et al. (1990) Continuous monitoring of cerebral oxygenation in acute brain injury: injection of mannitol during hyperventilation. J Neurosurg 73: 725–730
18. Cruz J (1996) Adverse effects of pentobarbital on cerebral venous oxygenation of comatose patients with acute traumatic brain swelling: relationship to outcome. J Neurosurg 85: 758–761
19. Cruz J, Minoja G, Okuchi K (2001) Improving clinical outcomes from acute subdural hematomas with the emergnecy preoperative administration of high doses of mannitol: a randomized trial. Neurosurgery 49: 864–871
20. Cruz J, Minoja G, Okuchi K et al. (2002) Major clinical and physiological benefits of early high doses of mannitol for intraparenchymal temporal lobe hemorrhages with abnormal pupillary widening: a randomized trial. Neurosurgery 51: 628–638
21. Czech T, Korn AM, Reinprecht A et al. (1993) Clinical evaluation of a new epidural pressure monitor. Acta Neurochir 125: 169–172
22. Dearden NM, Gibson JS, McDowall DG et al. (1986) Effect of high-dose dexamethasone on outcome from severe head injury. J Neurosurg 64: 81–88
23. Eisenberg HM, Frankowski RF, Contant CF et al. (1988) High-dose barbiturate control of elevated intracranial pressure in patients with severe head injury. J Neurosurg 69: 15–23
24. Eisenberg HM, Gary HE Jr, Aldrich EF et al. (1990) Initial CT findings in 753 patients with severe head injury. A report from the NIH Traumatic Coma Data Bank. J Neurosurg 73: 688–698
25. European Study Group on Nimodipine in Severe Head Injury (1994) A multicentre trial on the efficacy of nimodipine on outcome after severe head injury. J Neurosurg 80: 797–804
26. Feig PU, McCurdy DK (1977) The hypertonic state. N Engl J Med 297: 1444–1454
27. Fortune JB, Feustel PJ, Weigle CG et al. (1994) Continuous measurement of jugular venous oxygen saturation in response to transient elevations of blood pressure in head–injured patients. J Neurosurg 80: 461–468
28. Fortune JB, Feustel PJ, deLuna C et al. (1995) Cerebral blood flow and blood volume in reponse to O_2 and CO_2 changes in normal humans. J Trauma 39: 463–472
29. Freshman SP, Battistella FD, Matteucci M et al. (1993) Hypertonic saline (7.5%) vs. mannitol: a comparison for treatment of acute head injuries. J Trauma 35: 344–348
30. Gaab MR, Seegers K, Smedema RJ et al. (1990) A comparative analysis of THAM (Tris-buffer) in traumatic brain oedema. Acta Neurochir Suppl 51: 320–323
31. Gaab MR, Trost HA, Alcantara A et al. (1994) Ultrahigh dexamethasone in acute brain injury. Results from a prospective randomized double–blind multicenter trial (GUDHIS). German Ultrahigh Dexamethasone Head Injury Study Group. Zentralbl Neurochir. 55: 135–43
32. Gambardella G, Zaccone D, Cardia E et al. (1993) Intracranial pressure monitoring in children: comparison of external ventricular device with the fiberoptic system. Childs Nerv Syst 9: 470–473
33. Giannotta SL, Weiss MH, Apuzzo MLJ et al. (1984) High-dose glucocorticoids in the management of severe head injury. Neurosurgery 15: 497–501
34. Goodman JC, Valadka AB, Gopinath SP et al. (1996) Lactate and excitatory amino acids measured by microdialysis are decreased by pentobarbital coma in head–injured patients. J Neurotrauma 13: 549–556
35. Grumme T, Baethmann A, Kolodziejczyk D et al. (1995) Treatment of patients with severe head injury by triamcinolone: a prospective, controlled multicenter clinical trial of 396 cases. Res Exp Med (Berl) 195: 217–219
36. Gudeman SK, Kishore PRS, Miller JD et al. (1979) The genesis and significance of delayed traumatic intracerebral hematoma. Neurosurgery 5: 309–313
37. Hartl R, Ghajar J, Hochleuthner H et al. (1997) Hypertonic/hyperoncotic saline reliably reduces ICP in severely head–injured patients with intracranial hypertension. Acta Neurochir Suppl 70: 126–129
38. Harders A, Kakarieka A, Braakman R et al. (1996) Traumatic subarachnoid hemorrhage and ist treatment with nimodipine. J Neurosurg 85: 82–89
39. Henderson WR, Dhingra VK, Chittock DR et al. (2003) Hypothermia in the management of traumatic brain injury. A systematic review and meta–analysis. Intensive Care Med 29: 1637–1644
40. Holloway KL, Barnes T, Choi S et al. (1996) Ventriculostomy infections: the effect of monitoring duration and catheter exchange in 584 patients. J Neurosurg 85: 419–424

41. Horn P, Münch E, Vajkoczy P et al. (1999) Hypeertonic saline solution for control of elevated intracranial pressure in patients with exhausted response to mannitol and barbiturates. Neurol Res 21: 758–764
42. Hukkelhoven CW, Steyerberg EW, Farace E et al.(2002) Regional differences in patient characteristics, case management, and outcomes in traumatic brain injury: expereience from the tirilazad trials. J Neurosurg 97: 549-557
43. Israel RS, Marks JA, Moore EE et al. (1988) Hemodynamic effect of mannitol in a canine model of concomitant increased intracranial pressure and hemorrhagic shock. Ann Emerg Med 17: 560–566
44. James HE (1980) Methodology for the control of intracranial pressure with hypertonic mannitol. Acta Neurochir 51: 161–172
45. Jensen RL, Hahn YS, Ciro E (1997) Risk factors of intracranial pressure monitoring in children with fiberoptic devices: a critical review. Surg Neurol 47: 16–22
46. Kassell NF, Hitchon PW, Gerk MK et al. (1980) Alterations in cerebral blood, oxygen metabolism, and electrical activity produced by high-dose thiopental. Neurosurgery 7: 598–603
47. Kassell NF, Bauman KW, Hitchon PW et al. (1982) The effects of high–dose mannitol on cerebral blood flow in dogs with normal intracranial pressure. Stroke 13: 59–61
48. Kassell NF, Haley EC, Apperson-Hansen C et al. (1996) Randomized, double-blind, vehicle-controlled trial of tirilazad mesylate in patients with aneurysmal subarachnoid hemorrhage: a cooperative study in Europe, Australia, and New Zealand. J Neurosurg 84: 221–8
49. Kaufman HH, Moake JL, Olson JD et al. (1980) Delayed and recurrent intracranial hematomas related to disseminated intravascular clotting and fibrinolysis in head injury. Neurosurgery 7: 445–449
50. Kiening KL, Hartl R, Unterberg AW et al. (1997) Brain tissue pO_2-monitoring in comatose patients: implications for therapy. Neurol Res 19: 233–240
51. Kjellberg RN, Prieto A Jr (1971) Bifrontal decompressive craniotomy for massive cerebral edema. J Neurosurg 34: 488–493
52. Kleist-Welch Guerra W, Gaab MR et al. (1999) Surgical decompression for traumtic brain swelling: indications and results. J Neurosurg 90: 187–196
53. Kontopoulos V, Foroglou N, Patsalas J et al. (2002) Decompressive craniectomy for the management of patients with refractory hypertension: should it be reconsidered? Acta Neurochir 144: 791–796
54. Kroppenstedt SN, Stover JF, Unterberg AW (2000) Effects of dopamine on posttraumatic cerebral blood flow, brain edema, and cerebrospinal fluid glutamate and hypoxanthine concentrations. Crit Care Med 28: 3792–3798
55. Lobato RD, Sarabia R, Rivas JJ et al. (1986) Normal computerized tomography scans in severe head injury. Prognostic and clinical management implications. J Neurosurg 65: 784–789
56. Lobato RD, Sarabia R, Cordobes C et al. (1988) Post–traumatic cerebral hemispheric swelling. Analysis of 55 cases studied with computerized tomography. J Neurosurg 68: 417–423
57. Maas AIR, Steyerberg EW, Murray GD et al. (1999) Why have recent trials of neuroprotective agents in head injury failed to show convincing effect? A pragmatic analysis and theoretical considerations. Neurosurgery 44: 1286–1298
58. Magnoni S, Ghisoni L, Locatelli M et al. (2003) Lack of improvement in cerebral metabolism after hyperoxia in severe head injury: a microdialysis study. J Neurosurg 98: 952-958
59. Marion DW, Penrod LE, Kelsey SF et al. (1997) Treatment of traumatic brain injury with moderate hypothermia. N Engl J Med 336: 540–546
60. Marmarou A, Anderson RL, Ward DJ et al. (1991) Impact of ICP instability and hypotension on outcome in patients with severe head trauma. J Neurosurg 75: S59–S66
61. Marshall LF, Smith RW, Rauscher LA (1978) Mannitol dose requirements in brain–injured patients. J Neurosurg 48: 169–172
62. Marshall LF, Smith RW, Shapiro HM (1979a) The outcome with aggressive treatment in severe head injuries. Part I: The significance of intracranial pressure monitoring. J Neurosurg 50: 20–25
63. Marshall LF, Smith RW, Shapiro HM (1979b) The outcome with aggressive treatment in severe head injuries. Part II: Acute and chronic barbiturate administration in the management of head injury. J Neurosurg 50: 26–30
64. Marshall NF, Maas AI, Marshall SB et al. (1998) A multicenter trial on the efficacy of using tirilazad mesylate in cases of head injury. J Neurosurg 89: 519–25
65. Martin NA, Patwardhan RV, Alexander MJ et al. (1997) Characterization of cerebral hemodynamic phases following severe head trauma: hypoperfusion, hyperemia, and vasospasm. J Neurosurg 87: 9–19
66. Mendelow AD, Teasdale GM, Russell T et al. (1985) Effect of mannitol on cerebral blood flow and cerebral perfusion pressure in human head injury. J Neurosurg 63: 43–48
67. Menzel M, Doppenberg EMR, Zauner A et al. (1999) Increased inspired oxygen concentration as a factor in improved brain tissue oxygenation and tissue lactate levels after severe human head injury. J Neurosurg 91:1–10
68. Messing-Jünger AM, Marzog J, Wöbker G et al. (2003) Decompressive craniectomy in severe brain injury. Tentralbl Neurochir 171–177
69. Miller JD, Becker DP, Ward JD et al. (1977) Significance of intracranial hypertension in severe head injury. J Neurosurg 47: 503–516
70. Münch E, Horn P, Schürer L et al. (2000) Management of severe traumatic brain injury by decompressive craniectomy. Neurosurgery 47: 315–323
71. Muizelaar JP, Wei JP, Kontos HA et al. (1983) Mannitol causes compensatory cerebral vasoconstriction and vasodilatation to blood viscosity changes. J Neurosurg 59: 822–828
72. Muizelaar JP, Lutz HA, Becker DP (1984) Effect of mannitol on ICP and CBF and correlation with pressure autoregulation in severely head–injured patients. J Neurosurg 61: 700–706

73. Muizelaar JP, Marmarou A, Ward JD et al. (1991) Adverse effects of prolonged hyperventilation in patients with severe head injury: a randomized clinical trial. J Neurosurg 75: 731–739
74. Munar F, Ferrer AM, de Nadal M et al. (2000) Cerebral hemodynamic effects of 7.2% hypertonic saline in patients with head injury and raised intracranial pressure. J Neurotrauma 17: 41–51
75. Narayan RK, Kishore PR, Becker DP et al. (1982) Intracranial pressure: to monitor or not to monitor? A review of our experience with severe head injury. J Neurosurg 56: 650–659
76. Narayan RK, Michel ME, and The Clinical Trials In Head Injury Study Group (2002) Clinical trials in head injury. J Neurotrauma 19: 503-557
77. Nordstrom CH, Messeter K, Sundbarg G et al. (1988) Cerebral blood flow, vasoreactivity, and oxygen consumption during barbiturate therapy in severe brain lesion. J Neurosurg 68: 424–431
78. Obrist WD, Langfitt TW, Jaggi JL et al. (1984) Cerebral blood flow and metabolism in comatose patients with acute head injury. Relationship to intracranial hypertension. J Neurosurg 61: 241–253
79. O'Sullivan MG, Statham PF, Jones PA et al. (1994) Role of intracranial pressure monitoring in severely head–injured patients without signs of intracranial hypertension on initial computerized tomography. J Neurosurg 80: 46–50
80. Pietropaoli JA, Rogers FB, Shackford SR et al. (1992) The deleterious effect of intraoperative hypotension on outcome in patients with severe head injury. J Trauma 33: 403–407
81. Piek J (1994) Complications in measuring ventricular pressure in patients with craniocerebral trauma and spontaneous intracranial hemorrhage–a prospective study. Zentralbl Neurochir 55: 48–53
82. Polin RS, Shaffrey ME, Bogaev CA et al. (1997) Decompressive bifrontal craniectomy in the treatment of severe refractory posttraumatic cerebral edema. Neurosurgery 41: 84–94
83. Rockswold SB, Rockswold GL, Vargo JM et al. (2001) Effects of hyperbaric oxygenation therapy on cerebral metabolism and intracranial pressure in severely brain injured patients. J Neurosurg 94: 403–411
84. Rosner MJ, Coley I (1987) Cerebral perfusion pressure: a hemodynamic mechanism of mannitol and the postmannitol hemogram. Neurosurgery 21: 147–156
85. Rosner MJ, Rosner SD, Johnson AH (1995) Cerebral perfusion pressure: management protocol and clinical results. J Neurosurg 83: 949–962
86. Saul TG, Ducker TB, Salcman M et al. (1981) Steroids in severe head injury: A prospective, randomized clinical trial. J Neurosurg 54: 596–600
87. Schatzmann C, Heissler HE, König K et al. (1998) Treatment of elevated intracranial pressure by infusions of 10% saline in severely head injured patients. Acta Neurochir Suppl 71: 31–33
88. Schwartz ML, Tator CH, Rowed DW et al. (1984) The University of Toronto head injury treatment study: A prospective randomized comparison of pentobarbital and mannitol. Can J Neurol Sci 11: 434–440
89. Servadei F, Nanni A, Nasi MT et al. (1995) Evolving brain lesions in the first 12 hours after head injury: analysis of 37 comatose patients. Neurosurgery 37: 899–907
90. Shiozaki T, Hayakata T, Taneda M et al. (2001) A multicenter prospective randomized controlled trial of the efficacy of mild hypothermia for severely head injured patients with low intracranial pressure. J Neurosurg 94: 50–54
91. Sioutos PJ, Orozco JA, Carter LP et al. (1995) Continuous regional cerebral cortical blood flow monitoring in head–injured patients. Neurosurgery 36: 943–950
92. Skippen P, Seear M, Poskitt K et al. (1997) Effect of hyperventilation on regional cerebral blood flow in head–injured children. Crit Care Med 25: 1402–1409
93. Smith HP, Kelly DL, McWorther JM et al. (1986) Comparison of mannitol regimens in patients with severe head injury undergoing intracranial monitoring. J Neurosurg 65: 820–824
94. Stein SC, Young GS, Talucci RC et al. (1992) Delayed brain injury after head trauma: significance of coagulopathy. Neurosurgery 30: 160–165
95. Stover JF, Sakowitz OW, Thomale UW et al. (2002) Norepinephrine-induced hyperglycemia does not increase cortical lactate in brain-injured rats. Intensive Care Med 28: 1491–1497
96. Tolias CM, Reinert M, Seiler R et al. (2004) Normobaric hyperoxia-induced improvement in cerebral metabolism and reduction in intracranial pressure in patients with severe head injury: a prospective historical cohort-matched study, J Neurosurg 101: 435–444
97. Van Santbrink H, Maas AI, Avezaat CJ (1996) Continuous monitoring of partial pressure of brain tissue oxygen in patients with severe head injury. Neurosurgery 38: 21–31
98. Vassar MJ, Perry CA, Holcroft JW (1993) Prehospital resuscitation of hypotensive trauma patients with 7.5% NaCl vs. 7.5% NaCl with added dextran: a controlled trial. J Trauma 34: 622–633
99. Vialet R, Albanèse J, Thomachot L et al. (2003) Isovolume hypertonic solutes (sodium chloride or mannitol) in the treatment of refracrory posttraumatic intracranial hypertension: 2ml/kg 7.5% saline is more effective than 2 ml/kg 20% mannitol. Crit Care Med 31: 1683–1687
100. Wade CE, Grady JJ, Kramer GC et al. (1997) Individual patient cohort analysis of the efficacy of hypertonic saline/dextran in patients with traumatic brain injury and hypotension. J Trauma 42 (Suppl): S61–S65
101. Ward JD, Becker DP, Miller JD et al. (1985) Failure of prophylactic barbiturate coma in the treatment of severe head injury. J Neurosurg 62: 383–388

Airway Management

G. Schälte

Einleitung

Das Management des schwierigen Atemwegs stellt auch im Zeitalter der Larynxmaske eine enorme Herausforderung für Anästhesisten, Intensiv- und Notfallmediziner dar und hat, insbesondere wegen der hohen Wahrscheinlichkeit eines potenziell fatalen Ausgangs, nicht an Brisanz und Bedeutung verloren. Mit der Larynxmaske und ihren Weiterentwicklungen sowie der fortschreitenden Akzeptanz der (wach-)fiberoptischen Intubation, bei erwartet und unerwartet schwierigem Atemweg, hat im letzten Jahrzehnt ein partieller Wandel in der Strategie des Managements des schwierigen Atemwegs stattgefunden. Dies wird unterstrichen durch die Überarbeitung der Empfehlungen der American Society of Anesthesiologists (ASA) zum Management des schwierigen Atemwegs [1]. Hier wurde im Jahr 2002 die Larynxmaske in den Algorithmus zum Management des schwierigen Atemwegs implementiert. Parallel wurde der Stellenwert der wachfiberoptischen Intubation, insbesondere auch bei erwartet schwierigem Atemweg, herausgearbeitet.

Der Bedeutung der Thematik entsprechend, formulierte die Deutsche Gesellschaft für Anästhesie und Intensivmedizin (DGAI) 2004 eine eigenständige »Deutsche« Leitlinie zum »Airway Management« [120], die auch die nationalen Gewohnheiten und landestypischen Bedingungen berücksichtigt.

Neben der Larynxmaske werden in dieser Leitlinie der Larynxtubus, sowie der Combitube, als direkte supraglottische Instrumente zur Atemwegssicherung benannt.

Die Aktualität des Themas »Airway Management« und der damit verbundenen Empfehlungen, Richtlinien und dem implizierten und unbedingt notwendigen individuellen Training und Team Trainings, sowie deren Umsetzung in Deutschland, wird durch zwei aktuelle Arbeiten von Rosenstock [146] und Goldmann[147] verdeutlicht. Nach einer Analyse der Fälle unerwarteten Airway Managements [146], an der Universität Kopenhagen, kommt Rosenstock zu der Schlussfolgerung, das individuelle Fehler und Fehleinschätzungen, sowie die Fehlfunktionen von Geräten und lebenden Systemen (Team) in der Regel erst zum Difficult Airway führten. Trotz vorangegangener Schulung waren die Kenntnisse und Fertigkeiten der beteiligten Anästhesisten bezüglich des Managements des schwierigen Atemwegs unzureichend. Auch an den deutschen Universitätskliniken und akademischen Lehrkrankenhäusern existieren, einer aktuellen Umfrage von Goldmann [147] zur Folge, noch zahlreiche Defizite bezüglich eines strukturierten Airway Managements. Dies beinhaltet sowohl die materielle Ausrüstung wie auch die Umsetzung individueller Trainingsprogramme und das Einhalten der Algorithmen zum Management des schwierigen Atemwegs. Mehr als ein Drittel der akademischen Institutionen verfügt demnach nicht über einen (oder mehrere) Notfallwagen, für das Management des schwierigen Atemwegs. 60–70% der Einrichtungen bieten diesbezüglich kein strukturiertes (Block-) Training an. 22% der befragten Einrichtungen besitzen keinen, auch zusätzlich auf die individuelle Institution zugeschnittenen, Atemwegsnotfallplan.

In der vorliegenden Übersicht werden die Empfehlungen und Schritte des ASA-Algorithmus zum Management des schwierigen Atemwegs, sowie der Leitlinie der DGAI, isoliert aufgeschlüsselt und die Anwendung der verschiedenen Empfehlungen und Hilfsmittel nach EBM-Kriterien analysiert.

ASA-Closed-Claims-Analyse

In der Auswertung ihrer im Jahre 2000 publizierten Closed-Claims-Analyse [2] (Analyse der ASA angezeigten und von den US-amerikanischen Versicherungsträgern entschädigten Schadenersatzfällen) kommt die ASA zu dem Ergebnis, dass von insgesamt 4459 anästhesieinduzierten und entschädigten Schadenersatzansprüchen, 6,4% im Zusammenhang mit Schwierigkeiten bei der Sicherung der Atemwege oder eine schwierige Intubation stehen. Dies ist die zweithäufigste Entschädigungsursache. Von den 283 entschädigten Personen oder Familien, im Zusammenhang mit einer schwierigen Intubation, erlitten 57% irreversible Hirnschäden oder verstarben.

Summiert man die im weitesten Sinne in Zusammenhang mit einem schwierigen Atemweg stehenden Komplikationen und addiert ösophageale Intubationen (4,9%), inädäquate Oxygenierung und Ventilation (7%) sowie fälschlicherweise oder in falscher Dosis applizierte Pharmaka (4%), so ergeben sich zu ca. 21,9% dramatische Komplikationen mit Beteiligung derAtemweg [2].

Bei retrospektivem Vergleich der wegen allgemeiner anästhesiologischer Komplikationen und der im Zusammenhang mit einem schwierigen Atemwegsmanagement entschädigten Personen, ergeben sich zwischen diesen Gruppen signifikante Unterschiede.

So weisen die Patienten mit Atemwegskomplikationen ein höheres Lebensalter (44,6 vs. 40,1 Jahre) auf, gehören einer schlechteren ASA-Klasse (III, IV) an, sind fettleibig und in Kliniken mit schlechteren Qualitätsstandards behandelt worden. Signifikant häufiger führen Atemwegskomplikationen zum Tod (46% vs. 31%) und zu einer Verletzung der Atemwege (34% vs. 4%) [2].

2005 publizierte Peterson [124], in einer folgenden Closed Claims-Analyse (identische ASA-Datenbank), die Daten von 179 Patienten, die zwischen 1985 und 1999 wegen eines perioperativ schwierigen Atemwegs zu Schaden kamen. Diese Analyse berücksichtigt dabei ausschließlich die nach 1985 erhobenen Fälle, da ab diesem Zeitpunkt ein spezifischeres Erfassungstool, mit Fokus auf den schwierigen Atemweg, seitens der ASA eingesetzt wurde. Weiterhin wurden im Jahr 1993 erstmalig die »ASA Guidelines for the Management of the Difficult Airway« publiziert. Ähnliches gilt für die breite Markteinführung der Larynxmaske in den USA, etwas im gleichen Zeitraum, sowie deren Implementierung in das klinische Atemwegsmanagement.

Atemwegskomplikationen traten dabei überwiegend (67%) während der Einleitung und zu 15% während der Operation, zu 12% bei der Extubation sowie zu 5% postoperativ auf. Die Zahl der fatalen Narkosekomplikationen (Tod, Hirntod) im Erhebungskollektiv – bei der Narkoseeinleitung – reduzierte sich im Zeitraum von 1993 bis 1999 signifikant, verglichen mit dem Zeitraum zwischen 1985 bis 1992 (35% vs. 62%). Zu allen anderen perioperativen Zeitpunkten traten keine signifikanten Änderungen in der Zahl der fatalen Atemwegskomplikationen auf. Ferner stieg in beiden Beobachtungsintervallen das Risiko eines fatalen Narkosezwischenfalls, sowohl mit dem alleinigen Auftreten von Atemwegskomplikation wie auch mit den damit verbundenen multiplen Intubationsversuchen, signifikant. In mehr als 50% der Fälle hatten die Patienten ein zuvor bekanntes und erwartetes Atemwegsproblem.

In den 104 dokumentierten Zwischenfällen während der Narkoseeinleitung waren zu 37% die Patienten adipös. Insgesamt 38 dieser Patienten hatten ein vorher bekanntes Atemwegsproblem, das zu 61% mittels Intubation in Narkose und bei erhaltener Spontanatmung, »gelöst« werden sollte. Von den 23 intraoperativen Komplikationen waren die unerwartete, akzidentelle Extubation, die Umintubation oder die plötzliche Unmöglichkeit zur Masken- und/oder Larynxmaskenbeatmung die häufigsten Komplikationen.

Als unabhängige Faktoren [124], assoziiert mit perioperativem Tod oder Hirntod, ergaben sich die schwierige Maskenbeatmung, die Narkoseeinleitung und das Auftreten eines Atemwegnotfalls per se.

Definitionen

Will man den schwierigen Atemweg definieren, so ergibt die Auswertung der Literatur keine einheitliche Definition. Zur Vereinheitlichung der Terminologie und Erklärung der Begrifflichkeiten werden im Folgenden die derzeitigen Definitionen [1] der ASA erläutert, wie sie in der revidierten Fassung der »Practice Guidelines for Management of the Difficult Airway« aus dem Jahr 2002 Verwendung finden.

Die Experten der ASA Task Force definieren den schwierigen Atemweg dabei als eine komplexe Interaktion und ein multifaktorielles Geschehen, zwischen klinischen Einflussfaktoren, den manuellen Fähigkeiten des Anästhesisten und dem individuellen Patienten.

Schwieriger Atemweg (Difficult Airway)

Der schwierige Atemweg beschreibt eine multifaktoriell beeinflusste Situation, in der es für einen nach gängigen Richtlinien ausgebildeten Anästhesisten schwierig oder unmöglich ist, mittels Maske zu beatmen, zu laryngoskopieren, endotracheal zu intubieren, bzw. eine Kombination dieser Schwierigkeiten.

In der Richtlinie der DGAI wird bei der Definition des schwierigen Atemwegs bewusst von einer klinischen Situation gesprochen, in der ein »gut ausgebildeter und mit alternativen Methoden geschulter anästhesiologischer Facharzt« zum Einsatz kommt und ein Freihalten des Atemwegs, in der aktuell gewählten Technik, nicht gelingt [120].

Dies kann klinisch der »Can not ventilate, can not intubate«-Situation entsprechen, die noch keineswegs fatal sein muss und in der ggf. mit einfachen Hilfsmitteln (Larynxmaske, Combitubus, Fiberoptik) [3] noch ein adäquater Atemweg sichergestellt werden kann, die aber auch konsekutiv zu einer (Notfall-)Tracheotomie oder Krikothyrotomie führen kann.

Der Verlust über die Kontrolle der oberen Atemwege – d. h. die Unmöglichkeit zur Maskenbeatmung und/oder Intubation – führt, kann nicht schnellstens ein chirurgischer Atemweg geschaffen werden, unweigerlich zu hypoxischen Hirnschäden oder Tod.

Die nachfolgend genannten Definitionen sind sowohl bei der ASA als auch der DGAI weitgehend deckungsgleich und differieren nur marginal in der Ausformulierung.

Schwierige Maskenbeatmung (Difficult Ventilation)

Der Anästhesist kann mittels Gesichtsmaske aus Gründen eines inadäquaten Maskensitzes, einer Leckage, eines Gaslecks oder exzessivem Atemwegswiderstand (Obstruktion/Restriktion), nicht adäquat beatmen.

Zeichen einer insuffizienten Maskenbeatmung sind unzureichende oder fehlende Thoraxexkursionen, unzureichende oder fehlende Atemgeräusche, auskultatorische Zeichen einer schweren Atemwegsobstruktion, Zyanose, Beatmung des Magens und Überblähung des Magens, inadäquate oder fallende Sauerstoffsättigung, inadäquates oder fehlendes endexspiratorisches CO_2, inadäquater oder fehlender exspiratorischer Gasfluss und Veränderungen der Hämodynamik, die mit einer Hypoxämie oder Hyperkarbie einhergehen.

Schwierige Laryngoskopie (Difficult Laryngoscopy)

Mittels konventioneller Laryngoskopie ist, selbst nach multiplen Versuchen, die Glottis auch nicht teilweise einsehbar.

Schwierige Intubation (Diffcult Intubation)

Zur Intubation sind multiple Versuche notwendig, unabhängig von einer bestehenden oder nicht bestehenden Pathologie der Trachea.

Unmögliche Intubation (Failed Intubation)

Auch nach multiplen Versuchen gelingt die endotracheale Intubation nicht.

Strategie und Planung

Der Algorithmus zum Management des schwierigen Atemwegs ist als eine Strategie zur Problemlösung zu sehen und entspricht den aktuellen Empfehlungen der ASA Task Force [1] und DGAI [120]. Beide Gesellschaften betonen ausdrücklich die Wichtigkeit von Ausbildung, Materialkenntnissen und Planung. Erfolgreiches Atemwegsmanagement beinhaltet immer ein ständiges und konsequentes Üben der relevanten und in den Algorithmus implementierten Techniken. Neben dem praktischen Training müssen Abläufe zur Krisenintervention immer wieder auch mental trainiert werden. Kurse zum Management des schwierigen Atemwegs bieten die Chance, neue Techniken zu erlernen und am Phantom, ohne die Belastung einer akuten Krisensituation, d. h. ohne die unmittelbare Gefährdung des Patienten, zu üben. Am Simulator können solche Situationen dann komplex nachempfunden und unter sehr realistischen Bedingungen, einschließlich des Faktors Stress, trainiert werden [16].

Inzidenz

Die Inzidenz der schwierigen Intubation ist uneinheitlich und schwankt in Abhängigkeit von den gewählten Kriterien, der Definition und dem behandelten Patientengut, zwischen 0,08 und 17%. Eine Häufung der Fälle schwieriger Intubation [5, 6, 7, 8, 9] findet sich in der Hals-Nase-Ohren-Heilkunde, der Zahn-Mund-Kiefer-Chirurgie, in der Geburtshilfe und der Wirbelsäulenchirurgie. In 6 großen Studien [4, 5, 6, 7, 8, 9], die jeweils ca. 1100–18.500 Patienten aus allen operativen Bereichen erfassen, liegt die Inzidenz zwischen 1,2 und 8%. Langeron [6], und Rose [7] beziffern das Auftreten einer »Can not ventilate, can not intubate«-Situation mit etwa 7–8 von 10.000 Patienten.

! Es liegen mehrere Grad I- und -II-Studien zur Inzidenz der schwierigen Intubation vor (Empfehlung A).

Risikofaktoren

Rose u. Cohen [7] beschreiben männliches Geschlecht, ein mittleres Lebensalter (40–59 Jahre) sowie Adipositas (Männer >120 kg, Frauen >100 kg) und eine ASA-Klasse III–IV als signifikante Risikofaktoren. Deutlich erhöht scheint auch die Inzidenz der schwierigen Intubation bei Wirbelsäulenoperationen. Koay [9] ergänzt dies um weitere anatomische Faktoren, wie ein fliehendes Kinn, eine eingeschränkte Mundöffnung, abnormale Zahnstellung, supraglottische Prozesse und eine eingeschränkte Beweglichkeit der Halswirbelsäule.

Langeron et al. [6] identifizieren in einer prospektiven Studie Adipositas (BMI >26 kg/m^2), ein Lebensalter über 55 Jahren, eine höhere Mallampati-Klasse (II–IV), einen geringen thyromentalen Abstand (<6,5 cm), Makroglossie, das Fehlen von Zähnen, Bartträger und Schnarchen als univariate Faktoren, die mit einer schwierigen Maskenbeatmung vergesellschaftet sind. In der multivariaten Analyse sind Schnarchen, Zahnlosigkeit, Bartträger, Adipositas und ein höheres Lebensalter signifikant häufiger mit einer schwierigen Maskenbeatmung assoziiert. Neben diesen, überwiegend als individuelle anatomische Faktoren zu subsumierenden Gegebenheiten, weist Williamson [4] ausdrücklich auf die negative Rolle einer inadäquaten Assistenz hin.

In einer Untersuchung, an 100 krankhaft übergewichtigen Patienten (BMI >40 kg/m^2) kommen Brodsky und Mitarbeiter [10] zu dem Schluss, dass krankhaftes Übergewicht allein kein Indikator für eine schwierige Intubation sei. Im untersuchten Patientenkollektiv korrellierte nur der »große Halsumfang« mit einer schwierigen Intubation.

Daneben ist auch das Schlafapnoesyndrom (SAS) wahrscheinlich mit einer erhöhten Inzidenz an schwierigen Intubationen vergesellschaftet. In einer Studie von Siyam [11] waren 21,9% der Patienten mit SAS, im Vergleich zu 2,6% der Kontrollgruppe, schwierig zu intubieren. Hiremath [12] untersuchte jeweils 15 einfach bzw. schwierig zu intubierende Patienten, auf das Vorhandensein eines SAS. Bei über 53% der schwierig zu intubierenden Patienten bestätigte sich ein SAS, im Vergleich zu 13% der Kontrollgruppe. Auch die während einer Schwangerschaft auftretenden physiologischen Veränderungen erhöhen das Risiko einer schwierigen Intubation. Sinclair [13] analysierte retrospektiv 5000 anästhesiebezogene Komplikationen in der Geburtshilfe.

Mit zusammen 18% waren die »schwierige oder unmögliche Intubation« bzw. die »Probleme mit dem Endotracheltubus« die zweithäufigste Gruppe von Schwierigkeiten. In einer Untersuchung an 117 krankhaft übergewichtigen Schwangeren (Körpergewicht >136,4 kg) nutzten Hood und Dewan [14] überwiegend regionale Narkoseverfahren zur Sectio caeserea mit im Vergleich zur Kontrollgruppe ähnlich guten Erfolgsraten (93,5 vs. 98%). 17 Patientinnen in der Gruppe der Übergewichtigen und 8 Patientinnen der Kontrollgruppe mussten in Allgemeinanästhesie sektioniert werden. Dabei traten bei 35% der übergewichtigen und bei keiner der normalgewichtigen Schwangeren Intubationsprobleme auf.

Bei 1500 Patientinnen zur Sectio caeserea identifizierten Rocke und Mitarbeiter [15] Adipositas und einen kurzen Hals als signifikante Risikofaktoren für eine schwierige Intubation. Nach Multivarianzanalyse blieb ein kurzer Hals als positiver Prädiktor für eine schwierige Intubation, der signifikant häufig auch mit einer Adipositas vergesellschaftet war.

Alle genannten Risikofaktoren werden isoliert durch mehrere Grad-I- und -II-Studien unterstützt (Empfehlung A). Die alleinige Adipositas scheint nicht unbedingt mit einer häufigeren schwierigen Intubation einherzugehen (Grad II; Empfehlung C). Ein großer Halsumfang, ein SAS und ein geringer thyromentalen Abstand (kurzer Hals) und die Gravidität sind, mit und ohne einer zusätzlichen Adipositas, überproportional häufig mit einem »schwierigen Atemweg« vergesellschaftet (Grad I, II, III; Empfehlung B).

Vorhersagbarkeit und Scoresysteme

Scoresysteme dienen der verbesserten Vorhersagbarkeit einer schwierigen Intubation. Eine Analyse der gegenwärtigen Studienlage mit Focus auf die Vorhersagbarkeit der schwierigen Intubation, gemessen an unterschiedlichen Scoresystemen und ihres tatsächlichen Eintretens, ist jedoch eher verwirrend. So ist ein hoher Cromack-Score, nicht zwangsläufig einer schwierigen Intubation vergesellschaftet [10].

Der mit Abstand bekannteste Score, zur Vorhersagbarkeit einer schwierigen Intubation, ist die Klassifikation nach Mallampati [17] und deren Modifikation nach Samsoon und Young [18]. Im derzeitigen Sprachgebrauch wird der um eine Klasse erweiterte Score nach Samsoon und Young häufig fälschlich als der Mallampati-Test bezeichnet. Beurteilt wird die Sichtbarkeit von vorderen Gaumenbögen, Tonsillen und Uvula nach Mundöffnung. Ähnlich bekannt ist die Einteilung nach Cromack u. Lehane [19], die die Sicht auf die Glottis, bei Laryngoskopie in Narkose, erfasst. Grad I des jeweiligen Scores spiegelt dabei die freie Sicht, Grad IV keine Sicht auf die bezeichneten Strukturen wider.

Waren in der Orginalpublikation von Mallampati [17] die Sensitivität und Spezifität sehr hoch, bestätigten sich diese Ergebnisse in späteren Kontrolluntersuchungen nicht. Laplace [20] konnte bei weniger als 36% der Patienten, die nach Einleitung der Narkose als schwierig zu intubieren (Cromack III, IV) klassifiziert wurden, die schwierige Intubation mittels Mallampati-Test vorhersagen. Jedoch besitzt der Mallampati-Test einen hohen negativ prädiktiven Wert.

Zu ähnlichen Ergebnissen kommen Butler u. Tse [21, 22]. Nichtsdestotrotz steigt der Mallampati-Score während der Schwangerschaft [23]. Brodsky [10] dagegen ermittelte bei Patienten mit extremer Adipositas (BMI >40 kg/m^2) einen großen Nackenumfang (>50,5 cm) und einen hohen Mallampati-Score (>3) als einzige Prädiktoren einer schwierigen Intubation.

In einer kürzlich publizierten Metaanalyse [121] zur Exaktheit des klassischen und modifizierten Mallampati-Tests, bei der Vorhersage des schwierigen Atemwegs (42 Studien, 34.513 Patienten), kamen Lee und Mitarbeiter zu dem Schluss, dass beide Tests eine schwierige Laryngoskopie mit guter Präzision vorhersagen. Deutlich überlegen war jedoch der modifizierte Mallampati-Test in der Vorhersage der schwierigen Intubation (sROC = 0,83 +/- 0,03 vs. 0,58 +/- 0,12). Die Mallampati-Tests versagten bei der Vorhersage der schwierigen Maskenbeatmung. Die Autoren resümieren, dass die Mallampati-Tests allein von eingeschränkter Präzision in der Vorhersage des schwierigen Atemwegs sind und halten sie als Screening-Tests für ungeeignet.

Iohom [24] kombinierte drei verschiedene klinische Tests zur Vorhersage einer schwierigen Intubation. Isoliert betrachtet waren sowohl der Mallampati-Test als auch die Beurteilung des thyromentalen (Test nach Patil) oder sternomentalen (Test nach Savva) Abstands klinisch unzureichend. Die Kombination des Mallampati-Tests mit einem der anderen Verfahren erhöhte jedoch Sensitivität und Spezifität [25, 26]. Im direkten Vergleich der Testverfahren nach Patil und Mallampati betrug die Sensitivität 90,9% und 81,2%. Die Spezifität war mit jeweils 81,55% identisch. Die Kombination beider Testverfahren senkte jedoch die positive Vorhersage einer schwierigen Intubation auf 2% [24].

Einfach getestet werden kann auch die individuelle Mundöffnung (Test nach Vaughn) [27].

Rein technisch ist für eine Intubation mittels Laryngoskop eine Mundöffnung von ca. 3–4 cm erforderlich. Das Einführen einer Larynxmaske erfordert eine etwa 1,5–2 cm große Mundöffnung. Unterhalb dieser Minimalwerte ist demnach mit einer schwierigen, wenn nicht unmöglichen konventionellen Intubation zu rechnen.

Zur Identifikation einer potenziell schwierigen Intubation bei Diabetikern hat sich das »prayers sign« etabliert, was regelhaft bei diabetischer Cheiropathie zu finden ist. Die Hände und Finger können nicht flach aufeinander gelegt werden. Im »palm print test« werden die Abdrücke der Hände genommen und auf Vollständigkeit beurteilt [28]. So entspricht der vollständige Abdruck der phalangealen Fläche (Grad 0) einer vermutlich einfachen Intubation, während der nur Fingerspitzenabdruck signifikant häufiger mit einer schwierigen Intubation korrelliert. Die Kombination mehrerer Testverfahren erhöht auch hier Sensitivität und Spezifität [28]. Die Inzidenz der schwierigen Laryngoskopie ist mit 31% bei Diabetikern deutlich erhöht [29].

Die unbefriedigenden Ergebnisse der bekannten Testverfahren führten zur Entwicklung kombinierter Tests [30, 31, 32], wie dem Airway-Risk-Index [31], Wilson-Risk-Score [32] und weiteren Kombinationen. Bestes kombiniertes Testverfahren zur Vorhersage der schwierigen Intubation ist derzeit der »Multifaktor-Risk-Index« nach Arné [30, 33], der an 1090 chirurgischen und HNO-Patienten evaluiert wurde. Sensitivität und Spezifität betrugen 94% und 96% bzw. 90% und 93% für das chirurgische und nicht Tumor-chirurgische Patientengut der HNO.

Bei HNO-Tumorpatienten erreichte der Test eine Sensitivität von 92% und Spezifität von 66%. Falsch-negative Ergebnisse traten bei 0,3% der untersuchten Patienten auf. Der Test umfasst die Addition 7 unabhängiger Variablen für eine schwierige Intubation, wie eine anamnestisch schwierige Intubation, pathologische Veränderungen für eine schwierige Intubation, klinische Symptome eines schwierigen Atemwegs, Mundöffnung (Abstand zwischen den Schneidezähnen) und Fähigkeit zur Subluxation des Unterkiefers, thyromentalen Abstand, maximale Kopf- und Halsbeweglichkeit sowie den modifizierten Mallampati-Test. Ein Score >11 Punkten spricht, bei maximal 48 erreichbaren Punkten, für die erhöhte Inzidenz einer schwierigen Intubation.

! Der Mallampati-Test wird unterschiedlich bewertet. Mehrere widersprüchliche Grad II- und -III-Studien unterstreichen sowohl seine *Nichteignung* wie auch die *Eignung* als Screening-Test. Eine Metaanalyse und mehrere Klasse-I-, -II-Studien kommen zu dem Schluss, dass die alleinige Anwendung des Mallampati-Tests zur präzisen Vorhersage und Differenzierung eines schwierigen Atemwegs nicht geeignet ist (Grad I, Empfehlung A). Aufgrund der Schnelligkeit seiner bettseitigen Durchführbarkeit kann er jedoch in der klinischen Routine verwendet werden (Grad I, II; Empfehlung B).
Die Kombination mehrerer Testverfahren und/oder die Anwendung komplexer Tests erhöhen Sensitivität und Spezifität (Grad I, II, III; Empfehlung B).

Hilfsmittel und Instrumente – Fokus auf den deutschen Sprachraum

Sauerstoff

Wenn immer möglich sollte der zu intubierende Patient denitrogenisiert und präoxygeniert werden. Dazu wird über eine fest schließende Gesichtsmaske, bei einem Fluss von 5–10 l/min, 100% Sauerstoff appliziert [34, 35, 36, 37, 38]. Sowohl nach konventioneller 3- oder mehrminütiger Präoxgenation als auch nach Fast Track-Präoxygenierung, mit 4 bzw. 8 tiefen Atemzügen in 30 s bzw. 1 min, kommt es zu einer signifikant verzögerten Desaturierung in der nachfolgenden Apnoeperiode [34, 35]. Die Erhöhung des Sauerstoffflusses auf 20 l/min führt während der Fast Track-Oxygenierung zu einer Erhöhung des p_aO_2. Im Gegensatz zur ausschließlichen Denitogenisierung, resultiert aus einer ausführlichen Oxygenierung, ein späterer Abfall der arteriellen Sauerstoffkonzentration während einer nachfolgenden Apnoeperiode [34, 35, 36, 38].

Die Sauerstoffgabe nach der Extubation führt zu einem signifikanten Rückgang passagerer postoperativer Hypoxieperioden.

> Die prä- und postoperative Gabe von Sauerstoff wird durch mehrere Grad-I und -II-Studien unterstützt (Empfehlung A).
> Die Fast Track-Präoxygenierung ist dabei der konventionellen Technik beinahe ebenbürtig (Grad I; Empfehlung A).

Extubation

Bislang existieren sowohl in den Richtlinien der DGAI als auch in denen der ASA keine Empfehlungen zur Extubation nach schwieriger Intubation. Jedoch halten die Experten der ASA Task Force die Implementierung eines generellen Extubationsalgorithmus oder eine Extubationsstrategie für empfehlenswert.

Seitens der DGAI wird hier sehr praxisnah die Implementierung eines Patienten, Arzt, operations- und umfeldspezifischen Konzepts gefordert, verbunden mit der strengen Empfehlung, Extubationsversuche nur im OP oder auf der Intensivstation durchzuführen, wo alle Hilfsmittel zum sicheren Management des schwierigen Atemwegs vorhanden sind.

Hierzu gehört neben einer Analyse der negativen Prädiktoren, wie unzureichende Tidalvolumina, Relaxanzienüberhang, Schwellungen im Bereich der oberen Luftwege und der Trachea, Operationen im Mund- und Rachenraum sowie eine verminderte oder potenziell verminderte Compliance der Patienten, auch die grundsätzliche Entscheidung für eine wache Extubation (Schutzreflexe, Compliance) oder in Narkose (ggf. »Atemwegsschienung«). Die Extubation in Narkose bietet den Vorteil einer Atemwegssicherung in Seldinger-Technik mittels Führungsstab oder -draht, ggf. auch den Einsatz eines Tubuswechslers. So kann bei vorhandener Spontanatmung ein eventueller Stridor detektiert werden.

Der Einsatz eines vorgelegten Führungsdrahts erleichtert die eventuell nötige Reintubation ebenso, wie der Tubuswechsler der, je nach Fabrikat, auch eine Ventilation über ein vorhandenes Lumen erlaubt. Loudermilk [39] und Cooper [40] untersuchten die Anlage eines pädiatrischen Airway-Exchange-Katheters bei schwierig zu intubierenden Intensivpatienten, unmittelbar vor der Extubation. Nach Extubation verblieb der Katheter als Führungsstab für den Fall einer eventuell nötigen Reintubation noch einige Zeit endotracheal. In allen Fällen einer notwendigen Reintubation konnte primär über den liegenden Katheter reintubiert werden. Der Katheter wurde in beiden Untersuchungen von den Patienten gut toleriert. Zu ähnlichen Ergebnissen kommen auch Dosemeci [122] und Wise-Faberowaski [123], die sowohl bei Erwachsenen als auch bei pädiatrischen Patienten mit bekannt schwierigem Atemweg über einen zuvor eingeführten pädiatrischen »Airway Exchange Catheter« extubierten, den Katheter in situ beließen und, im Falle einer nötigen Reintubation, über den liegenden Katheter reintubierten.

> Zur Extubation nach schwieriger Intubation liegen keine randomisierten Studien vor. Es ist sinnvoll, ein allgemeines und spezifisches Extubationsregime nach schwieriger Intubation zu implementieren (Grad IV, V; Empfehlung E).

Die Extubation über einen »Airway Exchange Catheter« scheint, bei bekannt schwierigem Atemweg – sowohl bei Kindern als auch bei Erwachsenen – ein adäquates Extubations-/Reintubationsverfahren zu sein (Grad III; Empfehlung D).

Laryngoskope

Neben den klassischen Laryngoskopspateln nach Macintosh und Miller findet eine Vielzahl verschiedener und modifizierter Laryngoskope in der Anästhesie Verwendung, die fast sämtlich nicht in der klinischen Routine, sondern fast ausschließlich beim Management des schwierigen Atemwegs Verwendung finden. Die Option, im Falle einer schwierigen Intubation, auf ein Sortiment differenzierter Speziallaryngoskope zurückgreifen zu können, impliziert eine trügerische Sicherheit.

Die Handhabung dieser Hilfsmittel muss permanent geübt werden, um unter Notfallbedingungen suffizient genutzt werden zu können. Häufig ist jedoch der Ersteinsatz, gleichzeitig der erste persönliche Einsatz dieses Werkzeugs unter Notfallbedingungen. Nicht alle Speziallaryngoskope sind nahezu selbsterklärend, wie das Instrument nach McCoy. Komplexer stellt sich dagegen die sachgerechte klinische Anwendung der Instrumente nach Usher oder Bullard dar.

Die Studienlage zur Verwendung des McCoy-Laryngoskopes ist uneinheitlich. An einem Kollektiv von 102 Patienten, die primär mit dem McCoy-Laryngoskop intubiert wurden, konnten Gabbott et al. [41] 28 Patienten mit potenziell erschwerten Intubationsbedingungen (Cromack III und IV) identifizieren. Eine Aktivierung der Spitze des McCoy-Instruments verbesserte bei 24 dieser Patienten die Visualisierung (Cromack I und II). Cook et al. [42] untersuchten die Visualisierung der Glottis an 177 Patienten, im direkten Vergleich zwischen Macintosh- und McCoy-Laryngoskop. Bei 152 Patienten gelang eine Cromack-I-, -II- oder -III-Visualisierung der Glottis.

Die direkte vergleichende Benutzung des McCoy-Laryngoskops (unaktiviert) verschlechterte in diesem Kollektiv die Intubationsbedingungen. Bei 14 von 25 primär als Cromack IV bewerteten Patienten gelang es jedoch, mittels Aktivierung der Spitze des McCoy-Spatels, die Sichtbarkeit der Glottis nach Cromack I und II zu optimieren Diese Ergebnisse werden unterstützt von Chrisholm [43], bei dem bei 56% der untersuchten Patienten mit schwierigem Atemweg die Intubationsbedingungen verbessert werden konnten.

In einer Simulation des schwierigen Atemwegs (Stiff-Neck, Immobilisation der HWS, 65% der Patienten Cromack III) konnten MacQuarrie und Mitarbeiter [44] 85% der Patienten mittels Bullard-Laryngoskop und starrer Intubationshilfe erfolgreich intubieren. Im direkten Vergleich (Simulator, Cromack III) war jedoch eine videoassistierte Intubationshilfe dem Bullard-Laryngoskop deutlich überlegen [45]. Arino [46] stellte nach einer vergleichenden Untersuchung von fünf verschiedenen Laryngsoskopen fest, dass mit geraden Spateln eine bessere Visualisierung der Glottis möglich ist, die Intubation selbst sei aber mit einem gekrümmten Blatt einfacher.

Die Verwendung verschiedener Laryngoskope bei schwieriger Intubation ist sowohl in der Simulation als auch in vivo erfolgreich (Grad II, III; Empfehlung C). Die routinemäßige Verwendung eines McCoy-Spatels zur Standardintubation ist nicht zu empfehlen (Grad II; Empfehlung C).

Videolaryngoskopie

»Seeing is believing« [137], so lauten die ersten drei Worte im Titel einer Publikation von Kaplan, bezüglich des aktuellen und zukünftigen Stellenwerts der Videolaryngoskopie. Dabei beziehen sich die Autoren nicht nur auf die Annehmlichkeiten, wie einen exzellent ausgeleuchteten Weitwinkel-Panorama-Blick und die arbeitsfreundliche, neutrale und beinahe angenehme eigene Arbeitsposition, sondern auch auf die Möglichkeiten zu einer aktiveren (direkte Sicht, optisches Feedback) Assistenz. Darüber hinaus lassen sich die einzelnen Arbeitsschritte zur Intubation visualisieren und besser denn je kommentieren. Die bezieht sich ebenso auf die Ausbildungssituation beim Anfänger wie auch beim Difficult Airway Management (Training) des Fortgeschrittenen.

Zahlreiche Videolaryngoskope sind kommerziell erhältlich. Große prospektive, randomisierte und kontrollierte Studien, insbesondere beim tatsächlich schwierigen Atemweg, stehen jedoch bislang aus. So stützt sich die aktuelle Evidenz auf kleinere Kohrtenuntersuchungen und Fallberichte, respektive einiger Untersuchungen am Simulator. Lim [138] verglich in einer Simulatoruntersuchung die Intubationsbedingungen bei konventioneller Laryngoskopie, mit denen unter Zuhilfenahme eines GlideScopes. Dabei zeigten sich ähnliche Intubationsbedingungen. Die Anästhesisten beschrieben jedoch die Intubationsbedingungen unter der Videolaryngoskopie als signifikant einfacher. Eine signifikante Verbesserung des Cromack und Lehane Score, bei Kindern mit manueller Stabilisation des Nackens, konnte Weis [139] unter Zuhilfenahme der Videolaryngoskopie, verglichen mit der konventionellen Laryngoskopie, zeigen. In einer kürzlich publizierten Arbeit untersuchte Lai [140] die Intubationsbedingungen unter Videolaryngoskopie bei 20 Patienten mit ankylosierender Spondylitis. 12 dieser Patienten wiesen dabei tatsächlich einen schwierigen Atemweg auf. Eine Intubation mittels GlideScope war dabei bei 17 (20) respektive 8 (11) Patienten erfolgreich. Die Autoren konkludierten ferner, dass unter der Videolaryngoskopie deutlich bessere Sichtbedingungen herrschen. Im Sinne der Patientensicherheit wird jedoch ein primär wach-fiberoptisches Prozedere empfohlen. Zu einem ähnlichen Schluss kommen Him [141] und Hsiao [142], die die Intubationsbedingungen unter konventioneller und videoassistierter Laryngoskopie analysierten. In beiden Studien konnte, unter Laryngoskopie mit dem GlideScope, eine signifikante Verbesserung der Intubationsbedingungen erreicht werden. Kaplan [143] verglich in einer aktuellen Multizenterstudie an 867 Patienten den Gebrauch eines konventionellen versus eines mit einer Kamera ausgerüsteten MacIntosh-Spatels. Unter Videolaryngoskopie konnte eine signifikante Verbesserung der Sicht- und Intubationsbedingungen erreicht werden.

> Videoassistierte Intubationshilfen und Laryngoskope vereinfachen die Visualisierung der Glottis (Grad I und II; Empfehlung B).
> Die Evidenz für eine tatsächliche Überlegenheit gegenüber der konventionellen Laryngoskopie steht, weil große prospektive, randomisierte und kontrollierte Studien fehlen, insbesondere beim tatsächlich schwierigen Atemweg jedoch bislang aus.

Larynxmaske

Wie keine andere Entwicklung hat die Larynxmaske [47] in den vergangenen 15 Jahren das Management [48, 49] des schwierigen Atemwegs verändert. So konnte in zahlreichen Untersuchungen [50, 51, 52, 53] und Fallberichten gezeigt werden, dass bei unmöglicher Intubation [54] oder sogar in einer »can not ventilate und can not intubate«-Situation über die Insertion einer Larynxmake ein adäquater Atemweg sichergestellt werden konnte.

Parmet [50] konnte durch den Einsatz der Larynxmaske, nach Einleitung einer Allgemeinanästhesie, in 94% der Fälle eine adäquate Oxygenierung sicherstellen. Martin und Mitarbeiter [59] setzten nach missglückter Intubation die Larynxmaske zum luftgebundenen Transport als erste Alternative erfolgreich ein, um eine adäquate Oxygenierung sicher zu stellen. Mehr noch, gelingt es doch vielfach, durch die Larynxmaske einen Führungsdraht [55], ein Trachlight-Instrument oder einen Endotrachealtubus [56] in die Trachea vorzuschieben und einen suffizienten Atemweg, bzw. einen nun deutlich einfacheren Atemwegszugang zu generieren.

In identischer Weise kann auch ein Fiberbronchoskop [56, 58] über den Beatmungskanal der Larynxmaske vorgeschoben werden. Die Identifikation der laryngealen Strukturen, das Auffinden der Glottis sind unter Sicht ebenso erleichtert, wie die nachfolgende Intubation der Trachea mit Hilfe des Instruments [56, 58]. In einem nächsten Schritt kann entweder ein Führungsdraht über den Arbeitskanal vorgelegt werden, um nach dem Entfernen des Instruments einen Tubus über den »Seldinger«-Draht endotracheal zu platzieren. Alternativ wird die Fiberoptik selbst als Führungsschiene benutzt und ein entsprechend dünner Tubus, der zuvor auf das Instrument aufgesetzt wurde, in die Trachea vorgeschoben. Dazu muss ggf. der Tubus der Larynxmaske entsprechend gekürzt und/oder der ISO-Konnektor entfernt werden. Die Larynxmaske verbleibt abschließend entweder in situ oder wird entfernt.

Auch die alleinige, direkte, blinde Intubation über eine Larynxmaske ist den visuellen Techniken (Fiberoptik, Trachlight) unterlegen [56]. In einer prospektiven Simulatorstudie konnte zwar in 96%

der Fälle mittels LMA suffizient beatmet werden, jedoch gelang es in weniger als 25%, mittels vorgeschobenem Tubus auch die Trachea zu intubieren. Diese Zahlen sind kongruent zu den Ergebnissen von Langenstein, der von einer ca. 25%-igen Erfolgsrate bei blinder Intubation über die Larynxmaske berichtet [57]. In der endotrachealen Intubation eher unerfahrene Rettungsassistenten und US Navy Seals weisen eine deutliche höhere Erfolgsquote und geringere Zeitdauer bezüglich des Platzierens einer Larynxmaske, verglichen mit der endotrachealen Intubation, bzw. dem Einsatz des Combitubus, auf [60, 61].

Limitiert wird der Einsatz der Larynxmaske durch enoral wachsende Tumore und eine Mundöffnung ca. <1–1,5 cm, wobei auch bei Zustand nach Resektion großer Mundbodenkarzinome und den damit verbundenen veränderten anatomischen Gegebenheiten eine einfache Sicherung der Atemwege zu erzielen war [57].

Trotz aller genannten Vorteile ist die Larynxmaske nur ein passageres Instrument zur Atemwegssicherung und kann nicht sicher vor einer potenziellen Aspiration schützen. Unter Reanimationsbedingungen konnte jedoch gezeigt werden, dass der Einsatz der Larynxmaske die Inzidenz von Aspirationen (3,5%) im Vergleich zur Maskenbeatmung (12,4%) reduziert [62, 63, 64, 65, 66, 67].

> Mehrere Klasse II- und -III-Studien zeigen die Effizienz der Larynxmaske als Alternative zur endotrachealen Intubation und Maskenbeatmung beim Management des schwierigen Atemwegs (Grad II, III; Empfehlung C).
> Die Larynxmaske stellt auch bei im Atemwegmanagement wenig geübten Personen ein wertvolles Instrument zur Atemwegssicherung dar (Grad I und II (in der Simulation), III; Empfehlung »zwischen« A-D).
> Der Einsatz der Larynxmaske reduziert die Gefahr einer möglichen Regurgitation im Vergleich zur Maskenbeatmung (Grad II, III; Empfehlung C).

LMA ProSeal

Nach wie vor ist die endotracheale Intubation goldener Standard in der Sicherung der Atemwege, wie auch bei Schutz vor Aspiration. Einen solch umfassenden Aspirationsschutz kann und konnte die klassische Larynxmaske nicht gewährleisten. Mit der Entwicklung der Larynxmaske ProSeal [68] wurde dieses klinische Problem zumindest reduziert. Die Platzierung einer Magensonde und eine Entleerung des Magens (zumindest von Luft und nicht groben Flüssigkeiten) ist somit möglich [64, 65].

Weitere Vorteile sind die verbesserte Abdichtung des Larynx von den umgebenden pharyngealen Strukturen, durch eine modifizierte Cuffform, sowie die atmosphärische Ableitbarkeit von regurgitierten Flüssigkeiten durch den Drainagevent [69, 70]. Darüber hinaus erlaubt die Larynxmaske ProSeal, auch unter Reanimationsbedingungen, eine Beatmung mit erhöhten Atemwegsdrucken. Dies ermöglicht höhere Tidalvolumina sowohl bei Herzdruckmassage als auch bei restriktiven oder obstruktiven Ventilationsstörungen zu applizieren [131].

In mehreren Fallbeschreibungen [71, 126, 129, 130] und Untersuchungen [51, 72, 125, 127] konnte auch für die Larynxmaske ProSeal die hervorragende Eignung, als erste Alternative zur Intubation, bei schwierigem und unerwartet schwierigem Atemweg gezeigt werden. Dies galt insbesondere auch als Rettungsmaßnahme bei missglückter Intubation zur Sectio caeserea [126]. Darüber hinaus lässt sich, analog zur Larynxmaske, die LMA ProSeal als Leitschiene zur blinden Intubation, respektive über einen vorgeschobenen Führungsstab [125], verwenden. Nach einer Metaanalyse von 59 randomisierten Studien und 79 weiteren Publikationen bezeichnete Cook [131] den Stellenwert der ProSeal Larynxmaske im Management des schwierigen Atemwegs als eine willkommene Addition zur bestehenden »Airway Armory«, welche die Sicherheit zukünftig weiter erhöhen wird.

> Die Larynxmaske ProSeal ermöglicht die Drainage von Magensaft und Luft in die Atmosphäre (Grad I, Empfehlung A). Ihre spezielle Bauweise ermöglicht einen potenziell sicheren Verschluss des oberen Ösophagussphinkers in vivo und in der Simulation, verbunden mit der o. g. Drainagefunktion (Grad I, II, III; Empfehlung B).

Intubationslarynxmaske (Fastrach)

Die Etablierung der Larynxmaske in einer Doppelfunktion als Beatmungswerkzeug einerseits und als wertvolles Instrument zur blinden bzw. fiberoptisch assistierten Intubation andererseits führte folgerichtig zur konsequenten Weiterentwicklung. Ziel dieser Entwicklung war ein Werkzeug, das leicht und ohne große Manipulation des Kopfes und Führung durch die Finger zu platzieren sein sollte. Parallel musste die Möglichkeit zur blinden Intubation verbessert werden. Die gelang 1997 mit der Intubationslarynxmaske »Fastrach« [73, 74]. In einer multizentrischen Studie an 500 Patienten konnten Baskett et al. [75] in 99% der Fälle eine adäquate Ventilation sicherstellen und zu 96,2% blind, endotracheal intubieren.

Ähnliche Ergebnisse publizieren Cros, Ferson und andere Autoren [76, 77, 78, 79], die bei erwartet und unerwartet schwieriger Intubation in bis zu 97% erfolgreich blind intubierten. Rich [132] kam bei der Analyse mehrerer Case Reports zum Einsatz der »Fastrach« zum Schluss, dass sowohl der präklinische als auch der Einsatz auf der Intensivstation eine wertvolle Option im Management des schwierigen Atemwegs darstellen. Der additive Einsatz der Fiberoptik erhöht die Erfolgswahrscheinlichkeit weiter [77,84]. Caponas [78] bezifferte in einer Übersichtsarbeit die Erfolgsrate für eine fiberoptische Intubation mittels Fastrach mit 88%. In einem direkten Vergleich von Intubationslarynxmaske und wach-fiberoptischer Intubation konnte Langeron zeigen, dass beide Methoden eine annähernd gleiche Erfolgswahrscheinlichkeit (94% vs. 92%) aufweisen und geeignet sind, im Management des schwierigen Atemwegs erfolgreich eingesetzt zu werden. Vorteile gegenüber der Fastrach scheint die fiberoptische Intubation bei Patienten mit Zustand nach der operativen Therapie von Mundbodenkarzinomen, mit anschließender Radiotherapie, zu haben [79].

In Verbindung mit der elektiv fiberoptischen Intubation ist, bei der Intubation von Patienten mit Mundbodenkarzinom, die LMA Fastrach der konventionellen Intubation signifikant überlegen (80% vs. 35% Erfolgsquote im 1. Versuch) [133].

Frappier und Combes [144, 145] konnten unabhängig voneinander, an insgesamt 218 krankhaft übergewichtigen Patienten eine 100% Erfolgsrate bezüglich der Insertion und Beatmung mittels LMA Fastrach zeigen. Die Erfolgsraten einer nachfolgenden Intubation, über die sich in situ befindliche Intubationslarynxmaske, waren in beiden Untersuchungen 96% respektive 96,3%.

Alternativ kann zusätzlich zur Intubationslarynxmaske auch ein Trachlight verwendet werden [82, 83], welches durch Translumination eine bessere Orientierung ermöglicht.

> Die Nutzung der Larynxmasken und der Intubationslarynxmaske »Fastrach« wird durch mehrere Grad-II-Studien, sowohl bezüglich der blinden Intubation (Fastrach) als auch zur Sicherstellung einer adäquaten Ventilation, unterstützt (Empfehlung B).
> Über eine additive Nutzung von Trachlight oder Fiberoptik kann die Erfolgsquote der Intubation über die Larynx- oder Intubationslarynxmaske nochmals verbessert werden (Grad II; Empfehlung B).
> Die Intubationslarynxmake kann bei Patienten mit krankhaftem Übergewicht sicher zur alternativen Beatmung genutzt werden (Grad II, III; Empfehlung B)

Intubationslarynxmaske CTrach

Die Larynxmaske CTrach (CTrach) ist eine neue Variante der Intubationslarynxmaske Fastrach. Optisch nahezu identisch gestaltet, weist sie zusätzlich eine integrierte Fiberoptik und einen Bildschrim zur Visualisierung des Larynx während der Intubation auf. Dies soll sowohl die korrekte supraglottische Platzierung als auch die Intubation – nun unter optischer Kontrolle – über die CTrach erleichtern. Intubationstraumata sollen so weitgehend vermieden werden, ebenso wie akzidentelle Fehlintubationen.

In einer Evaluationsstudie [149] gelang Timmermann bei 60 gesunden Patienten (Cromack I–IV) zu 100% die erfolgreiche Beatmung und bei 59 (60) Patienten auch die Intubation. In einer nachfolgenden Untersuchung von 10 Patienten mit erwartet oder unerwartet schwierigem Atemweg konnten ebenfalls alle Patienten erfolgreich mit der CTrach beatmet werden. Ebenso war die Intubation, partiell nach Lagekorrektur, zu 100% möglich [148].

> Die Intubationslarynxmake CTrach erleichtert durch direkte Visualisierung die Intubation ohne Laryngoskop (Grad III, V; Empfehlung D).

Larynxtubus LT

In mehreren Simulatoruntersuchungen konnte eine annähernde Gleichwertigkeit von Larynxtubus (LT) und Larynxmaske bzw. Intubationslarynxmaske bezüglich der resultierenden Beatmungsbedingungen und Insertionsgeschwindigkeiten gezeigt werden [61–66]. Ebenfalls im Simulatormodell konnte die einfache Handhabung des LT durch sowohl Ärzte als auch weniger trainiertes medizinisches Assistenzpersonal gezeigt werden [136]. Bei dem, der LMA vergleichbaren, Cuffdruck weist der LT dabei höhere Leckagedrucke auf. Im Vergleich zur Maskenbeatmung resultierten größere Tidalvolumina und eine geringere Insufflation des Magens [66, 67]. Komatsu [134] konnte in einer randomisierten Studie mit cross-over Design zeigen, dass bei Patienten mit manueller Stabilisation der Halswirbelsäule sowohl die Platzierung des LT im 1. Versuch (16 vs. 42) als auch die Insertionszeit (28 s vs. 20 s) und die erreichten Tidalvolumina (440 ml vs. 630 ml) im Vergleich zur Larynxmaske signifikant schlechter darstellten. Asai konkludiert, dass bei manueller und achsengerechter Stabilisierung der Halswirbelsäule die Insertion des Larynxtubus schwierig bis unmöglich wird [135]. Kette [150] untersuchte den Gebrauch des Larynxtubus im Rahmen der Reanimation, durch minimal geschulte Krankenschwestern, außerhalb des Krankenhauses. Von 30 Patienten mit Herzstillstand konnte der LT in 90% der Fälle erfolgreich inseriert werden. Bei 24 Patienten war eine, auch unter Reanimation, ausreichende Beatmung möglich. Die Akzeptanz war mit 86,7% hoch. Auch durch ungeübte Rettungsassistenten konnte der Larynxtubus in akzeptabler Zeit erfolgreich platziert werden [151]. Der Larynxtubus wurde in die DGAI-Leitlinien [120] zum »Airway Management« implementiert und in der Aufstellung der Alternativwerkzeuge berücksichtigt. Weitere kontrollierte und randomisierte Studien zum Management des schwierigen Atemwegs mit dem LT sind jedoch weiterhin nötig.

> Die Nutzung des Larynxtubus im Management des schwierigen Atemwegs wird durch einige Grad II- (Simulator), -III- und -V-Studien gestützt (Empfehlung C/D).
> Der Larynxtubus stellt bei sehr kleiner Mundöffnung eine Alternative zur Larynxmaske dar.

Combitubus

Der ösophagotracheale Combitubus [85, 86, 87] ist ein Beatmungswerkzeug für die schwierige Intubation und die Notfallmedizin. Nur zwei Größen werden gegenwärtig produziert. Es stehen ein 37FSA-Tubus (122–152 cm Körpergröße) und ein 41FSA (153–185 cm Körpergröße) zur Verfügung. Damit scheidet der Gebrauch bei Kindern aus. Vorteile bietet der Combitubus durch seinen, im direkten Vergleich zur Larynxmaske, geringeren Durchmesser.

Dies ermöglicht eine Passage auch noch bei sehr kleiner Mundöffnung [88]. Mögliche weitere Vorteile sind die vermutlich bessere Abdichtung und Aspirationsprophylaxe bei starken enoralen, pulmonalen oder ösophagealen Blutungen [89]. Eine direkte blinde Intubation der Trachea mittels Combitus ist eher selten. Meist wird der Ösophagus intubiert (ca. 90%) und per Ballon abgedichtet. Rabitsch und Mitarbeiter [90] analysierten die Anwendung des Combitube bei Patienten im Rettungsdienst, wo zu 98% ein adäquater Atemweg generiert werden konnte.

Deutlich schlechtere Ergebnisse berichten Mercer und Gabott [91], die Intubationsprobleme durch eine Immobilisation der Halswirbelsäule mittels Stiff-Neck simulierten. Hier konnte im ersten Versuch nur zu 33% ein adäquater Atemweg geschaffen werden. Unter Zurhilfenahme des Laryngoskops gelang es schließlich, weitere 8 von 10 Patienten mit dem Combitubus zu intubieren.

> Der tracheoösophageale Combitubus stellt eine Alternative zur Larynxmaske bei sehr kleiner Mundöffnung dar. Er bietet Vorteile bei Blutungen im Bereich des Respirations- und oberen Gastrointestinaltrakts. Die Studienlage dazu ist uneinheitlich (Grad III, V; Empfehlung D).

Führungsstäbe, Ventilationskatheter und Intubationsstilett

Häufig gelingt es bei schwieriger Intubation, durch Armierung des Tubus mittels Führungsstab und Biegung der Tubus-/Führungsstabspitze, ungünstige Winkel zu überwinden. Über ein Vorschieben des Führungsstabs oder eine Intubationshilfe kann gleichermaßen die Trachea intubiert werden.

Weisenberg [92] untersuchte 60 Patienten mit unerwartet schwierigem Atemweg. Nach Randomisierung wurden die Gruppen über die blind vorgeschobene starre Intubationshilfe, alternativ über die unter indirekter Sicht (Spiegel) vorgeschobene starre Intubationshilfe, intubiert. Es konnten 8 Patienten nicht blind intubiert werden, im Vergleich zu einem Patienten in der Spiegelgruppe.

In einer vergleichenden Untersuchung von Intubationshilfe und Führungsstab [93], bei simulierter schwieriger Intubation, konnte zu 96% mit der Intubationshilfe, jedoch nur zu 66% mit dem Führungsstab intubiert werden. Carr [94] konnte mit einer Intubationshilfe 100% der 44 Untersuchten mit erwartetem und unerwartet schwierigem Atemweg intubieren.

! Die Verwendung von Führungsstäben und Intubationshilfen zur Intubation wird durch mindestens zwei Grad-II-Simulatorstudien unterstützt (Empfehlung C).
Es fehlen randomisierte Studien zu Führungsstäben und starren Intubationshilfen an Patienten mit schwierigem Atemweg (Grad III, V; Empfehlung D).

Krikothyrotomie und perkutane Jetventilation

Die Inzidenz der Krikothyrotomie zur Sicherung der Atemwege ist sehr gering. Gerich und Mitarbeiter [95] analysierten die Daten von 383 zu intubierenden Traumapatienten, die im deutschen Notarztsystem medizinisch versorgt wurden. 97% der Patienten konnten erfolgreich intubiert werden. Bei 8 Patienten (2,4%) wurde der Atemweg chirurgisch gesichert, in 2 Fällen scheiterte auch der Versuch einer chirurgischen Atemwegssicherung.

Von den krikothyrotomierten Patienten überlebte nur einer.

Die Studienlage bezüglich der Frequenz von Krikothyrotomien als Alternative bei unmöglicher Intubation ist uneinheitlich [96, 97, 102]. In der präklinischen Notfallversorgung durch Paramedics oder Krankenpflegepersonal wird häufiger krikothyrotomiert (2,6–18,5%) als in der Notfallversorgung durch Ärzte (1,7–2,7%) [96, 97, 98, 99, 100]. Auch scheint die Erfolgsquote höher (92–100% vs. 82–86%) und die Komplikationsrate niedriger (0–26% vs. 4–27%) zu sein als bei Krikothyrotomien durch nicht-ärztliches Personal [100, 101, 102, 103].

Eine Alternative zur klassischen Krikothyrotomie ist die transtracheale Jetventilation, bei der die Membrana cricothyroidea allein durch eine spezielle Jetkanüle durchstoßen wird [104, 105, 106]. Die Kanüle wird an eine herkömmliche Sauerstoffquelle konnektiert. Alternativ kann die Punktion mit einer Standardkanüle erfolgen, die an einen Jetventilator angeschlossen wird. Patel analysierte die Daten von 29 Notfallpatienten, bei denen die Intubation in der Notaufnahme unmöglich war. 23 der 29 Patienten konnten mittels transtrachealer Jetventilation adäquat oxygeniert werden.

! Die Komplikationsrate bei Krikothyrotomie ist hoch (Grad III, IV, V; Empfehlung D).
Studien, die die Krikothyrotomie mit nicht-invasiven Methoden der Atemwegssicherung vergleichen, existieren derzeit nicht. Alternativ kann die transtracheale Jetventilation eingesetzt werden (Grad III, V; Empfehlung D).

Trachlight

Seit Jahren wird die Transluminationstechnik bei der schwierigen Intubation erfolgreich genutzt. Modelle neuer Bauart sind hochflexibel und können sowohl zur oralen als auch zur nasalen Intubation eingesetzt werden. Hung und Mitarbeiter [107] untersuchten 256 Patienten mit erwartet schwierigem und unerwartet schwierigem Atemweg. Bis auf 2 Patienten mit erwartet schwierigem

Atemweg, die nach frustranem Versuch mittels Fiberoptik intubiert wurden, konnten alle Patienten beider Gruppen mittels Trachlight erfolgreich intubiert werden.

Gille [108] setzte die Trachlight bei 195 unerwartet schwierig zu intubierenden Patienten in der Herzchirurgie ein. 94% der Patienten konnten erfolgreich mittels Trachlight intubiert werden. In den übrigen Fällen führte entweder der Einsatz des McCoy-Spatels oder die fiberoptische Intubation zum gewünschten Erfolg. In einer vergleichenden Studie [109] zur Intubation mittels Fastrach oder Trachlight, bei Patienten mit Erkrankungen der HWS, konnten 90,5% der Patienten im ersten Versuch mittels Trachlight intubiert werden, im Vergleich zu 73% in der Fastrach-Gruppe.

! Eine Überlegenheit der Trachlight gegenüber der Larynmaske oder der wach fiberoptischen Intubation konnte bislang nicht gezeigt werden.

Fiberoptische Intubation

Zur Vermeidung sekundärer Schäden bei Erkrankungen der HWS intubierten Fuchs und Mitarbeiter [110] 327 Patienten fiberoptisch. Die Halswirbelsäulen aller Patienten waren mit Stiff-Neck oder Halofixateur immobilisiert. 3,6% der Patienten mussten aus anatomischen Gründen fiberoptisch oral intubiert werden; 26% der Patienten war auch die fiberoptische Intubation schwierig. Bei erhaltener Spontanatmung und in inhalativer Sevofluran-anästhesie intubierten Favier und Mitarbeiter [111] 18 Patienten mit erwartet schwierigem Atemweg (100%) erfolgreich fiberoptisch.

Joo und Mitarbeiter [113] verglichen bei 38 Patienten mit erwartet schwieriger Intubation die wach fiberoptische Intubation (FOI) mit der Intubation über die Larynxmaske-Fastrach (FT) nach Einleitung einer Allgemeinanästhesie. Alle Patienten der FOI-Gruppe konnten im ersten Versuch intubiert werden. In der FT-Gruppe war die Intubation zu 97% erfolgreich. Die Kombination beider Verfahren erhöhte die Erfolgsquote auf 100%. Blanco [112] konnte von 46 pädiatrischen Patienten mit bekannten oder erwartet schwierigem Atemweg 44 (96%) fiberoptisch intubieren.

! Die wach-fiberoptische Intubation ist bei erwartet oder bekannt schwierigem Atemweg ein zuverlässiges und erfolgreiches Verfahren (Grad II, Empfehlung B; ◘ Abb. 8.1–8.8).
Bei Kindern kann das Verfahren in Sedierung bzw. Inhalationsanästhesie bei erhaltener Spontanatmung eingesetzt werden (Grad II; Empfehlung B).
Die Kombination von Fastrach und fiberoptischer Intubation erhöht bei unerwartet schwierigem Atemweg die Erfolgswahrscheinlichkeit (Grad II; Empfehlung C).
Die wach-fiberoptische Intubation ist, bei erwartet schwierigem Atemweg, der blinden Intubation über die Larynxmaske überlegen (Grad I; Empfehlung B).

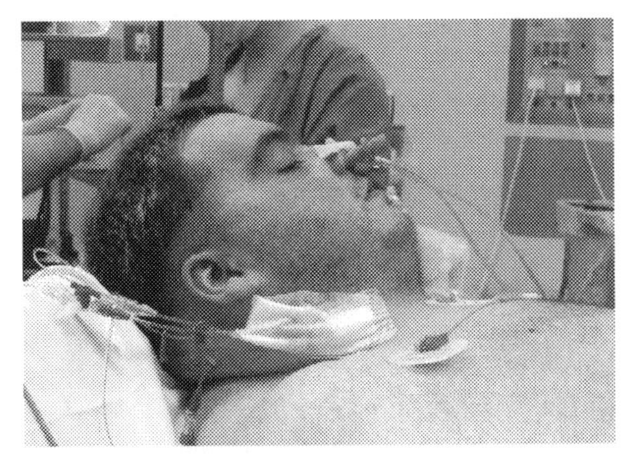

◘ **Abb. 8.1.** Beispiel 1: 28-jähriger Patient mit morbider Adipositas (276 kg), hoher Ileus, permanentes Erbrechen, eingeschränkte Kopfbeweglichkeit, Mallampati III

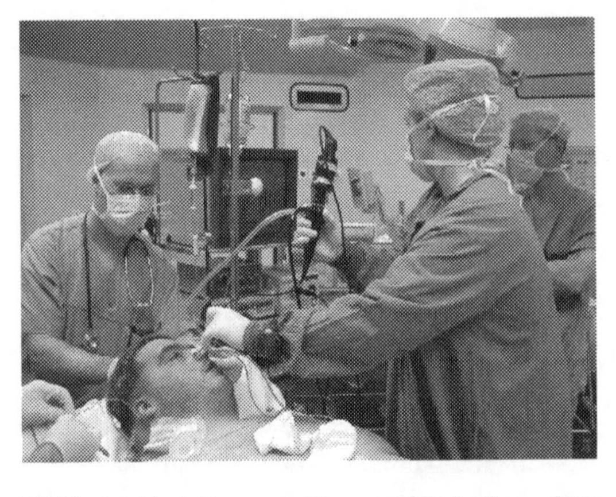

◘ **Abb. 8.2.** Verzicht aus »rapid sequence induction«, glatte wach-fiberoptische Intubation

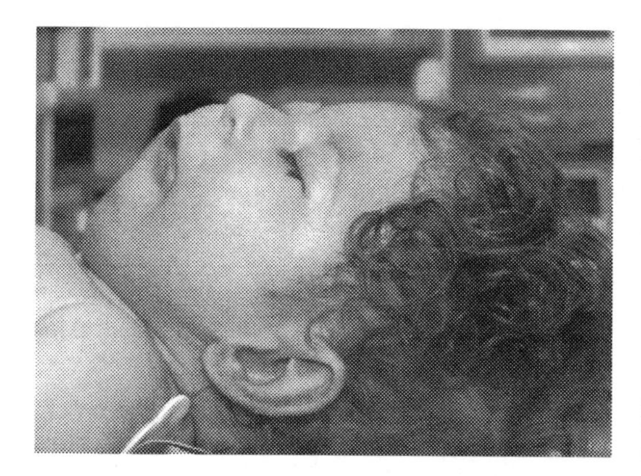

Abb. 8.3. Beispiel 2: 9 Monate altes Mädchen mit Pierre-Robin-Syndrom, Z.n. nekrotisierender Enterokolitis, mehrere Intubationsversuche zuvor gescheitert, erfolgreiche und unproblematische Ventilation mittels LMA möglich, jetzt elektive wach-fiberoptische Intubation, zur Anus praeter Rückverlagerung

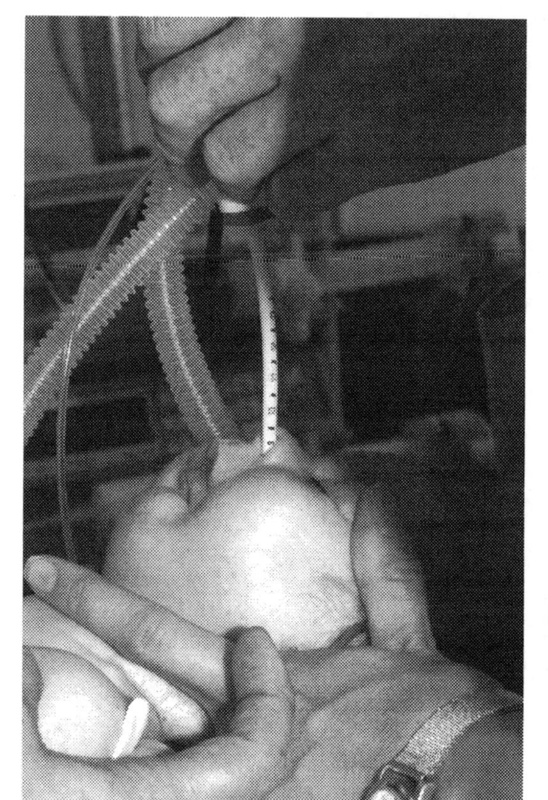

Abb. 8.4. Einführen des Tubus in Rachen-CPAP-Position

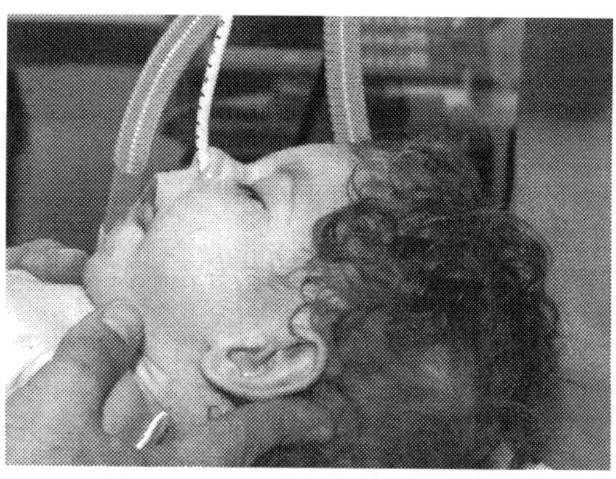

Abb. 8.5. In Spontanatmung, Einführen der Fiberoptik über den Tubus nach endotracheal

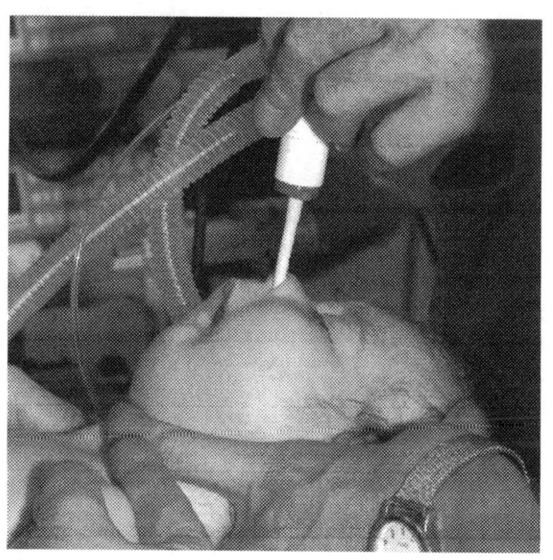

Abb. 8.6. Vorschieben des Tubus über die Fiberoptik in die Trachea

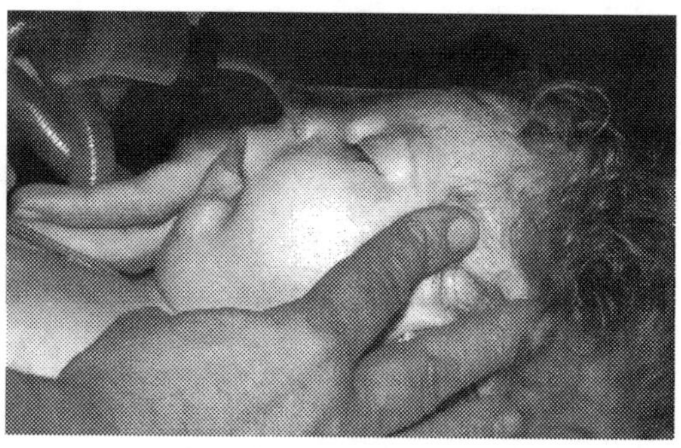

Abb. 8.7. Abschluss der Intubation und Lagerung

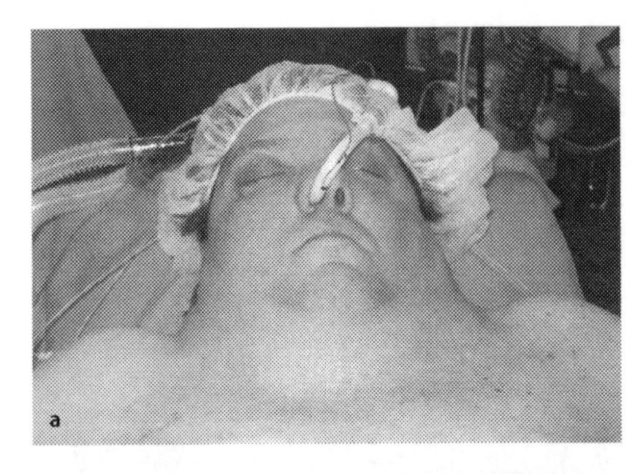

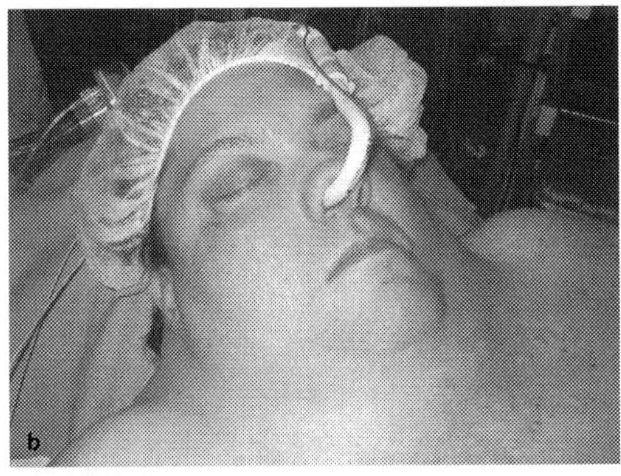

Abb. 8.8a,b. Fiberoptisch intubierter Patient mit Klippel-Feil-Syndrom

Lagerung

Allein durch Lagerungsmaßnahmen lassen sich in vielen Fällen die Intubationsbedingungen verbessern. So können allein durch Druck auf den Kehlkopf, kombiniert mit einem vorsichtigen Anheben des Kopfes – über die Schnüffelposition hinaus – die Intubationsbedingungen verbessert werden [113]. Die Lagerung in Schnüffelposition scheint keine signifikanten Vorteile gegenüber der einfachen Extension des Kopfes unter der Laryngoskopie zu bieten. Eine Ausnahme sind Adipöse und Patienten mit eingeschränkter Beweglichkeit der Halswirbelsäule [114].

Alternative zur Verbesserung der Intubationsbedingungen ist das BURP-Manöver [115]. Dabei wir der Kehlkopf von extern nach dorsal (backward), cranial (upward) und rechts (rightward) gedrückt (pressure).

> ! Lagerungsmaßnahmen können die Intubationsbedingungen optimieren (Grad II; Empfehlung B). Druck auf den Kehlkopf und Lateralisation können die Bedingungen weiter verbessern (Empfehlung C).

Empfehlung und Zusammenfassung

Die ASA-Analyse zum Management des schwierigen Atemwegs

Zur Revision der letzten Fassung der Praxisrichtlinien zum Management des schwierigen Atemwegs analysierte die ASA über 3000 Studien, Abstracts, Consensus-Papiere und Buchveröffentlichungen, die zwischen den Jahren 1943 und 2002 publiziert wurden. Nach Ausschluss von doppelten Zitaten und unbrauchbaren Studien blieben 569 Studien übrig, von denen sich 255 Artikel direkt mit dem schwierigen Atemweg beschäftigten.

Aufgrund der ungenügenden Zahl veröffentlichter Studien guter Qualität sah sich die ASA außerstande, eine Metaanalyse zum Management des schwierigen Atemwegs zu erstellen. Nur in zwei Fällen erfüllten Studien die formalen Kriterien für eine Metaanalyse. Dies waren die konventionelle Präoxigenierung für 3 min vs. der Fast Track-Oxgenierung mit 4 maximal tiefen Atemzügen und die Sauerstoffgabe nach Extubation.

Neben der Literaturanalyse wurde ein 50-köpfiges Expertenkomitee zu den entsprechenden Themen und Sachgebieten befragt. Die Experten stimmten überein, dass eine körperliche Untersuchung, die Atemwegsanamnese, eine gute Vorbereitung von Arbeitsplatz und Patient, die Formulierung spezifischer Intubations- und Extubationsstrategien sowie die postoperative Überwachung für den Patienten mit erwartetem oder unerwartet schwierigem Atemweg von Nutzen sind [1].

Auch heute, im Jahr 2006 und 4 Jahre nach dem Versuch einer Metaanalyse »Difficult Airway« durch die ASA, haben sich, bezüglich der Datenlage zum Management des schwierigen Atemwegs, keine relevanten Veränderungen ergeben. Es fehlen weiterhin große randomisierte, multizentrische Studien zum klinischen und präklinischen Management des schwierigen Atemwegs. Bezüglich der diskutierten individuellen Hilfsmittel, im Routinemanagement des »normalen« Atemwegs in der Anästhesie (in der Intensiv- und Notfallmedizin wird jeder Atemweg als potenziell schwierig definiert), lassen sich dagegen relativ eindeutige evidenzbasierte Empfehlungen ableiten, die häufig jedoch, bezogen auf das Management des schwierigen Atemwegs eben diesen Kriterien (noch) nicht genügen.

Zusammenfassend können, analog der Richtlinien der ASA [1] und der DGAI [120] zum Management des schwierigen Atemwegs, die nachfolgenden Empfehlungen gegeben werden:

Empfehlungen zum Management des schwierigen Atemwegs

- Der Patient sollte über erwartete und stattgehabte Intubationsschwierigkeiten informiert werden.
- Neben einer Hilfsperson sollte ein weiterer Arzt/Hilfsperson zumindest in Rufweite sein.
- Es sollte stets präoxigeniert werden.
- Zusätzliche Hilfsmittel zur Oxygenierung (LMA, Larynxtubus, Wendl-Tubus, Sauerstoffsonde, Jet-Ventilation, Sauerstoffmaske) sollten in Griffweite sein.
- Jeder Anästhesist sollte einen Algorithmus zum Management des schwierigen Atemwegs haben.
- Die in den Algorithmus implementierten Techniken müssen trainiert werden.
- Die erfolgreiche Intubation ist mittels Capnometrie zu verifizieren.
- Einfache manuelle Manöver erhöhen die Erfolgwahrscheinlichkeit.
- Jeder Anästhesist sollte einen vorgeformten Algorithmus zur Extubation haben.
- Die Gabe von Sauerstoff nach der Extubation verringert die Zahl von Komplikationen.
- Jede Anästhesieabteilung, Notaufnahme oder Intensivstation sollte über ein portables System zum Management des schwierigen Atemwegs verfügen, in welchem ausreichende Alternativ- und Notfallinstrumente vorgehalten werden (Fiberoptik, Larynxmasken, Larynxtubus, Führungsstäbe, Intubationslarynxmaske, Krikothyrotomieset, Jet-Kanüle, verschiedene Laryngoskope, Sauerstoff).
- Vorgehensweise und Probleme sind zu dokumentieren.
- Der Patient muss nach der Intervention informiert werden (Gespräch und Anästhesieausweis).

In der täglichen Praxis ist die gewählte Vorgehensweise von unterschiedlichen Faktoren, wie den äußeren Umständen, der gewählten oder auch vorhandenen Werkzeuge zum Airway Management, der geplanten Operation, dem Zustand des Patienten und den Vorlieben und technischen Fähigkeiten des Anästhesisten abhängig.

Die strategischen Überlegungen zum schwierigen Atemweg sollten folgende Punkte umfassen (mod. nach den überarbeiteten ASA- und DGAI-Guidelines [1, 120]):

1. Anhand von 4 grundlegenden Atemwegsproblemen, die allein oder in Kombination auftreten können, sollte die Wahrscheinlichkeit des schwierigen Atemwegs und seine klinische Bedeutung abgeschätzt werden:
   a. Schwierige Beatmung
   b. Schwierige Intubation
   c. Schwierigkeiten mit der Kooperation des Patienten
   d. Schwierige Tracheotomie
2. Eine Abwägung des Risikos und der klinischen Praktikabilität anhand von drei Basisüberlegungen:
   a. Wache Intubation vs. Intubation nach Einleitung einer Allgemeinanästhesie (wach fiberoptische Intubation vs. klassische Intubation)
   b. Im erstem Versuch: konservative noninvasive Technik vs. operativ invasive Technik (LMA vs. Tracheotomie)
   c. Erhalt der Spontanatmung vs. keine Spontanatmung während des Intubationsversuchs
3. Die initiale Vorgehensweise bei:
   a. Wacher Intubation
   b. Dem einfach zu beatmenden, jedoch nicht zu intubierenden Patienten
   c. der akut lebensbedrohlichen Situation, nicht beatmen und nicht intubieren zu können (»can not ventilate, can not intubate«)

4. Die alternativen Strategien bei Versagen oder Nichtmachbarkeit des Verfahrens der ersten Wahl:
   a. Alternative Techniken für die schwierige Intubation und die schwierige Ventilation.
   b. Intubationen beim unkooperativen Kind; hier scheidet ohne Sedierung altersabhängig eine wach-fiberoptische oder Wachintubation aus. Hier stellt sich die Frage, ob bei erwartet schwierigem Atemweg ein Versuch in Narkose bei erhaltener Spontanatmung eine geeignete Strategie zum Atemwegsmanagement ist.
   c. Alternatives Atemwegsmanagement kann die Durchführung der geplanten Operation in Lokalanästhesie sein. Dies entbindet den Arzt jedoch nicht von seiner Pflicht, den Patienten über das Problem zu informieren und sich mental mit einem notfalls doch notwendigen Airway Management auseinanderzusetzen. Dieses Vorgehen impliziert wiederum die Benennung einer alternativen Strategie.
5. Mittels Capnometrie ist die Tubuslage zu verifizieren.

Alternativ können, analog zu den Richtlinien der ASA [1] und DGAI [120] die nachfolgenden Verfahren und Techniken zur Sicherung des schwierigen Atemwegs genutzt werden

Schwierige Intubation:
- Verschiedene Laryngoskope
- Wachintubation
- Wach-fiberoptische Intubation
- Blinde orale oder nasale Intubation
- Fiberoptische Intubation (Airway, Intubationsguedeltubus, nasal)
- Intubation über Führungsstab/Tubuswechsler
- Supraglottischer Beatmungstubus (Larynxmasken, ProSeal, Fastrach, Larynxtubus)
- Larynxmaske (Einweg, Mehrweg, Intubationslarynxmaske)
- Trachlight
- Retrograde Intubation
- Chirurgischer Atemweg

Schwierige Ventilation:
- Combitubus
- Intratracheale Jetventilation
- Larynxmaske (Einweg, Mehrweg, Intubationslarynxmaske)
- Supraglottischer Beatmungstubus (Larynxmasken, ProSeal, Fastrach, Larynxtubus)
- Orale und nasale Beatmungshilfen (Guedel- und Wendltubus)
- Starre Bronchoskope
- Chirurgischer Atemweg
- Krikothyrotomie
- Transtracheale Jetventilation
- Zwei-Personen-Maskenbeatmung
- Larynxtubus
- BURP-Manöver

Die Liste der aufgeführten Hilfsmittel und Verfahren ist nicht nach eigenen Präferenzen geordnet.

Literatur

1. Practice guidelines for management of the difficult airway – update. American Society of Anesthesiologists task force on management of the difficult airway. Oktober 2002
2. Miller CG (2000) Management of the difficult intubation in closed malpractice claims. ASA Newsletter. 6
3. Georgi R, in Krier C, Gerorgi R (2001) Airway-Management. Georg Thieme, Stuttgart, New York; 106 ff
4. Williamson JA, Webb RK, Szekely S, Gillies ER et al. (1990) The Australian Incident Monitoring Study. Difficult Intubation: an analysis of 2000 incident reports. Anesth Intensive Care. Oct,21(5): 603–607
5. Adnet F, Racine SK, Borron SW et al. (2001) A survey of tracheal intubation difficulty in the operating room: a prospective observational study. Acta Anaesthesiol Scand. 45(3): 327–332
6. Langeron O, Masso E, Huraux C et al. (2000) Prediction of difficult mask ventilation. Anesthesiology. 92(5): 1229–1236
7. Rose DK, Rohen MMI (1994) The airway: problems and predictions in 18,500 patients. Can J Anaesth. 1994; 41(5): 361–365
8. Deller A (1995) Incidence and predictability of difficult intubation. Anästhesiol Intensivmed Notfallmed Schmerzther. 30: 169–171
9. Koay CK (1998) Difficult tracheal intubation – analysis and management in 37 cases. Singapore Med J. Mar,39(3): 112–114
10. Brodsky J, Lemmen H, Broke-Utne JG et al. (2002) Morbid obesity and tracheal intubation. Anesth Analg. Mar,94(3): 732–736

11. Siyam MA, Benhamou D (2002) Difficult endotracheal intubation in patients with sleep apnea syndrome. Anesth Analg. Oct; 95(4): 1098–1102
12. Hiremath AS, Hillman DR, James AL et al. (1998) Relationship between tracheal intubation and obstructive sleep apnea. Br J Anaesth. May; 80(5): 606–611
13. Sinclair M, Simmons S, Cyna A (1999) Incidents in obstetric anesthesia and analgesia; an analysis of 5000 AIMS reports. Anaesth Intensive Care. Jun; 27(3): 275–281
14. Hood DD, Dewan DM (1993) Anesthetic and obstetric outcome in morbidly obese partzurients. Anesthesiology. Dec, 79(6): 1210–1218
15. Rocke DA, Murray WB, Rout CC, Gouwe E (1992) Relative risk analysis of factors associated with difficult intubation in obstetric anesthesia. Anesthesiology Jul; 77(1): 67–73
16. Schüttler J (1999) Training im Simulator. Spielerei oder unverzichtbare komponente ärztlicher Lernprozesse. Anästhesist 48: 431–433
17. Mallampati SR (1983) Clinical sign to predict difficult tracheal intubation (hypothesis) Can Anaesth Soc J. May; 30(3 Pt 1): 316–317
18. Samsoon GL, Young JR (1987) Difficult tracheal intubation: a retrospective study. Anaesthesia. May; 42(5): 487–490
19. Cromack RS, Lehane J (1984) Difficult tracheal intubation in obstetrics. Anesthesia. 39: 1105–1111
20. Laplace E, Benefice S, Marti Flich J et al. Difficult intubation: a prospective evaluation of the Mallampati and Wilson Test
21. Butler PJ, Dhara SS (1992) Prediction of difficult laryngoscopy: an assessment of the thyromental distance and Mallampati predictive test. Anaesth Intensive Care May; 20(2): 139–142
22. Tse JC, Rimm EB, Hussain A (1995) Predicting difficult endotracheal intubation in surgical patients scheduled for general anesthesia: a prospective blind study. Anesth Analg Aug; 81(2): 254–258
23. Pilkington S, Carli F, Dakin MJ et al. Increase in Mallampati score during pregnancy
24. Br J Anaesth 1995 Jun; 74(6): 638–642
25. Bergler W, Maleck W, Baker-Schreyer A et al. (1997) The Mallampati Score. Prediction of difficult intubation in otolaryngologic laser surgery by Mallampati Score, Anästhesist May(5): 437–440
26. Frerk CM (1991) Predicting difficult intubation.Anaesthesia. Dec; 46(12): 1005–1008
27. Iohom G, Ronayne NM, Cunningham AJ (2003) Prediction of tracheal Intubation. Eur J Anaesthesiol Jan; 20(1): 31–36
28. Vaughn RS. In Latto IP, Vaughn RS (1997) Difficulties in tracheal intubation. Saunders; London
29. Vani V, Kamath SK, Naik ND (2000) The palm print as a sensitive predictor of difficult laryngoscopy inndiabetics: a comparison with other airway evaluation tests. J PostGrad Med
30. Apr–Jun; 46(2): 75–79
31. Reissel E, Orko R, Maunuksela EL, Lindgren L (1990) Perdictability of difficult laryngoscopy in patients with long term diabetes mellitus. Anaesthesia 45(12): 1024–1027
32. Arne J, Descoins P, Fusciardi J et al. (1998) Preoperative assessment for difficult intubation in general and ENT surgery: predictive value of a clinical multivariate risk index. Br J Anaesth. Feb; 80(2): 140–146
33. Wilson ME, Spiegelhalter D, Robertson JA, Lesser P (1988) Predicting difficult intubation. Br J Anaesth. 61: 211–216
34. El-Ganzouri AR, McCarthy RJ, Tuman KJ et al. (1996) Preoperative airway assessment: predictive value of a multivariate risk index. Anesth Analg. 82: 1197–1204
35. Georgi R (2001) Diagnostik der schwierigen Atemwegssicherung. In: Krier C, Georgi R. Ed. Airway Management. Thieme; Stuttgart, NewYork: 113–137
36. Baraka AS, Taha SK, Aouad MT et al. (1999) Preoxygenation: comparison of maximal breathing and tidal volume breathing techniques. Anesthesiology. Sep; 91(3): 612–616
37. Nimmagadda U, Chiravuri SD, Salem MR et al. (2001) Preoxygenation with tidal volume and deep breathing techniques: the impact of duration of breathing and fresh gas flow. Anesth Analg. May; 92(5): 1337–1341
38. Bourgain JL (2003) Preoxygenation and upper airway patency control. Ann Fr Anesth Reanim. Aug; 22 Suppl 1: 41–52
39. Hirsch J, Fuhrer I, Kuhly P et al. (2001) Preoxygenation: a comparison of three different breathing systems. Br J Anaesth. Dec; 87(6): 928–931
40. Pandit JJ, Duncan T, Robbinson PA (2003) Total oxygen uptake with two maximal breathing techniques the tidal volume breathing technique: a physiologic study of preoxygenation. Anesthesiology. Oct; 99(4): 841–846
41. Loudermilk EP, Hartmannsgruber M, Stolzfus DP, Langevin PB (1997) A prospective study of tracheal extubation using a pediatric airway exchange catheter for patients with a known difficult airway. Chest. Jun,111(6): 1660–1665
42. Cooper RM (1996) The use of an endotracheal ventilation catheter in the management of difficult extubations. Can J Anaesth. Jan; 4381): 90–93
43. Gabbott DA et al. (1998) Anesthesia Sep; 51(9): 612–614
44. Cook TM, TM, Tuckey JP (1998) A comparison between the Macintosh and the McCoy laryngoscope blades. Anesthesia. Oct; 51(10): 977–980
45. Chrisholm et al. (1997) Anesthesia Sep; 52(9): 906–908
46. MacQuarrie K, Hung OR, Law JA (1999) Tracheal intubation using Bullard laryngoscope for patients in a simulated difficult airway. Can J Anaesth. Aug; 46(8): 760–765
47. Weiss M, Schwarz U, Gerber AC (2000) Difficult airway management: comparison of the Bullard laryngoscope with the video-optical intubation stylet. Can J Anaest. Mar; 47(3): 280–284
48. Arino JJ, Velasco JM, Gasco C, Lopez-Timoneda F (2003) Straight blades improbe visualisation of the larynx while curved blade increas ease of intubation: a cpmparison of the Macintosh, Miller, McCoy, Belscope and Lee-Fiberview blade. Can J Anaesth. May; 50(5): 501–506
49. Brain AI, McGhee TD, McAteer EJ, Thomas A, Abu-Saad MA, Bushman JA (1985) The laryngeal mask airway. Development and preliminary trials of a new type of airway. Anaesthesia. Apr; 40(4): 356–361

50. Brain AI (1985) 3 cases of difficult intubation overcome by the laryngeal mask airway. Anaesthesia. Apr; 40(4): 353–355
51. Brain AI (1985)The laryngeal mask airway–a possible new solution to airway problems in the emergency situation. Arch Emerg Med. Dec; 1(4): 229–232
52. Parmet JL, Colonna-Romano P, Horrow JC et al. (1998) The laryngeal mask airway reliably provides rescue ventilation in cases of unanticipated difficult tracheal intubation along with difficult mask ventilation. Anesth Analg. Sep; 87(3): 661–665
53. Keller C, Brimacombe J, Kleinsasser A et al. (2002) The laryngeal mask airway ProSeal as a temporary ventilatory device in grossly and morbidly obese patients before laryngoscope guided tracheal intubation. Anesth Analg Mar; 94(3): 737–740
54. Bogetz MS (2002) Using the laryngeal mask airway to manage the difficult airway. Anesthesiol Clin North America. Dec; 20(4): 863–870
55. Stanwood PL (1997) Related Articles, The laryngeal mask airway and the emergency airway. AANA J. Aug; 65(4): 364–370
56. Awan R, Nolan JP, Cok TM (2004) Use of ProSeal laryngeal mask airway for airway maintenance during emergency caesarean section after failed intubation. Br J Anaesth. Jan; 92(1): 144–146
57. Ahmed AB, Nathanson MH, Gajraj NM (2001) Intubation through the laryngeal mask airway using a gum elastic bougie: the effect of head position. J Clin Anesth. Sep; 13(6): 427–429
58. Selim M, Mowafi H, Al-Ghamdi A et al. (1999) Intubating via LMA in pediatric patients with difficult airway. Can J Anaesth. Sep; 46(9): 891–893
59. Langenstein H et al. (1995) Die Kehlkopfmaske bei schwieriger Intubation. Anästhesist. Oct; 44(10): 712–718
60. Walker RW (2000) The laryngeal mask airway in the difficult paediatric airway: assessment of positioning and use in fiberoptic intubation. Paediatr Anaesth. 10(1): 53–58
61. Martin SE, Ochsner MG, Jarman RH et al. (1999) Use of the laryngealmask airway in air tranport when intubation fails. J Trauma. Aug; 47(2): 352–357
62. Pennant JH, Walker MB (1992) Comparison of the endotracheal tube and laryngeal mask in airway management by paramedical personnel. Anesth Analg. Apr; 74(4): 531–534
63. Calkins MD, Robinson TD (1999) Combat trauma airway management: endotracheal intubation vs. laryngeal mask airway vs. combitube use by Navy seals and Reconnaissance combat corpsmen. J Trauma. May; 46(5): 927–932
64. Stone BJ, Chantler PJ, Baskett PJF (1998) The incidence of regurgitation during cardiopulmonary resuscitation. A comparison between the bag valve mask and laryngeal mask airway. Resuscitation. 38: 3–6
65. Verghese C, Pror-Willeard PFS, Baskett PJ (1994) Immediate management of the airway during cardiopulmonary resuscitation in a hospital without a resident anaesthesiologist. Eur J Emerg Med. 1: 123–125
66. Samarkandi AH, Seraj MA, Dawlatly A (1994) The role of the laryngeal mask airway in cardiopulmonary resuscitation. Resuscitation 28: 103–106
67. Evans MR, Llewellyn RL, Gardner SV et al. (2002) Aspiration prevented by the laryngeal mask ProSeal airway: a case report. Can J Anaesth 49: 413–416
68. Mark DA (2003) Protection from aspiration with the LMA-ProSeal after vomiting. Can J Anaesth. 50: 78–80
69. Leach A, Alexander CA, Stone B (1993) the laryngeal mask in cardiopulmonary resuscitation in a district general hospital: a preliminary communication. Resuscitation 25: 245–248
70. Brain AI, Verghese C, Strube PJ (2000) TProSeal-a laryngeal mask with an esophageal vent
71. Br J Anaesth. May; 84(5): 650–654
72. Evans MR, Gardner SV, James MF (2002) ProSeal laryngeal mask airway protects against aspiration of fluids in pharynx. Br J Anaesth. Apr. 88(4): 584–587
73. Keller C, Brimacombe J, Kleinsasser A et al. (2000) Does the ProSeal laryngeal mask airway prevent aspiration of regurgitated fluid? Anesth Analg. Oct; 91(4): 1017–1020
74. Awan R, Nolan JP, Cook TM (2004) Use of a ProSeal laryngeal mask airway for airway maintenance during emergency caesarean section after failed tracheal intubation. Br J Anaesth. Jan; 92(1): 144–146
75. Natalini G, Franceschetti ME, Pantelidi MT et al. (2003) Comparison of the standard laryngeal mask airway and the ProSeal larngeal mask airway in obese patients. Br J Anaesth. 90(3): 323–326
76. Brain AI, Verghese C, Addy EV et al. The intubating laryngeal mask. Developement of a new device for intubating the trachea. Br J Anaesth Dec; 79(6): 699–703
77. Kapila A, Addy EV, Verghese C, Brain AI. (1997) The intubating laryngeal mask: an assesment of performance. Br J Anaest. Dec; 79(6): 710–713
78. Baskett PJF, Parr MJA, Nolan JP (1998) The intubating laryngeal mask. Anaesthesia. 53: 1174–1179
79. Cros AM, Maigrot F, Esteben D (1999) Fastrach laryngeal mask and difficult intubation. Ann Fr Anesth Reanim. Dec; 18(10): 1041–1046
80. Ferson DZ, Rosenblatt WH, Johansen MJ, Osborn I, Ovassapian A (2001) of the intubating LMA-Fastrach in 254 patients with difficult-to-manage airways. Anesthesiology. Nov; 95(5): 1175–1181
81. Caponas G (2002) Intubating laryngeal mask airway. Anaesth Intensiv Care. Oct; 30(5): 551–569
82. Langeron O, Semen F, Bourgain JL et al. (2001) Comparison of the intubating laryngeal mask airway with the fiberoptic intubation in anticipated difficult airway management. Anesthesiology. 94: 968–972
83. Langenstein H, Moller F (1998) The importance of the laryngeal mask in the difficult intubation and early experience with the intubating laryngeal mask ariway ILMA-Fastrach. Anasthesiol Intensivmed Notfallmed Schmerzther. Dec; 33(12): 771–780
84. Fukutome T, Amaha K, Nakazawa K et al. (1998) Tracheal intubation through the intubating laryngeal mask airway (LMA-Fastrach) in patients with difficult airways. Anaesth Intensive Care. Aug; 26(49): 387–391

85. Dimitriou V, Voyagis GS, Brimacombe JR (2002) Flexible lightwand guided tracheal intubation with the intubating laryngeal mask Fastrach in adults after unpredicted failed laryngoscope-guided tracheal intubation. Anesthesiology. Feb; 96(2): 296–299
86. Fan KH, Hung OR, Agro F (2000) A comperative study of tracheal intubation using an intubating laryngeal mask (Fastrach) alone or together with a lightwand (Trachlight)
87. J Clin Anesth. Dec; 12(8): 581–585
88. Joo HS, Kapoor S, Rose DK, Naik VN (2001) The intubating laryngeal mask airway after induction of general anesthesia vs. awake fiberoptic intubation in patients with difficult airways. Anaesth Analg May; 92(5): 1342–1346
89. Frass M, Frenzer R, Rauscha F et al. (1987) Evaluation of esophageal tracheal combitube in cardiopulmonary resuscitation. Crit Care Med. Jun; 15(6): 609–611
90. Frass M, Frenzer R, Elias W et al. (1987) The esophageal tracheal Combitube (ETC): animal experiment results with a new emergency tube. Anasth Intensivther Notfallmed. Jun; 22(3): 142–144
91. Frass M, Frenzer R, Zdrahl F (1987) The esophageal tracheal combitube: preliminary results with a new airway for CPR. Ann Emerg Med. Jul; 16(7): 768–772
92. Agro F, Frass M, Benumof JL, Krafft P (2002) Current status of the Combitube; a review of the literatur. J Clin Anesth. Jun; 14(4): 307–314
93. Rabitsch W, Schellongowski P, Staudinger T et al. (2003) Comparison of aconventional tracheal airway with the Combitube in an urban emergency medical services system run by physicians. Resuscitation. Apr; 57(1): 27–32
94. Mercer MA, Gabott DA (1998) Insertion of the combitube airway with the cervical spine immobilisation in a ridgid cervical collar. Anaesthesia 53: 9071–9074
95. Weisenberg M, Warters RD, Medalion B et al. (2002) Endotracheal intubation with a gum-elastic bougie in unanticipated difficult direct laryngoscopy: a comparison of a blind technique vs. indirect laryngoscopy with a laryngeal mirror. Anesth Analg. Oct; 95(4): 1090–1093
96. Gataure PS, Vaughn RS, Latto IP (1996) Simulated difficult Airway. Comparison of the gum elastic bougie and the stylet. Anaesthesia. Oct; 51(10): 935–938
97. Carr R, Reyford h, Belani K et al. (1995) E of the Augustine Guide for difficult tracheal intubation. Can J Anaesth. Dec; 42(12): 1171–1175
98. Gerich T, Schmidt U, Hubrich V et al. (1998) Prehospital airway management in the acutely injured patient: the role of surgical cricothyrotomy revisited. J Trauma. August; 45(2): 312–314
99. Fortune JB, Judkins DG, Scabzaroli D et al. (1997) Efficacy of prehospital surgical cricothyrotomiy in trauma patients. J Trauma. 42: 832–838
100. Jacobsen LE, Gomez GA, Sobieray RJ et al. (1996) Surgical cricothyrotomy in the trauma patients: analysis of its use by paramedics in the field. J Traums. 41: 15–20
101. NugentWL, Rhee KJ, Winer DH (1991) Can nurses perform cricothyrotomie with acceptable success and complication rates? Ann Emerg Med. 20: 367–370
102. Oliver R, Rockyvich C, Peterson SR (1992) Prehospital cricothyrotomy in 100 trauma patients. J Trauma. 33: 159
103. Erlandson MJ, Clinton JE, Ruiz E (1989) Cricothyrotomy in the emergency department. J Emerg Med. 7: 115–118
104. McGill J, Clinton JE, Ruiz E (1982) Cricothyrotomy in the emergency department. Ann Emerg Med. 11: 361–364
105. Miklus RM, Elliot C, Snow N (1989) Surgical cricothyrotomy in the field: experiences of a helicopter transport team. J Trauma: 29: 506–508
106. Leibovici D, Fredman B, Gofrit ON et al. (1997) Prehospital cricothyrotomy by physicians
107. Am J Emerg Med. Jan; 15(1): 91–93
108. Patel RG (1999) Percutaneous transtracheal jet ventilation. Chest. Dec; 116(6): 1689–1694
109. Preussler NP, Schreiber T, Huter L et al. (2003) Percutaneous transtracheal ventilation: effects of a new oxygen flow modulator on oxygenation and ventilation in pigs compared with a hand triggered emergency jet injector. Resuscitation. Mar; 56(3): 329–333
110. Warmington A, Hughes T, Walker J et al. (2000) Cricothyroidotomy and transtracheal high frequency jet ventilation for elective laryngeal surgery. An audit of 90 cases. Anaesth Intensive Care. Feb; 28(1): 62–67
111. Hung OR, Pytka S, Morrin I et al. (1995) Lightwand intubation: II-clinical trial of a new lightwandfor tracheal intubation in patients with difficult airways. Can j Anaesth. Sep; 42(9): 826–830
112. Gille A, Komar K, Schmidt E, Alexander T (2002) Transillumination technique indifficult intubation in heart surgery. Anaesthesiol Intensivmed Notfallmed Schmerzther. Oct; 37(10): 604–608
113. Inoue Y, Koga K, Shigematsu A (2002) A comparison of two tracheal intubation techniques with trachlight and fastrach in patients with cervical spine disorders. Anesth Analg. Mar; 94(3): 667–671
114. Fuchs G, Schwarz G, Baumgartner A et al. (1999) Fiberoptic intubation in 327 neurosurgical patients with lesions of the cervical spine. J Neurosurg Anesthesiol. Jan; 11(1): 11–16
115. Fiberoptic intubation in adult patients with predictive signs of difficult intubation: inhalational induction using sevoflurane with an endoscopic facial mask. Ann Fr Reanim. 2003 Feb; 22(2): 96–102
116. Blanco G, Melman E, Cuairan V et al. (2001) Fiberoptic nasal intubation in chlideren with anticipated and unanticipated difficult intubation. Paed Anesth. 11(1): 49–53
117. Schmitt HJ, Mang H (2002) Head and neck elevation beyond the sniffing position improves laryngeal view in cases of difficult direkt laryngoscopy. J Clin Anesth Aug; 14(5); 335–338
118. Adnet F, Baillard C, Borron S et al. (2001) Randomized study comparing the sniffing position with simple head extension for laryngoscopic view in elective surgery patients. Anesthesiology 95: 836–841
119. Takhata O, Kubota M, Mamiya K et al. (1997) The efficacy of the »BURP« maneuver during a difficult laryngoscopy. Anesth Analg. Feb; 84(2): 419–421

120. Deutsche Gesellschaft für Anästhesie und Intensivmedizin. Leitlinie Airway Management. Anaesth Intensivmed. 2004; 45:302–306
121. Lee A, Fan LT, Gin T et al. (2006) A systematic review (meta-analysis) of the accuracy of the Mallampati tests to predict the difficult airway. Anesth Analg. Jun;102(6):1867–1878
122. Dosemeci L, Yilmaz M, Yegin A et al. (2004) The routine use of pediatric airway exchange catheters after extubation of adult patients who have undergone maxillofacial or major neck surgery: a clinical obser vational study. Crit Care. Dec;8(6):R385–390
123. Wise-Faberowski L, Nargozian C (2005) Utilità of airway exchange catheters in pediatric patients with a known difficult airway. Pediatr Crit Care Med. Jul;6(4):454–456
124. Peterson GN, Domino KB, Caplan RA et al. (2005) Management of the Difficult Airway. Anesthesiology. 103:33–39
125. Cook TM, Silsby J, Simpson TP (2005) Airway rescue in acute upper airway obstruction using a ProSeal Laryngeal mask airway and an Aintree catheter: a review of the ProSeal Laryngeal mask airway in the management of the difficult airway. Anaesthesia. Nov;60(11):1129–1136
126. Cook TM, Brooks TS, Van der Westhuizen J et al. (2005) The Proseal LMA is a useful rescue device during failed rapid sequence intubation: two additional cases. Can J Anaesth. 52(6):630–633
127. Awan R, Nolan JP, Cook TM (2004) The use of a ProSealTM laryngeal mask airway for airway maintenance during emergency caesarean section after failed tracheal intubation. Br J Anaesth 92: 144–146
128. Keller C, Brimacombe J, Lirk P, Puhringer F (2004) Failed obstetric tracheal intubation and postoperative respiratory support with the ProSealTM laryngeal mask airway. Anesth Analg 98: 1467–1470
129. Vaida SJ, Gaitini LA (2004) Another case of use of the ProSealTM laryngeal mask airway in a difficult obstetric airway (Letter). Br J Anaesth 92: 905
130. Brimacombe J, Keller C (2004) A modified rapid sequence induction using the ProSealTM laryngeal mask airway and an Eschmann tracheal tube introducer or gum elastic bougie (Letter). Anesthesiology 101: 1251
131. Cook TM, Lee G, Nolan JP (2005) The ProSealTM laryngeal mask airway: a review of the literature. Can J Anesth. 52:739–760
132. Rich JM (2005) Recognition and management of the difficult airway with spezial emphasis on the intubatiing LMA-fastrach/whistle technique: a brief review with case reports. Proc Bayl Univ Med Cent. 18(3):220–227
133. Bhatnagar S, Mishra S, Jha RR et al. The LMA Fastrach faciliates fiberoptic intubation in oral cancer Patients. Can J Anaesth. 2005;52(6):641–645
134. Komatsu R, Nagata O, Kamata K et al. (2005) Comparison of the intubating laryngeal mask airway and laryngeal tube placement during manual inline stabilisation of the neck. Anaesthesia. 60(2):113–117
135. Asai T, Marfin AG, Thompson J et al. (2004) Ease of insertion of the laryngeal tube during manual in-line neck stabilisation. Anaesthesia. 59(12):1163–1166
136. Grenzwuerker HV, Hilker T, Hohner E et al. (2000) The Laryngeal Tube. Prehosp Emerg Care. 4:168–172
137. Kaplan MB, Ward D, Hagberg CA (2006) Seeing is believing: the importance of video laryngoscopy in teaching and managing the difficult airway. Surg Endosc. 20 Suppl 2:S479–483
138. Lim TJ, Lim Y, Liu EH (2005) Evaluation of ease of intubation with the GlideScope or Macintosh laryngoscope by anaesthetists in simulated and difficult laryngoscopy. Anaesthesia. Feb;60(2):180–183
139. Weiss M, Hartmann K, Fischer J et al. (2001) Video-intuboscopic assistance is a useful aid to traceal intubation in pediatric patients. Can J Anaesth. 47(7):691–696
140. Lai HY, Chen IH, Chen A et al. (2006) The use of the GlideScope for tracheal intubation in patients with anky losing spondylitis. Br J Anaesth. 97(3):419–422
141. Lim Y, Yeo SW (2005) A comparison of the GlideScope with the Macintosh laryngoscope for tracheal intubation in patients with simulated difficult airway. Anaesth Intensive Care. 33(2):243–247
142. Hsiao WT, Lin YH, Wu HS et al. (2005) Does a new videolaryngoscope provide better glottic exposure? Acta Anaesthesiolol Taiwan. 43(3):147–151
143. Kaplan MB, Hagberg CA, Wards DS et al. (2006) Comparison of direct and video-assisted views of the larynx during routine intubation. J Clin Anaesth. 18(5):357–362
144. Frappier J, Guenoun T, Journois D et al. (2003) Airway management using the intubating laryngeal mask for the morbidly obese patient. Anesth Analg. 96(5):1510–1515
145. CombesX, Sauvat S, Leroux B et al. (2005) Intubating laryngeal maskairway in morbidly obese and lean patients: a comperative study. Anesthesiology. 102(6):1106–1109
146. Rosenstock C, Hansen EG, Kristensen MS (2006) Qualitative analysis of unanticipated difficult airway management. Acta Abaesthesiol Scand. 50(3):290–297
147. Goldmann K, Braun U (2006) Airway management practices at German university and university affiliated teaching hospitals – equipment, techniques and training. Results of a nationwide survey. Acta Anaesth Scand. 50(3):298–305
148. Timmermann A, Russo S, Natge U et al. (2006) LMA CTrach: Initial experience in patients with difficult to manage airway. Anaesthesist.55(5):528–534
149. Timmermann A, Russo S, Graf BM (2006) Evaluation of the CTrach – an intubating LMA with integrated fibreoptic system. Br J Anaesth. 96(4):516–521
150. Kette F, Reffo I, Giordani G (2005) The use of the laryngeal tube in out-of-hospital emergencies. Resuscitation. 66(1):21–25
151. Kurola JO, Turunen MJ, Laasko JP et al. (2005) A comprison of the laryngeal tube and bag-valve mask ventilation by emergency medical technicians. Feasibility in anesthetized patients. Anesth Analg. 101(5):1477–1481

Teil III Anästhesie

Prämedikation

Welche Vorbereitung brauchen wir wirklich?

C. Kratz, G. Geldner

Einleitung

Durch die bessere medizinische Versorgung ist in den letzten Jahren das durchschnittliche Lebensalter der Bevölkerung deutlich angestiegen. Dieser Trend spiegelt sich auch in den in diesem Patientengut vorliegenden internistischen Grunderkrankungen wider. Eine Untersuchung aus dem Jahre 1997 bei einem unselektionierten Patientengut >40 Jahre ergab ein Risiko von unter 6% gravierende kardialer Komplikationen (Myokardinfarkt, Lungenödem oder ventrikuläre Rhythmusstörungen) bei einer großen (nicht herzchirurgischen) Operation zu erleiden. [17, 29, 31, 39, 45].

Manifeste oder vermutete kardiovaskuläre Erkrankungen sind an deutschen Kliniken die Hauptursache, die zum Verschieben von Operationen oder dem Absetzen von Patienten vom OP-Plan führen [23].

Die Prämedikationsvisite beinhaltet neben der Aufklärung des Patienten vor allem die anästhesiologische Risikoeinschätzung mit dem Ziel, die Risiken, die mit der Narkose und der Operation verbunden sind, zu minimieren. Die präoperative Risikoeinschätzung sollte durch eine Analyse der anästhesierelevanten Risikofaktoren und bestehender Vorerkrankungen und einer daraus resultierenden Optimierung der Anästhesie und der perioperativen Therapie das Outcome verbessern und eine möglichst reibungslose OP-Planung erreichen. Gleichzeitig sollten allerdings, gerade angesichts des heutigen Kostendrucks im Gesundheitswesen, keine unnötigen Ausgaben verursacht werden.

Obwohl die Prämedikationsvisite eine der Basisaufgaben jedes Anästhesisten darstellt und unter Umständen weit reichende Konsequenzen für die gesamte perioperative Planung mit sich bringt, gibt es wenige kontrollierte Studien zu Art und Ausmaß präoperativer Diagnostik hinsichtlich des Outcome oder dem Auftreten von kardiopulmonalen Komplikationen [16]. Somit ist die Prämedikation in der Anästhesie ein Bereich, in dem zurzeit keine Empfehlungen als »Evidence-based« zu bezeichnen sind. Es wäre wünschenswert, wenn in der Zukunft kontrollierte Studien zu diesem Thema durchgeführt würden, um gerade auf Grund der demographischen und ökonomischen Entwicklungen im Gesundheitswesen fundierte Konzepte erarbeiten zu können.

Aufgaben der Prämedikationsvisite

Die Prämedikationsvisite sollte dazu dienen, eine Risikoeinschätzung durch Erhebung einer anästhesierelevanten Anamnese und körperlichen Untersuchung, durch Durchsicht entsprechend vorhandener Voruntersuchungen, sowie eine Einschätzung des Narkose- und Operationsrisikos, ggf. mittels Rücksprache mit dem Operateur, vorzunehmen. Es sollte Ziel der präoperativen Diagnostik sein, Patienten mit hohem Risiko zu identifizieren und bei diesen Risikokollektiven, bei denen ein positiver Einfluss auf das perioperative Management und somit auf die perioperative Morbidität erreicht werden kann, weiterführende Diagnostik einzusetzen. Generelles Ziel ist die Optimierung des präoperativen Zustands, sofern dies zeitlich möglich ist. Es sollte dann eine Risikominimierung durch eine Modifikation der allgemeinen Therapie (z. B. durch Maßnahmen wie Atemgymnastik) und der medikamentösen Therapie (z. B. durch das Ansetzen einer β-Blocker-Therapie oder antiobstruktiver Medikation) des Patienten vorgenommen werden. Weiterhin sollte der Patient über den Ablauf der Narkose informiert werden. In diesem Rahmen sollten auch Fragen beantwortet werden, um Angst abzubauen, und über mögliche Komplikationen aufgeklärt und die schriftliche Einwilligung eingeholt werden.

Nach erfolgter Prämedikationsvisite sollten drei Hauptpunkte evaluiert werden:
- Wie gut ist der Patient zum aktuellen Zeitpunkt **körperlich belastbar** (Anamnese, körperliche Untersuchung)?
- Welche **Vorerkrankungen** weist der Patient auf, und liegen dazu Befunde vor (EKG, Röntgenbilder, Herzecho etc.)?
- Welches **Operationsrisiko** bringt der geplante Eingriff mit sich (gering, mittel, hoch) und wie ist die **Operationsdringlichkeit** einzustufen (elektiv, dringlich, Notfall)?

Hinsichtlich der Ausdehnung der präoperativen Evaluation ist der Zeitraum, um den eine Operation verschoben werden kann, ein dominierender Faktor. Insbesondere bei Notfalloperationen und dringlichen Eingriffen (Eingriff binnen der nächsten 4–6 h) muss diese Evaluation meist unterbleiben oder auf ein Minimum reduziert werden.

9

Anamnese und körperliche Untersuchung

Die Basis jeder Risikoeinschätzung sollte die Anamnese des Patienten darstellen. Durch eine ausführliche Anamnese im Gespräch mit dem Patienten, oder zusätzlich, wenn vorhanden, durch das Studium von Unterlagen zurückliegender Aufenthalte, können die wichtigsten Informationen gewonnen werden, die manchmal sogar einzelne Untersuchungen überflüssig machen können.

Wichtig ist bei jedem Patienten eine ausführliche Anamnese, die sich in erster Linie auf die Anästhesieanamnese, die Vorerkrankungen des Patienten, die aktuelle gesundheitliche Verfassung und die Medikamenteneinnahme konzentrieren sollte.

In diesem Rahmen sollten auch einfache körperliche Untersuchungen durchgeführt werden, die als Ersatz oder wenigstens als Orientierungshilfe dazu dienen können, zu entscheiden, ob und welche weitere Diagnostik notwendig ist.

Solche einfach durchzuführenden körperlichen Untersuchungen können beinhalten:
- Das Herausstrecken der Zunge und die Inspektion der Venen und Haut zur Abschätzung des Volumenstatus
- Liegen Unterschenkelödeme oder gestaute Halsvenen als mögliche Hinweise auf eine Herzinsuffizienz vor?
- Den Patienten ein Blatt Papier 0,5–1 m weit pusten oder ein Streichholz ausblasen lassen, um einen Anhalt für die Lungenfunktion zu gewinnen
- Liegen Petechien oder blaue Flecken als Hinweis auf eine Gerinnungsstörung vor?
- Weist der Patient klinische Zeichen einer Hypo- oder Hyperthyreose wie Tachy- oder Bradykardie, Gewichtsverlust, häufiges Schwitzen oder Frieren etc. auf?

Operationsrisiko

Für das weitere präoperative Vorgehen bzgl. einer präoperativen Diagnostik und gegebenenfalls Therapie ist außer den individuellen Risikofaktoren des Patienten entscheidend, wie dringlich und wie risikoreich der geplante operative Eingriff ist. So ist gerade die Operationsdringlichkeit ein entscheidender Faktor für die Gefahr perioperativer Komplikationen, da insbesondere Notfalloperation mit einem vierfach höheren Risiko einhergehen [2, 29].

Die Einstufung des Operationsrisikos sollte für jede Abteilung individuell in Absprache mit den operativen Disziplinen festgelegt werden, da die Operationstechniken und Komplikationsraten sehr unterschiedlich ausfallen können.

Einen Vorschlag zur Einteilung des Operationsrisikos zeigt die folgende Einschätzung der American Heart Association/American College of Cardiology [11]:

Einteilung des Operationsrisikos (AHA/ACC)

Operationen mit hohem Risiko:
(perioperative Komplikationsrate >5%)
- Aorten- oder andere große Gefäßeingriffe
- Eingriffe mit großen Volumenverschiebungen oder -verlusten (Pankreaschirurgie, Leberchirurgie, Zweihöhleneingriffe)
- Herzoperationen
- Intrakranielle Aneurysma-Operationen

Operationen mit mittlerem Risiko:
(perioperative Komplikationsrate 1–5%)
- Carotis-TEA
- Intraperitoneale oder intrathorakale Eingriffe
- Große orthopädische Eingriffe (TEPs, Spondylodesen etc.)
- Operationen im Kopf- und Halsbereich
- Prostataeingriffe

Operationen mit geringem Risiko:
(perioperative Komplikationsrate <1%)
- Endoskopische Eingriffe
- Ambulante Operationen
- Brust- und Oberflächeneingriffe
- Augen-Operationen
- Plastische und rekonstruktive Eingriffe

Körperliche Belastbarkeit

Eine eingeschränkte körperliche Belastbarkeit kann mit einfachen Fragen zu Tätigkeiten des täglichen Lebens erhoben werden. Von einer eingeschränkten körperlichen Belastbarkeit ist auszugehen, wenn der Patient eine der folgenden Fragen verneint:
- Können Sie sich selbst versorgen (Putzen, Waschen, Kochen, Einkaufen, Körperpflege etc...)?
- Können Sie ohne Unterbrechung ein Stockwerk/Treppen steigen oder in der Ebene mehr als 500 m spazieren gehen?
- Sind sie bettlägerig oder bewegen sich nur noch zur Toilette oder im Haus?

Liegt bei einem Patienten eine eingeschränkte körperliche Belastbarkeit vor, sollte in Abhängigkeit von der geplanten Operation je nach Dringlichkeit und Risiko des Eingriffs weitere Diagnostik veranlasst werden.

Vorerkrankungen des Patienten

Ebenfalls wichtig zur Einschätzung des perioperativen Risikos sind die Vorerkrankungen des Patienten, wie beispielsweise chronisch obstruktive Lungenerkrankungen (COPD, Asthma etc.) oder kardiale Vorerkrankungen (KHK, Z.n. Myokardinfarkt, Klappen-Vitien). Ergibt sich daraus der Hinweis auf einen deutlich eingeschränkten Gesundheitszustand, sollte entsprechende weitere Diagnostik (z. B. Lungenfunktionsprüfung, Blutgasanalyse, Röntgen-Thorax, Labor etc.) angestrebt werden und ggf. eine medikamentöse Optimierung der entsprechenden Grunderkrankung erfolgen (s. unten).

Als hohes Risiko mit dringendem präoperativem Abklärungsbedarf (außer bei Notfalleingriffen und Eingriffen mit hoher Dringlichkeit) sind zu werten [11]:
- Myokardinfarkt oder Koronarintervention (z. B. ACB, Stent) innerhalb der letzten 6 Wochen
- Schwere Dyspnoe oder pektanginöse Beschwerden in Ruhe oder beim Gehen in der Ebene (instabile Angina pectoris)

Als möglicherweise abklärungsbedürftig zu sehen sind:
- Myokardinfarkt oder Koronarintervention (z. B. ACB, Stent) innerhalb der letzten 3 Monate
- Schwere Dyspnoe oder pektanginöse Beschwerden bei schnellem Treppensteigen (ein Stockwerk) oder mittlerer körperlicher Belastung

Ob ein weiterer Abklärungsbedarf besteht, hängt vom Risiko des anstehenden Eingriffs und der Dringlichkeit des Eingriffs ab.

In die gleiche Kategorie hinsichtlich der Abklärungswürdigkeit fallen:

- Mehrfach gemessene Blutdruckwerte über 180 mmHg systolisch oder 105 mmHg diastolisch
- Herzfrequenzen >120 über einen längeren Zeitraum ohne adäquate Erklärung
- Neu aufgetretene symptomatische Arrhythmien
- Nicht vorbekannte Niereninsuffizienz mit Kreatinin>2 mg/dl

Als additive Risikofaktoren zu werten sind das Vorliegen eines Diabetes mellitus sowie ein Lebensalter von über 70 Jahren.

Aus der Kombination von körperlicher Belastbarkeit, Vorerkrankungen des Patienten und dem Operationsrisiko lässt sich dann die Risikoeinschätzung vornehmen.

Aus dieser Risikoeinschätzung ergeben sich dann die Indikationen hinsichtlich Art und Ausmaß weiterführender präoperativer Diagnostik, Art der Narkose und Umfang des intraoperativen Monitorings sowie Notwendigkeit und Ausmaß der postoperativen Überwachung.

Welche Untersuchungen sind sinnvoll?

> ! Grundsätzlich ist es nicht sinnvoll, präoperativ Untersuchungen anzuordnen, wenn sie keinen Einfluss auf die geplante Narkose und Operation haben.
> Es gibt keinen Test, der alle Risiken aufdecken oder quantifizieren kann, da perioperative Komplikationen immer multifaktorieller Genese sind.

Labor

Als routinemäßiges Labor ist eventuell eine Gerinnung bei geplanten neuroaxialen Anästhesieverfahren zu empfehlen. Ansonsten sind Laboruntersuchungen aus **rein anästhesiologischer Sicht** nur bei begründetem Verdacht auf Vorerkrankungen zu empfehlen (z. B. anamnestische Gerinnungsstörungen, eingeschränkte Leber- oder Nierenfunktion, Diabetes). Dann sollte eine Routine von kleinem BB, Gerinnung, Elektrolyten und je nach Vorerkrankung Leberwerten, Retentionswerten und im Einzelfall weiteren Parametern wie Nüchtern-BZ oder BZ-Tagesprofil, Cholinesterase, Schilddrüsenwerten, spezieller Gerinnungsdiagnostik, Medikamentenspiegeln etc. bestimmt werden.

Bei allen operativen Eingriffen, bei denen eine Bluttransfusion ernsthaft in Betracht kommt, sollten Blutkonserven bereitgestellt werden. Dies ist entsprechend den Richtlinien der Bundesärztekammer ab einer Transfusionswahrscheinlichkeit von 10% der Fall. Die Transfusionswahrscheinlichkeit kann bei verschiedenen Eingriffen von Klinik zu Klinik sehr großen Unterschieden unterliegen. Die meisten Kliniken verfügen jedoch über Hauslisten, in denen die Transfusionswahrscheinlichkeiten verschiedener Eingriffe dokumentiert sind. Werden Konserven für einen Eingriff bereitgestellt, ist es in jedem Fall sinnvoll, präoperativ auch wenigstens ein BB und Gerinnungswerte zu bestimmen.

Röntgen-Thorax

Ein Thorax-Röntgenbild ist nicht routinemäßig zu empfehlen. Wie alle bildgebenden Verfahren kann der Röntgen-Thorax keine funktionelle Aussage treffen. 50% der mit dieser Methode untersuchten Patienten weisen trotz klinisch manifester kardiopulmonaler Erkrankungen einen blanden Röntgen-Thorax-Befund auf. Die prognostische Aussagekraft dieses Verfahrens ist somit als gering einzustufen [30]. Nur in Verbindung mit dem klinischen Befund sinnvoll ist ein Röntgen-Thorax eventuell bei eingeschränkter körperlicher Belastbarkeit und bekannter oder vermuteter Pathologie (kardiale Dekompensation, obstruktive Lungenerkrankung). Gibt es einen schon vorhandenen CT-Thorax-Befund, so ist dieser als gleichwertig anzusehen. Existieren Vorbefunde, so sind diese ausreichend, sofern sie nicht älter als ein halbes Jahr sind und nicht von einer akuten Verschlechterung ausgegangen werden muss.

EKG

Beim EKG handelt es sich um eine vergleichsweise noninvasive kostengünstige Methode. Ein Ruhe-EKG sollte gemäß den Empfehlungen unserer Fachgesellschaft unabhängig von der geplanten

Operation ab dem 50. Lebensjahr durchgeführt werden, kann jedoch bei maximaler körperlicher Belastbarkeit und/oder niedrigem Operationsrisiko u. E. auch unterbleiben. Bei Patienten unter 50 Jahren sollte ein EKG bei bekannter oder vermuteter Pathologie, bzw. bei eingeschränkter körperlicher Belastbarkeit geschrieben werden.

Lungenfunktionstest

Ebenso wie beim Röntgen-Thorax gilt hinsichtlich der Durchführung eines Lungenfunktionstests, dass der Verdacht auf eine eingeschränkte Lungenfunktion in erster Linie durch die Anamnese und die körperliche Belastbarkeit einzuschätzen ist. Vor einigen Jahren noch eine sehr übliche Standarduntersuchung vor Operationen ist man heute wegen mangelnder prognostischer Aussagekraft außer bei speziellen Fragestellungen von der Lungenfunktionsprüfung abgekommen. Routinemäßig sollte ein Lungenfunktionstest nur vor Lungenoperationen oder Operationen, die eine Ein-Lungen-Ventilation notwendig machen (z. B. ventrale Spondylodesen, Ösophagusresektionen etc.) durchgeführt werden. Auch spezielle Erkrankungen wie z. B. Muskelkrankheiten oder schwere Kyphoskoliosen können Indikationen zur Durchführung eines Lungenfunktionstests sein. Als einfacher Kurztest kann wie oben im Text beschrieben ein Blatt Papier 0,5–1 m weit gepustet oder ein Streichholz ausgeblasen werden.

> Was im »normalen Leben« als pathologisch und behandlungsbedürftig erachtet würde, wenn es beispielsweise bei den eigenen Angehörigen aufträte, sollte bei Elektiveingriffen vom jeweiligen Konsiliarius abgeklärt werden. In Zweifelsfällen (Anamnese nicht möglich) sollte ein Ruhe-EKG und Laborwerte (z. B. kleines BB, Elektrolyte, Harnstoff, Kreatinin, GPT) bestimmt werden und bei Verdacht auf eingeschränkte körperliche Belastbarkeit oder kardiopulmonale Vorerkrankungen ein Röntgen-Thorax unabhängig vom Alter angefordert werden (■ Tab. 9.1).

Pulmonales Risiko

Postoperative pulmonale Komplikationen stellen einen wichtigen Risikofaktor hinsichtlich der perioperativen Morbidität und Letalität dar. Pulmonale Komplikationen führen häufig zu verlängerten Krankenhausaufenthalten und erhöhen somit die Kosten [16, 36].

Pulmonale Risikofaktoren können unterteilt werden in patientenbedingte Risikofaktoren und operationsbedingte Risikofaktoren.

Patientenbedingte Risikofaktoren

Zu den patientenbedingten Risikofaktoren zählen sämtliche pulmonale Erkrankungen. Die häufigste und wichtigste Erkrankung ist dabei die chronisch obstruktive Atemwegserkrankung (COPD). COPD führt zu einer Risikozunahme um den Faktor 2,6 bis 6 [10, 25]. Patienten mit Asthma und einem Peak flow von >80% des Normwertes weisen kein erhöhtes Risiko auf [51]. Nikotinabusus zum Zeitpunkt des Eingriffs führt auch ohne das Vorhandensein einer COPD zu einem erhöhten Risiko für pulmonale Komplikationen. Bei einem Konsum von mehr als 20 Packungen pro Jahr ist von einer Komplikationsrate zwischen 1,55 und 5,5% auszugehen [52]. Insgesamt ist das relative Risiko, pulmonale Komplikationen zu erleiden, für Raucher um den Faktor 4 erhöht, im Vergleich zu Patienten, die in den letzten 2 Monaten nicht geraucht haben [36]. Adipositas als Risikofaktor für pulmonale Komplikationen wird kontrovers diskutiert. Es scheint jedoch so zu sein, dass Übergewicht an sich keinen unabhängigen Risikofaktor für pulmonale Komplikationen darstellt, sondern vielmehr die in vielen Fällen damit verbundenen Begleiterkrankungen das Risiko erhöhen [41,46]. Ebenso wenig scheint Alter einen Risikofaktor darzustellen, auch spielen eher die mit steigendem Alter an Häufigkeit zunehmenden Begleiterkrankungen eine Rolle, wobei jedoch eine erhebliche individuelle Schwankungsbreite vorliegt [26, 37, 48].

Operationsbedingte Risikofaktoren

Hinsichtlich der Einschätzung des Risikos für pulmonale Komplikationen ist das Operationsgebiet der entscheidende Faktor. Die Komplikationsrate steht in inverser Beziehung zum Abstand des

Tab. 9.1. Indikationen für eine präoperative Diagnostik vor Elektiveingriffen, aus systematischen Übersichtsartikeln zu diesem Thema [11]. Abb. 9.1 zeigt eine Übersicht zur Frage, welche Untersuchungen in der präoperativen Diagnostik als sinnvoll erachtet werden

	Röntgen-Thorax	EKG	Blutbild	Gerinnung
SBU	Immigranten aus Entwicklungsländern, die in letzten 12 Monaten keinen Röntgen-Thorax hatten	Männer >50–60 Jahre, Frauen >60–70 Jahre	Wenn Transfusionsbedarf wahrscheinlich ist	Nicht empfohlen
ANDEM	Immigranten aus Entwicklungsländern, die in letzten 12 Monaten keinen Röntgen-Thorax hatten	Männer >40-45 Jahre, Frauen >55 Jahre	Kinder <1 Jahr, »alte Patienten«, Immigranten aus Entwicklungsländern, wenn Transfusionsbedarf wahrscheinlich ist	Bei V.a. Gerinnungsstörungen, bei fehlender Anamnesefähigkeit, in Sonderfällen
OSTEBA	Patienten >60 Jahre, BMI >30, Raucher (>20/d)	Patienten >60 Jahre, Patienten >40 Jahre ohne Vor-EKG	Neugeborene, Patienten >60 Jahre, Frauen im gebährfähigen Alter, bei zu erwartendem Blutverlust >500 ml	Bei V.a. Gerinnungsstörungen, bei speziellen operativen Eingriffen, bei Alkoholkonsum >500 ml/d
GR	Immigranten aus Entwicklungsländern, die in letzten 12 Monaten keinen Röntgen-Thorax hatten, Raucher	Patienten >60 Jahre	Kinder <1 Jahr, Immigranten aus Entwicklungsländern, wenn Transfusionsbedarf wahrscheinlich ist	Bei V.a. Gerinnungsstörungen, Einnahme oraler Antikoagulantien
NCCHTA	Nicht empfohlen	Nicht empfohlen	Nicht empfohlen	Bei V.a. Gerinnungsstörungen
GPAC	Nicht empfohlen	Nicht empfohlen	Nicht empfohlen	Bei V.a. Gerinnungsstörungen
NICE	Nicht empfohlen	Bei Patienten >80 Jahre und <60 Jahre bei Asthma- oder Nikotin-Anamnese	Patienten >60 Jahre und großem OP-Eingriff	Nicht empfohlen

Medizinische Organisationen und Einrichtungen des Gesundheitswesens verschiedener Länder haben sich in den letzten Jahren mit diesem Thema befasst. *SBU:* Swedish Council on Technology Assessment in Health Care; *ANDEM:* Agence Nationale pour le Development de l'Évaluation Medicale (France); *OSTEBA:* Office for Health Technology Assessment (Spain); *GR:* Health Council of Netherlands; *NCCHTA:* National Coordinating Centre for Health Technology Assessment (UK); *GPAC:* Guidelines and Protocols Advisory Committee (USA); *NICE:* National Institute for Clinical Excellence (UK).

Schnitts zum Zwerchfell. Daraus ergibt sich, dass die Komplikationsrate für thorakale Eingriffe und Operationen im Oberbauchbereich mit 19–59% deutlich höher liegt als die Komplikationsrate für Eingriffe im Bereich des Unterbauchs mit 0–5% [1, 36, 37]. Auch Eingriffe mit einer Operationsdauer von mehr als 3–4 h sind mit einem deutlich höheren Risiko für pulmonale Komplikationen vergesellschaftet [4, 8, 26, 37]. Allgemeinanästhesie scheint im Vergleich zu Epiduralanästhesie oder Spinalanästhesie ein erhöhtes Risiko für pulmonale Komplikationen aufzuweisen [8, 54].

Präoperative pulmonale Optimierung

Idealerweise sollten Patienten mit erhöhtem pulmonalem Risiko nach Möglichkeit 2—4 Wochen vor dem geplanten Operationstermin dem Anästhesisten vorgestellt werden, da nur dann ein ausreichender Zeitraum gegeben ist, um eine pulmonale Optimierung zu erzielen. Dies beinhaltet in erster Linie Maßnahmen wie eine Steigerung der Kraft der Atemmuskulatur, eine Verbesserung der medikamentösen Therapie und eine Steigerung der aeroben Leistung. Diese Form der

Operationsvorbereitung ist allerdings recht zeitaufwendig und sollte, um möglichst erfolgreich sein zu können, mindestens 3 Wochen vor dem Operationstermin begonnen werden. Allerdings können diese Maßnahmen bei entsprechender Durchführung zu einer deutlichen Kostensenkung durch geringere Behandlungskosten und einem kürzeren Aufenthalt auf der Intensivstation erreichen [8].

Die bereits vorhandene medikamentöse Therapie des pulmonalen Risikopatienten sollte in jedem Fall auch am Operationstag weitergeführt werden. Bei bisher fehlender medikamentöser Therapie sollte gerade bei kurzfristigem Operationstermin in jedem Fall mit einem kurzwirksamen inhalativen β-Mimetikum begonnen werden (z. B. Berotec/Berodual etc.), gleichzusetzen in der Wirkung sind in der Therapie der COPD auch die inhalativen Anticholinergika (z. B. Spiriva). Eine weitere Therapie sollte entsprechend des Stufenschemas für Asthma bzw. COPD der Deutschen Atemwegsliga durchgeführt werden [7, 53]. Wenn die Zeit bis zum Operationstermin es zulässt, empfiehlt sich eine Therapieoptimierung durch einen Konsiliarius der entsprechenden Fachabteilung.

Kardiales Risiko

Im Rahmen des perioperativen Geschehens kommt es häufig zu Steigerungen des kardialen Sauerstoffverbrauchs durch tachykarde Episoden [18]. Bei Patienten mit einer koronaren Herzkrankheit können diese tachykarden Episoden zu Myokardischämien und daraus ableitbaren kardialen Komplikationen führen. ◘ Tabelle 9.2 zeigt die Sensitivität und Spezifität verschiedener noninvasiver Tests und vergleicht die Kosten der verschiedenen Untersuchungsverfahren.

Risikofaktoren

Die koronare Herzkrankheit (KHK) ist für mehr als ¾ aller perioperativen Komplikationen verantwortlich. Hier ein Überblick über die Einstufung des KHK-Risikos nach einer Einschätzung der American Heart Association/American College of Cardiology [11]:

Einstufung des KHK-Risikos (AHA/ACC)

Leichtgradige Risikofaktoren (erhöhte Wahrscheinlichkeit für das Vorliegen einer KHK):

- Positive Familienanamnese für KHK
- Schlecht eingestellter oder unbehandelter Hypertonus
- Hyperlipidämie
- Nikotinabusus
- Pathologisches Ausgangs-EKG (Arrhythmien, Schenkelblöcke)
- Herzinfarkt vor >3 Monaten, ohne Therapie asymptomatisch
- Z. n. ACVB-OP oder PTCA >3 Monaten und <6 Jahren, wenn asymptomatisch ohne antianginöse Therapie

Mittelgradige Risikofaktoren (Zeichen einer stabilen KHK):

- Herzinfarkt vor >6 Wochen und <3 Monaten
- Angina CCS-Klassifikation I–II
- Z. n. Herzinfarkt, Beschwerdefreiheit unter maximaler Therapie
- Stattgehabte dokumentierte perioperative Ischämie
- Stumme Ischämie (Langzeit-EKG)
- Z. n. ACVB-OP oder PTCA >6 Wochen und <3 Monate oder >6 Jahre
- Ventrikuläre Arrhythmien
- Diabetes mellitus
- Alter >70 Jahre
- Kompensierte Herzinsuffizienz

Hochgradige Risikofaktoren (Zeichen einer instabilen KHK):

- Herzinfarkt vor <6 Wochen
- Angina CCS-Klassifikation III–IV
- Bestehende Ischämie nach Herzinfarkt
- Klinische Ischämie bei dekompensierter Herzinsuffizienz
- Klinische Ischämie unter malignen Arrhythmien
- Z. n. ACVB-OP oder PTCA <6 Wochen

Tab. 9.2. Vergleich von drei präoperativen Stresstests. Das mediane relative Risiko ist der Quotient aus der Wahrscheinlichkeit eines kardialen Ereignisses bei einem positiven Test und der Wahrscheinlichkeit eines kardialen Ereignisses bei einem negativen Testergebnis [12]

Test	Medianes relatives Risiko	Sensitivität [%]	Spezifität [%]	Positiver prädiktiver Wert [%]	Kosten* [Euro]
Langzeit-EKG	2,7	68	66	25	190
Belastungs-EKG		69	73	20	220
Dipyramidol-thallium-Szintigraphie	4,6	85	80	23	410
Dobutamin-Stress-Echo	80	90	30	38	570

* Kosten an der Universitätsklinik Lausanne.

Noninvasive Diagnostik

Langzeit-EKG

Das Langzeit-EKG ist eine kostengünstige Untersuchung, jedoch ist die Aussagekraft zur Abschätzung des perioperativen Risikos begrenzt. Verschiedene Studien kamen in dieser Hinsicht zu stark variierenden Ergebnissen [17, 49].

! Der Stellenwert des Langzeit-EKGs zur präoperativen kardiologischen Diagnostik ist somit als eher gering einzustufen.

Belastungs-EKG

Auch hierbei handelt es sich um eine weit verbreitete kostengünstige Untersuchungstechnik.

Bei Patienten, die körperlich in der Lage dazu sind, das Belastungs-EKG durchzuführen, weist eine potentielle ST-Strecken-Veränderung auf eine erhöhte Gefahr perioperativer kardialer Ischämien hin [17]. Studien haben gezeigt, dass der positive prädiktive Wert dieser Untersuchung lediglich bei 8–25% anzusiedeln ist. Der negative prädiktive Wert hingegen liegt zwischen 90 und 100% [49]. Allerdings erreichen gerade Gefäßpatienten auf Grund von Claudicatio oder anderen zusätzlichen körperlichen Einschränkungen nicht die nötigen Herzfrequenzen, um immer eine Aussage über den Koronarstatus und daraus entstehende perioperative Komplikationen treffen zu können.

! Das Belastungs-EKG als Stresstest zur Einschätzung des Koronarstatus sollte Patienten vorbehalten bleiben, die die sonst auch geltenden Indikationen zur Durchführung eines Belastungs-EKGs erfüllen, Vorraussetzung ist allerdings, dass die Patienten körperlich in der Lage dazu sind, die erforderlichen Herzfrequenzen zu erreichen:
- Patienten mit neu aufgetretenen pektanginösen Beschwerden unbekannter Ursache
- Patienten, bei denen der Koronarstatus an Hand vorliegender Befunde nur unzureichend evaluiert werden kann

Echokardiographie

Die Bestimmung der Ejektionsfraktion in Ruhe mittels Echokardiographie ist sinnvoll, um eine dekompensierte oder schlecht eingestellte Herzinsuffizienz zu quantifizieren. Studien haben jedoch gezeigt, dass eine präoperative Echokardiographie keine Aussage über das Risiko eines Patienten treffen kann, perioperativ kardiale Ischämien zu erleiden [19, 35].

! Eine Echokardiographie eignet sich nur in sehr begrenztem Umfang zur Diagnostik und Beurteilung einer möglichen koronaren Herzerkrankung. Die routinemäßige Durchführung einer Echokardiographie vor einer Operation wird deshalb von den Fachgesellschaften nicht empfohlen. Eine viel höhere Aussagekraft hinsichtlich kardialer Komplikationen lässt sich hingegen erzielen, wenn die körperliche Belastbarkeit erfragt wird.

Dopamin-Stress-Echokardiographie (DSE)

Viele große Metaanalysen haben ergeben, dass die DSE bei Patienten mit hohem kardialem Risiko die höchsten prädiktiven Werte hinsichtlich perioperativer kardialer Ereignisse erzielen [3, 14, 34, 39, 43, 47]. Allerdings wurden diese Studien vor allem bei gefäßchirurgischen Patientenkollektiven mit einem ebenfalls hohen Operationsrisiko durchgeführt. DSE kann als effektiver Test zur Selektion einer kleinen Patientengruppe (2%) mit höchstem Ischämierisiko (Gefäßpatienten) betrachtet werden, die von einer interventionellen oder operativen koronarrevakularisierenden Therapie profitieren könnten.

Bei Patienten, die die Kriterien zur Durchführung eines Belastungs-EKGs erfüllen, jedoch physiologisch (z. B. auf Grund von Claudicatio etc.) nicht in der Lage dazu sind, kann mit Hilfe des Dopamin-Stress-Echos eine Einschätzung der Koronarfunktion vorgenommen werden. Voraussetzung hierbei ist jedoch, dass die eigentlich geplante Operation soweit verschoben werden kann, dass ein kardiochirurgischer oder koronarinterventioneller Eingriff durchgeführt werden kann.

Patienten, bei denen das DSE ein mittleres Risiko ergibt (<4 Segmente betroffen), führt die Gabe eines β-Blockers, die auch ohne Vorliegen dieser Untersuchung bei diesem Patientenklientel empfohlen ist, zu einer günstigen Beeinflussung der perioperativen Morbidität und Letalität [3].

Dipyramidol-Thallium-Szintigraphie (DTS)

Die DTS erlaubt eine Aussage über irreversibel geschädigte Myokardbereiche und reversible Ischämiebereiche. Die reversiblen Bereiche sind aussagekräftige Zeichen gefährdeten Myokards und deuten auf ein erhöhtes Risiko für kardiale perioperative Komplikationen hin [12, 2, 55]. Studien zeigen, dass die DTS gute prädiktive Werte bezüglich eines hohen perioperativen kardialen Risikos erzielt, wenn sie bei Patienten mit einer Risikokonstellation, die das Vorliegen einer KHK wahrscheinlich macht, durchgeführt wird. Die Aussage dieser, wie auch anderer funktioneller Stresstests, ist jedoch eingeschränkt, wenn die DTS zum Screening in unselektionierten Kollektiven durchgeführt wird. Daher gehört auch diese Untersuchung keinesfalls zur präoperativen Routine und sollte nur Patienten mit intermediärem und hohem kardialem Risiko bzw. hochelektiven Operationen mit hohem Risiko vorbehalten bleiben. In diesen Patientengruppen kann die Untersuchung dazu beitragen, zwischen Patienten mit tatsächlich hohem kardialem Risiko und Patienten mit nur mittlerem kardialem Risiko zu unterscheiden [5, 6].

Die DTS kann bei Patienten eingesetzt werden, die sich schlecht oder gar nicht belasten können und bei denen eine Evaluation an Hand klinischer Faktoren allein nicht ausreichend ist. Bei Eingriffen mit *geringem* Operationsrisiko besitzt die DTS keine prognostische Aussagekraft hinsichtlich des Risikos perioperativer kardialer Komplikationen.

Invasive Diagnostik

Koronarangiographie

Bei der Koronarangiographie handelt es sich um eine invasive Untersuchung, die je nach Klinik mit einer Letalität von 0,01–0,05% und einer Morbidität von 0,03–0,25% behaftet ist [27].

Die Indikation zur Durchführung einer Koronarangiographie vor einer Operation sollte deshalb auf Patienten mit akutem Koronarsyndrom, Hochrisikopatienten vor großen Operationen mit unsicheren Ergebnissen im Stresstest oder Patienten mit einer Indikation zur dringlichen Revaskularisation beschränkt bleiben.

Präoperative Therapie – Welche präoperative Therapie ist sinnvoll?

Interventionelle oder operative Revaskularisation

Ziel von Strategien zur Koronarrevaskularisation ist es, die kardiovaskuläre Morbidität und Letalität zu senken. Ergibt sich durch die präoperative Analyse von Risikofaktoren, dass ein erhöhtes Risiko für kardiovaskuläre Komplikationen vorliegt, wäre zwar grundsätzlich eine Revaskularisierungstherapie in Form von PTCA oder Bypass-Chirurgie zu empfehlen, jedoch sollten dabei einige Punkte beachtet werden:

- Das kombinierte Risiko von operativem Eingriff und invasiver Abklärung und Revaskularisationstherapie darf das Risiko des anstehenden Eingriffs ohne durchgeführte Revaskularisation nicht übersteigen.
- Die Risikoreduktion durch die präoperative Revaskularisation sollte größer sein als das Risiko der Revaskularisation und Koronarangiographie selbst.
- Die Verzögerung der Operation durch die Koronarangiographie und Revaskularisation sollte besonders bei dringenden Eingriffen kritisch überdacht werden.

Die Inzidenz der Letalität von koronarchirurgischen Revaskularisationen liegt bei 3%. Diese erhöht sich bei zusätzlichen Klappeneingriffen auf 7–12%. Bei Patienten mit hoher Risikokonstellation liegen diese Zahlen selbstverständlich höher [27].

Das Letalitätsrisiko einer elektiven PTCA liegt bei 0,5%, wobei bei weiteren 0,5% eine notfallmäßige Bypass-Operation mit einer Letalität von 8,8% notwendig wird [44]. Außerdem ist bei einer PTCA die Erfolgsrate in Betracht zu ziehen, die, je nach Institution und Dringlichkeit der Intervention, zwischen 75 und 97% liegen kann [27, 28].

Eine präoperative Revaskularisation mittels Bypass-Chirurgie konnte die perioperative Myokardinfarktrate in einer großen prospektiven Studie von 2,7% auf 0,8% und die Letalität von 3,3% auf 1,7% senken [13].

! Zieht man allerdings die Komplikations- und Letalitätsrate einer ACB-Operation in Betracht, kann man im Einzelfall zu dem Ergebnis kommen, dass sich das kombinierte Letalitätsrisiko von ACB-Operation und geplantem nichtkardialem Eingriff mit geringem bis mittlerem Operationsrisiko nicht von der Letalität eines nichtkardialen Eingriffs unter β-Blocker-Therapie unterscheidet. Allerdings gilt diese Aussage nur für die unmittelbare perioperative Zeit.

Den entscheidenden Vorteil einer ACB-Operation, nämlich eine verbesserte Langzeitüberlebensrate, werden demnach insbesondere die Patienten haben, die sich einer »elektiven« Hochrisiko-Operation unterziehen, welche um **mindestens 3 Monate** verschoben werden kann [20].

Die Datenlage hinsichtlich des Benefits einer perkutanen Koronarangioplastie (PTCA) im präoperativen Rahmen ist weniger klar. Es gibt zwar Studien, die belegen, dass eine präoperative PTCA kardiale Komplikationen im Rahmen der Operation vermindert [46]. Dies trifft jedoch nur dann zu, wenn das Intervall zwischen durchgeführter PTCA und geplanter Operation **mindestens 90 Tage** betragen hat [27]. Wurde im Rahmen der PTCA ein Stent implantiert und erfolgt innerhalb der folgenden 40 Tage ein operativer Eingriff, führt dies zu einem dramatischen Anstieg der perioperativen Letalität auf 20%. Hauptkomplikationen sind Stentthrombosen durch das Absetzen der erforderlichen Thrombozytenaggregationshemmung (z. B. Clopidogrel, Plavix, Iscover) oder lebensbedrohliche Blutungskomplikationen auf Grund der Weiterführung einer Thrombozytenaggregationshemmung [21]. Auch wird diskutiert, ob durch den operativen Eingriff eine verstärkte Gerinnungsaktivierung erfolgt, so dass die medikamentöse Thrombozytenaggregationshemmung, die unter normalen Bedingungen nach Stentimplantation ausreichend ist, in dieser speziellen Konstellation unzureichend wird. Aus diesem Grund sollte eine präoperative Stentimplantation immer kritisch überdacht werden, wobei entsprechend der vorliegenden Risikokonstellation vor allem die Dringlichkeit der Operation berücksichtigt werden sollte.

Medikamentöse Therapie

Gerade bei der Durchführung von dringlichen Operationen und Notfalloperationen ist eine medikamentöse Therapie ein wichtiger Pfeiler in der perioperativen Behandlung kardialer Risikopatienten.

Verschiedene Studien haben gezeigt, dass Patienten mit bekannter oder vermuteter KHK einem deutlich geringeren Risiko ausgesetzt sind, wenn sie präoperativ mit β-Blockern therapiert werden [33, 43].

Bei einer Placebo-kontrollierten doppelblinden Studie an 112 Risikopatienten, die sich größeren Gefäßeingriffen unterzogen, konnte bei den mit β-Blockern behandelten Patienten eine Reduktion der 30-tägigen postoperativen Letalität von 17% auf 3,4% erzielt werden [43]. Die Zahl nicht-tödlicher Myokardinfarkte konnte von 17% auf 0% gesenkt werden. Eine weitere Studie an 200 Patienten, die perioperativ einen β-Blocker erhielten, kam zu dem Ergebnis, dass in den ersten 6 Monaten postoperativ in der β-blockierten Patientengruppe eine Letalität von 0% im Vergleich von 8% bei der Placebogruppe zu beobachten war. Nach einer Follow-up Periode von 1 Jahr lagen diese Zahlen bei 3% versus 14% in der Placebogruppe und nach 2 Jahren bei 10% in der β-Blocker-Gruppe versus 21% in der Placebogruppe [33].

Für die Praxis lässt sich daraus ableiten, dass bei fehlender Kontraindikation für eine β-Blocker-Therapie bei dringlicher Operationsindikation auf eine präoperative kardiologische Abklärung verzichtet werden kann. Eine Studie aus dem Jahre 2005 zeigte in diesem Fall einen positiven Effekt einer β-Blocker-Therapie, allerdings nur bei Patienten mit einem hohen Risiko für perioperative kardiale Komplikationen. Bei Patienten der mittleren und niedrigen Risikogruppe ließ sich kein Benefit nachweisen [29]. In diesem Fall sollten die möglicherweise indizierte kardiologische Diagnostik und Therapie in routinemäßiger Form postoperativ durchgeführt werden.

Eine Metaanalyse [38], welche den Benefit von **α2-Agonisten** untersuchte, kam zu dem Ergebnis, dass sie zwar die Häufigkeit von Myokardischämien reduzieren, jedoch keinen Einfluss auf die Inzidenz eines Myokardinfarkts oder plötzlichen Herztods haben. Somit ist der routinemäßige Einsatz von α_2-Agonisten nicht zu empfehlen.

Risikoscores

Um die präoperative Risikoeinschätzung zu standardisieren und zu erleichtern, wurde eine Vielzahl verschiedener Systeme und Scores entwickelt. Zu den bekanntesten zählt sicherlich der Algorithmus der American Heart Association (in Zusammenarbeit mit dem American College of Cardiologists) zur Einschätzung des kardialen Risikos und zum Vorgehen bei Patienten mit KHK (◘ Abb. 9.1 nach [11]).

Ein Beispiel für ein praxisfreundliches vereinfachtes Schema zur präoperativen kardialen Risikostratifizierung bietet auch der **Marburger Evaluationsbogen** (◘ Abb. 9.2 [22]).

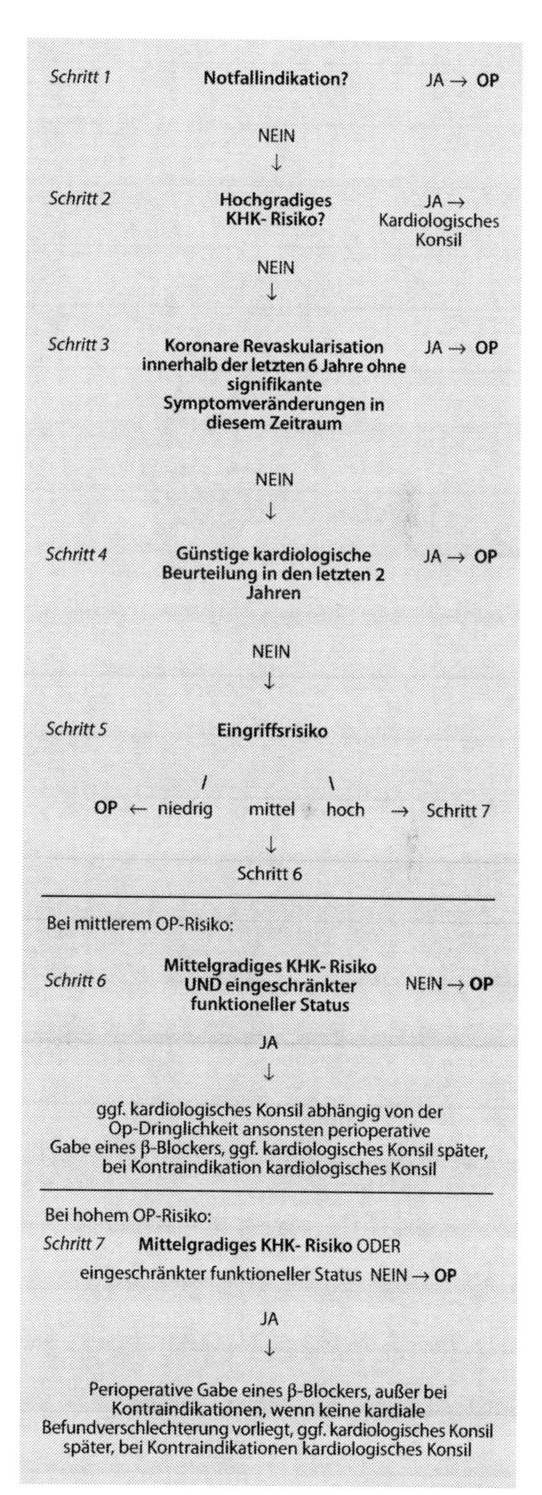

◘ **Abb. 9.1.** Präoperative Risikoeinschätzung. (Mod. nach den Richtlinien der AHA/ACC 2002 [11])

Marburger Evaluationsbogen zur präoperativen Diagnostik bei elektiven Eingriffen

Bei sehr guter körperlicher Belastbarkeit (z.B. 30 min Joggen oder Schwimmen) kann der Patient ohne zusätzliche Diagnostik nach Standard (siehe unten) zur OP prämediziert werden.

Myokardinfarkt oder Koronarintervention (z.B. ACB, Stent)

- ○ Innerhalb der letzten 6 Wochen
- ○ Innerhalb der letzten 3 Monate
- ○ Länger als 3 Monate zurückliegend, ohne Therapie asymptomatisch (beschwerdefrei, gut belastbar)

Angina pectoris, bzw. „leichtes Stechen" in der Brust oder Dyspnoe

- ○ In Ruhe oder beim Spazierengehen in der Ebene
- ○ Beim schnellen Treppensteigen (1 Stockwerk) oder Sport

Diabetes

- ○ ja
- ○ nein

Lebensalter

- ○ über 70 Jahre
- ○ unter 70 Jahre

Das OP-Risiko steigt um eine Stufe bei Notfalleingriffen: mittleres Risiko wird zu hohem Risiko

Eine weiterführende ***kardiologische Abklärung ist notwendig***. Fragestellung: kardiale Diagnostik und Therapievorschlag mit der Zielsetzung einer Verbesserung der kardialen Leistungsfähigkeit. Bei elektiven Eingriffen sollte eine Verschiebung des OP-Termins in Betracht gezogen werden. Bei Notfällen ist postoperativ ein **I-Bett** obligat.

1. **Geringes OP-Risiko:** Über den normalen *Standard* hinaus sind keine weiteren diagnostischen Maßnahmen erforderlich.
2. **Mittleres OP-Risiko und nicht eingeschränkte körperliche Belastbarkeit:** Es sind keine weiteren diagnostischen Maßnahmen erforderlich *(Standard)*.
3. **Mittleres OP-Risiko und eingeschränkte körperliche Belastbarkeit**: Bei aufgeschobener Dringlichkeit Veranlassung eines internistischen (kardiologischen) Konsils → Fragestellung: kardiale Diagnostik und Therapievorschlag mit der Zielsetzung einer Verbesserung der kardialen Leistungsfähigkeit, ggf. Ergometrie, Persantinszintigraphie. Bei relativer Dringlichkeit als Alternative vor OP *eventuell Beginn einer Betablocker-Therapie* in Absprache mit Anästhesiekonsiliarius.**Immer:** Labor, EKG, Rö-Thorax, postop. I-Bett.
4. **Hohes OP-Risiko**: entspricht Punkt 3

Unabhängig von der kardialen Situation gelten folgende **Standards**:

1. **EKG:** ab 50. Lebensjahr oder bei bekannter Pathologie, Vorbefunde nicht älter als 1/2 Jahr sind ausreichend.
2. **Rö-Thorax:** bei bekannter oder vermuteter Pathologie, gleichwertig ist ein schon vorhandener Thorax-CT-Befund. Vorbefunde nicht älter als 1/2 Jahr sind ausreichend.
3. **Labor:** nur bei geplanten neuroaxialen Verfahren (Spinalanästhesie, PDK) Gerinnung und Thrombocyten.

Eingeschränkte körperliche Belastbarkeit bedeutet: Pat. kann sich nicht selbst versorgen (Putzen, Waschen, Kochen, Einkaufen, Körperpflege etc...), Pat. kann nicht ohne Unterbrechung ein Stockwerk Treppen steigen oder in der Ebene höchstens 500 m Spazieren gehen, Pat. ist bettlägerig oder bewegt sich nur noch zur Toilette oder im Haus.

Dieser Fragebogen beschränkt sich auf das kardiale Risiko, welches zu 80% das anästhesiologische Gesamtrisiko ausmacht. Andere Risikofaktoren, wie z.B. schwere COPD, Stoffwechselerkrankungen oder andere schwere Grunderkrankungen können zu weiteren präoperativen diagnostischen Maßnahmen führen, die individuell festgelegt werden müssen und in seltenen Fällen eine Verschiebung des OP-Termines notwendig machen können.

Zu berücksichtigen sind des weiteren unabhängig vom Fragebogen erhobene pathologische Befunde z.B. mehrfach gemessene Blutdruckwerte über 180 mmHg systolisch oder über 105 mmHg diastolisch, sowie z.B. Herzfrequenzen über 120/min ohne adäquate Erklärung oder neu aufgetretene symptomatische Arrhythmien oder eine chronische Niereninsuffizienz (Krea > 2 mg/dl).

Grundsätzlich gilt: alles was man im normalen Leben als pathologisch und behandlungswürdig erachten würde, wenn es z.B. bei eigenen Angehörigen aufträte, das sollte bei elektiven Eingriffen vom jeweiligen Konsiliarius abgeklärt werden. In Zweifelsfällen (z.B. Anamnese nicht möglich) sollte man ein Ruhe-EKG und Laborwerte (kl. BB, Gerinnung, E'lyte, Krea, GPT) routinemäßig bestimmen und bei Verdacht auf eingeschränkte körperliche Belastbarkeit oder kardiopulmonale Vorerkrankungen einen Rö-Thorax unabhängig vom Alter anfordern.

© K. Kerwat, G.Geldner, C. Olt

Abb. 9.2. Marburger Evaluationsbogen [22]

Vorbemerkung: Dieser Bogen soll nur eine Vereinfachung der perioperativen Abläufe für das Poliklinikpersonal und ggf. zuweisende Kollegen bedeuten. Er ersetzt keinesfalls die Anamneseerhebung bzw. körperliche Untersuchung durch den operativen Kollegen oder das Prämedikationsgespräch.

Erläuterungen zum Evaluationsbogen

Der Evaluationsbogen bezieht sich auf **elektive** Eingriffe, die nach Absprache mit den jeweiligen operativen Fächern zusammengestellt wurden. **Notfalleingriffe werden bzgl. des operativen Risikos eine Stufe höher eingestuft (mittleres OP-Risiko → hohes OP-Risiko).**

Das **Gesamtrisiko** eines Patienten ergibt sich durch die Zusammenschau des **Evaluationsbogens** und der **Risikozuordnung für das operative Risiko** – daraus leiten sich die Maßnahmen hinsichtlich erforderlicher präoperativer Diagnostik und postoperativer Nachsorge ab.

Ist das OP-Risiko per se „hoch", dann ist immer präoperative Diagnostik (ggf. bereits vor dem Prämedikationsgespräch) und eine postoperative Intensivüberwachung erforderlich.

Beispiel: Ein „gesunder" Patient, der sich einer Ösophagusresektion unterziehen soll, muß wegen des hohen OP-Risikos optimal vordiagnostiziert werden - d.h., auch wenn er erst 30 Jahre alt ist und täglich 20 km joggt, darüber hinaus Nichtraucher ist, muss präoperativ EKG, Rö-Thorax und Standardlabor vorliegen. Postoperativ ist eine Intensivüberwachung notwendig.

Beispiel: Ein Patient, der in Ruhe oder beim Spazieren gehen in der Ebene ein „Stechen" in der Brust verspürt [natürlich im Sinne einer Ruhe- oder instabilen AP] wird überhaupt nicht für elektive Operationen zugelassen (rot), sondern sollte umgehend einem Kardiologen vorgestellt werden. Ein einziges Feld rot bedeutet automatisch: Kardiologisches Konsil bei elektiven Patienten.

Ein Feld grün hebt natürlich nicht gelb oder rot auf.

Mit Sicherheit können nicht alle Eventualitäten mit diesem Schema suffizient abgedeckt werden, aber für den größten Teil der Patienten wird eine Einteilung möglich sein, und soll den Aufwand an eventuell „unnötiger" Zusatzdiagnostik, die möglicherweise eine Verschiebung des OP-Termines zur Folge haben könnte, reduzieren.

Abb. 9.2. *Fortsetzung*

Mit wenigen einfachen Fragen zu Vorerkrankungen und Belastbarkeit des Patienten und einer dem daraus resultierenden Risiko entsprechenden farbigen Zuordnung zu einer Gefährdungsgruppe kann in Kombination mit dem Risiko des anstehenden Eingriffs das weitere Vorgehen hinsichtlich des Ausmaßes und der Art der präoperativ noch zu erhebenden Diagnostik abgelesen werden. Somit werden überflüssige Untersuchungen oder ungeeignete diagnostische Methoden auf ein Minimum reduziert. Außerdem bietet ein solches Schema auch für weniger erfahrene Kollegen einen Leitfaden, der ein selbstständigeres und sichereres Arbeiten ermöglicht.

Literatur

1. Arozullah AM, Daley J, Henderson WG, Khuri SF (2000) Multifactorial risk index for predicting postoperative respiratory failure in men after major noncardiac surgery. The National Veterans Administration Surgical Quality Improvement Program. Ann Surg 232: 242–253
2. Ashton CM, Petersen NJ, Wray NP et al. (1993) The incidence of perioperative myocardial infarction in men undergoing noncardiac surgery. Ann Intern Med 118: 504–510
3. Boersma E, Poldermans D, Bax JJ et al. (2001) Predictors of cardiac events after major vascular surgery. Role of clinical characteristics, dobutamine echocardiography, and β-Blocker therapy. JAMA 285: 1865–1873
4. Brooks-Brunn JA (1997) Predictors of postoperative pulmonary complications following abdominal surgery. Chest 111: 564–571
5. Brown KA, Rowen M (1993) Extent of jeopardized viable myocardium determined by myokardial perfusion imaging best predicts perioperative cardiac events undergoing noncardiac surgery. J Am Coll Cardiol 21: 325–331
6. Bry JDL, Belkin M, O`Donell TF Jr et al. (1994) An assessment of the positive predictive value and cost-effectiveness of dipyridamole thallium scintigraphy in patients undergoing vascular surgery. J Vasc Surg 19: 112–124
7. Buhl R, Berdel D, Criée CP (2006) Leitlinie der zur Diagnostik und Therapie von Patienten mit Asthma. Pneumologie 60: 139–183
8. Celli BR, Rodríguez KS, Snider GL (1984) A controlled trial of intermittent positive pressure breathing, incentive spirometry, and deep breathing exercises in preventing pulmonary complications after abdominal surgery. Am Rev Respir Dis 130: 12–15
9. Chassot PG, Delabays A, Spahn DR (2002) Preoperative evaluation of patients with, or at risk of, coronary artery disease undergoing noncardiac surgery. Br J Anaesth 89: 747–759
10. Eagle KA, Berger PB, Calkins H et al. (2002) ACC/AHA guideline update for perioperative cardiovascular evaluation for noncardiac surgery: executive summary: a report of the American College of Cardiology/American Heart Association Task Force on Practice Guidelines (Committee to Update the 1996 Guidelines on Perioperative Cardiovascular Evaluation for Noncardiac Surgery). J Am Coll Cardiol 39: 542–553
11. Eagle KA et al. (2002) ACC/AHA Guideline Update for Perioperative Cardiovascular Evaluation for Noncardiac Surgery- Executive Summary. Circulation 105: 1257–1267
12. Eagle KA, Coley CM, Newell JB et al. (1989) Combining clinical and thallium data optimizes preoperative assessment of cardiac risk before major vascular surgery. Ann Intern Med 110: 859–861
13. Eagle KA, Rihal CS, Mickel MC, Holmes DR, Foster ED, Gersh BJ (1997) Cardiac risk of noncardiac surgery: influence of coronary disease and type of surgery in 3368 operations. CASS Investigators and University of Michigan Heart care program. Coronary artery surgery study. Circulation 96: 1882–1887
14. Eichelberger JP, Schwarz KQ, Black ER, Green RM, Ouriel K (1993) Predictive value of dobutamine stress echocardiography just before noncardiac vascular surgery. Am J Cardiol 72: 602–607
15. Foster ED, Davis KB, Carpentier JA, Abele S, Fray D (1986) Risk of noncardiac operation in patients with defined coronary artery disease: The Coronary Artery Surgery Study (CASS) registry experience. Ann Thorac Surg; 41: 42–50
16. Garcia-Miguel FJ, Serrano-Aguilar PG, Lopez-Bastida J (2003) Preoperative assessment. Lancet 362: 1749–1757
17. Gauss A, Röhm HJ, Schäuffelen A et al. (2001) Electrocardiographic exercise stress testing for cardiac risk assessment in patients undergoing noncardiac surgery. Anesthesiology 94: 38–46
18. Goldman L, Caldera D, Nussbaum S et al. (1997) Multifactorial index of cardiac risk in noncardiac surgical procedures. N Engl J Med 297: 845–851
19. Halm EA, Browner WS, Tubau JF, Tateo IM, Mangano DT (1996) Echocardiography for assessing cardiac risk in patients having noncardiac surgery. Ann Intern Med 125: 433–441
20. Hertzer NR (1987) Basic Data concerning coronary disease in peripheral vascular patients. Ann Vasc Surg 616–620
21. Kaluza GL, Joseph J, Lee JR, Raizner ME, Raizner AE (2000) Catastrophic outcomes of noncardiac surgery soon after coronary stenting. J Am Coll Cardiol 35: 1288–1289
22. Kerwat KM, Kratz CD, Olt C, Christ M, Ziring M, Wulf H, Geldner G (2004) Marburg-Modell zur Optimierung der Stratifizierung des anästhesiologischen Risikos. Anaesthesist 53: 856–861
23. Khuri SF, Daley J, Henderson W et al. (1995) The National Veterans Administration Surgical Risk Study: risk adjustment for the comparative assessment of the quality of surgical care. J Am Coll Surg 180: 519–531
24. Kratz CD, Christ M, Maisch B et al. (2004) Prämedikationsvisite: Kosten sparen auf Kosten des Patienten? Anaesthesist 53: 862–870
25. Kroenke K, Lawrence VA, Theroux JF, Tuley MR, Hilsenbeck S (1993) Postoperative complications after thoracic and major abdominal surgery in patients with and without obstructive lung disease. Chest 104: 1445–1451
26. Kroenke K, Lawrence VA, Theroux JF, Tuley MR (1992) Operative risk in patients with severe obstructive pulmonary disease. Arch Intern Med 152: 967–971
27. Krone RJ, Laskey WK, Johnson C, Kimmel SE et al. (2000) A simplified lesion classification for predicting success and complications of coronary angioplasty. Am J Cardiol 85: 1179–1184
28. Laskey WK, Kimmel SE, Krone RJ, Johnson C (2000) Contemporary trends in coronary intervention: a report from the registry of the society for cardiac angiography and interventions. Cathet Cardiovasc Intervent 49: 19–22

29. Lindenauer PK, Pekow P, Wang K, Mamidi DK et al. (2005) Perioperative β-Blocker Therapy and Mortality after Major Noncardiac Surgery. N Engl J Med 353: 349–361
30. Lingnau W, Strohmenger HU (2002) Die Verantwortung des Anästhesisten in der präoperativen Risikoabklärung. Anaesthesist 51: 704–715
31. Mangano DT (1990) Perioperative cardiac morbidity. Anesthesiology 72: 153–184
32. Mangano DT, Goldman L (1995) Preoperative assessment of patients with known or suspected coronary artery disease. N Engl J Med 333: 1750–1756
33. Mangano DT, Layug EI, Wallace A, Tateo I (1996) Multicenter study of Perioperative Ischemia Research Group. Effect of Atenolol on mortality and cardiovascular morbidity after noncardiac surgery. N Engl J Med 335: 1713–1720
34. Mantha S (2000) Rational cardiac risk stratification before peripheral vascular surgery: application of evidence based medicine and Bayesian analysis. Semin Cardiothorac Vasc Anesth 4: 198–212
35. McCann RL, Wolfe WG (1989) Resection of abdominal aortic aneurysm in patients with low ejection fraction. J Vasc Surg 10: 240–244
36. Mohr DN, Jett JR. (1988) Preoperative evaluation of pulmonary risk factors. J Gen Intern Med 3: 277–287
37. Moller AM, Maaloe R, Pedersen T (2001) Postoperative intensive care admittance: the role of tobacco smoking. Acta Anesthesiol Scand 45: 345–348
38. Nishina K, Mikawa K, Uesugi T et al. (2002) Efficacy of clonidine for prevention of perioperative myocardial ischemia: A critical approach and meta-analysis of literature. Anesthesiology 96: 323–329
39. Palda VA, Detsky AS (1997) Perioperative assessment and management of risk from coronary artery disease. Ann Intern Med 127: 313–328
40. Pasternak P, Grossi E, Baumann G et al. (1989) The value of silent myocardial ischemia monitoring in the prediction of perioperative myocardial infarction in patients undergoing vascular surgery. J Vasc Surg 10: 617–621
41. Pasulka PS, Bistian BR, Benotti PN, Blackburn GL (1986) The risks of surgery in obese patients. Ann Intern Med 104: 540–546
42. Poldermans D, Boersma E, Bax JJ et al. (1999) Dutch Echocardiographic Cardiac Risk Evaluation Applying Stress Echocardiography Study Group. The effect of Bisoprolol on perioperative mortality and myocardial infarction in high-risk patients undergoing vascular surgery. N Engl J Med 341: 1789–1794
43. Poldermans D, Arnese M, Fioretti P et al. (1995) Improved cardiac risk stratification in major vascular surgery with dobutamine- atropine stress echocardiography. J Am Coll Cardiol 26: 648–653
44. Posner KL, van Norman GA, Chan V (1999) Adverse cardiac outcomes after noncardiac surgery in patients with prior percutaneous transluminal coronary angioplasty. Anesth Analg 89: 553–560
45. Raby KE, Goldman L, Creager MA et al. (1989) Correlation between preoperative ischemia and major cardiac events after peripheral vascular surgery. N Engl J Med 321: 1296–1300
46. Raby KE, Brull SJ, Timimi F et al. (1999) The effect of heart rate control on myocardial ischemia among high risk patients after vascular surgery. Anesth Analg 88: 477–482
47. Shaw LJ, Eagle KA, Gersh BJ, Miller DD (1996) Meta-analysis of intravenous dipyridamole thallium- 201 imaging (1985-1994) and dobutamine stress echocardiography (1991-1994) for risk stratification before vascular surgery. J Am Coll Cardiol 27: 787–798
48. Thomas DR, Ritchie CS (1995) Preoperative assessment of older adults. J Am Geriatr Soc 43: 811–821
49. Tresch D (1995) Diagnostic and prognostic value of ambulatory electrocardiographic monitoring in older patients. J Am Geriatr Soc 43: 66–72
50. Wallace A, Layug B, Tateo I, Li J et al. (1998) Prophylactic atenolol reduces postoperative myocardial ischemia. Anesthesiology 88: 7–17
51. Warner DO, Warner MA, Barnes RD et al. (1996) Perioperative respiratory complications in patients with asthma. Anesthesiology 85: 460–467
52. Warner MA, Offord KP, Warner ME, Lennon RL et al. (1989) Role of preoperative cessation of smoking and other factors in postoperative pulmonary complications: a blinded prospective study of coronary artery bypasses patients. Mayo Clin Proc 64: 609–616
53. Worth H, Buhl R, Cegla U et al. (2002) Leitlinie der Deutschen Atemwegsliga und der Deutschen Gesellschaft für Pneumologie zur Diagnostik und Therapie von Patienten mit COPD und Lungenemphysem. Pneumologie 56: 704–738
54. Yeager MP, Glass DD, Neff RK, Brinck-Johnsen T (1987) Epidural anesthesia and analgesia in high-risk surgical patients. Anesthesiology 66: 729–736
55. Younis L, Stratmann H, Takase B et al. (1994) Preoperative clinical assessment and dipyridamole thallium-210 scintigraphy for prediction and prevention of cardiac events in patients having major noncardiovascular surgery and known or suspected coronary artery disease. Am J Cardiol 74: 311–315

Regional- versus Allgemeinanästhesie

Spielt die Art der Anästhesie eine Rolle?

T. Möllhoff

Einleitung

Seit Jahren beschäftigt sich die Diskussion mit der Beantwortung der Frage, ob eine Allgemeinanästhesie oder eine Regionalanästhesie oder gar die Kombination beider Verfahren das Ergebnis nach chirurgischen Operationen positiv (oder negativ) beeinflussen kann. Entsprechende Untersuchungen basieren auf der Vorstellung, dass ein Regionalanästhesieverfahren, das in der postoperativen Phase aufrechterhalten wird, bei Risikopatienten zu einer Komplikationsreduktion führt und damit auch in einem verbesserten Outcome für die Patienten resultiert [42, 43, 47, 49, 51, 55, 56, 59, 66, 71].

Lokal- und periphere Leitungsanästhesien (z. B. axilläre Plexusblockade) gehen üblicherweise nicht mit signifikanten kardiopulmonalen oder sonstigen, die postoperative Phase beeinflussenden Nebenwirkungen einher. Ihre Anwendung bei Eingriffen mit überschaubarer Zeitdauer ist gerade auch bei Risikopatienten unstrittig und soll daher nicht weiter diskutiert werden [71]. Die Beantwortung der Frage wird sich in dieser Übersicht vornehmlich mit den rückenmarknahen Verfahren beschäftigen. Das wichtigste Argument für die Anwendung der rückenmarknahen Analgesieverfahren ist die Blockade der operativen Stressreaktion und Verhütung möglicher Organstörungen, die als Folge der Stressreaktion auftreten können. Hierdurch wird eine Optimierung der postoperativen Erholung und eine Reduktion der Komplikationswahrscheinlichkeit bei multimorbiden Patienten nach ausgedehnten Operationen erwartet.

Probleme der Beurteilung von Studien nach evidenzbasierten Kriterien

Aufgrund der begrenzten Auftretenshäufigkeit ernsthafter postoperativer Komplikationen sowie der komplexen und multiplen Einflussgrößen ist es außerordentlich aufwendig, aussagekräftige wissenschaftliche Studien durchzuführen. Eine Poweranalyse zur Ermittlung einer adäquaten Stichprobengröße für eine experimentelle Studie zeigt, dass 2700 Patienten untersucht werden müssten, um Möglichkeiten zur Senkung der perioperativen Herzinfarktrate bei Hochrisikopatienten abzuschätzen [48].

Zusätzlich ist angesichts der technischen und organisatorischen Anforderungen die Konzeption von Studien über die Risikoreduktion durch

Epiduralanalgesie sehr aufwendig. Die Bewertung der Evidenz dieses Arguments anhand einzelner wissenschaftlicher Arbeiten ist daher angesichts einer nahezu unübersehbaren Fülle von sehr unterschiedlichen Untersuchungsresultaten schwierig. Untersuchungen zur Reduktion des postoperativen Komplikationsrisikos weisen darüber hinaus häufig erhebliche Mängel hinsichtlich der Qualität des Studiendesigns, der Qualität und Dauer der Epiduralanalgesie sowie der allgemeinen postoperativen Betreuung auf. Besonders gravierende experimentelle Fehler in den Arbeiten sind:

1. Heterogenes Patientengut mit primär zu kleiner Fallzahl sowie Anwendung der rückenmarknahen Regionalanästhesie auf unterschiedlichem lumbalen und thorakalen Niveau [70].
2. Anästhesieniveau der rückenmarknahen Regionalanästhesie primär zu tief (lumbale vs. thorakale Periduralanästhesie) [22].
3. Postoperative Schmerztherapie in beiden Gruppen identisch [4].
4. Eine Studie wurde aus ethischen Gesichtspunkten vorzeitig abgebrochen (dramatische Senkung thromboembolischer Komplikationen in der Regionalanästhesiegruppe) [19].
5. Das Regionalanästhesieverfahren wird nicht lang genug in der postoperativen Phase eingesetzt [11].
6. Verletzung der internen Validität durch Nichtbeachtung von Einflüssen bei der Stichprobenselektion. Dieser Aspekt ist besonders wichtig, wenn ein erheblicher Anteil von Patienten, die in eine Studie einbezogen werden könnten, nicht berücksichtigt werden [47].
7. Verletzung der externen Validität durch Nichtbeachtung von Einflüssen, die sich aus der Reaktion auf die experimentelle Situation ergeben. So wurde beispielsweise in einer Poweranalyse die Stichprobengröße anhand der Aufenthaltsdauer im Krankenhaus festgelegt, die vor Durchführung der Studie beobachtet worden war. Untersucht wurden unter anderem Einflüsse verschiedener Strategien der intra- und postoperativen Analgesie auf diese Variable. In der Studie fand sich in allen Untersuchungsgruppen eine erheblich kürzere Aufenthaltsdauer als in der Poweranalyse angenommen worden war. Somit war nicht nur die Poweranalyse und damit die Festlegung der Stichprobengröße wertlos; zusätzlich war offensichtlich nicht die Variation der experimentellen Bedingungen, sondern eine andere Einflussgröße, die allen Untersuchungsgruppen gemeinsam war, ausschlaggebend für die Veränderung der abhängigen Variablen [47].
8. Verletzung des Studienprotokolls durch Vergleich von Patientenkollektiven anhand einer Intention to treat Analyse, wenn die Variation der unabhängigen Variablen nicht sichergestellt ist. So sind beispielsweise die Aussagen einer Untersuchung zur Reduktion postoperativer Komplikationen durch Epiduralanalgesie wertlos, wenn nur ca. 50% der Patienten in der Untersuchungsgruppe tatsächlich eine Epiduralanalgesie gemäß den Anforderungen des Studienprotokolls erhalten haben [52, 55].

Perioperativer Stress und resultierende Komplikationen der Organsysteme – Rationale für den Einsatz der rückenmarknahen Regionalanästhesie im Konzept der multimodalen Therapie

Gewebsverletzungen führen zu einer komplexen und lang anhaltenden Aktivierung des nozizeptiven Systems. Unabhängig vom Ausmaß eines Operationstraumas kann daher eine außerordentlich belastende Befindensbeeinträchtigung durch Schmerzen auftreten. Jeder chirurgische Eingriff kann unerwünschte Folgeerscheinungen wie kardiopulmonale, zerebrale, gastrointestinale, infektiöse oder thromboembolische Komplikationen haben. Ein Großteil dieser Komplikationen ist bedingt durch die physiologische Stressreaktion mit konsekutiver Aktivierung des sympathoadrenergen Systems und Freisetzung kataboler Hormone, Abfall anaboler Hormone und Hypermetabolismus [1].

Erhöhte Adrenalin- und Noradrenalinspiegel, Anstiege des Plasmakortisols, Hyperglykämie und beschleunigter Proteinmetabolismus kennzeichnen die postoperativen Anforderungen an Organfunktionen [16, 27]. Der verstärkte Abbau von Muskelproteinen führt zu postoperativer Müdigkeit und Erschöpfung und verzögert die Mobilisierbarkeit und Erholung von Patienten nach ausgedehnten Operationen nachhaltig. Zusätzlich kommt es in Zusammenhang mit der lokalen neurogenen Entzündungsreaktion zur Aktivierung von Mediatoren, die mit dem Gerinnungs- und Immunsystem interagieren.

Eine der wichtigsten prophylaktischen und therapeutischen Ansätze perioperative Komplikationen zu minimieren ist das Konzept der multimodalen perioperativen Therapie [13–15, 26]. Multimodale Therapie beinhaltet die Prävention und Therapie postoperativer pathophysiologischer Zustände mit der Zielsetzung, die postoperative Erholung zu optimieren und Komplikationen zu verhindern. Nach den Protagonisten des Konzeptes der multimodalen Therapie, Kehlet und Dahl, stellt die Prävention und die Therapie der pathologischen chirurgischen Stressantwort durch eine optimierte Analgesie (in Kombination mit früher Mobilisierung und Ernährung) das primäre Ziel zur Vermeidung von deletären Folgen eines oder mehrerer Stressereignisse im postoperativen Verlauf dar.

Die konzeptionelle Struktur liegt hierbei auf der Reduktion perioperativer Risikofaktoren, die zu einer erhöhten postoperativen Morbidität und Mortalität beitragen. Hierbei sollte sich die Aufmerksamkeit des Anästhesisten und Operateurs neben der Therapie von üblichen kardiopulmonalen Risikofaktoren auf die Reduktion bzw. Behandlung von vorbestehenden präoperativen Begleiterkrankungen wie Malnutrition, Alkoholismus aber auch vorbestehenden Schmerzen richten. Intra- und postoperativ sollte eine ausreichende Suppression von schmerzhaften Stimuli erfolgen. Da Schmerz ein wichtiger Stressmodulator ist, kann eine konsequente und effektive intra- und postoperative Schmerztherapie die perioperative Erholung fördern und die Komplikationswahrscheinlichkeiten reduzieren.

Bei den Anästhesieverfahren werden lokoregionale Techniken (z. B. die thorakale Periduralanästhesie) in Kombination mit der Allgemeinanästhesie bei großen abdominal- oder thoraxchirurgischen Operationen bevorzugt, insbesondere um im Rahmen des multimodalen Behandlungskonzepts die postoperative Schmerztherapie zuverlässig zu gewährleisten.

Ziel der balancierten Analgesie muss es sein, durch Kombination von systemischen Nichtopioidanalgetika mit Regionalanästhesieverfahren eine additive oder synergistische analgetische Wirkung bei gleichzeitiger Reduktion von Nebenwirkungen, z. B. durch Herabsetzen der benötigten Höchstmengen der einzelnen Medikamente, zu erreichen. Die Schmerzen bei Bewegung sind geringer als während systemischer Analgesie, sodass die Mobilisation der Patienten und die Physiotherapie weniger beeinträchtigt sind [9, 27].

Die perioperative Stressreaktion wird besonders gut gedämpft. Dieser Effekt führt bei Risikopatienten zu einer Reduktion der postoperativen Morbidität und Mortalität [5, 27, 43, 56]. Die Indikation zu kombinierten Anästhesieverfahren (Regionalanästhesie plus Allgemeinanästhesie) wird daher in der Regel gestellt, wenn die postoperative Schmerztherapie oder Gesamtprognose einer Operation, die nur unter Allgemeinanästhesie durchführbar ist, durch die zusätzliche Anwendung eines Regionalanalgesieverfahrens verbessert werden kann.

Im weiteren postoperativen Verlauf werden von Kehlet die frühzeitige Therapie bzw. Ausschaltung von Schmerzen, Hypoxämien, Schlafstörungen, katabolen Stoffwechselsituationen, rasche Mobilisierung und frühe enterale Ernährung sowie zügige Drainagen- bzw. Sondenentfernung als Konditionen für eine multimodale postoperative Therapie angesehen.

Multimodale Therapie beinhaltet aber auch eine Vielzahl von neuen Verpflichtungen, die erfüllt werden müssen, um eine optimierte Form der Schmerztherapie mit Reduktion von postoperativer Morbidität und Mortalität zu erreichen. Die Gewährleistung einer adäquaten Analgesie und deren Überprüfung durch eine speziell für dieses Ziel ausgebildete Gruppe von Ärzten, Schwestern und Pflegern ist unabdingbar. Das eingeführte Monitoring sollte neben der Erfolgskontrolle und der Kontrolle von spezifischen entweder technikassoziierten oder Medikamenten begleitende Nebenwirkungen die Option zur Supervision des Behandlungsteams beinhalten, um nichtsomatische Schmerzsyndrome ebenfalls besser erkennen und therapieren zu können.

Rückenmarknahe Regionalanästhesieverfahren und Reduktion von Komplikationen der Organsysteme

Kardiale Komplikationen

Kardiovaskuläre Erkrankungen zählen weltweit zu den Haupttodesursachen. Immer mehr Patienten mit kardiovaskulären Risikofaktoren unterziehen sich auch nichtherzchirurgischen Eingriffen. Den Hauptteil der kardialen Erkrankungen macht dabei die koronare Herzkrankheit aus [36].

Es gilt als unumstritten, dass der Aktivierung des sympathischen Nervensystems eine entscheidende Rolle bei der Entwicklung einer Myokardischämie und malignen Rhythmusstörungen zukommt. Die Sympathikusaktivierung in Zusammenhang mit perioperativem Stress gefährdet koronar kranke Patienten in besonderer Weise, da zusätzlich zu der üblicherweise auftretenden Steigerung des myokardialen Sauerstoffbedarfs eine paradoxe Vasokonstriktion in stenosierten Koronargefäßen ausgelöst wird. Es kommt somit zu einer Reduktion des myokardialen Sauerstoffangebots in den ohnehin minderperfundierten und gefährdeten Myokardbezirken, was das kardiale Komplikationsrisiko dieser Patienten erhöhen und die postoperative Langzeitprognose beeinträchtigen kann [12, 37, 41, 45].

Auf der anderen Seite konnte gezeigt werden, dass eine Reduktion oder Ausschaltung der sympathischen Aktivität die myokardiale Morbidität verringert. Dies gilt z. B. für die perioperative Gabe von β-Blockern [28, 35, 53, 54] oder α_2-Agonisten [46, 48, 69] bei koronaren Risikopatienten. Die selektive Hemmung der kardialen sympathischen Afferenzen kann durch eine thorakale Periduralanästhesie, welche die Segmente Th1 bis Th5 blockiert, erreicht werden. Im Tierexperiment wird der myokardiale Blutfluss zugunsten der ischämischen Regionen und damit das Sauerstoffangebot des ischämischen Myokards durch eine Sympathikolyse verbessert. Weiter nimmt unter einer hohen thorakalen Epiduralanästhesie die Größe des infarzierten Myokards ab [10, 42, 57].

Bei Patienten mit stabiler Angina pectoris treten unter einer thorakalen Periduralanästhesie bei körperlicher Belastung signifikant geringere ST-Segment Veränderungen auf [29]. In tierexperimentellen Studien und klinischen Untersuchungen konnte demonstriert werden, dass sowohl die Myokardfunktion als auch die paradoxe Vasokonstriktion erkrankter Gefäßabschnitte durch eine thorakale Epiduralanalgesie günstig beeinflusst werden. Es kommt zu einer Verbesserung des Verhältnisses von endokardialem zu epikardialem Blutfluss, einer Verkleinerung von Infarktarealen nach experimenteller Kororangefäßokklusion, einer Beschleunigung der Erholung nach myokardialem Stunning und zu einer Aufweitung des Lumens stenosierter Segmente von Koronargefäßen [10, 42, 57].

Diese Erkenntnisse haben sich in ersten klinischen Studien bei Patienten mit koronar chirurgischen Eingriffen bestätigt. Patienten mit einer thorakalen Epiduralanästhesie zeigten ein höheres Maß an kardiovaskulärer Stabilität und eine deutlich geringer ausgeprägte hormonelle Stressantwort [8, 34]. Ob ein zusätzlicher protektiver Effekt durch gleichzeitige Gabe von β-Blockern oder α_2-Agonisten erzielt werden kann, ist noch nicht geklärt.

Zusammengefasst kommt es in Zusammenhang mit dem chirurgischen Eingriff zu einer erhöhten Sympathikusaktivität infolge einer gesteigerten Stressantwort mit schwer wiegenden Folgen für den koronaren Risikopatienten [42].

Folgen für koronare Risikopatienten

- Steigerung der Herzfrequenz während des postoperativen stationären Aufenthalts mit Ausbildung einer Myokardischämie
- Vasokonstriktion arteriosklerotischer Koronararterien
- Steigerung der Gerinnungsaktivierung
- Ruptur instabiler arteriosklerotischer koronarer Plaques

Metaanalysen zur Regionalanästhesie und zum kardialen Risiko

Die Frage, ob eine Periduralanästhesie die Inzidenz perioperativer kardialer Komplikationen senken kann, ist Gegenstand zahlreicher Untersuchungen und Diskussionen gewesen. Darüber hinaus wurde in letzter Zeit ebenfalls häufig darüber diskutiert, ob eine Spinalanästhesie oder eine lumbale Periduralanästhesie bei koronaren Risikopatienten wegen der kompensatorischen Sympathikusaktivierung nichtblockierter Segmente gar schädlich sein könnte [42].

Rodgers und Mitarbeiter [56] analysierten in einer Metaanalyse 141 randomisierte Studien mit insgesamt 9559 Patienten, die intraoperativ entweder eine Peridural- oder Spinalanästhesie erhielten. Die Mortalität bei Patienten mit einer Regionalanästhesie innerhalb 30 Tage nach der Randomisierung war im Gegensatz zur Allgemeinanästhesie um 30% reduziert ebenso wie die Inzidenz an Myokardinfarkten (▪ Abb. 10.1). Darüber hinaus führte die Regionalanästhesie zu einer Reduktion von Venenthrombosen, Lungenembolie, Transfusionen, Pneumonie und respiratorischer Insuffizienz. Bei näherer Analyse der Daten waren diese positiven Eigenschaften jedoch nicht für die lumbale Periduralanästhesie nachzuweisen (▪ Abb. 10.2).

Kritisch bleibt bei dieser Metaanalyse die Frage, ob die Reduktion kardialer Komplikationen Ausdruck der positiven Eigenschaften der Regionalanästhesie war oder das Vermeiden der Nebenwirkungen der Allgemeinanästhesie. Weiterer Kritikpunkt war die Tatsache, dass einige der hinzugezogenen Studien vor der Heparinära durchgeführt wurden, und dies die Rate an Thromboembolien beeinflusst haben könnte.

In einer weiteren Metaanalyse wurden erstmals nur Patienten eingeschlossen, bei denen die Periduralanästhesie in der postoperativen Phase über mindestens 24 h aufrechterhalten wurde. Bei der Analyse wurden 11 Studien mit insgesamt 1173 Patienten eingeschlossen. Die systematische Untersuchung der Studien zeigte signifikant weniger postoperative Myokardinfarkte in der Gruppe der Patienten, die eine Epiduralanalgesie erhielten (▪ Abb. 10.3). Die Subgruppenanalyse deckte auf, dass die thorakale Epiduralanästhesie der lumbalen Epiduralanalgesie überlegen war [5].

Hauptkritikpunkt dieser Metaanalyse war der Einschluss der bereits in diesem Beitrag kritisierten Yeager-Studie [70] (s. weiter oben). Kleinere Untersuchungen bestätigen die Ergebnisse der Metaanalysen [17].

Respiratorische Komplikationen

Schwer wiegende respiratorische Störungen treten v. a. nach Thorakotomien und Oberbaucheingriffen auf. Hierbei wird eine Einschränkung des Gasaustausches und der Lungenfunktion beobachtet, die bis zu 2 Wochen nach der Operation anhalten kann. Ausgelöst werden Verschlechterungen der Atemfunktion durch eine schmerzbedingte postoperative Schonatmung, durch reflektorische Einschränkungen der Zwerchfellfunktion [68] und durch die intraoperative Ausbildung von Atelektasen [23].

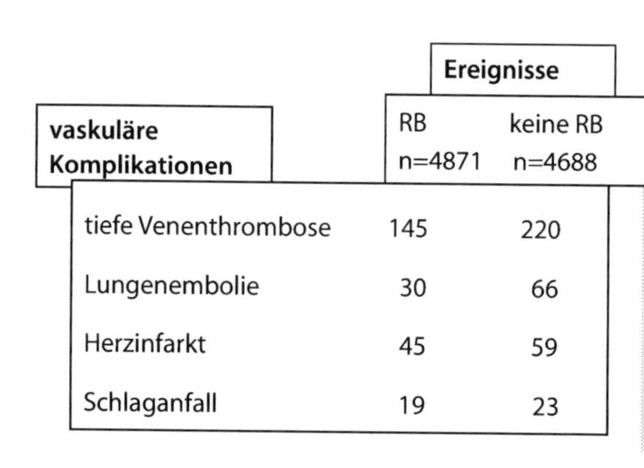

vaskuläre Komplikationen	Ereignisse RB n=4871	keine RB n=4688
tiefe Venenthrombose	145	220
Lungenembolie	30	66
Herzinfarkt	45	59
Schlaganfall	19	23

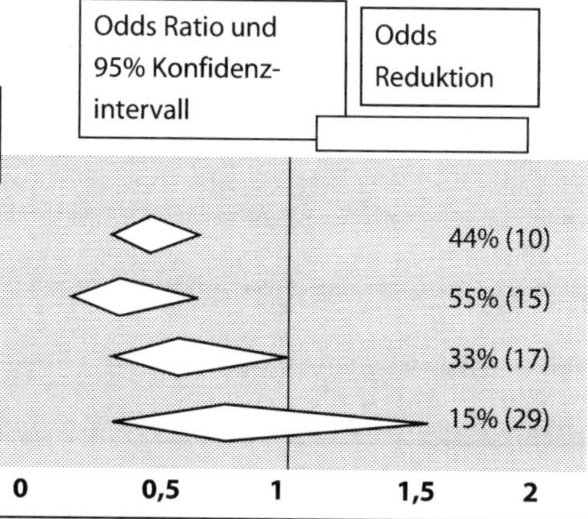

▪ Abb. 10.1. Einfluss rückenmarknaher Blockaden (RB) auf postoperative Komplikationen. [56]

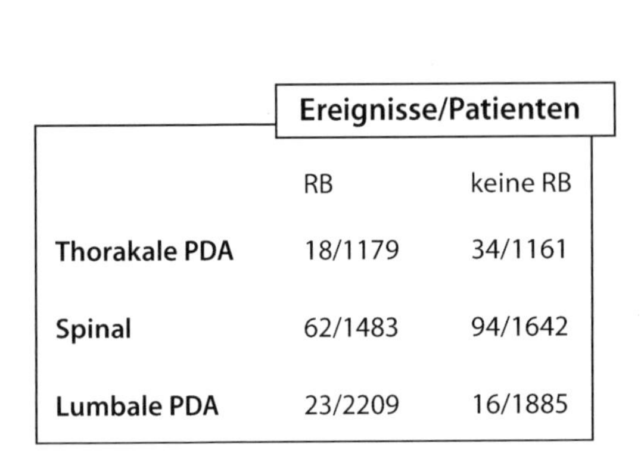

	RB	keine RB
Thorakale PDA	18/1179	34/1161
Spinal	62/1483	94/1642
Lumbale PDA	23/2209	16/1885

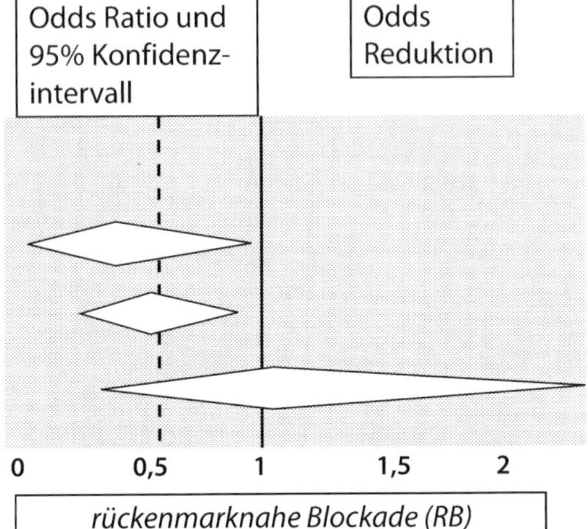

Abb. 10.2. Einfluss der Höhe rückenmarknaher Blockaden (RB) auf die Anzahl perioperativer Ereignisse. [56]

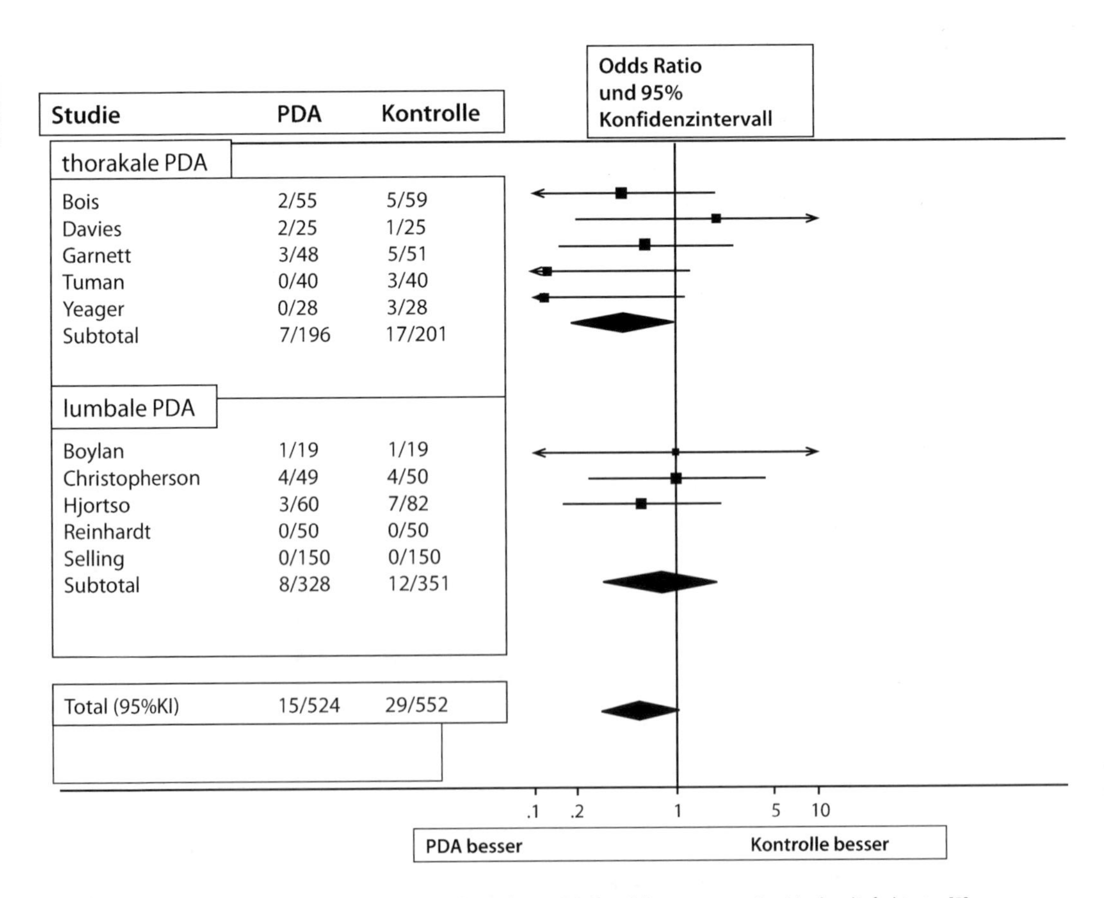

Studie	PDA	Kontrolle
thorakale PDA		
Bois	2/55	5/59
Davies	2/25	1/25
Garnett	3/48	5/51
Tuman	0/40	3/40
Yeager	0/28	3/28
Subtotal	7/196	17/201
lumbale PDA		
Boylan	1/19	1/19
Christopherson	4/49	4/50
Hjortso	3/60	7/82
Reinhardt	0/50	0/50
Selling	0/150	0/150
Subtotal	8/328	12/351
Total (95%KI)	15/524	29/552

Abb. 10.3. Wirkung einer postoperativen Periduralanästhesie (PDA) auf die postoperative Myokardinfarktrate. [5]

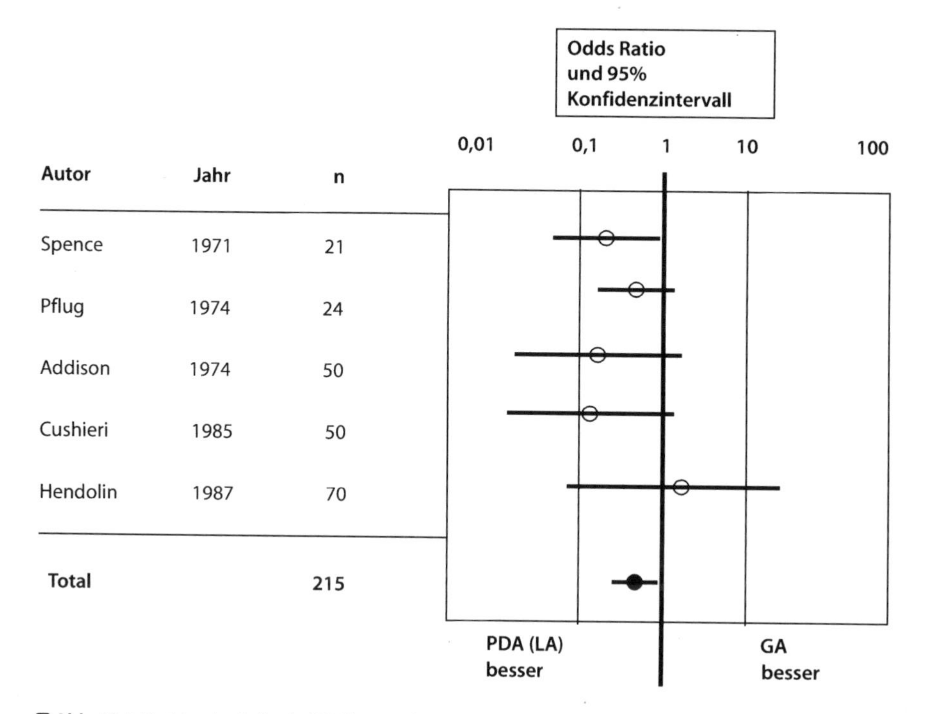

Abb. 10.4. Periduralanästhesie (PDA) mit Lokalanästhestika (LA) vs. systemische Opioidgabe – Einfluss auf die Inzidenz pulmonaler Infektionen. [3]

Die Epiduralanalgesie scheint den pulmonalen Gasaustausch nicht direkt zu beeinflussen. Bei Patienten mit ausgedehnten abdominalchirurgischen Operationen veränderte eine thorakale Epiduralanalgesie weder vor noch nach Einleitung der Intubationsnarkose das Ventilations-Perfusions-Verhältnis oder das intrathorakale Blutvolumen [23]. Die postoperative Einschränkung der Lungenfunktion wird allerdings durch eine thorakale Epiduralanalgesie reduziert. Bei gesunden Probanden steigt die funktionelle Residualkapazität und es kommt zu einer Zunahme der kaudalen Zwerchfellbewegungen [68]. Die Störung der Zwerchfellfunktion nach Oberbaucheingriffen wird weitgehend normalisiert [38].

Die Resultate klinischer Untersuchungen über Effekte der Epiduralanalgesie auf postoperative respiratorische Komplikationen sind aufgrund komplexer methodischer Probleme kontrovers [47, 49, 55]. Vor allem sind prospektive randomisierte Studien mit ausreichend großer Patientenzahl zur Abschätzung der Effekte unterschiedlicher Einflussgrößen nur sehr schwer zu organisieren. Ballantyne et al. [3] führten daher zur Stichprobenvergrößerung Metaanalysen verschiedener Untersuchungen durch und fanden eine signifikante Reduktion von klinischen Komplikationen, z. B. Atelektasen oder Infektionen, wenn eine Epiduralanalgesie durchgeführt wurde (Abb. 10.4).

Gastrointestinale Komplikationen

Perioperativer Stress und Schmerz aktivieren spinale Reflexe mit sympathisch induzierter Einschränkung der gastrointestinalen Motilität und Durchblutung. Die Blockade nozizeptiver Afferenzen und sympathischer Efferenzen durch eine thorakale Epiduralanalgesie reduziert die Störung der postoperativen Balance der autonomen Innervation des Intestinums, da durch die Begrenzung der Effekte auf thorakale und obere lumbale Rückenmarksegmente die parasympathische Aktivität nicht beeinflusst wird [18].

Experimentell konnte eine Verbesserung der propulsiven gastrointestinalen Aktivität, der Darmperfusion und der postischämischen Darmmotilität gezeigt werden [60, 63, 65]. In Übereinstimmung mit diesen theoretischen Überlegungen und den experimentellen Untersuchungen verläuft die Erholung der Darmfunktion nach thorakaler Epiduralanalgesie besser als nach lumbaler Katheteranlage. Bei einer von Steinbrook [61] im Jahre 1998 publizierten Analyse aller zu diesem Thema publizierten Studien findet sich eine abgeschwächte oder zeitlich verkürzte postoperative Darmatonie bei einer Punktionshöhe von Th12 und höher, während bei einer Punktion auf Höhe Th12 und tiefer kein Effekt dokumentiert wurde.

Der Effekt der PDA auf die postoperative Darmatonie wird zumeist der Sympathikolyse sowie einem Überwiegen des Parasympathikus zugeschrieben, wobei jedoch einige Autoren auch eine verbesserte GI Perfusion als mögliche Ursache in Betracht zogen.

Thromboembolische Komplikationen

Über eine Verstärkung der Fibrinbildung, Steigerung der Plättchenaggregation und damit einer Imbalance der Hämostase kommt es zu einer Erhöhung des Risikos postoperativer thromboembolischer Komplikationen [31, 58, 64, 67]. Durch die Regionalanästhesie wird das Risiko postoperativer thromboembolischer Komplikationen durch folgende Mechanismen vermindert [58]:

Mechanismen zur Verminderung postoperativer thromboembolischer Komplikationen

- Steigerung des Blutflusses in den blockierten Körperabschnitten
- Verstärkung der Fibrinolyse
- Verringerung der Plättchenfunktion

Die Blockade der Stressreaktion reduziert die postoperative sympathikusinduzierte Steigerung der Fibrinbildung und Hemmung der Fibrinolyse [14, 58]. Zudem hemmt Bupivacain in vitro die Plättchenaggregation, sodass die Aufnahme von epiduralem Bupivacain in das Plasma die postoperative Hyperkoagulabilität verringern kann [25].

Belastungstests mit Arteriosklerosepatienten führten im Vergleich zu gesunden Probanden zu signifikant stärkeren Anstiegen der Plasmakatecholamine bei gleichzeitig deutlich erhöhter Konzentration von t-PA Ag, PAI-1 Ag und D-Dimeren [44].

In methodisch aufwendigen klinischen Untersuchungen konnte bei gefäßchirurgischen Risikopatienten eine Reduktion des postoperativen Thrombose- und Embolierisikos beobachtet werden, wenn eine Epiduralanalgesie durchgeführt wurde [19, 64]. Rodgers und Mitarbeiter [56] analysierten in einer Metaanalyse 141 randomisierte Studien mit insgesamt 9559 Patienten, die intraoperativ entweder eine Peridural- oder Spinalanästhesie erhielten. Die Regionalanästhesie führte zu einer signifikanten Reduktion von Venenthrombosen und Lungenembolie (◘ Abb. 10.1).

Postoperative Immunfunktion

Das Operationstrauma führt zu einer bimodalen Reaktion des Immunsystems. Durch die Gewebsverletzung wird eine Entzündungsreaktion mit Freisetzung proinflammatorischer Mediatoren hervorgerufen, die zunächst zu einer vorübergehenden Steigerung der Immunfunktion führt.

Langfristig überwiegt allerdings die Freisetzung antiinflammatorischer Mediatoren mit Schwächung des Immunsystems [2]. Es kommt zu einer Suppression der Lymphozyten und einer Herabsetzung der Aktivität natürlicher Killerzellen [6, 7, 20]. Diese Veränderungen können die postoperative Infektionsrate steigern und die Wahrscheinlichkeit für postoperatives Tumorwachstum oder die Ausbreitung von Metastasen erhöhen [7, 33].

Die perioperative Immunsituation des Patienten wird durch eine verbesserte kontinuierliche Analgesie, wie sie durch eine Epiduralanalgesie erreicht wird, verbessert. So konnte im Tierexperiment gezeigt werden, dass Schmerzen zu einer Begünstigung von Tumorwachstum führen kann, wobei die Unterdrückung der Zytotoxizität natürlicher Killerzellen von Bedeutung ist [32, 62]. Auch systemische Analgesieverfahren vermindern die Immunantwort. Fentanyl, Sufentanil und hoch dosiertes Morphin können bei Ratten zu einer Suppression der natürlichen Killerzellen führen [6,

20]. Epidurale Lokalanästhetika dagegen reduzieren die stressinduzierte Funktionseinschränkung dieser Zellen [14, 24, 30].

Die gestörte Immunkompetenz postoperativer intensivpflichtiger Patienten kann demnach durch eine Epiduralanalgesie besonders gestützt werden.

Regionalanästhesie (Spinal-/lumbale Epiduralanästhesie) oder Allgemeinanästhesie bei der chirurgischen Versorgung von Schenkelhalsfrakturen

Insgesamt 22 randomisierte Untersuchungen der Jahre 1988 bis 2004 beschäftigten sich mit der Frage, ob die Spinal-/lumbale Epiduralanästhesie oder die Allgemeinanästhesie zu einer Reduktion klinisch wichtiger postoperativer Komplikationen nach chirurgischer Versorgung von Schenkelhalsfrakturen führt. Der wichtigste untersuchte Parameter des perioperativen Outcomes war die perioperative Sterblichkeit. Insgesamt gingen 2567 vornehmlich weibliche und ältere Patienten in die Auswertung der Daten ein. Alle randomisierten Studien hatten methodische Fehler und viele der vornehmlich älteren Untersuchungen waren mit dem heutigen anästhesiologischen Standard nicht mehr zu vergleichen. Daher kam eine Metaanalyse aus dem Jahre 2004 zu dem Ergebnis, dass klinisch relevante Unterschiede zwischen Allgemein- und Regionalanästhesie nicht herausgearbeitet werden konnten [50].

Die Regionalanästhesie war lediglich mit einer Reduktion postoperativer kognitiver Störungen vergesellschaftet. Schlussfolgerungen zur perioperativen Sterblichkeit oder 1-Jahres-Überlebensrate konnten aus den vorliegenden Untersuchungen nicht gezogen werden. Eine neuere Untersuchung zur Frage der postoperativen Schmerztherapie bei Operation einer Schenkelhalsfraktur in lumbaler Periduralanästhesie kommt zu einem ähnlichen Ergebnis. Obwohl die lumbale Periduralanästhesie zu einer signifikanten Schmerzreduktion führte, konnte keine Reduktion von Morbidität und Mortalität oder aber eine verbesserte Rehabilitation festgestellt werden [21].

Gleichwohl kann bei Schenkelhalsfrakturen eine präoperativ durchgeführte gute Schmerztherapie in einem besseren kardialen Ergebnis bei entsprechenden Risikopatienten resultieren.

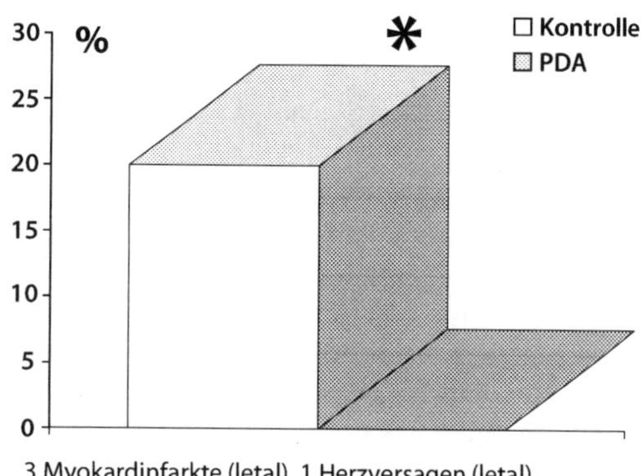

Abb. 10.5. Kardiale Ereignisse bei Risikopatienten mit Schenkelhalsfrakturen

Matot und Mitarbeiter [39] untersuchten die Wirkung einer präoperativ angelegten lumbalen Periduralanalgesie auf kardiale Ereignisse bei 34 Patienten mit einer Schenkelhalsfraktur. Die Periduralanalgesie wurde mit 34 Kontrollpatienten verglichen, die eine konventionelle Schmerztherapie erhielten. Präoperative kardiale Ereignisse waren signifikant ausgeprägter in der Kontrollgruppe (3 tödliche Myokardinfarkte, eine Stauungsherzinsuffizienz und neu aufgetretenes Vorhofflimmern bei 2 Patienten) (Abb. 10.5). Die Inzidenz intra- und postoperativer kardialer Ereignisse war gleich. Diese kleine, aber gut durchgeführte Untersuchung zeigt, dass eine präoperativ durchgeführte gute Schmerztherapie in einem besseren kardialen Ergebnis für diese Risikopatienten resultieren kann.

Zusammenfassung

Nach den beschriebenen, vorliegenden Untersuchungen kann die Frage, ob eine Allgemeinanästhesie oder eine Regionalanästhesie oder gar die Kombination beider Verfahren das Ergebnis nach chirurgischen Operationen positiv beeinflussen kann, für die thorakale Periduralanästhesie eindeutig bejaht werden. Entsprechende Untersuchungen belegen, dass die thorakale Periduralanästhesie bei Risikopatienten zu einer Komplikationsreduktion führt und damit auch in einem verbesserten Outcome für die Patienten resultiert, wenn sie auch in der postoperativen Phase genutzt wird.

Die Reduktion kardialer, pulmonaler und thromboembolischer Komplikationen ist durch Metaanalysen nachgewiesen worden (EBM Level Ia). Die Reduktion gastrointestinaler Komplikationen wie z. B. die postoperative Darmatonie wird durch mehrere randomisierte Studien belegt (EBM Level Ib). Die gestörte Immunkompetenz postoperativer intensivpflichtiger Patienten kann durch eine Epiduralanalgesie besonders gestützt werden (EBM Level IIb).

Ausschlaggebend für die Verbesserung der postoperativen Erholung ist die Nutzung der Periduralanalgesie im Rahmen eines multimodalen Behandlungskonzeptes. Die erreichte Analgesiequalität sollte im Rahmen dieses Konzeptes für weitere wichtige Behandlungsmaßnahmen nach einer Operation genutzt werden: frühzeitige Extubation und respiratorische Therapie, frühzeitige Mobilisierung und frühzeitige enterale Ernährung. Die postoperative Erholung bei Risikopatienten wird mit einem derartigen Behandlungskonzept optimiert.

Dieses Konzept lässt sich nur verwirklichen, wenn eine adäquate Analgesie bei gleichzeitiger Vermeidung von Nebenwirkungen epiduraler Medikamente sichergestellt wird. Daher wurden verschiedene Behandlungsprinzipien zur Durchführung der Epiduralanalgesie entwickelt:

Behandlungsprinzipien für die Epiduralanalgesie

- Sicherstellung einer adäquaten Blockadeausdehnung durch thorakale Epiduralanalgesie
- Adäquate Behandlungsdauer durch präoperativen Beginn und Fortführung der Therapie über mehrere Tage nach der Operation
- Anpassung der Analgesie an die individuellen Bedürfnisse der Patienten durch Schmerzmessung
- Verhinderung von Motorblockaden und hämodynamischer Instabilität durch Kombination von niedrig dosierten Lokalanästhetika und Opioiden
- Verhütung von Komplikationen epiduraler Katheter durch einen Akutschmerztherapiedienst

Literatur

1. Anand KJ, Hickey PR (1992) Halothane-morphine compared with high-dose sufentanil for anesthesia and postoperative analgesia in neonatal cardiac surgery. N Engl J Med 326: 1–9
2. Ayala A, Ertel W, Chaudry IH (1996) Trauma-induced suppression of antigen presentation and expression of major histocompatibility class II antigen complex in leukocytes. Shock 5: 79–90
3. Ballantyne JC, Carr DB, deFerranti S, Suarez T, Lau J, Chalmers TC, Angelillo IF, Mosteller F (1998) The comparative effects of postoperative analgesic therapies on pulmonary outcome: cumulative meta-analyses of randomized, controlled trials. Anesth Analg 86: 598–612
4. Baron JF, Bertrand M, Barre E, Godet G, Mundler O, Coriat P, Viars P (1991) Combined epidural and general anesthesia vs. general anesthesia for abdominal aortic surgery. Anesthesiology 75: 611–618
5. Beattie WS, Badner NH, Choi P (2001) Epidural analgesia reduces postoperative myocardial infarction: a meta-analysis. Anesth Analg 93: 853–858
6. Beilin B, Shavit Y, Cohn S, Kedar E (1992) Narcotic-induced suppression of natural killer cell activity in ventilated and nonventilated rats. Clin Immunol Immunopathol 64: 173–176
7. Ben-Eliyahu S, Yirmiya R, Liebeskind JC, Taylor AN, Gale RP (1991) Stress increases metastatic spread of a mammary tumor in rats: evidence for mediation by the immune system. Brain Behav Immun 5: 193–205
8. Berendes E, Schmidt C, Van Aken H, Hartlage MG, Wirtz S, Reinecke H, Rothenburger M, Scheld HH, Schluter B, Brodner G, Walter M (2003) Reversible cardiac sympathectomy by high thoracic epidural anesthesia improves regional left ventricular function in patients undergoing coronary artery bypass grafting: a randomized trial. Arch Surg 138: 1283–1290
9. Block BM, Liu SS, Rowlingson AJ, Cowan AR, Cowan JA, Jr., Wu CL (2003) Efficacy of postoperative epidural analgesia: a meta-analysis. Jama 290: 2455–2463
10. Blomberg S, Emanuelsson H, Kvist H, Lamm C, Ponten J, Waagstein F, Ricksten SE (1990) Effects of thoracic epidural anesthesia on coronary arteries and arterioles in patients with coronary artery disease. Anesthesiology 73: 840–847
11. Bode RH, Lewis KP, Zarich SW, Pierce ET, Roberts M, Kowalchuk GJ, Satwicz PR, Gibbons GW, Hunter JA, Espanola CC, Nesto RW (1996) Cardiac outcome after peripheral vascular surgery: comparison of general and regional anesthesia. Anesthesiology . Jan 84: 3–13
12. Böttiger BW, Martin E (2000) Prävention perioperativer Myokardischämien-ein Update. Anästhesist 49: 174–186
13. Brodner G, Mertes N, Van Aken H, Möllhoff T, Zahl M, Wirtz S, Marcus MA, Buerkle H (2000) What concentration of sufentanil should be combined with ropivacaine 0.2% wt/vol for postoperative patient-controlled epidural analgesia? Anesth Analg 90: 649–657
14. Brodner G, Pogatzki E, Van Aken H, Buerkle H, Goeters C, Schulzki C, Nottberg H, Mertes N (1998) A multimodal

approach to control postoperative pathophysiology and rehabilitation in patients undergoing abdominothoracic esophagectomy. Anesth Analg 86: 228–234
15. Brodner G, Mertes N, Van Aken H, Pogatzki E, Buerkle H, Marcus MA, Möllhoff T (1999) Epidural analgesia with local anesthetics after abdominal surgery: earlier motor recovery with 0.2% ropivacaine than 0.175% bupivacaine. Anesth Analg 88: 128–133
16. Brodner G, Van Aken H, Hertle L, Fobker M, Von Eckardstein A, Goeters C, Buerkle H, Harks A, Kehlet H (2001) Multimodal perioperative management – combining thoracic epidural analgesia, forced mobilization, and oral nutrition –reduces hormonal and metabolic stress and improves convalescence after major urologic surgery. Anesth Analg 92: 1594–1600
17. Brodner G, Möllhoff T, Van Aken H (2003) Thorakale Epiduralanästhesie und das Risiko perioperativer Myokardinfarkte bei Patienten mit koronarer Herzkrankheit. Anästhesiologie & Intensivmedizin 44: 92–98
18. Carpenter RL (1996) Gastrointestinal benefits of regional anesthesia/analgesia. Reg Anesth 21: 13–17
19. Christopherson R, Beattie C, Frank SM, Norris EJ, Meinert CL, Gottlieb SO, Yates H, Rock P, Parker SD, Perler BA, et al. (1993) Perioperative morbidity in patients randomized to epidural or general anesthesia for lower extremity vascular surgery. Perioperative Ischemia Randomized Anesthesia Trial Study Group. Anesthesiology 79: 422–434
20. Colacchio TA, Yeager MP, Hildebrandt LW (1994) Perioperative immunomodulation in cancer surgery. Am J Surg 167: 174–179
21. Foss NB, Kristensen MT, Kristensen BB, Jensen PS, Kehlet H. Effect of postoperative epidural analgesia on rehabilitation and pain after hip fracture surgery: a randomized, double-blind, placebo-controlled trial. Anesthesiology. 2005 Jun;102(6):1197–204
22. Garnett RL, MacIntyre A, Lindsay P, Barber GG, Cole CW, Hajjar G, McPhail NV, Ruddy TD, Stark R, Boisvert D (1996) Perioperative ischaemia in aortic surgery: combined epidural/general anaesthesia and epidural analgesia vs general anaesthesia and i.v. analgesia. Can J Anaesth 43: 769–777
23. Hachenberg T (1999) Use of thoracic epidural anaesthesia for thoracic surgery and its effect on pulmonary function. Best Practice & Research Clinical Anaesthesiology 13: 57–72
24. Hashimoto T, Hashimoto S, Hori Y, Nakagawa H, Hosokawa T (1995) Epidural anaesthesia blocks changes in peripheral lymphocytes subpopulation during gastrectomy for stomach cancer. Acta Anaesthesiol Scand 39: 294–298
25. Hönemann CW, Lo B, Erera JS, Polanowska-Grabowska R, Gear AR, Durieux M (1999) Local anesthetic effects on TXA2 receptor mediated platelet aggregation using quenched flow aggregometry. Adv Exp Med Biol 469: 269–276
26. Kehlet H (1997) Multimodal approach to control postoperative pathophysiology and rehabilitation. Br J Anaesth 78: 606–617
27. Kehlet H, Dahl JB (2003) Anaesthesia, surgery, and challenges in postoperative recovery. Lancet 362: 1921–1928
28. Kertai MD, Boersma E, Bax JJ, Thomson IR, Cramer MJ, van de Ven LL, Scheffer MG, Trocino G, Vigna C, Baars HF, van Urk H, Roelandt JR, Poldermans D (2003) Optimizing long-term cardiac management after major vascular surgery: Role of beta-blocker therapy, clinical characteristics, and dobutamine stress echocardiography to optimize long-term cardiac management after major vascular surgery. Arch Intern Med 163: 2230–2235
29. Kock M, Blomberg S, Emanuelsson H, Lomsky M, Stromblad SO, Ricksten SE (1990) Thoracic epidural anesthesia improves global and regional left ventricular function during stress-induced myocardial ischemia in patients with coronary artery disease. Anesth Analg 71: 625–630
30. Koltun WA, Bloomer MM, Tilberg AF, Seaton JF, Ilahi O, Rung G, Gifford RM, Kauffman GL, Jr. (1996) Awake epidural anesthesia is associated with improved natural killer cell cytotoxicity and a reduced stress response. Am J Surg 171: 68–72
31. Larsson PT, Wallen NH, Hjemdahl P (1994) Norepinephrine-induced human platelet activation in vivo is only partly counteracted by aspirin. Circulation 89: 1951–1957
32. Liebeskind JC (1991) Pain can kill. Pain 44: 3–4
33. Liu S, Carpenter RL, Neal JM (1995) Epidural anesthesia and analgesia. Their role in postoperative outcome. Anesthesiology 82: 1474–1506
34. Loick HM, Schmidt C, Van Aken H, Junker R, Erren M, Berendes E, Rolf N, Meissner A, Schmid C, Scheld HH, Möllhoff T (1999) High thoracic epidural anesthesia, but not clonidine, attenuates the perioperative stress response via sympatholysis and reduces the release of troponin T in patients undergoing coronary artery bypass grafting. Anesth Analg 88: 701–709
35. Mangano DT, Layug EL, Wallace A, Tateo I (1996) Effect of atenolol on mortality and cardiovascular morbidity after noncardiac surgery. Multicenter Study of Perioperative Ischemia Research Group. N Engl J Med 335: 1713–1720
36. Mangano DT (1998) Adverse outcomes after surgery in the year 2001 – a continuing odyssey. Anesthesiology 88: 561–564
37. Mangano DT, Browner WS, Hollenberg M, Li J, Tateo IM (1992) Long-term cardiac prognosis following noncardiac surgery. The Study of Perioperative Ischemia Research Group. Jama 268: 233–239
38. Manikian B, Cantineau JP, Bertrand M, Kieffer E, Sartene R, Viars P (1988) Improvement of diaphragmatic function by a thoracic extradural block after upper abdominal surgery. Anesthesiology 68: 379–386
39. Matot I, Oppenheim-Eden A, Ratrot R, Baranova J, Davidson E, Eylon S, Peyser A, Liebergall M (2003) Preoperative cardiac events in elderly patients with hip fracture randomized to epidural or conventional analgesia. Anesthesiology 98: 156–163
40. Möllhoff T, Rolf N (1997) Anesthesiologic management of cardiac »at-risk« patients. Anästhesiol Intensivmed Notfallmed Schmerzther 32: 739–743
41. Möllhoff T, Theilmeier G, Van Aken H (2001) Regional anaesthesia in patients at coronary risk for noncardiac and cardiac surgery. Curr Opin Anaesth 14: 17–25
42. Möllhoff T, Buerkle H, Van Aken H, Brodner G (2001) Efficacy of oncologic surgery. Does anesthesia influence the postoperative outcome? Zentralbl Chir 126: 312–317

43. Mustonen P, Lepantalo M, Lassila R (1998) Physical exertion induces thrombin formation and fibrin degradation in patients with peripheral atherosclerosis. Arterioscler Thromb Vasc Biol 18: 244–249
44. Nabel EG, Ganz P, Gordon JB, Alexander RW, Selwyn AP (1988) Dilation of normal and constriction of atherosclerotic coronary arteries caused by the cold pressor test. Circulation 77: 43–52
45. Nishina K, Mikawa K, Uesugi T, Obara H, Maekawa M, Kamae I, Nishi N (2002) Efficacy of clonidine for prevention of perioperative myocardial ischemia: a critical appraisal and meta-analysis of the literature. Anesthesiology 96: 323–329
46. Norris EJ, Beattie C, Perler BA, Martinez EA, Meinert CL, Anderson GF, Grass JA, Sakima NT, Gorman R, Achuff SC, Martin BK, Minken SL, Williams GM, Traystman RJ (2001) Double-masked randomized trial comparing alternate combinations of intraoperative anesthesia and postoperative analgesia in abdominal aortic surgery. Anesthesiology 95: 1054–1067
47. Oliver MF, Goldman L, Julian DG, Holme I (1999) Effect of mivazerol on perioperative cardiac complications during non-cardiac surgery in patients with coronary heart disease: the European Mivazerol Trial (EMIT). Anesthesiology 91: 951–961
48. Park WY, Thompson JS, Lee KK (2001) Effect of epidural anesthesia and analgesia on perioperative outcome: a randomized, controlled Veterans Affairs cooperative study. Ann Surg 234: 560-9; discussion 569–571
49. Parker MJ, Handoll HH, Griffiths R (2001) Anaesthesia for hip fracture surgery in adults. Cochrane Database Syst Rev 95: CD000521
50. Parker MJ, Handoll HH, Griffiths R (2004) Anaesthesia for hip fracture surgery in adults. Cochrane Database Syst Rev. Oct 18;(4):CD000521
51. Peyton PJ, Myles PS, Silbert BS, Rigg JA, Jamrozik K, Parsons R (2003) Perioperative epidural analgesia and outcome after major abdominal surgery in high-risk patients. Anesth Analg 96: 548-, table of contents
52. Poldermans D, Boersma E, Bax JJ, Thomson IR, van de Ven LL, Blankensteijn JD, Baars HF, Yo TI, Trocino G, Vigna C, Roelandt JR, van Urk H (1999) The effect of bisoprolol on perioperative mortality and myocardial infarction in high-risk patients undergoing vascular surgery. Dutch Echocardiographic Cardiac Risk Evaluation Applying Stress Echocardiography Study Group. N Engl J Med 341: 1789–1794
53. Poldermans D, Boersma E, Bax JJ, Thomson IR, Paelinck B, van de Ven LL, Scheffer MG, Trocino G, Vigna C, Baars HF, van Urk H, Roelandt JR (2001) Bisoprolol reduces cardiac death and myocardial infarction in high-risk patients as long as 2 years after successful major vascular surgery. Eur Heart J 22: 1353–1358
54. Rigg JR, Jamrozik K, Myles PS, Silbert BS, Peyton PJ, Parsons RW, Collins KS (2002) Epidural anaesthesia and analgesia and outcome of major surgery: a randomised trial. Lancet 359: 1276–1282
55. Rodgers A, Walker N, Schug S, McKee A, Kehlet H, van Zundert A, Sage D, Futter M, Saville G, Clark T, MacMahon S, Parker MJ, Handoll HH, Griffiths R, Norris EJ, Beattie C, Perler BA, Martinez EA, Meinert CL, Anderson GF, Grass JA, Sakima NT, Gorman R, Achuff SC, Martin BK, Minken SL, Williams GM, Traystman RJ (2000) Reduction of postoperative mortality and morbidity with epidural or spinal anaesthesia: results from overview of randomised trials. Bmj 321: 1493
56. Rolf N, Van de Velde M, Wouters PF, Möllhoff T, Weber TP, Van Aken HK (1996) Thoracic epidural anesthesia improves functional recovery from myocardial stunning in conscious dogs. Anesth Analg 83: 935–940
57. Rosenfeld BA, Beattie C, Christopherson R, Norris EJ, Frank SM, Breslow MJ, Rock P, Parker SD, Gottlieb SO, Perler BA, et al. (1993) The effects of different anesthetic regimens on fibrinolysis and the development of postoperative arterial thrombosis. Perioperative Ischemia Randomized Anesthesia Trial Study Group. Anesthesiology 79: 435–443
58. Senagore AJ, Delaney CP, Mekhail N, Dugan A, Fazio VW (2003) Randomized clinical trial comparing epidural anaesthesia and patient-controlled analgesia after laparoscopic segmental colectomy. Br J Surg 90: 1195–1199
59. Sielenkamper AW, Eicker K, Van Aken H (2000) Thoracic epidural anesthesia increases mucosal perfusion in ileum of rats. Anesthesiology 93: 844–851
60. Steinbrook RA (1998) Epidural anesthesia and gastrointestinal motility. Anesth Analg 86: 837–844
61. Sternberg WF, Liebeskind JC (1995) The analgesic response to stress: genetic and gender considerations. Eur J Anaesthesiol Suppl 10: 14–17
62. Taniguchi M, Kasaba T, Takasaki M (1997) Epidural anesthesia enhances sympathetic nerve activity in the unanesthetized segments in cats. Anesth Analg 84: 391–397
63. Tuman KJ, McCarthy RJ, March RJ, DeLaria GA, Patel RV, Ivankovich AD (1991) Effects of epidural anesthesia and analgesia on coagulation and outcome after major vascular surgery. Anesth Analg 73: 696–704
64. Udassin R, Eimerl D, Schiffman J, Haskel Y (1994) Epidural anesthesia accelerates the recovery of postischemic bowel motility in the rat. Anesthesiology 80: 832–836
65. Urwin SC, Parker MJ, Griffiths R (2000) General vs. regional anaesthesia for hip fracture surgery: a meta-analysis of randomized trials. Br J Anaesth 84: 450–455
66. Vaziri ND, Smith DH, Winer RL, Weber MA, Gonzales EC, Neutel JM (1993) Coagulation and inhibitory and fibrinolytic proteins in essential hypertension. J Am Soc Nephrol 4: 222–228
67. Warner DO, Warner MA, Ritman EL (1996) Human chest wall function during epidural anesthesia. Anesthesiology 85: 761–773
68. Wijeysundera DN, Naik JS, Beattie WS (2003) Alpha-2 adrenergic agonists to prevent perioperative cardiovascular complications: a meta-analysis. Am J Med 114: 742–752
69. Yeager MP, Glass DD, Neff RK, Brinck-Johnsen T (1987) Epidural anesthesia and analgesia in high-risk surgical patients. Anesthesiology 66: 729–736
70. Zwissler B (1997) Anesthesia procedures – postoperative effects. Anästhesist 46: S99–108

Kardiale Risikopatienten in der Anästhesie

P. H. Tonner, B. Bein, J. Scholz

Vorbemerkung

Unter kardialen Risikopatienten werden im Folgenden Patienten verstanden, die ein Risiko für kardiale Ischämien aufweisen, also insbesondere Patienten mit einer koronaren Herzerkrankung. Dieser Artikel soll dazu beitragen, das sog. perioperative kardiale Risiko evidenzbasiert darzustellen, sowie die aus der Evidenz hergeleiteten Empfehlungen zu erläutern.

Einleitung

Im Rahmen von nichtkardialen operativen Eingriffen kommt es zu einem Anstieg der Katecholamine und damit zu Anstiegen des Blutdrucks und der Herzfrequenz [60, 64, 70, 85]. Patienten, die eine koronare Herzerkrankung aufweisen, können durch diese hämodynamischen Veränderungen gefährdet werden. Da die Inzidenz der koronaren Herzerkrankung (KHK) weiter im Anstieg begriffen ist und sich ältere Patienten häufiger operativen Eingriffen unterziehen müssen, als jüngere Patienten, ist mit einer deutlich steigenden Anzahl von kardialen Risikopatienten zu rechnen [83]. Diese Patienten sind durch ischämische Ereignisse gefährdet, am häufigsten durch Myokardischämien. Das Auftreten von perioperativen Myokardischämien verschlechtert das postoperative Outcome signifikant und besitzt damit nicht nur medizinische, sondern auch ökonomische Relevanz [51]. Nach einem Myokardinfarkt erhöhen sich die Kosten für die Therapie um mindestens das Doppelte, verglichen mit einem unkomplizierten postoperativen Verlauf. Patienten, die postoperativ einen Myokardinfarkt erleiden, haben ein Risiko von 15–25% unmittelbar zu versterben [5, 7, 40, 75], und ein nichttödlicher Infarkt erhöht das Risiko für einen kardiovaskulären Tod bzw. einen erneuten nichttödlichen Infarkt um das 18-fache [50]. Außerdem tragen Patienten im Anschluss an einen postoperativen Myokardinfarkt ein erhöhtes Risiko, innerhalb der folgenden 2 Jahre zu versterben [41].

Anhand der aktuellen Literatur ist davon auszugehen, dass perioperative kardiovaskuläre Komplikationen durchschnittlich bei 1–2% der über 50-jährigen Patienten auftreten [43]. Viele der Daten, auf denen zurzeit Entscheidungen basiert werden, stammen aber aus Studien, die über 10 Jahre alt sind. Fortschritte der Medizin führen aktuell dazu, dass Erkrankungen behandelt werden können, die bislang nicht therapierbar erschienen, Patienten älter werden und damit vermehrt kardiovaskuläre Erkrankungen in den Vordergrund treten. Darüber hinaus werden immer mehr ältere Patienten auch operativ behandelt [12, 21, 81, 83]. Tendenziell ist daher vermutlich mit einer Erhöhung der Komplikationsrate zu rechnen.

Ein chirurgischer Eingriff übt einen, in Abhängigkeit von der Art des Eingriffs, Stressreiz auf den Körper aus. Es kommt zur Aktivierung von inflammatorischen Prozessen, hyperkoagulabilen Zuständen, Anstiegen von Stresshormonen und zum Teil auch hypoxischen Ereignissen [48, 60, 68, 70, 71, 76]. Diese Faktoren spielen eine wichtige Rolle in der Pathogenese von perioperativen Myokardischämien. Unklar ist noch immer, ob koronare Stenosen, über eine relative Minderperfusion, oder aber eine Thrombenbildung in den Koronararterien die führende Ursache von perioperativen Infarkten darstellen. In zwei Studien wurde als Ursache für einen tödlichen perioperativen Myokardinfarkt in 2/3 der Fälle eine signifikante Stenose der linken Koronararterie oder eine 3-Gefäßerkrankung gefunden [15, 16]. Nur 1/3 der Patienten wies einen koronaren Thrombus auf. Eine andere Studie an gefäßchirurgischen Patienten, die sich präoperativ einer Koronarangiographie unterzogen, zeigte dagegen, dass bei der Mehrzahl der Patienten, die postoperativ einen nichttödlichen Infarkt erlitten, keine höhergradigen Stenosen vorlagen [28]. Ob also eine mangelnde Sauerstoffversorgung oder eine Plaqueruptur mit Ausbildung eines intrakoronaren Thrombus die Hauptursache für eine perioperative Infarzierung darstellt, ist bislang nicht abschließend geklärt.

Tab. 11.1. Klinische Prädiktoren eines erhöhten perioperativen kardialen Risikos. (Mod. nach [26])

Hohes Risiko:
– Instabile Koronarsyndrome – Akuter oder kürzlicher Myokardinfarkt – Instabile oder ausgeprägte Angina – Dekompensierte Herzinsuffizienz – Signifikante Arrhythmien – Höhergradiger atrioventrikulärer Block – Symptomatische ventrikuläre Arrhythmien – Schwere arterielle Verschlusserkrankung
Mittleres Risiko:
– Geringe Angina pectoris – Myokardinfarkt in Anamnese oder Q-Wellen – Kompensierte Linksherzinsuffizienz oder anamnestische Linksherzinsuffizienz – Diabetes mellitus – Niereninsuffizienz
Geringes Risiko:
– Fortgeschrittenes Lebensalter – EKG-Veränderungen (Hypertrophie, Linksschenkelblock, ST-T-Veränderungen) – Kein Sinusrhythmus – Geringe körperliche Belastbarkeit – Schlaganfall in Anamnese – Unbehandelter Hypertonus

Erfassung des perioperativen Risikos

Für eine Risikomodifikation ist zunächst eine Identifizierung des gefährdeten Patientenkollektivs entscheidend. Dabei erfordern effiziente, innerklinische Abläufe geeignete Instrumente, um das individuelle Risiko der Patienten rasch und mit ausreichender Sensitivität und Spezifität zu stratifizieren. Gemäß der derzeit aktuellen Leitlinien des American College of Cardiology und der American Heart Association (ACC/AHA) kann das perioperative Risiko anhand der Schwere des operativen Eingriffs und der vorbestehenden Begleiterkrankungen geschätzt werden [26] (Tab. 11.1). Allerdings handelt es sich bei dieser Empfehlung nicht um ein Vorgehen, das sich auf evidenzbasierte Daten bezieht, sondern die Empfehlung wurde als Konglomerat aus verschiedenen Studien und Expertenmeinungen im Konsensusverfahren zusammengestellt [21].

In den drei bislang durchgeführten Studien zur Evaluierung des Algorithmus trat nur eine geringe Zahl kardialer Komplikationen auf, so dass eine valide Beurteilung nicht möglich war. Darüber hinaus konnte den Risikogruppen kein eindeutiges Risiko zugeordnet werden und es wurde kein Vergleich mit anderen Risikostratifizierungen vorgenommen [21, 26, 69]. Im Gegensatz zu den expertenbasierten Leitlinien wurden parallel eine Reihe von Systemen zur klinischen Abschätzung des perioperativen Ri-

Tab. 11.2. Der Revised Cardiac Risk Index (RCRI) nach Lee et al. (Mod. nach [43])

- Hochrisiko-OP
- Koronare Herzerkrankung
- Z.n. zerebralem Insult/TIA
- Diabetes mellitus (insulinpflichtig)
- Chronische Niereninsuffizienz (Serumkreatinin ≥2,0 mg·dl-1)
- Herzinsuffizienz

Klasse	Prädiktoren	Kardiales Risiko
I	-	0,4 (0,05-1,5)%
II	1	0,9 (0,3–2,1)%
III	2	6,6 (3,9–10,3)%
IV	3 und mehr	11,0 (5,8–18,4)%

sikos entwickelt, getestet und validiert. Einer der einfachsten, validierten Risikoscores (Revised Cardiac Risk Index, RCRI) wurde von Lee et al. entwickelt (Tab. 11.2) [43]. In die Risikobewertung fließen sechs Prädiktoren ein. Aus diesen Prädiktoren wird ein Score gebildet, der eine Zuordnung zu einer prozentualen Abschätzung des perioperativen Risikos erlaubt. Obwohl die Daten, auf die sich der RCRI bezieht, bereits mehr als 10 Jahre alt sind, konnte der Score in kürzlich publizierten Studien in leicht modifizierter Form erneut validiert und die Leistungsfähigkeit dieses Instruments eindrucksvoll bestätigt werden [10, 39].

Apparative Diagnostik

In einer Metaanalyse aus dem Jahr 2003 zeigte sich, dass im Trend die Dobutamin-Stressechokardiographie (DSE) die größte prognostische Aussagekraft für einen perioperativen Tod bzw. für einen Myokardinfarkt besitzt, signifikant war der Unterschied zu anderen Untersuchungsverfahren aber erst, wenn die DSE zusammen mit der Myokardszintigraphie analysiert wurde [38]. Die Resultate sind aufgrund der zum Teil qualitativ nicht hochwertigen Studien noch mit Vorsicht zu bewerten.

Für lange Zeit galt die präoperative Koronarangiographie als bestes Instrument zur Prädiktion perioperativer Myokardischämien. Eine Koronarangiographie erlaubt aber keine sichere Einschätzung des individuellen kardialen Risikos, da das Ausmaß einer vorbestehenden Koronarstenose nicht notwendig mit dem Auftreten eines Myokardinfarkts korreliert [46]. Entscheidend ist die Morphologie eines Plaques in einem Koronargefäß, die häufig angiographisch nicht dargestellt werden kann. Vulnerable Plaques können bei zunächst unkritischer Lumeneinengung nach Einriss der fibrösen Kappe schnell durch Adhäsions- und Koagulationsprozesse ein akutes Koronarsyndrom bzw. einen Myokardinfarkt auslösen, während stabile Plaques trotz vorbestehender, hochgradiger Lumeneinengung perioperativ nicht zur Ischämie führen müssen, wenn sie sich langsam entwickelt haben und eine ausreichende Kollateralisierung möglich war [14].

Perioperative Risikomodifikation

Wesentliche Kenngrößen für die perioperative Risikomodifikation ist eine ausreichende myokardiale Gewebsoxygenierung, also die Perfusion des Myokards mit oxygeniertem Blut. Determinanten der Sauerstofftransportkapazität des Bluts sind der Hämatokrit, die arterielle Sauerstoffsättigung und das Herzzeitvolumen. Hämatokritwerte von <28% sind nach gefäßchirurgischen Eingriffen mit einer signifikant erhöhten Inzidenz der perioperativen Myokardischämien assoziiert [56]. Eine eingeschränkte Koronarreserve, bei der eine vermehrte Ausschöpfung von Sauerstoff nicht möglich ist, kann theoretisch durch Steigerung des HZV kompensiert werden, jedoch um den Preis eines höheren Sauerstoffbedarfs. Für kardiale Risikopatienten stellt daher ein Hämoglobinwert <10 g dl^{-1} vermutlich einen sinnvollen Transfusionstrigger dar [32, 33].

Perioperative Hypothermie und postanästhetisches Shivering gehen mit einem gesteigerten Sauerstoffverbrauch einher. Eine postoperative Körpertemperatur von <35°C kann bei gefäßchirurgischen Patienten zu einer erhöhten Inzidenz an Myokardischämien führen [30]. Wärmekonservierende Maßnahmen sollten bereits vor Narkoseeinleitung beginnen (»Prewarming«) und eine Zieltemperatur von >36°C (Normothermie) anstreben [74].

Tachykardien verändern durch Reduktion der Diastolendauer und Anstieg der Herzarbeit die myokardiale Sauerstoffbilanz ungünstig [31]. Dies gilt auch für Steigerungen des systemarteriellen Widerstands. Ein arterieller Hypertonus erhöht über eine Nachlasterhöhung die Wandspannung und führt damit zu einer Abnahme der Durchblutung subendokardialer Wandschichten [77]. Andererseits sind auch hypotensive Phasen aufgrund der Reduktion des koronaren Perfusionsdrucks mit postoperativen Myokardischämien assoziiert [77]. Generell sollte eine Herzfrequenz <80 Schläge pro Minute und ein arterieller Mitteldruck von 65–70 mmHg angestrebt werden (bei Patienten mit arteriellem Hypertonus in der Anamnese ca. 20% mehr).

Anästhesieverfahren

Während noch vor 2–3 Dekaden das sog. »Coronary Steal«-Phänomen als starker Risikofaktor für die Durchführung einer balancierten Anästhesie bei KHK-Patienten mit einer »Steal«-anfälligen Gefäßanatomie galt, konnte in den letzten Jahren gezeigt werden, dass dieser Effekt wahrscheinlich nur von untergeordneter Bedeutung ist. Dagegen wurde vor wenigen Jahren demonstriert, dass volatile Anästhetika das Phänomen der sog. Präkonditionierung induzieren können und zwar, ohne dass dafür kurze ischämische Reize auf das kardiale Gewebe ausgeübt werden müssen. Die experimentell aber auch klinisch nachgewiesene Präkonditionierung ist bisher ausschließlich für volatile, nicht aber für intravenöse Anästhetika gezeigt worden. Der kardioprotektive Effekt, gemessen an der Freisetzung von Troponin I, ist nicht nur unter experimentellen, sondern auch unter klinischen Bedingungen bei Anwendung eines volatilen Anästhetikums größer als bei Propofol, wie in einigen Untersuchungen an kardiochirurgischen Patienten gezeigt werden konnte [17, 18, 34].

Bei der durch Inhalationsanästhetika aktivierten Präkonditionierung (anästhetische Präkonditionierung) wird intrazellulär eine Signalkaskade in Gang gesetzt, die eine protektive Wirkung im Rahmen einer länger dauernden Ischämie bewirkt [18, 34, 80]. Klinisch wurde ein protektiver Effekt von Inhalationsanästhetika aber bislang nur an Patienten gezeigt, bei denen im Rahmen eines kardiopulmonalen Bypasses eine lang dauernde kalte Ischämie gefolgt von einer Reperfusionsphase induziert wurde. An herzchirurgischen Patienten, die am schlagenden Herzen ohne Herz-Lungen-Maschine operiert wurden, zeigte sich zwar eine verbesserte Myokardfunktion in der Gruppe der mit einem Inhalationsanästhetikum behandelten Patienten im Vergleich zu einer TIVA-Gruppe, aber kein Unterschied im myokardialen Zellschaden (der in beiden Gruppen gleich gering war) [8]. Die Ausprägung des protektiven Effekts von Inhalationsanästhetika hängt von dem Ausmaß der Schädigung sowie der Dauer und Art der Applikation ab [19]. Außerhalb der Herzchirurgie liegen bislang keine klinischen Untersuchungen zu diesem Thema vor. Sollten sich die Befunde auch bei nichtkardiochirurgischen Patienten bestätigen, könnte in Zukunft ein Unterschied im Outcome zwischen balancierten und total-intravenösen Anästhesietechniken, zumindest in einer Subpopulation von Patienten, gezeigt werden. Zurzeit ist die Datenlage aber noch nicht ausreichend, um eine klare evidenzbasierte Aussage zuzulassen.

Perioperative Modulation des Sympathikus

Obwohl bereits eine Reihe von Metaanalysen zum Teil mit widersprechenden Resultaten veröffentlicht wurde, existieren erst wenige randomisierte Studien zur medikamentösen Therapie von Patienten vor nichtkardialen operativen Eingriffen, um die perioperative kardiale Morbidität und Mortalität zur reduzieren [29].

β-Blocker

β-Blocker besitzen neben negativ chronotropen und negativ inotropen Eigenschaften auch antiarrhythmische und antiinflammatorische Wirkungen. Eine perioperative Therapie mit β-Blockern kann das Risiko von kardialen Komplikationen nach nichtkardiochirurgischen Eingriffen reduzieren [65]. Sowohl prospektive als auch retrospektive Untersuchungen haben eine Reduktion der Zahl und der Schwere kardialer Komplikationen bei Patienten mit Risikofaktoren für eine KHK oder eine bestehende KHK gezeigt.

Mangano et al. [52] demonstrierten, dass eine perioperative Verabreichung des β-Blockers Atenolol (Tag der OP bis 7 Tage postoperativ) die kardiale Morbidität und Mortalität noch 2 Jahre nach einem operativen Eingriff signifikant reduzieren kann. Die Studie ist aber aus verschiedenen Gründen kritisiert worden. Es bleibt unklar, warum eine kurze Behandlung, die unmittelbar in der operativen Phase beginnt und sich nur über 7 Tage postoperativ erstreckt, auch noch bis zu 2 Jahre nach dem operativen Eingriff einen deutlichen Effekt auf die Mortalität erzielt. Die Ergebnisse der Studie von Mangano sind nicht mehr signifikant, wenn Patienten, die in der Phase der Applikation der Studienmedikation verstarben, mit in die Analyse einbezogen werden [22]. In einer weiteren Untersuchung, in der sich Patienten mit einem hohen Risiko für kardiale Komplikationen gefäßchirurgischen Eingriffen unterzogen, wurden ebenfalls sehr günstige Effekte eines perioperativ verabreichten β-Blockers (7 Tage vor der Operation bis 30 Tage nach der Operation) beschrieben. In der Bisoprololgruppe konnte die Inzidenz von Todesfällen aus kardialer Ursache signifikant von 17% auf 3,4% reduziert werden, bei einer Reduktion der Rate an Myokardinfarkten von 17% in der Placebogruppe auf 0% in der Bisoprololgruppe [63]. Ähnlich wie die Studie von Mangano wurde auch diese Studie kritisiert. In die Studie von Poldermans gingen ausschließlich Hochrisikopatienten ein. Die Ergebnisse der Studie können daher nicht auf Patienten mit niedrigen oder mittleren Risiko, die sich einem operativen Eingriff unterziehen müssen, verallgemeinert werden. Darüber hinaus war die Studie nicht geblindet. Im Gegensatz zu diesen beiden Studien, die einen positiven Effekt von β-Blockern zeigen, konnte in einer weiteren randomisierten kontrollierten Studie, der sog. DIPOM-Studie, bislang nicht gezeigt werden, dass es durch die Gabe von Metoprolol zu einer Reduktion des perioperativen Risikos für einen kardial verursachten Tod bzw. kardiale Komplikationen kommt [35]. In die Studie wurden Patienten mit einem vorbestehenden Diabetes mellitus und einem nichtkardialen operativen Eingriff eingeschlossen [36]. In einer Multizenterstudie zur perioperativen β-Blockade (POBBLE) (Tag der Aufnahme bis 7 Tage postoperativ) an 103 Patienten, die sich infrarenalen gefäßchirurgischen Eingriffen unterzogen, zeigte sich keine Veränderung der Häufigkeit von kardialen Komplikationen in den ersten 30 postoperativen Tagen, dagegen wurde aber die Zeit bis zur Entlassung aus dem Krankenhaus verkürzt [11].

Zu ähnlich variierenden Ergebnissen kamen einige in den letzten Jahren durchgeführte Metaanalysen zur perioperativen Therapie mit β-Blockern. In eine Analyse von Auerbach und Goldman [6] gingen insgesamt fünf randomisierte Studien ein. Anhand dieser Studien errechneten die Autoren eine Number needed to treat (NNT) von 2,5–6,7 für die Reduktion myokardialer Ischämien und eine NNT von 3,2–8,3 für positive Effekte auf die Mortalität aus kardialer Ursache bzw. nichtkardialer Ursache. Eine weitere Metaanalyse aus sechs Studien mit insgesamt 632 Patienten kam zu dem Ergebnis, dass β-Blocker zu einer mehr als 80%igen Reduktion des Risikos führen, perioperativ aus kardialer Ursache zu versterben [54]. In dieser Metaanalyse wurde aber die POBBLE-Studie nicht berücksichtigt, ebenso wie eine große, bislang nicht publizierte Studie, die in die Analyse von Devereaux mit eingging [20, 54]. Auch in einer Analyse von Stevens mit insgesamt 11 ausgewerteten Studien wurde ein günstiger Effekt einer β-Blockertherapie in der perioperativen Phase festgestellt. Die Therapie mit β-Blockern führt sowohl intra- als auch postoperativ zu einer signifikanten Reduktion ischämischer Episoden. Das Risiko einen Myokardinfarkt zu erleiden, wird durch die β-Blockergabe ebenfalls signifikant reduziert. Auch das Risiko eines Todes aus kardialer Ursache wurde durch β-Blockade gesenkt. In der Untersuchung wurde eine NNT von 8 für die Prävention einer Myokardischämie, eine NNT von 23 für die Prävention eines Myokardinfarktes und eine NNT von 32 für die Prävention eines kardialen Todes festgestellt. Allerdings waren die Resultate der Metaanalyse nicht mehr signifikant, wenn die beiden positivsten Studien aus der Analyse herausgenommen wurden [78]. Wesentlich abhängig sind die Ergebnisse von einer Studie von Poldermans, in die nur 112 Patienten eingeschlossen wurden, die eine geringe Anzahl an großen Komplikationen aufwies und die nicht geblindet war [23, 63].

Dennoch konnte im Rahmen der Metaanalyse klar herausgestellt werden, dass im Wesentlichen Patienten mit einem hohen kardialen Risiko von einer perioperativen β-Blockade profitieren, damit wird die Notwendigkeit unterstrichen, die Patientenpopulation eindeutig zu definieren, die eine perioperative β-Blockertherapie erhalten sollte.

Im Gegensatz zu Metaanalysen, die den perioperativen Einsatz von β-Blockern unterstützen, kam die Gruppe um Devereaux zu dem Schluss, dass eine perioperative Stressprophylaxe mit β-Blockern nur zu einer geringfügigen, klinisch nicht relevanten Reduktion des perioperativen kardialen Risikos beiträgt und dass es zu früh ist, definitive Schlüsse aus den vorhandenen Daten zu ziehen [20]. Es wurden keine statistisch signifikanten Vorteile für die perioperative β-Blockertherapie in Bezug auf das individuelle Outcome, und nur geringe statistisch signifikante Vorteile für ein kombiniertes Outcome aus kardiovaskulärer Mortalität, Myokardinfarkt und nicht tödlichem Herzstillstand gefunden. Allerdings wurden sehr heterogene Studien mit unterschiedlichen Patientenpopulationen und Behandlungsregimen in die Auswertung einbezogen. Darüber hinaus wurden in die Metaanalyse von Devereaux auch Ergebnisse von Studien eingeschlossen, die bisher nur auf wissenschaftlichen Kongressen vorgestellt wurden, aber noch nicht in peer-reviewed Zeitschriften veröffentlicht wurden [20, 29, 73]. Daneben wurden auch Studien in die Auswertung einbezogen, deren primärer Endpunkt die Nebenwirkungen von β-Blockern betrafen, nicht jedoch deren kardioprotektive Wirkung [73]. Dementsprechend lässt sich aus dieser Übersicht keine Aussage über die perioperative β-Blockade mit dem Ziel der kardialen Risikoreduktion ableiten und auch keine Aussagen über eine Population mit einem niedrigen Risiko [29]. Weiterhin ist problematisch, dass in die Analyse zwei Studien miteinbezogen wurden, die zusammen fast die Hälfte der insgesamt untersuchten Patienten einschlossen. In der einen Studie wurde nur eine einzelne intravenöse Bolusapplikation eines β-Blockers vorgenommen, die andere Studie ist bislang nicht publiziert und daher in ihrer Datenlage nicht überprüfbar [55, 88]. Aufgrund der unterschiedlichen Einschlusskriterien der bislang veröffentlichten Metaanalysen lässt sich nachvollziehen, dass die Autoren zu unterschiedlichen Einschätzungen kommen müssen [29].

Die derzeit verfügbaren Metaanalysen ermöglichen also, nicht zuletzt aufgrund ihres heterogenen Aufbaus, keine eindeutige Wertung der perioperativen β-Blockertherapie. Weitere Metaanalysen, deren Einschlusskriterien klar formuliert werden und die sich ausschließlich auf publizierte Literatur beziehen, werden in Zukunft wahrscheinlich mehr Klarheit bringen.

Erst kürzlich konnte in einer großen retrospektiven Untersuchung an über 660.000 Patienten, die perioperativ für 2 Tage einen β-Blocker bekamen oder nicht, erstmals differenzierter aufgeschlüsselt werden, dass die Indikation zur perioperativen β-Blockade von der Risikostratifizierung abhängig ist [45]. Alle Patienten wurden anhand des Revised Cardiac Risk Index nach Lee eingeschätzt. Mit steigendem Risikoindex stieg der Effekt der β-Blocker auf die Krankenhausmortalität (43% Reduktion bei einem Revised Cardiac Risk Index von 4 oder mehr) (◘ Abb. 11.1). Dagegen wiesen Patienten mit einem Index von 0 oder 1, die einen β-Blocker erhielten, sogar ein gering erhöhtes perioperatives Risiko auf. Die Gründe für die Risikoerhöhung bei Patienten mit einem niedrigen RCRI sind noch nicht geklärt.

Ein Problem der bislang verfügbaren Studien zur perioperativen β-Blockertherapie ist die geringe Häufigkeit von ernsthaften perioperativen Komplikationen. Obwohl demonstriert wurde, dass die Behandlung mit β-Blockern in einigen Studien mit einer relativen Risikoreduktion von mehr als 75% sehr effektiv ist, ist bei realistischer Einschätzung eher von einer relativen Risikoreduktion von 15–35% auszugehen [23]. Auch bei einer hohen perioperativen Komplikationsrate von 10% würde das bedeuten, dass mehr als 350 Patienten bzw. 650 Patienten in eine geplante Studie eingeschlossen werden müssten, um einen Effekt der Größenordnung von 25% zu demonstrieren. Zurzeit werden zwei große randomisierte, kontrollierte Studien (POISE [n=10.000], DECREASE-IV [n=6.000]) zur perioperativen Stressprophylaxe mit β-Blockern durchgeführt, die über eine ausreichende statistische Power verfügen und deren in den nächsten Jahren zu erwartende Ergebnisse vermutlich weitere Aufschlüsse über die Wertig-

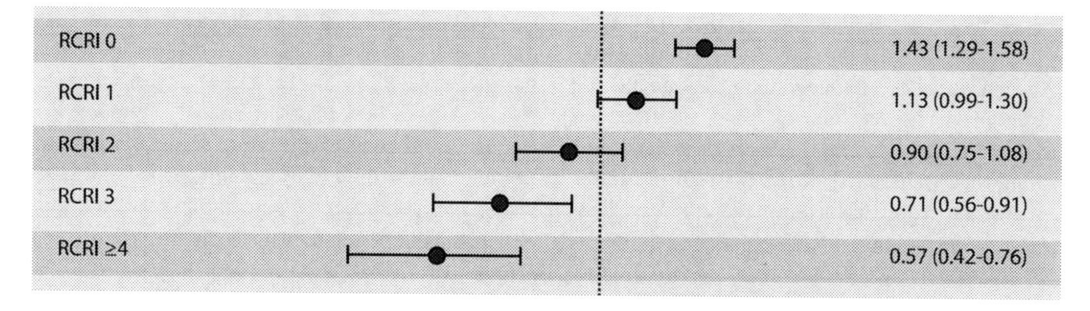

Abb. 11.1. Odds Ratio für einen Intrahospitaltod in Abhängigkeit von der präoperativen Einteilung in den Revised Cardiac Risk Index (RCRI) und der Behandlung mit einem β-Blocker bei Patienten, die sich einem großen operativen Eingriff unterziehen müssen. (Mod. nach [45])

keit und das Indikationsspektrum für eine perioperative Stressprophylaxe mit β-Blockern ergeben [24, 72].

Sehr wenige Studien haben im perioperativen Umfeld verschiedene β-Blocker miteinander verglichen oder aber Dosis-Wirkungs-Effekte untersucht. Darüber hinaus mangelt es an Studien, die eine ideale Patientenpopulation, eine richtige Dosis oder aber eine bevorzugte Verabreichungsform definieren [67]. Ebenfalls bleibt zurzeit unklar, wann mit einer β-Blockertherapie begonnen werden soll und wie lange die Therapie in der postoperativen Phase fortgesetzt werden sollte. Wahrscheinlich sollte die perioperative Therapie mit β-Blockern einige Tage oder Wochen vor dem operativen Eingriffs beginnen. Dabei erscheint es vorteilhaft, die Therapie so zu titrieren, dass Herzfrequenzen zwischen 50 und 60 erreicht werden und somit der Wirkeintritt der Substanz überprüfbar ist [29].

α_2-Adrenozeptoragonisten

α_2-Adrenozeptoragonisten führen zu einer zentralen Sympathikolyse und bewirken somit ähnlich wie β-Blocker einen antiischämischen Effekt [82]. In Deutschland wird im Wesentlichen der Prototyp der α_2-Adrenozeptoragonisten, Clonidin, eingesetzt, da im Gegensatz zu den USA und einigen europäischen Ländern das deutlich rezeptorspezifischere Dexmedetomidin bislang nicht zugelassen ist [59]. Kürzlich konnten Wallace et al. [84] zeigen, dass Clonidin bei kardialen Risikopatienten vergleichbar zur Therapie mit β-Blockern zu einer reduzierten Frequenz perioperativer Myokardischämien und einer geringeren Mortalität führt und damit Ergebnisse einer früheren Metaanalyse zu diesem Thema bestätigen [78, 84]. In einer weiteren Metaanalyse zur perioperativen Myokardprotektion konnte zwar in sechs Studien mit 614 Patienten ein günstiger Effekt von Clonidin oder Mivazerol auf die Häufigkeit intraoperativer Myokardischämien, aber kein Effekt auf die perioperative Myokardinfarktrate gezeigt werden. Dagegen wurde die Inzidenz von perioperativen kardialen Todesfällen durch die α_2-Adrenozeptoragonisten signifikant gesenkt [78]. In den ACC/AHA-Leitlinien aus dem Jahr 2002 findet sich für Clonidin eine Klasse IIb-Empfehlung [26]. Ähnlich wie bei den β-Blockern erscheint die Datenlage zur perioperativen Verabreichung von α_2-Adrenozeptoragonisten viel versprechend, allerdings ist es für endgültige Aussagen noch zu früh.

Regionalanästhesie

Ähnlich wie bei der Modulation des Sympathikus durch β-Blocker oder α_2-Adrenozeptoragonisten kann auch durch eine thorakale Epiduralanästhesie die Inzidenz von Myokardischämien vermindert werden. Studien an herzchirurgischen Patienten zeigen, dass durch eine thorakale Epiduralanästhesie ein myokardialer Zellschaden günstig beeinflusst werden kann [9, 47]. Ob jedoch auch bei nichtkardialen Eingriffen das kardiale Risiko modifiziert wird, ist zurzeit noch Gegenstand der Diskussion. Da aber kardiale Risikopatienten zunehmend mit Thrombozytenaggregationsinhibitoren therapiert werden, die für die Anwendung rückenmarknaher Anästhesieverfahren eine Kontraindikation darstellen, werden regionalanästhesiologische Verfahren zukünftig eine geringere Rolle spielen.

Statine

Als weitere Option zur Reduktion der perioperativen Mortalität zeichnet sich die Gruppe der Statine ab. In einer multizentrischen Observationsstudie an 780.000 Patienten wurde die Mortalität in einer Gruppe von Patienten, die während der ersten 2 Tagen eines Krankenhausaufenthaltes Statine eingenommen hatten, im Vergleich zu einer Gruppe ohne diese Medikamente reduziert [44]. Bei gefäßchirurgischen Operationen bewirken Statine eine Reduktion der perioperativen Morbidität und Mortalität [57, 62]. Der Effekt von Statinen im Rahmen kardiochirurgischer Eingriffe ist noch unklar [3, 58]. Bislang wurde nur eine einzige prospektiv-randomisierte Untersuchung an 100 Patienten publiziert. Die Gabe von Atorvastatin, angefangen 7 Tage vor einer geplanten Operation, resultierte in einer Reduktion der Mortalität um 50% während des Krankenhausaufenthaltes. In den folgenden 6 Monaten wurde bei 91,4% der Patienten der Atorvastatingruppe kein kardiales Ereignis beobachtet, während in der Placebo-Gruppe nur 73,5% der Patienten beschwerdefrei blieben [25]. Da bislang nur dieser eine randomisierte kontrollierte Versuch zur perioperativen Gabe von Statinen vorliegt, der nur eine geringe Zahl von Komplikationen aufweist, eine sehr hohe Effektivität der Statingabe und eine nur knappe statistische Signifikanz für ein breit definiertes Outcome, ist es noch zu früh, generelle Empfehlungen zur Statintherapie in der perioperativen Phase auszusprechen [25].

Kalziumantagonisten

Kalziumantagonisten erweitern die Koronararterien [2]. In einer kürzlich durchgeführten Metaanalyse (11 Studien, 1007 Patienten) fand sich unter Medikation mit Kalziumantagonisten eine reduzierte Inzidenz von Ischämien, supraventrikulären Tachykardien, Myokardinfarkten und größeren pathologischen Ereignissen [86]. Diese Effekte werden aber nur bei Benzothiazepin-Derivaten beobachtet, während Nifedipin die Inzidenz von ischämischen Ereignissen und Herzrhythmusstörungen erhöht. Alle ausgewerteten Studien wurden vor 2002 publiziert, und in der nächsten Zeit ist keine weitere große, randomisierte Studie zu erwarten.

Nitrate

Es existieren derzeit zu wenige Untersuchungen über den Effekt von Nitraten bei nicht-herzchirurgischen Eingriffen, um definitive Empfehlungen aussprechen zu können. In einer kürzlich in der Cochrane-Datenbank veröffentlichten Metaanalyse wurden 7 der 11 eingeschlossenen Studien an herzchirurgischen Patienten durchgeführt. Insgesamt zeigte sich ein günstiger Effekt hinsichtlich perioperativer Ischämien im Vergleich zu Placebo, wobei die Substanz Nicorandil anderen Nitraten möglicherweise überlegen ist. Auch für diese Substanzklasse sind keine großen, randomisierten Studien geplant.

Plättchenaggregationshemmer

Zwei große Studien haben den protektiven Effekt von Aspirin im perioperativen Umfeld untersucht. In der ACE-Studie (2849 Patienten) konnte gezeigt werden, dass die Gabe von niedrigdosierter (<325 mg) Acetylsalicylsäure (ASS) eine Reduktion von Myokardinfarkten, Schlaganfällen bzw. Todesfällen um 54% im Vergleich zu Placebo bewirkte. Allerdings nahm die Inzidenz der untersuchten Endpunkte bei höheren Dosen von ASS zu [79]. In der anderen großen Untersuchung wurden 162 mg ASS mit Placebo bei Patienten, die sich Hüft- bzw. Knieoperationen unterziehen mussten, verglichen. Die Einnahme von ASS reduzierte die Rate thromboembolischer Ereignisse um 36% [1]. Bei kardiochirurgischen Patienten senkte die frühe postoperative Gabe von ASS das perioperative Risiko ischämischer Komplikationen, ohne dass es zu vermehrten Blutungskomplikationen kam [49]. Wenn die Gabe von ASS erwogen wird, muss das erhöhte Risiko einer Blutungskomplikation gegen das verminderte Risiko kardiovaskulärer Komplikationen abgewogen werden. Die derzeitige Datenlage erlaubt noch keine endgültige Abschätzung, daher muss auf die Ergebnisse weiterer großer randomisierter Studien gewartet werden.

Revaskularisierung

Daten aus der schon vor längerer Zeit durchgeführten Coronary Artery Surgery Study (CASS) legten eine reduzierte kardiale Morbidität und Mortalität nach erfolgter Revaskularisierung nahe [27]. In der CARP-Studie wurden Patienten mit Risikofaktoren für eine KHK vor größeren, gefäßchirurgischen Eingriffen randomisiert entweder präoperativ revaskularisiert oder medikamentös behandelt [53]. Es zeigte sich weder ein Unterschied in der 30-Tage-Häufigkeit eines Myokardinfarktes noch in der Mortalität nach einer Nachbeobachtungsphase von 32 Monaten. Diese Studie ist ein Hinweis, dass Koronarstenosen nicht die wesentliche Ursache für perioperative kardiale Komplikationen darstellen [53]. In beiden untersuchten Studiengruppen nahmen über 80% der Patienten präoperativ β-Blocker ein. Im Gegensatz zur älteren CASS-Studie unterstreicht dies:

Eine prophylaktische Revaskularisierung von Risikopatienten ist nicht effektiv und stellt aufgrund des zusätzlichen Eingriffs möglicherweise sogar ein erhöhtes Risiko dar.

Die Ergebnisse kleinerer Studien weisen darauf hin, dass bei Patienten, die eine Angioplastie oder/und einen Stent erhalten haben, frühestens nach einem Intervall von 6 Wochen ein operativer Eingriff durchgeführt werden sollte. Für sog. Drug-eluting stents gibt es zurzeit noch nicht ausreichend Daten, es ist aber davon auszugehen, dass das Intervall deutlich länger ausfällt [13, 37, 66, 87]. Im Rahmen dringlicher Operationen können diese prinzipiell sinnvollen Interventionen zu einem therapeutischen Dilemma führen [87].

Eine Indikation für eine präoperative Revaskularisierung sollte unabhängig von einer geplanten Operation allein auf Grund von Klinik und Befunden des Patienten gestellt werden, wie dies auch in den derzeit gültigen Leitlinien der ACC/AHA vorgesehen ist [26]. Für die präoperative Revaskularisierung ist nach der Publikation der CARP-Studie eine eindeutigere Stellung der ACC/AHA zu erwarten [53].

Intraoperatives Monitoring

Kardiale Risikopatienten erfordern ein engmaschiges anästhesiologisches Monitoring. Obwohl keine Evidenz dafür vorhanden ist, dass ein invasives Monitoring das perioperative Outcome verbessert, sollte im Zweifelsfall die Indikation für eine Messung des Herzzeitvolumens großzügig gestellt werden [61]. Grundsätzlich ist eine möglichst stabile Hämodynamik anzustreben. Tachykardie, Hypertonie und Hypotonie sollten vermieden werden. Ein Ischämiemonitoring mittels EKG (idealerweise mittels 5-Kanal-EKG, mindestens aber Ableitungen II und V4 oder V5) ist anzustreben. Da ST-Streckenveränderungen in einem relevanten Prozentsatz mit myokardialen Zellschäden einhergehen und das postoperative Outcome beeinflussen können, sollten ischämietypische Veränderungen therapiert werden [42]. Nitroglyzerin wird in diesem Zusammenhang bevorzugt, auch wenn bislang kein Effekt auf das Outcome gezeigt werden konnte [78].

Detektion des postoperativen Infarkts

In einer Analyse der vorhandenen Literatur fanden Devereaux et al., dass die meisten perioperativen Myokardinfarkte klinisch stumm verlaufen und daher möglicherweise nicht erkannt werden. So haben nur 14% aller Patienten mit einem perioperativen Myokardinfarkt Thoraxschmerzen und nur 53% der Patienten weisen ein oder mehrere Symptome auf, die auf einen Myokardinfarkt hinweisen. Von den Maßnahmen zur sicheren Detektion eines perioperativen Myokardinfarkts werden zurzeit, angelehnt an Empfehlungen der European Society of Cardiology/American College of Cardiology (ESC/ACC), der Troponinwert und das 12-Kanal-EKG als sicherste Methoden empfohlen [4, 22].

Leitlinien zur perioperativen Risikomodifikation

Die zurzeit verfügbaren Leitlinien zum perioperativen Management von kardialen Risikopatienten wurden erstmals Mitte der 1990er Jahre publiziert. Zunächst standen sich zwei große Publikationen zu Leitlinien gegenüber, die von dem American College of Cardiology und der American Heart Association (ACC/AHA) bzw. dem American College of Physicians (ACP) herausgegeben wurden. Trotz einiger Unterschiede gab es sinngemäß weitgehende Übereinstimmungen. Schon in diesen frühen Leitlinien finden sich Empfehlungen zur perioperativen Therapie mit β-Blockern. Die im Jahr 1997 veröffentlichten Leitlinien des ACP zur perioperativen β-Blockertherapie wurden allerdings erst anhand von Expertenmeinungen eingefügt, nachdem die Leitlinien zur perioperativen Evaluierung bereits von der ACP verabschiedet und genehmigt waren. Die Leitlinien des ACP sind seither nicht überarbeitet worden. Im Gegensatz dazu wurden die Leitlinien des ACC/AHA im Jahr 2002 in einer neuen Version publiziert. Darin wird festgestellt, dass es noch zu wenige große randomisierte Studien gibt, als dass eine klare Schlussfolgerung bzw. Empfehlung für die perioperative β-Blockergabe gezogen bzw. ausgesprochen werden könnte [26]. In der vorab veröffentlichten aktuellen Stellungnahme der ACC/AHA zur perioperativen β-Blockertherapie werden zwar spezifischere Aussagen gemacht, dennoch hat sich die Lage nicht wesentlich verändert [29].

Wesentliche Aussagen der ACC/AHA zur perioperativen β-Blockertherapie

Die Leitlinien aus dem Jahr 2002 der ACC/AHA wurden Anfang des Jahres 2006 mit einem fokussierten Update versehen. Aufgrund zahlreicher neuer Studien bzw. Daten, die seit dem Jahr 2002 verfügbar wurden, ist die Sektion über β-Blocker vollkommen neu überarbeitet worden. Mit einem vollständigen Update der Leitlinien wird bis zum Jahreswechsel 2006/2007 gerechnet. Alle Empfehlungen werden in drei Klassen (I–III) unterteilt und dazu ein Evidenzgrad angegeben, der sich in die Stufen A–C untergliedert.

Die ACC/AHA empfehlen die weiterführende Gabe von β-Blockern bei Patienten, die sich einem operativen Eingriff unterziehen müssen und Symptome der Angina pectoris, symptomatische Arrhythmien, eine Hypertension oder andere Indikationen der Klasse I der ACC/AHA aufweisen (Evidenzgrad: C). Darüber hinaus sollten alle Patienten, die sich einem gefäßchirurgischen Eingriff unterziehen und die präoperativ ein hohes kardiales Risiko aufweisen, z. B., weil präoperativ myokardiale Ischämien nachgewiesen wurden, mit β-Blockern eingestellt werden (Evidenzgrad: B).

Eine Klasse IIa-Empfehlung (die Gabe von β-Blockern kann wahrscheinlich empfohlen werden) wurde für Patienten ausgesprochen, die sich einem gefäßchirurgischen Eingriff unterziehen müssen und die präoperativ Hinweise auf eine KHK haben (Evidenzgrad: B). Die Empfehlung, dass β-Blocker wahrscheinlich für Patienten zu empfehlen sind, bei denen die operative Risikoeinschätzung vor einem gefäßchirurgischen Eingriff ein hohes Risiko für ein kardiales Ereignis ergeben hat und dies durch verschiedene klinische Risikofaktoren nachgewiesen wurde, wurde neu hinzugefügt (Evidenzgrad: B). Eine entsprechende Empfehlung gilt auch für Patienten, die sich einem Eingriff mit mittlerem oder hohem Risiko unterziehen müssen und die in der präoperativen Evaluierung eine KHK oder ein anhand mehrerer Risikofaktoren nachgewiesenes erhöhtes kardiales Risiko haben (Evidenzgrad: B).

Eine Empfehlung der Klasse IIb wurde für die Gabe von β-Blockern bei Patienten ausgesprochen, die sich einem Eingriff mit mittlerem bzw. hohem Risiko oder einem gefäßchirurgischen Eingriff unterziehen müssen und bei denen präoperativ ein mittleres kardiales Risiko anhand eines einzigen klinischen Risikofaktors festgestellt wurde

(Evidenzgrad: C). Ebenfalls eine Klasse IIb-Empfehlung wurde für Patienten ausgesprochen, die sich einem gefäßchirurgischen Eingriff unterziehen müssen, ein geringes kardiales Risiko aufweisen und die zu diesem Zeitpunkt noch keinen β-Blocker einnehmen (Evidenzgrad: C).

Eine Klasse III-Empfehlung (d. h. keine Gabe von β-Blockern) wurde für Patienten ausgesprochen, bei denen eine absolute Kontraindikation gegen eine β-Blockade besteht (Evidenzgrad: C).

Zusammenfassung

Die zunehmende Anzahl älterer Menschen in unserer Gesellschaft erfordert klare Strategien für den Umgang mit den entsprechend steigenden Zahlen von kardialen Risikopatienten in der Anästhesie. Die gegenwärtige Datenlage lässt aufgrund der vorliegenden Studien folgende zusammenfassende Schlussfolgerungen zu: Die Risikostratifizierung kann entweder nach den vorhandenen Leitlinien oder nach Algorithmen erfolgen (Grad der Evidenz: Leitlinien: C; Algorithmen: C). Für die intraoperative Therapie, das verwendete Anästhesieverfahren sowie das zu verwendende Monitoring gibt es eine Reihe interessanter Studien, die aber eine definitive Stellungnahme noch nicht erlauben. Auch die perioperative β-Blockade, die sich langsam durchzusetzen beginnt, steht unter dem Gesichtspunkt der evidenzbasierten Medizin noch auf schwachen Beinen. Viele der heute angewendeten Standards basieren nur auf Expertenmeinungen. Der Mangel an Daten mit hohem Evidenzgrad muss aber nicht notwendigerweise zu einer schlechteren Qualität in der medizinischen Versorgung führen. Von Kritikern der evidenzbasierten Medizin wird argumentiert, dass die wesentlichen medizinischen Fortschritte vor 1965 von einzelnen genialen, enthusiastischen an Kranken orientierten und in ihrem Handeln wenig eingeschränkten Ärzten und Forschern erbracht worden seien. Ärztliches Urteil und Erfahrung können somit auch unabhängig von formalisierten Methoden eine singuläre Wirksamkeitsbeurteilung vornehmen und somit auch kardiovaskulären Risikopatienten individuell wertvolle Therapieoptionen zukommen lassen.

Literatur

1. (2000) Prevention of pulmonary embolism and deep vein thrombosis with low dose aspirin: Pulmonary Embolism Prevention (PEP) trial. Lancet 355:1295–1302
2. Abernethy DR, Schwartz JB (1999) Kalzium-antagonist drugs. N Engl J Med 341:1447–1457
3. Ali IS, Buth KJ (2005) Preoperative statin use and outcomes following cardiac surgery. Int J Cardiol 103:12–18
4. Alpert JS, Thygesen K, Antman E, Bassand JP (2000) Myocardial infarction redefined–a consensus document of The Joint European Society of Cardiology/American College of Cardiology Committee for the redefinition of myocardial infarction. J Am Coll Cardiol 36:959–969
5. Ashton CM, Petersen NJ, Wray NP, Kiefe CI, Dunn JK, Wu L, Thomas JM (1993) The incidence of perioperative myocardial infarction in men undergoing noncardiac surgery. Ann Intern Med 118:504–510
6. Auerbach AD, Goldman L (2002) beta-Blockers and reduction of cardiac events in noncardiac surgery: scientific review. Jama 287:1435–1444
7. Badner NH, Knill RL, Brown JE, Novick TV, Gelb AW (1998) Myocardial infarction after noncardiac surgery. Anesthesiology 88:572–578
8. Bein B, Renner J, Caliebe D, Scholz J, Paris A, Fraund S, Zaehle W, Tonner PH (2005) Sevoflurane but not propofol preserves myocardial function during minimally invasive direct coronary artery bypass surgery. Anesth Analg 100:610–616
9. Berendes E, Schmidt C, Van Aken H et al. (2003) Reversible cardiac sympathectomy by high thoracic epidural anesthesia improves regional left ventricular function in patients undergoing coronary artery bypass grafting: a randomized trial. Arch Surg 138:1283–1290; discussion 1291
10. Boersma E, Kertai MD, Schouten O et al. (2005) Perioperative cardiovascular mortality in noncardiac surgery: validation of the Lee cardiac risk index. Am J Med 118:1134–1141
11. Brady AR, Gibbs JS, Greenhalgh RM, Powell JT, Sydes MR (2005) Perioperative beta-blockade (POBBLE) for patients undergoing infrarenal vascular surgery: results of a randomized double-blind controlled trial. J Vasc Surg 41:602–609
12. Braunwald E (2002) Personal reflections on efforts to reduce ischemic myocardial damage. Cardiovasc Res 56:332–338
13. Breen P, Lee JW, Pomposelli F, Park KW (2004) Timing of high-risk vascular surgery following coronary artery bypass surgery: a 10-year experience from an academic medical centre. Anaesthesia 59:422–427
14. Casscells W, Naghavi M, Willerson JT (2003) Vulnerable atherosclerotic plaque: a multifocal disease. Circulation 107:2072–2075
15. Cohen MC, Aretz TH (1999) Histological analysis of coronary artery lesions in fatal postoperative myocardial infarction. Cardiovasc Pathol 8:133–139

16. Dawood MM, Gutpa DK, Southern J, Walia A, Atkinson JB, Eagle KA (1996) Pathology of fatal perioperative myocardial infarction: implications regarding pathophysiology and prevention. Int J Cardiol 57:37–44
17. De Hert SG, Cromheecke S, ten Broecke PW et al. (2003) Effects of propofol, desflurane, and sevoflurane on recovery of myocardial function after coronary surgery in elderly high-risk patients. Anesthesiology 99:314–323
18. De Hert SG, ten Broecke PW, Mertens E et al. (2002) Sevoflurane but not propofol preserves myocardial function in coronary surgery patients. Anesthesiology 97:42–49
19. De Hert SG, Van der Linden PJ, Cromheecke S et al. (2004) Cardioprotective properties of sevoflurane in patients undergoing coronary surgery with cardiopulmonary bypass are related to the modalities of its administration. Anesthesiology 101:299–310
20. Devereaux PJ, Beattie WS, Choi PT et al. (2005) How strong is the evidence for the use of perioperative beta blockers in non-cardiac surgery? Systematic review and meta-analysis of randomised controlled trials. Bmj 331:313–321
21. Devereaux PJ, Goldman L, Cook DJ, Gilbert K, Leslie K, Guyatt GH (2005) Perioperative cardiac events in patients undergoing noncardiac surgery: a review of the magnitude of the problem, the pathophysiology of the events and methods to estimate and communicate risk. Cmaj 173:627–634
22. Devereaux PJ, Goldman L, Yusuf S, Gilbert K, Leslie K, Guyatt GH (2005) Surveillance and prevention of major perioperative ischemic cardiac events in patients undergoing noncardiac surgery: a review. Cmaj 173:779–788
23. Devereaux PJ, Leslie K, Yang H (2004) The effect of perioperative beta-blockers on patients undergoing noncardiac surgery – is the answer in? Can J Anaesth 51:749–755
24. Devereaux PJ, Yusuf S, Yang H, Choi PT, Guyatt GH (2004) Are the recommendations to use perioperative beta-blocker therapy in patients undergoing noncardiac surgery based on reliable evidence? Cmaj 171:245–247
25. Durazzo AE, Machado FS, Ikeoka DT et al. (2004) Reduction in cardiovascular events after vascular surgery with atorvastatin: a randomized trial. J Vasc Surg 39:967–975; discussion 975–966
26. Eagle KA, Berger PB, Calkins H et al. (2002) ACC/AHA guideline update for perioperative cardiovascular evaluation for noncardiac surgery-executive summary a report of the American College of Cardiology/American Heart Association Task Force on Practice Guidelines (Committee to Update the 1996 Guidelines on Perioperative Cardiovascular Evaluation for Noncardiac Surgery). Circulation 105:1257–1267
27. Eagle KA, Rihal CS, Mickel MC, Holmes DR, Foster ED, Gersh BJ (1997) Cardiac risk of noncardiac surgery: influence of coronary disease and type of surgery in 3368 operations. CASS Investigators and University of Michigan Heart Care Program. Coronary Artery Surgery Study. Circulation 96:1882–1887
28. Ellis SG, Hertzer NR, Young JR, Brener S (1996) Angiographic correlates of cardiac death and myocardial infarction complicating major nonthoracic vascular surgery. Am J Cardiol 77:1126–1128
29. Fleisher LA, Beckman JA, Brown KA et al. (2006) ACC/AHA 2006 guideline update on perioperative cardiovascular evaluation for noncardiac surgery: focused update on perioperative beta-blocker therapy: a report of the American College of Cardiology/American Heart Association Task Force on Practice Guidelines (Writing Committee to Update the 2002 Guidelines on Perioperative Cardiovascular Evaluation for Noncardiac Surgery): developed in collaboration with the American Society of Echocardiography, American Society of Nuclear Cardiology, Heart Rhythm Society, Society of Cardiovascular Anesthesiologists, Society for Cardiovascular Angiography and Interventions, and Society for Vascular Medicine and Biology. Circulation 113:2662–2674
30. Frank SM, Beattie C, Christopherson R, Norris EJ, Perler BA, Williams GM, Gottlieb SO (1993) Unintentional hypothermia is associated with postoperative myocardial ischemia. The Perioperative Ischemia Randomized Anesthesia Trial Study Group. Anesthesiology 78:468–476
31. Guth BD, Indolfi C, Heusch G, Seitelberger R, Ross J, Jr. (1990) Mechanisms of benefit in the ischemic myocardium due to heart rate reduction. Basic Res Cardiol 85 Suppl 1:157–166
32. Hebert PC, Fergusson DA, Stather D et al. (2005) Revisiting transfusion practices in critically ill patients. Crit Care Med 33:7–12; discussion 232–232
33. Hebert PC, Wells G, Blajchman MA et al. (1999) A multicenter, randomized, controlled clinical trial of transfusion requirements in critical care. Transfusion Requirements in Critical Care Investigators, Canadian Critical Care Trials Group. N Engl J Med 340:409–417
34. Julier K, da Silva R, Garcia C et al. (2003) Preconditioning by sevoflurane decreases biochemical markers for myocardial and renal dysfunction in coronary artery bypass graft surgery: a double-blinded, placebo-controlled, multicenter study. Anesthesiology 98:1315–1327
35. Juul AB (2004) Randomized, blinded trial on perioperative metoprolol versus placebofor diabetic patients undergoing noncardiac surgery. Late breaking clinical trials of the American Heart Association Scientific Sessions 2004, New Orleans, Abstract
36. Juul AB, Wetterslev J, Kofoed-Enevoldsen A, Callesen T, Jensen G, Gluud C (2004) The Diabetic Postoperative Mortality and Morbidity (DIPOM) trial: rationale and design of a multicenter, randomized, placebo-controlled, clinical trial of metoprolol for patients with diabetes mellitus who are undergoing major noncardiac surgery. Am Heart J 147:677–683
37. Kaluza GL, Joseph J, Lee JR, Raizner ME, Raizner AE (2000) Catastrophic outcomes of noncardiac surgery soon after coronary stenting. J Am Coll Cardiol 35:1288–1294
38. Kertai MD, Boersma E, Bax JJ et al. (2003) A meta-analysis comparing the prognostic accuracy of six diagnostic tests for predicting perioperative cardiac risk in patients undergoing major vascular surgery. Heart 89:1327–1334

39. Kertai MD, Boersma E, Klein J, van Sambeek M, Schouten O, van Urk H, Poldermans D (2005) Optimizing the prediction of perioperative mortality in vascular surgery by using a customized probability model. Arch Intern Med 165:898–904
40. Kumar R, McKinney WP, Raj G, Heudebert GR, Heller HJ, Koetting M, McIntire DD (2001) Adverse cardiac events after surgery: assessing risk in a veteran population. J Gen Intern Med 16:507–518
41. Landesberg G (2003) The pathophysiology of perioperative myocardial infarction: facts and perspectives. J Cardiothorac Vasc Anesth 17:90–100
42. Landesberg G, Mosseri M, Zahger D et al. (2001) Myocardial infarction after vascular surgery: the role of prolonged stress-induced, ST depression–type ischemia. J Am Coll Cardiol 37:1839–1845
43. Lee TH, Marcantonio ER, Mangione CM et al. (1999) Derivation and prospective validation of a simple index for prediction of cardiac risk of major noncardiac surgery. Circulation 100:1043–1049
44. Lindenauer PK, Pekow P, Wang K, Gutierrez B, Benjamin EM (2004) Lipid–lowering therapy and in–hospital mortality following major noncardiac surgery. Jama 291:2092–2099
45. Lindenauer PK, Pekow P, Wang K, Mamidi DK, Gutierrez B, Benjamin EM (2005) Perioperative beta–blocker therapy and mortality after major noncardiac surgery. N Engl J Med 353:349–361
46. Little WC, Constantinescu M, Applegate RJ, Kutcher MA, Burrows MT, Kahl FR, Santamore WP (1988) Can coronary angiography predict the site of a subsequent myocardial infarction in patients with mild–to–moderate coronary artery disease? Circulation 78:1157–1166
47. Loick HM, Schmidt C, Van Aken H et al. (1999) High thoracic epidural anesthesia, but not clonidine, attenuates the perioperative stress response via sympatholysis and reduces the release of troponin T in patients undergoing coronary artery bypass grafting. Anesth Analg 88:701–709
48. Mahla E, Tiesenhausen K, Rehak P, Fruhwald S, Purstner P, Metzler H (2000) Perioperative myocardial cell injury: the relationship between troponin T and cortisol. J Clin Anesth 12:208–212
49. Mangano DT (2002) Aspirin and mortality from coronary bypass surgery. N Engl J Med 347:1309–1317
50. Mangano DT, Browner WS, Hollenberg M, Li J, Tateo IM (1992) Long-term cardiac prognosis following noncardiac surgery. The Study of Perioperative Ischemia Research Group. Jama 268:233–239
51. Mangano DT, Browner WS, Hollenberg M, London MJ, Tubau JF, Tateo IM (1990) Association of perioperative myocardial ischemia with cardiac morbidity and mortality in men undergoing noncardiac surgery. The Study of Perioperative Ischemia Research Group. N Engl J Med 323:1781–1788
52. Mangano DT, Layug EL, Wallace A, Tateo I (1996) Effect of atenolol on mortality and cardiovascular morbidity after noncardiac surgery. Multicenter Study of Perioperative Ischemia Research Group. N Engl J Med 335:1713–1720
53. McFalls EO, Ward HB, Moritz TE et al. (2004) Coronary-artery revascularization before elective major vascular surgery. N Engl J Med 351:2795–2804
54. McGory ML, Maggard MA, Ko CY (2005) A meta-analysis of perioperative beta blockade: what is the actual risk reduction? Surgery 138:171–179
55. Miller DR, Martineau RJ, Wynands JE, Hill J (1991) Bolus administration of esmolol for controlling the haemodynamic response to tracheal intubation: the Canadian Multicentre Trial. Can J Anaesth 38:849–858
56. Nelson AH, Fleisher LA, Rosenbaum SH (1993) Relationship between postoperative anemia and cardiac morbidity in high–risk vascular patients in the intensive care unit. Crit Care Med 21:860–866
57. O'Neil-Callahan K, Katsimaglis G, Tepper MR, Ryan J, Mosby C, Ioannidis JP, Danias PG (2005) Statins decrease perioperative cardiac complications in patients undergoing noncardiac vascular surgery: the Statins for Risk Reduction in Surgery (StaRRS) study. J Am Coll Cardiol 45:336–342
58. Pan W, Pintar T, Anton J, Lee VV, Vaughn WK, Collard CD (2004) Statins are associated with a reduced incidence of perioperative mortality after coronary artery bypass graft surgery. Circulation 110:II45–49
59. Paris A, Tonner PH (2005) Dexmedetomidine in anaesthesia. Current Opinion in Anaesthesiology 18:412–418
60. Parker SD, Breslow MJ, Frank SM et al. (1995) Catecholamine and cortisol responses to lower extremity revascularization: correlation with outcome variables. Perioperative Ischemia Randomized Anesthesia Trial Study Group. Crit Care Med 23:1954–1961
61. Pinsky MR (2003) Why measure cardiac output? Crit Care 7:114–116
62. Poldermans D, Bax JJ, Kertai MD et al. (2003) Statins are associated with a reduced incidence of perioperative mortality in patients undergoing major noncardiac vascular surgery. Circulation 107:1848–1851
63. Poldermans D, Boersma E, Bax JJ et al. (1999) The effect of bisoprolol on perioperative mortality and myocardial infarction in high-risk patients undergoing vascular surgery. Dutch Echocardiographic Cardiac Risk Evaluation Applying Stress Echocardiography Study Group. N Engl J Med 341:1789–1794
64. Priebe HJ (2004) Triggers of perioperative myocardial ischaemia and infarction. Br J Anaesth 93:9–20
65. Priebe HJ (2005) Perioperative myocardial infarction-aetiology and prevention. Br J Anaesth 95:3–19
66. Reddy PR, Vaitkus PT (2005) Risks of noncardiac surgery after coronary stenting. Am J Cardiol 95:755–757
67. Redelmeier D, Scales D, Kopp A (2005) Beta blockers for elective surgery in elderly patients: population based, retrospective cohort study. Bmj 331:932
68. Rosenfeld BA, Beattie C, Christopherson R et al. (1993) The effects of different anesthetic regimens on fibrinolysis and the development of postoperative arterial thrombosis. Perioperative Ischemia Randomized Anesthesia Trial Study Group. Anesthesiology 79:435–443
69. Samain E, Farah E, Leseche G, Marty J (2000) Guidelines for perioperative cardiac evaluation from the American

College of Cardiology/American Heart Association task force are effective for stratifying cardiac risk before aortic surgery. J Vasc Surg 31:971–979

70. Sametz W, Metzler H, Gries M, Porta S, Sadjak A, Supanz S, Juan H (1999) Perioperative catecholamine changes in cardiac risk patients. Eur J Clin Invest 29:582–587
71. Schillinger M, Domanovits H, Bayegan K et al. (2002) C-reactive protein and mortality in patients with acute aortic disease. Intensive Care Med 28:740–745
72. Schouten O, Poldermans D, Visser L et al. (2004) Fluvastatin and bisoprolol for the reduction of perioperative cardiac mortality and morbidity in high-risk patients undergoing non-cardiac surgery: rationale and design of the DECREASE-IV study. Am Heart J 148:1047–1052
73. Schouten O, Shaw LJ, Boersma E et al. (2006) A meta-analysis of safety and effectiveness of perioperative beta-blocker use for the prevention of cardiac events in different types of noncardiac surgery. Coron Artery Dis 17:173–179
74. Sessler DI (2001) Complications and treatment of mild hypothermia. Anesthesiology 95:531–543
75. Shah KB, Kleinman BS, Rao TL, Jacobs HK, Mestan K, Schaafsma M (1990) Angina and other risk factors in patients with cardiac diseases undergoing noncardiac operations. Anesth Analg 70:240–247
76. Shoemaker WC, Appel PL, Kram HB (1988) Tissue oxygen debt as a determinant of lethal and nonlethal postoperative organ failure. Crit Care Med 16:1117–1120
77. Slogoff S, Keats AS (1986) Further observations on perioperative myocardial ischemia. Anesthesiology 65:539–542
78. Stevens RD, Burri H, Tramer MR (2003) Pharmacologic myocardial protection in patients undergoing noncardiac surgery: a quantitative systematic review. Anesth Analg 97:623–633
79. Taylor DW, Barnett HJ, Haynes RB et al. (1999) Low-dose and high-dose acetylsalicylic acid for patients undergoing carotid endarterectomy: a randomised controlled trial. ASA and Carotid Endarterectomy (ACE) Trial Collaborators. Lancet 353:2179–2184
80. Toller WG, Kersten JR, Pagel PS, Hettrick DA, Warltier DC (1999) Sevoflurane reduces myocardial infarct size and decreases the time threshold for ischemic preconditioning in dogs. Anesthesiology 91:1437–1446
81. Tonner PH, Brockhoff C, Paris A, Scholz J (2002) Perioperative Betablockade. Anästhesiol Intensivmed 43:223–235
82. Tonner PH, Scholz J (1996) Clinical perspectives of alpha2-adrenoceptor agonists. Current Opinion in Anaesthesiology 9:471–480
83. Tonner PH, Scholz J, Schulte am Esch J (1996) Anästhesiologische Aspekte des kardialen Risikopatienten bei extrakardialen Eingriffen. Anästhesiologie und Intensivmedizin 7/8:373–385
84. Wallace AW, Galindez D, Salahieh A, Layug EL, Lazo EA, Haratonik KA, Boisvert DM, Kardatzke D (2004) Effect of clonidine on cardiovascular morbidity and mortality after noncardiac surgery. Anesthesiology 101:284–293
85. Weissman C (1990) The metabolic response to stress: an overview and update. Anesthesiology 73:308–327
86. Wijeysundera DN, Beattie WS (2003) Kalzium channel blockers for reducing cardiac morbidity after noncardiac surgery: a meta–analysis. Anesth Analg 97:634–641
87. Wilson SH, Fasseas P, Orford JL, Lennon RJ, Horlocker T, Charnoff NE, Melby S, Berger PB (2003) Clinical outcome of patients undergoing non-cardiac surgery in the two months following coronary stenting. J Am Coll Cardiol 42:234–240
88. Yang H, Raymer K, Butler R, Parlow J, Roberts R, Tech M (2004) Metoprolol after vascular surgery (MaVS) (Abstr.). Can J Anaesth 51:A7

11

Monitoring

Eine evidenzbasierte Übersicht der vorhandenen Datenlage

S. Rex, W. Buhre

Einleitung

Jährlich wird bei Millionen von Patienten eine Narkose durchgeführt. In welchem Ausmaß die Anästhesie *per se* zur perioperativen Morbidität und Letalität beiträgt, wird kontrovers beurteilt [1–3]. Einigkeit herrscht jedoch darüber, dass Fortschritte der anästhesiologischen und chirurgischen Technik und eine verbesserte perioperative Versorgung in den entwickelten Ländern dazu beigetragen haben, die perioperative Letalität zu senken [4]. Ob die Einführung von Monitoringverfahren und Standards der Anwendung dieser Verfahren zu einer Reduktion des perioperativen Risikos beigetragen haben, ist Gegenstand kontroverser Diskussionen.

Kardiale ischämische Ereignisse (wie z. B. nicht-letaler und letaler Myokardinfarkt, instabile Angina pectoris, eine akut auftretende Herzinsuffizienz, lebensbedrohliche Arrythmien und plötzlicher Herztod) sind für etwa ein Drittel aller perioperativen Komplikationen und für die Hälfte aller perioperativen Todesfälle verantwortlich [5]. Deshalb konzentrieren sich die Bestrebungen darauf, das perioperative kardiovaskuläre Monitoring zu optimieren und damit die Inzidenz und Folgen kardialer Komplikationen zu reduzieren. Ebenso sind respiratorische Komplikationen als Folge einer neuromuskulären Restblockade [6] sowie eine moderate Hypothermie [7, 8] während der perioperativen Phase mit einer beträchtlichen Morbidität verbunden.

Im Gegensatz dazu ist die Rate der direkt auf die Anästhesie zurückzuführenden Komplikationen – wie eine Hypoxie aufgrund einer Fehlintubation oder die Unmöglichkeit, den Patienten zu intubieren und/oder zu beatmen, – gering [1, 3]. Kritische Analysen in großen Patientenkollektiven zeigen, dass diese Komplikationen zumindest teilweise auf apparatetechnische Fehler, unzureichende Überwachung und schlecht ausgebildetes Anästhesiepersonal zurückzuführen sind [9–11]. Weiterhin sind unsachgemäße Anwendung und Unkenntnis der Überwachungsverfahren und der Nicht-Einsatz von durchaus vorhandenen Überwachungsgeräten relevante Ursachen von anästhesiologischen Komplikationen [12].

Ziel dieses Beitrags ist, einen Überblick über die derzeitigen Standards und Empfehlungen zur Überwachung des Patienten in der perioperativen Phase zu geben.

Allgemeines

Bis heute ist in keiner Studie gezeigt worden, dass durch die Anwendung eines einzelnen Überwachungsverfahrens die Mortalität und Morbidität der Patienten signifikant verbessert werden kann. Dies gilt für den anästhesiologischen wie auch den intensivmedizinischen Bereich. Hingegen ist gesichert, dass die Anwesenheit eines gut ausgebildeten und erfahrenen Anästhesisten entscheidend zur Verringerung der Inzidenz von Komplikationen beiträgt [13–15].

> ! Die Sorgfalt, Erfahrung und Ausbildung des einzelnen Anästhesisten und des Anästhesieteams hat vermutlich einen größeren Einfluss auf die Häufigkeit intraoperativer kardiovaskulärer Komplikationen als die Wahl des Anästhesieregimes und des Überwachungsverfahrens.

Dies konnte jüngst in einer Multizenterstudie an über 800.000 Patienten gezeigt werden, in der der Einfluss des anästhesiologischen Managements auf Mortalität und Morbidität untersucht wurde (◘ Tab. 12.1) [9].

Der Anästhesist muss sowohl mit dem Patienten als auch mit allen technischen Hilfsmitteln vertraut sein. Der Patient wie auch die verfügbaren Informationen über Vitalparameter und Gerätefunktion müssen ständig überwacht und im jeweiligen Kontext kritisch beurteilt werden. Es ist nicht akzeptabel, dass adäquate Überwachungsgeräte zwar verfügbar, aber nicht im Einsatz sind, dass der Anästhesist keine Erfahrung mit den verwendeten Monitoringsystemen hat, oder nicht über das chirurgische Vorgehen informiert ist [16].

> ! Der gleiche Überwachungsstandard wie während einer Allgemeinanästhesie muss gelten, wenn ein Anästhesist verantwortlich ist für die Durchführung einer Lokoregionalanästhesie, einer Analgosedierung oder eines anästhesiologischen »Stand-by«. Auch die Überwachung und Versorgung eines Patienten während erforderlicher Transporte innerhalb des Krankenhauses (z. B. vom Operationssaal auf die Intensivstation) oder während diagnostischer Maßnahmen (Radiologie, Herzkatheter) muss den gleichen Standards entsprechen wie die Überwachung im Operationssaal oder auf Intensivstation. Es muss sichergestellt sein, dass die Begleitung durch ausgebildetes Personal erfolgt.

Regelmäßige Kontrollen der Haut und Schleimhaut, des Hautturgors, der Thoraxwandbewegungen, der Pupillen und der Reaktion auf schmerzhafte Stimuli sind notwendig [17]. Wenn erforderlich, sollte der Blutverlust und die Urinausscheidung regelmäßig gemessen werden. Ein Stethoskop muss immer verfügbar sein [12]. Alle Befunde müssen dokumentiert werden, Abweichungen von der Norm müssen unverzüglich und situationsgerecht überprüft werden.

Das **Basismonitoring** beinhaltet die regelmäßige Überwachung von Kreislauffunktion, Atmung und Körpertemperatur. Es umfasst die Parameter Herzfrequenz, arterieller Blutdruck, Sauerstoffsättigung und Temperatur. Bei beatmeten Patienten wird zusätzlich die inspiratorische Sauerstoffkonzentration, der Beatmungsdruck und der Kohlendioxidgehalt in der Ausatemluft bestimmt. Nach Einführung dieses minimalen apparativen Monitorings (EKG, Blutdruckmessung, Kapnographie) in den »Harvard Hospitals« während der 1980er Jahre hat sich die Anzahl der schweren Anästhesiezwischenfälle und der Todesfälle erheblich reduziert [13, 18].

Leider sind menschliche Fehler unvermeidbar. Untersuchungen mit hoher Fallzahl haben zeigen können, dass die Rate von anästhesiologischen Komplikationen regelhaft im Zusammenhang mit einer Häufung von menschlichen Fehlern (»human errors«) steht [4, 19, 20]. Umfangreiches apparatives Monitoring kann daher nicht garantieren, dass keine Anästhesiezwischenfälle auftreten, aber schon ein Basismonitoring reduziert das Risiko von Zwischenfällen durch frühzeitige Warnung, wenn vordefinierte Alarmgrenzen überschritten werden [12, 18, 21].

Eine australische Studie über Anästhesiezwischenfälle zeigte, dass 52% aller Anästhesiezwischenfälle zuerst durch apparative Überwachungsverfahren erfasst wurden [12, 21]. In über 50% dieser Fälle zeigten die Pulsoxymetrie und/oder die Kapnografie pathologische Veränderungen an, bevor dem Anästhesieteam eine Veränderung des

Tab. 12.1. Mit der Anästhesie assoziierte Risikofaktoren für postoperatives Koma und postoperative Mortalität innerhalb der ersten 24 h nach der Operation. (Nach [9])

Risikofaktor	Kategorie	Odds Ratio (adjustiert)	p-Wert (zweiseitig)
Präoperativ			
Überprüfung der Gerätschaften	Mit Protokoll und Checkliste	0,640	*0,03*
	Ohne	*Standard*	
Dokumentation der Überprüfung	Ja	0,607	*0,02*
	Nein	*Standard*	
Intraoperativ			
Verfüg- und Erreichbarkeit eines Anästhesisten	Direkt	0,455	*<0,01*
	Indirekt	*Standard*	
Intraoperative Ablösung des Anästhesisten durch einen anderen	Nein	0,444	*0,05*
	Ja	*Standard*	
Anwesenheit einer Anästhesiepflegekraft	Vollzeitbeschäftigt	0,408	*<0,01*
	Teilzeitbeschäftigt	*Standard*	
Anwesenheit bei Ausleitung und Beendigung der Anästhesie	Zwei Personen	0,687	*0,05*
	Eine Person	*Standard*	
Antagonisiserung	Opioide	0,636	*0,63*
	Muskelrelaxantien	0,101	*<0,01*
	Opioide und Muskelrelaxantien	0,290	*<0,01*
	Nein	*Standard*	
Postoperativ			
Art der postoperativen Schmerzmedikation	Opioide	0,165	*<0,01*
	Lokalanästhetika	0,061	*<0,01*
	Kombination	0,324	*0,01*
	Keine	*Standard*	
Applikationsweg der postoperativen Opioide	Epidural	0,226	*0,03*
	Intramuskulär	0,130	*<0,01*
	Intravenös	*Standard*	

Zustandes des Patienten auffiel [21]. Allerdings konnte für kein einzelnes Verfahren des Basismonitorings eine den Kriterien der evidenzbasierten Medizin genügende Reduktion der Mortalität gefunden werden [18, 21]. Es ist allerdings fraglich, ob eine Studie zum Nutzen des Basismonitorings, die evidenzbasierten Kriterien gehorcht, jemals durchgeführt werden kann, da einem Teil der Patienten (der Kontrollgruppe) dann ein zentrales Überwachungsverfahren vorenthalten werden

Tab. 12.2. Bestandteile des Basismonitorings [22]

Essentielles Monitoring	**Kreislauf**	**Atmung**	**Körpertemperatur**
	EKG	Kapnographie	Temperatursonde
	Nicht-invasive Blutdruckmessung	Pulsoxymetrie	
	Klinische Beobachtung	Klinische Beobachtung	
Verfügbares Monitoring	**Bei Verwendung von Muskelrelaxantien:**	**Bei Gebrauch von volatilen Anästhetika:**	
	Neuromuskuläres Monitoring	Überwachung der inspiratorischen und exspiratorischen Gaskonzentration	

müsste. Aus Sicht der meisten Kliniker ist eine derartige Studie als unethisch einzustufen, da die verfügbaren Daten darauf hindeuten, dass die routinemäßige Verwendung eines Basismonitorings die Komplikationsrate in der Anästhesie vermindert [18]. Darüber hinaus müssten in einer solchen Untersuchung bei der insgesamt geringen Anzahl von anästhesiologischen Komplikationen mehrere 100.000 Patienten eingeschlossen werden, um eine sichere Aussage treffen zu können.

Überwachungsleitlinien und Empfehlungen wurden von den nationalen Fachgesellschaften definiert. In Tab. 12.2 sind beispielhaft Empfehlungen dargestellt [22].

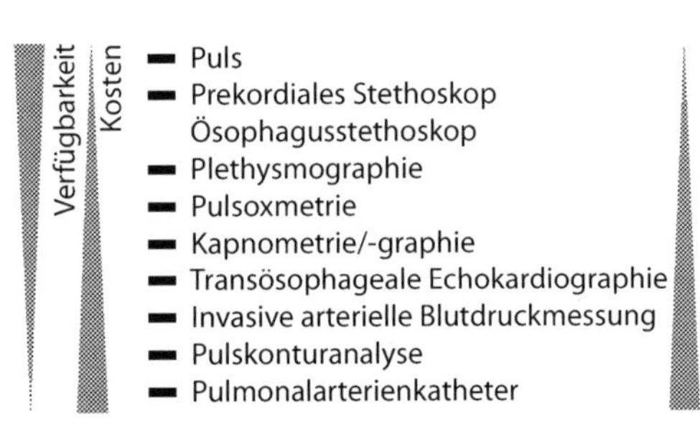

Abb. 12.1. Kardiovaskuläres Monitoring: Kosten, Invasivität und Verfügbarkeit

Monitoring der Organsysteme

Kardiovaskuläres Monitoring

Das kardiovaskuläre System ist für den Transport von Sauerstoff und Substraten zu den verschiedenen Organsystemen verantwortlich. Das kardiovaskuläre Monitoring soll daher den Funktionszustand des kardiovaskulären Systems und idealerweise auch der zu versorgenden Endorgane überwachen.

Intensität, Invasivität und die assoziierten Kosten spielen eine wichtige Rolle für die Auswahl der einzelnen Überwachungsverfahren und sind immer wieder Gegenstand kontroverser Diskussionen (Abb. 12.1).

Basismonitoring

> Ein Basismonitoring des kardiovaskulären Systems muss bei jedem Patienten, der sich einer Anästhesie unterzieht, **zwingend** durchgeführt werden – unabhängig von der Wahl der Anästhesietechnik, der Art der Operation und des Zustandes des individuellen Patienten [22].

Das Basismonitoring besteht aus der kontinuierlichen Ableitung des Elektrokardiogramms (EKG) und der intermittierenden nicht-invasiven Messung des systemischen Blutdrucks. Das EKG dient zur Überwachung der Herzfrequenz und des Herzrhythmus (Art und Schwere von Rhythmusstörungen). Daneben ist das EKG bei kardiovaskulären

Risikopatienten das Standardverfahren zur Detektion von Myokardischämien, da es nicht-invasiv ist und kontinuierlich abgeleitet werden kann. Signifikante EKG-Veränderungen besitzen eine prognostische Bedeutung, v. a. in der postoperativen Phase. Perioperativ auftretende, ischämietypische EKG-Veränderungen von mehr als 2 h kumulativer Dauer sind ein unabhängiger Risikofaktor für kardiale Ereignisse (wie akutes Koronarsyndrom oder Herztod) in der postoperativen Phase [23, 24]. Auch für die Langzeitprognose ist das Auftreten von Myokardischämien innerhalb der ersten 48 postoperativen Stunden von Bedeutung, da das Risiko, in den folgenden 2 Jahren ein kardiales Ereignis zu erleiden, signifikant erhöht ist [25].

Charakteristischstes EKG-Kriterium einer perioperativen Myokardischämie ist die ST-Streckensenkung von mehr als 0,1 mV. Die Sensitivität des EKG ist abhängig von der Zahl der verwendeten Ableitungen. Die Ableitung eines 12-Kanal-EKG besitzt die höchste Sensitivität (bis über 90%), ist aber aus operationstechnischen Gründen intraoperativ nicht möglich. Um dennoch eine akzeptable Sensitivität des EKG erzielen zu können, sollte bei kardiovaskulären Risikopatienten stets eine Kombination der Brustwandableitung V_5 (nach neueren Arbeiten besser noch V_4 [26]) und der Ableitung II (5-Kanal EKG) überwacht werden (■ Tab. 12.3). Die automatisierte Überwachung des ST-Segments ist inzwischen in den meisten kommerziell verfügbaren Monitoringsystemen implementiert und der visuellen Überwachung überlegen.

Die Aussagekraft des EKG ist allerdings durch zahlreiche Faktoren eingeschränkt, wie z. B. eine Digitalis-Medikation, Elektrolytstörungen, Schenkelblock, Linksherzhypertrophie oder ventrikuläre Schrittmacheraktionen. Auch ist die Korrelation zwischen EKG-Veränderungen und laborchemischen oder echokardiographischen Methoden zur Ischämiediagnostik relativ gering [27]. Daher sollte bei V.a. auf eine Myokardischämie immer ein 12-Kanal-EKG durchgeführt werden, und die Bestimmung von Troponin I oder T erfolgen [28].

Die diskontinuierliche, nicht-invasive Messung des arteriellen Blutdrucks (NIBP) wird bei jedem Patienten im Abstand von höchstens 5 min durchgeführt.

■ Tab. 12.3. Sensitivität unterschiedlicher EKG-Ableitungen für die Detektion einer Myokardischämie. (Nach [111])

Ableitung	Sensitivität [%]
Einzelableitung	
V_5	75
V_4	61
II	33
V_3	24
V_6	37
I, III, aVR, aVL, aVF, V_1, V_2	<14
Kombination verschiedener Ableitungen	
II + V_4 + V_5	96
V_4 + V_5	96
II + V_5	80

Neben EKG und NIBP gehört die Kapnometrie bzw. -graphie zum Standardmonitoring beim beatmeten Patienten. Mit der Kapnometrie wird nicht nur die respiratorische und geräteseitige Funktion überwacht, sondern es können auch Informationen über die globale Hämodynamik (z. B. Abfall der enttidalen CO_2-Konzentrationen bei Lungenembolie oder erniedrigtem Herzzeitvolumen) und über den Metabolismus (z. B. Änderung der CO_2-Konzentration in der Sepsis oder bei der malignen Hyperthermie) gewonnen werden.

Erweitertes hämodynamisches Monitoring

Invasive Druckmessung

Die kontinuierliche Überwachung des arteriellen Blutdrucks ist ein unabdingbarer Bestandteil der Überwachung instabiler, kritisch kranker oder kardiovaskulärer Risikopatienten, da eine arterielle Hypotonie unmittelbar die Perfusion des koronaren, renalen und zerebralen Stromgebiets beeinträchtigt [29]. Eine kontinuierliche Registrierung des arteriellen Blutdruckes erfordert die direkte arterielle Kanülierung, die jedoch (wenn auch selten) Komplikationen wie eine Thrombose, eine Nervenverletzung, Hämatome, Infektionen oder versehentliche intraarterielle Injektionen nach sich ziehen kann [30]. Die Indikation für eine invasive arterielle Blutdruckmesung sollte daher sorgfältig abgewogen werden, ist aber bei allen hämodynamisch instabilen Patienten gegeben. Bei kardio-, thorax-, gefäß-, und neurochirurgischen Eingriffen kommt es ebenso wie bei großen viszeral- und unfallchirurgischen Operationen häufig zu Veränderungen des intravaskulären Volumenstatus und rapiden Blutdruckschwankungen.

Obwohl keine Untersuchungen vorliegen, die diese Empfehlung evidenzbasiert stützen könnten, sollte bei den vorgenannten Indikationen eine invasive kontinuierliche Überwachung des arteriellen Blutdrucks erfolgen. Intravasale Katheter bieten darüber hinaus eine verlässliche Möglichkeit, wiederholt Blutproben abzunehmen und ermöglichen damit die Überwachung der Blutgase, des Elektrolythaushaltes, des Metabolismus und der Gerinnungsparameter.

Ähnliche Überlegungen gelten auch für die Anlage eines zentralen Venenkatheters (ZVK). Die Anlage eines ZVK erfolgt primär zur sicheren Gabe von vasoaktiven Medikamenten. Darüber hinaus kann die zentralvenöse Sauerstoffsättigung entweder kontinuierlich oder intermittierend bestimmt und der zentrale Venendruck gemessen werden. Als Punktionsorte stehen die V. subclavia, die V. jugularis interna und die V. femoralis zur Verfügung. Mechanische Komplikationen der Punktion oder Katheteranlage sind selten, können aber im Einzelfall schwere Konsequenzen haben [31, 32]. Insbesondere auf die versehentliche Punktion eines arteriellen Gefäßes und die Entstehung eines Pneumothorax muss zeitnah und adäquat reagiert werden. Ein klinisch relevantes Problem stellen katheter-assoziierte Infektionen dar, die rasch ein lebensbedrohliches septisches Krankheitsbild nach sich ziehen können. Die Inzidenz aller Infektionen variiert je nach diagnostischem Kriterium zwischen 1 und 40% [33].

Zur Prävention müssen bei Anlage und Pflege des Katheters strikte hygienische Kautelen eingehalten werden, und es sollten Katheter mit möglichst geringer Anzahl an Lumina eingesetzt werden. Daneben spielt der Punktionsort eine wichtige Rolle, da die Infektionsrate wie folgt ansteigt: V. subclavia < V. jugularis interna < V. femoralis [33].

Abschätzung des Volumenstatus

Da die arterielle Hypotonie die häufigste hämodynamische Instabilität im intensivmedizinischen und perioperativen Bereich ist, kommt ihrer optimierten Therapie eine relevante Bedeutung zu. In der überwiegenden Mehrzahl der Patienten entsteht eine arterielle Hypotonie im Gefolge eines absoluten oder relativen Volumenmangels [34]. Daher zählt die Einschätzung des intravasalen Volumenstatus und eine angepasste Flüssigkeitstherapie zu den Basismaßnahmen bei der Versorgung hämodynamisch instabiler Patienten [35].

In der klinischen Routine werden der zentrale Venendruck (ZVD) und/oder der pulmonalarterielle Verschlussdruck (PAOD) als kardiale Füllungsdrücke zur Abschätzung des Volumenstatus verwendet. Der ZVD dient dabei zur Abschätzung des rechtsventrikulären enddiastolischen Volumens und der PAOD als Maß für das linksventrikuläre enddiastolische Volumen. Diese Praxis geht auf die Arbeiten von Echt und Gauer zurück, die in spontan atmenden Probanden Veränderungen des ZVD durch die Entnahme bzw. Retransfusion von Blut bestimmen konnten [36]. Entsprechend ihrer Daten wurde die Volumenspeicherfähigkeit (Compliance) des Niederdrucksystems mit ca. 2,3 ml $mmHg^{-1}$ kg^{-1} berechnet, d. h. eine Veränderung des ZVD um 1 mmHg entspricht beim normalgewichtigen Erwachsenen einer Veränderung des intravaskulären Blutvolumens um ca. 200 ml. Die Korrelation zwischen Füllungsdrücken und intravaskulärem Blutvolumen ist jedoch zahlreichen Einflussfaktoren unterworfen, wie z. B. einer beträchtlichen interindividuellen Variabilität der Compliance des Niederdrucksystems, dem Sympathikotonus, der ventrikulären diastolischen Compliance und Änderungen des intrathorakalen Drucks, wie sie z. B. im Rahmen der maschinellen Beatmung auftreten.

Es ist daher nicht überraschend, dass in zahlreichen Studien an unterschiedlichsten Patientengruppen weder der ZVD noch der PAOD in der Lage waren, die kardiale Vorlast oder den intravasalen Volumenstatus adäquat abzubilden [37].

Die Füllungsdrucke sind daher nur sehr bedingt zur Steuerung einer Volumentherapie geeignet.

Seit einiger Zeit stehen für die klinische Routine zwei Verfahren zur Verfügung, mit denen die kardiale Vorlast bettseitig hinreichend genau erfasst werden kann: die Messung des intrathorakalen Blutvolumens (ITBV) mit der transpulmonalen Indikatordilution [38] und die Bestimmung der enddiastolischen Fläche des linken Ventrikels (EDA) mit Hilfe der transösophagealen Echokardiographie (TEE) [39, 40]. Beide volumetrischen Indizes bilden sowohl bei intensivmedizinischen Krankheitsbildern wie auch im perioperativen Bereich die kardiale Vorlast wesentlich genauer ab als die Füllungsdrücke [38, 41, 42]. Bis heute liegen allerdings keine evidenzbasierten Daten vor, die eine definitive Aussage erlauben würden, welche Patientengruppen von einem volumetrischen Verfahren profitieren könnten.

Bei der überwiegenden Mehrzahl der Patienten resultiert eine arterielle Hypotonie aus einem absoluten oder relativen Volumenmangel [34]. Insbesondere bei kardial erkrankten oder kardiochirurgischen Patienten kann eine arterielle Hypotonie aber auch durch eine Abnahme der myokardialen Kontraktilität bedingt sein. In dieser Situation wäre eine Volumenzufuhr zumeist kontraindiziert [43, 44]. Optimalerweise sollte daher neben dem Flüssigkeitsstatus auch die Reagilibität auf eine Volumentherapie überwacht werden, um Patienten identifizieren zu können, die von einer Volumengabe profitieren [45]. Statische Vorlastparameter wie ZVD, PAOD, ITBV und EDA sind hierzu nur eingeschränkt in der Lage [34, 43]. Seit einiger Zeit steht für die klinische Routine hingegen die Erfassung dynamischer Vorlastparameter wie der »Pulse pressure variation (PPV)« [46] oder der linksventrikulären Schlagvolumenvariation (SVV) zur Verfügung [47]. SVV bzw. PPV beschreiben zyklische Veränderungen des Schlagvolumens bzw. des Pulsdrucks (Differenz zwischen systolischem und diastolischem Blutdruck), die durch die Interaktionen von Herz und Lunge während der maschinellen Beatmung erzeugt werden [45]. In zahlreichen neueren Untersuchungen konnte gezeigt werden, dass SVV und PPV mit hinreichender Genauigkeit Patienten identifizieren konnten, die auf eine Volumengabe mit einem Anstieg des Schlagvolumens reagieren würden, im intensivmedizinischen Bereich [46], intraoperativ [48], und bei Patienten mit einer eingeschränkten kardialen Funktion [49]. Bis dato liegen allerdings keine Untersuchungen vor, wie sich eine Steuerung der hämodynamischen Therapie anhand dynamischer Vorlastparameter auf die Mortalität und Morbidität auswirkt.

Messung des Herzzeitvolumens (HZV)

Eine okkulte Hypovolämie mit konsekutiver Hypoperfusion wichtiger Organe wird als eine der Hauptursachen perioperativer Morbidität und Mortalität angesehen [50].

Eine relevante Gewebshypoperfusion kann auch dann auftreten, wenn routinemäßig bestimmte Parameter wie arterieller Blutdruck oder Herzfrequenz keine Auffälligkeit andeuten.

Daher konzentrieren sich die Bemühungen auf die Validierung von globalen hämodynamischen Parametern, die eine Abschätzung des Sauerstoffangebots an die einzelnen Organe erlauben sollen. In erster Linie ist hier die Messung des HZV zu nennen. Zur Bestimmung des HZV wird weltweit am häufigsten der Pulmonalarterienkatheter (PAK) eingesetzt [51]. Mit Hilfe des PAK können der ZVD, der PAOD, das HZV, die pulmonalarteriellen Drücke und die gemischtvenöse Sauerstoffsättigung (S_vO_2) bestimmt werden. Anhand der direkt gemessenen Parameter und zahlreicher abgeleiteter Variablen (systemischer Gefäßwiderstand, pulmonaler Gefäßwiderstand, Schlagvolumen, etc.) kann ein detailliertes hämodynamisches Profil erstellt werden. Der Einsatz des PAK kann mit zahlreichen Komplikationen assoziiert sein, die – wie z. B. die Pulmonalarterienruptur – eine hohe Letalität aufweisen (▣ Tab. 12.4). Die Indikation zum Einsatz des PAK muss daher restriktiv gestellt werden. Auch die »Pulmonary Artery Consensus Conference« konnte 1997 keine eindeutigen und von einem hohen Evidenzgrad gestützten Empfehlungen zum Einsatz des PAK geben (▣ Tab. 12.5) [52].

Tab. 12.4. Komplikationen des Pulmonalarterienkatheters. (Nach [112])

Komplikation	Inzidenz [%]
Punktionsbedingte Komplikationen	
Arterielle Punktion	1,2
Pneumothorax (je nach venösem Zugang)	0,3–4,5
Nervenläsionen	0,3–1,3
Luftembolie	0,5
Herzrhythmusstörungen	
Supraventrikulär	15
Ventrikulär	13–78
Hämodynamische Relevanz	2–3
Rechtsschenkelblock	3–6
Knotenbildung Intravasal/intrakardial	Uneinheitliche Angaben
Klappenschädigungen	
Petechiale Blutungen, Perforation	0,5–2
Lungeninfarkt	0,8–1
Pulmonalarterienruptur	0,064–0,2
	Letalität 25–83
Infektionen	
Asymptomatische bakterielle Kolonialisation	22
Klinisch symptomatische Katheterinfektion	11
Kathetersepsis	0,5–1
Endokarditis	<1,5
Thrombenbildung	66
Herzchirurgische Annaht des Katheters, intravasale Fragmentierung durch chirurgische Manipulation	Sehr selten (Fallberichte)

! Trotz über 1,5 Mio. Anwendungen pro Jahr allein in den USA konnte allerdings bis heute nicht gezeigt werden, dass durch die Verwendung des PAK Mortalität und Morbidität intensivmedizinischer oder perioperativer Patienten verringert werden, wenn keine spezifischen Therapiealgorithmen zum Einsatz kommen (Tab. 12.6). Allerdings konnte im Gegensatz zu früheren Studien [53] auch ausgeschlossen werden, dass der Einsatz des PAK mit einer Erhöhung der Mortalität vergesellschaftet ist.

Inzwischen stehen im Bereich der Anästhesie und Intensivmedizin auch weniger invasive Methoden zur Bestimmung des HZV zur Verfügung. In der klinischen Praxis kommen in Deutschland am häufigsten die transpulmonale Thermodilution (TPTD) und der Ösophagusdoppler (OED) zur Anwendung. Bei der TPTD wird die Bestimmung des Herzzeitvolumens mit der invasiven Messung des arteriellen Blutdrucks verbunden, und die Thermodilutionskurve in der A. Iliaca oder A. axillaris detektiert [54]. Das Verfahren ist in seiner Genauigkeit mit der pulmonalarteriellen Thermodilution vergleichbar. Der Ösophagusdoppler ermöglicht die Bestimmung des Blutflusses in der thorakalen Aorta. Die Methodik ist bei niedrigen und hohen HZV-Werten fehleranfällig, ermöglicht aber eine verlässliche Trendabschätzung des Herzzeitvolumens [55]. Da der ösophageale Schallkopf von Patienten, die nicht anästhesiert und beatmet sind, nur schlecht toleriert wird, ist der Einsatz auf beatmete Patienten beschränkt.

Optimierung des hämodynamischen Status, »Goal-directed Therapy«

Mittlerweile ist weitgehend akzeptiert, dass pauschale Interventionen zur Erzielung supranormaler HZV-Werte auch bei Hochrisikopatienten nicht zu einer Verbesserung des perioperativen Verlaufes führen [56].

Moderne Konzepte zielen hingegen darauf ab, mit individuellen und genau definierten Algorithmen eine auf die speziellen Bedürfnisse des einzelnen Patienten abgestimmte Therapie durchzuführen. Dabei sollen jeweils bestimmte hämodynamische/physiologische Zielgrößen erreicht und aufrechterhalten werden: »Goal-directed therapy«.

Als ein wesentlicher hämodynamischer Parameter der zielorientierten Therapie hat die gemischtvenöse Sauerstoffsättigung (S_vO_2) einen hohen Stellenwert erlangt. Die S_vO_2 kann diskontinuierlich oder kontinuierlich mit Hilfe eines Pulmonalarterienkatheters gemessen werden. Die S_vO_2 dient als indirektes Maß für den Sauerstoffverbrauch der Gewebe und reflektiert die Menge an Sauerstoff, die nicht von den Geweben aufgenommen wird: Je niedriger die S_vO_2, desto höher die Sauerstoffextraktionsrate in den

Tab. 12.5. Pulmonary Artery Catheter Consensus Conference 1997: Consensus Statement – »Does management with pulmonary artery catheters improves patient outcomes?« [52]

Indikation	Antwort	Grad der Empfehlung
Myokardinfarkt mit		
Hypotonie/kardiogenem Schock	Ja	E
Mechanischer Komplikation	Ja	E
Rechtsherzinfarkt	Ja	E
Herzinsuffizienz	Unsicher	D
Pulmonale Hypertonie	Unsicher	E
Schock oder hämodynamische Instabilität	Unsicher	E
Herzchirurgie		C
Niedriges Risiko	Nein	C
Hohes Risiko	Unsicher	C
Periphere Gefäßchirurgie		
Senkung der Komplikationsrate	Ja	D
Senkung der Morbidität	Unsicher	D
Aortenchirurgie		
Niedriges Risiko	Unsicher	B
Hohes Risiko	Ja	E
Geriatrische Patienten zur OP	Nein	E
Neurochirurgie	Unsicher	E
Präeklampsie	Nicht routinemäßig	E
Trauma	Ja	E
Sepsis/septischer Schock	Unsicher	D
Supranormales Sauerstoffangebot		
SIRS	Unsicher	B
Hoch-Risiko-Chirurgie	Unsicher	C
Lungenversagen	Unsicher	E
Kritisch kranke pädiatrische Patienten	Ja	E

A = Von mindestens zwei Grad-I-Studien gestützt; *B* = Von einer Grad-I-Studie gestützt; *C* = Nur von Grad-II-Studien gestützt; *D* = Von mindestens einer Grad-III-Studie gestützt; *E* = Von Evidenzgrad IV oder V gestützt;
Evidenzgrade: I = große randomisierte Studien mit eindeutigen Ergebnissen; II = kleine randomisierte Studien mit unsicheren Ergebnissen; III = nicht randomisierte, zeitgleiche Kontrollen; IV = nicht randomisierte, historische Kontrollen und Expertenmeinung; V = Fallstudien, unkontrollierte Studien und Expertenmeinung

Geweben. Von einigen Autoren wird die S_vO_2 als wichtigster Parameter angesehen, um beurteilen zu können, ob mit einem gegebenen HZV ein ausreichendes Sauerstoffangebot zu erzielen ist [57]. Es muss allerdings einschränkend erwähnt werden, dass die S_vO_2 nicht nur vom HZV, sondern auch vom Sauerstoffverbrauch, dem Hämoglobin-Wert und der arteriellen Sauerstoffsättigung abhängt [58].

Bei 403 kardiochirurgischen Patienten konnten die Krankenhausverweildauer und die Morbidität signifikant gesenkt werden, wenn nach Entwöhnung vom kardiopulmonalen Bypass zusätzlich zur Standardtherapie ein Protokoll zur Anwendung kam, bei dem eine S_vO_2 von mehr als 70% angestrebt wurde [59].

Es wird nach wie vor kontrovers diskutiert, ob die weniger invasiv zu bestimmende zentralvenöse Sauerstoffsättigung ($S_{zv}O_2$) als Parameter zur Abschätzung der globalen Sauerstoffbilanz verwendet werden kann [60, 61]. Obwohl die Absolutwerte von $S_{zv}O_2$ und S_vO_2 z. T. erheblich voneinander differieren, konnte eine kürzlich publizierte Untersuchung zeigen, dass Veränderungen der $S_{zv}O_2$ sehr genau mit Veränderungen der S_vO_2 korrelieren [62].

Die klinische Bedeutung der $S_{zv}O_2$ wird durch eine Studie gestützt, in der zwei Algorithmen zur Therapie von 263 Patienten mit schwerer Sepsis oder septischem Schock verglichen wurden [63]. Es konnte gezeigt werden, dass die Anhebung der kontinuierlich gemessenen $S_{zv}O_2$ auf einen Zielwert über 70% (neben der Anhebung des ZVD auf Werte zwischen 8 und 12 mmHg, des mittleren arteriellen Drucks auf über 65 mmHg und der Diurese auf über 0,5 ml kg^{-1} h^{-1}) im Vergleich zum identischen Therapieansatz ohne Steuerung über die $S_{zv}O_2$ in einer Reduktion der Mortalität um 15% resultierte. Die zielorientierte Therapie wurde dabei schon im Aufnahmebereich begonnen und dort mindestens 6 h nach Aufnahme durchgeführt.

! Entscheidend neben dem differenzierten Therapieprotokoll und der Steuerung anhand der $S_{(z)v}O_2$ scheint daher auch zu sein, dass so früh wie möglich mit der zielorientierten Therapie begonnen wird.

Tab. 12.6. Auswahl kürzlich publizierter Studien zum Einsatz des Pulmonalarterienkatheters (PAK)

Untersucher	Jahr	Studientyp	Patientenkollektiv	Einschlusskriterien	Anzahl Patienten	Therapieprotokoll	Therapieziele	Outcome	PAC	Kontrolle	p
A. Rhodes [113]	2002	Monozentrisch, prospektiv, randomisiert, kontrolliert	Allgemeine Intensivstation	1. Kreislaufversagen 2. Oligurie 3. Vasoaktive Medikation erforderlich 4. Mechanische Beatmung	Insgesamt: 201 PAK: 95 Kontrolle: 106	Keines	Optimierung ZVD und PAOD (Volumengabe bis kein weiterer Anstieg von CI); MAD >60 mmHg	Mortalität (28 d)	47,9%	47,6%	ns
								ICU-LOS	5,7 d	4 d	ns
								Hospital-LOS	13 d	14 d	ns
								Morbidität	idem	idem	ns
								Außer Nierenversagen	35%	20%	<0,05
C. Richard [114]	2003	Multizentrisch (36 Zentren), prospektiv, randomisiert, kontrolliert	Gemischte Intensivstationen	1.ARDS 2.Schock	Insgesamt: 676 PAK: 335 Kontrolle: 341 *	Keines	Optimierung Volumenstatus; MAD >60 mmHg	Mortalität (14 d)	49,9%	51,3%	ns
								Mortalität (28 d)	59,4%	61%	ns
								Mortalität (90 d)	70,7%	72%	ns
								ICU-LOS	11,6 d	11,9 d	ns
								Hospital-LOS	14,0 d	14,4 d	ns
								Morbidität	idem	idem	ns
J. Sandham [115]	2003	Multizentrisch, prospektiv, randomisiert, kontrolliert	Operative Intensivstationen	Chirurgische Hochrisikopatienten (ASA III u.IV), >60 Jahre, elektive und notfallmäßige Bauch-, Thorax-, Gefäß- und Hüftoperationen	Insgesamt: 1994 PAK: 997 Kontrolle: 997	Keines	MAD = 70 mmHg	Mortalität (Hospital)	7,8	7,7	ns
							PAOD = 18 mmHg	Hospital-LOS	10	10	ns
							HF <120 min^{-1}	Morbidität *Außer:* Lungenembolie	idem 8	idem 0	0,004
							Hct >27%				
							PAK (zusätzlich): DO_2I = 550–600 mL min^{-1} m^{-2}				

Tab. 12.6. *Fortsetzung*

Untersucher	Jahr	Studientyp	Patientenkollektiv	Einschlusskriterien	Anzahl Patienten	Therapieprotokoll	Therapieziele	Outcome			
									PAC	Kontrolle	p
S. Harvey (»PAC-Man-Study«) [116]	2005	Multizentrisch (65 Zentren), prospektiv, randomisiert, kontrolliert	Gemischte Intensivstationen	»All patients admitted to adult intensive care and identified by the treating clinician as someone who should be managed with a PAC«	Insgesamt: 1041 PAK: 519 Kontrolle: 522 **	Keines	CI = 3,5–4,5 L min^{-1} m^{-2} »At the discretion of the treating clinician«	Mortalität (Hospital)	68%	66%	ns
								Mortalität (ICU)	60%	57%	ns
								Mortalität (28 d)	62%	60%	ns
								ICU-LOS	12,1 d	11,0 d	ns
								Hospital-LOS	34 d	40 d	ns
								Morbidität	idem	idem	ns

ASA = Risikoklasse der American Society of Anesthesiologists; *CI* = Cardiac Index; *DO_2I* = Sauerstoffangebotsindex; *Hct* = Hämotocrit; *HF* = Herzfrequenz; *ICU* = Intensive Care Unit; *LOS* = length of stay; *PAK* = Pulmonalarterienkatheter; *PAOD* = pulmonalarterieller Verschlussdruck; *MAD* = mittlerer arterieller Druck; *ZVD* = zentraler Venendruck

* In beiden Gruppen war zusätzlich der Einsatz eines echokardiographischen Monitorings erlaubt.

** Zum Teil war in beiden Gruppen zusätzlich der Einsatz anderer Techniken zur Bestimmung des Herzzeitvolumens erlaubt.

Eine Anhebung der S_vO_2 auf über 70% konnte Mortalität und Morbidität nämlich nicht mehr reduzieren, wenn mit der Therapie erst deutlich später auf Intensivstation begonnen wurde[64]. Dies wird auch in einer kürzlich publizierten Metaanalyse gezeigt, bei der 21 Studien zur hämodynamischen Optimierung ausgewertet wurden. Die zielorientierte Therapie war nur immer dann erfolgreich, wenn sie frühzeitig, d. h. vor Manifestation eines Organversagens, begonnen wurde [65].

Mittlerweile wurde auch für weitere hämodynamische Variablen neben der S_vO_2 gezeigt, dass eine zielorientierte Therapie anhand eines differenzierten Algorithmus das Patientenoutcome zu verbessern vermag (◘ Tab. 12.7).

Echokardiographie

Die transösophageale Echokardiographie (TEE) ist ein semi-invasives Verfahren, mit dem die Myokardfunktion, die Füllung des Herzens und die kardiale Morphologie visualisiert werden kann. TEE-Untersuchungen werden in der Regel bei intubierten, beatmeten Patienten durchgeführt. Mehrheitlich kommt die TEE bei kardiochirurgischen Patienten zum Einsatz, und es konnte in einer Reihe von Untersuchungen gezeigt werden, dass der Einsatz der TEE das chirurgische und anästhesiologische Vorgehen beeinflusst [66, 67]. Die transösophageale Echokardiographie ist ein kostenintensives Verfahren, da die Kosten für Anschaffung und Wartung der Geräte erheblich sind. Darüber hinaus erfordert die TEE ein hohes Maß an Ausbildung und kontinuierlicher Fortbildung, um eine zufriedenstellende Untersuchungsqualität zu erzielen [68–70]. Die Komplikationsrate des Verfahrens ist niedrig, wenn es von erfahrenen Untersuchern durchgeführt wird. In einer retrospektiven Untersuchung wurde für die intraoperative TEE bei 7200 kardiochirurgischen Patienten eine Morbiditätsrate von 0,2% und eine Letalität von 0% gefunden [71].

> Wie für andere Überwachungsverfahren ist bisher auch für die TEE kein Nutzen bezüglich des Outcomes in großen Patientenpopulationen nachgewiesen worden. Trotzdem wird in einzelnen Patientengruppen eine Überwachung mittels TEE dringend empfohlen.

Neben einer hohen Sensitivität für die Erkennung perioperativer Myokardischämien [72, 73] ermöglicht die TEE die Beurteilung zahlreicher weiterer Parameter, so z. B. der systolischen und diastolischen Ventrikelfunktion, des kardialen Volumenstatus und der Herzklappenfunktion. Auch können akute Ereignisse, wie z. B. eine Perikardtamponade, eine Aortendissektion oder eine Lungenembolie zeitnah und mit hoher diagnostischer Treffsicherheit erkannt werden. Wenn immer möglich und vorhanden, sollte eine TEE daher v. a. beim hämodynamisch instabilen Patienten zum verfügbaren Monitoring gehören. Die zur Zeit relevanten Indikationen zur Durchführung der TEE sind in ◘ Tab. 12.8 aufgeführt.

Monitoring des respiratorischen Systems

Eine Basisüberwachung des respiratorischen Systems ist bei jedem von einem Anästhesisten überwachten Eingriff notwendig. Hierzu werden zwei Verfahren routinemäßig eingesetzt: Kapnometrie/-graphie und Pulsoxymetrie.

Die Kapnometrie/-graphie wird regelhaft nur bei beatmeten Patienten eingesetzt. Mit der Kapnometrie wird die Kohlendioxidkonzentration in der Atemluft während des Atemzyklus bestimmt.

> Als Kapnographie wird die graphische Darstellung der Messwerte bezeichnet, die aufgrund der typischerweise veränderten Kurvenformen einen Hinweis auf Ursachen einer respiratorischen Insuffizienz und einer unbemerkten Fehlintubation geben kann. Aus diesen Gründen werden Kapnometrie und -graphie dem zwingend erforderlichen Basismonitoring zugeordnet [12, 18, 74].

Mit der Pulsoxymetrie wird der arterielle Sauerstoffgehalt des Blutes abgeschätzt (S_aO_2). Die Genauigkeit kommerziell verfügbarer Pulsoxymeter beträgt ±2% in einem Sättigungsbereich zwischen 80–100% S_aO_2. Fällt die Sättigung unter 80% ab, nimmt der Messfehler auf etwa 5% zu. Da der aktuell angezeigte Wert einen Mittelwert aus 8–15 Herzzyklen darstellt, liegt die Reaktionszeit der Geräte zwischen 10–35 s. Die Pulsoxymetrie ist anfällig gegenüber Bewegungsartefakten und sonstigen Störungen; auch bei Patienten mit reduzierter peripherer Zirkulation (Schock) sind die Messwerte häufig nicht valide.

Møller et al. untersuchten prospektiv randomisiert den Nutzen der routinemäßigen Anwendung der Pulsoxymetrie in einer Studienpopulation von 20.802 Patienten [75, 76]. Während der Anästhesie und auch im Aufwachraum konnten im Vergleich zur Kontrollgruppe (= Monitoring ohne Pulsoxymetrie) bei Patienten der Oxymetriegruppe signifikant häufiger respiratorische Komplikationen erkannt und therapiert werden. Trotzdem konnte kein signifikanter Gruppenunterschied hinsichtlich perioperativer Mortalität und Morbidität belegt werden [75].

Obwohl demzufolge keine Grad-I-Evidenz vorliegt, steht es wohl außer Frage, dass alle Patienten im Bereich von Anästhesie und Intensivmedizin pulsoxymetrisch überwacht werden sollten [18, 75].

Eine unbemerkte Hypoxämie kann zu schwersten bleibenden Schäden führen [77]. Zumindest die unzureichende Ventilation als Grund einer Hypoxie kann mit Pulsoxymetrie und Kapnografie vermieden werden [77].

Monitoring der Anästhesietiefe

In verschiedenen Studien konnte bei ca. 0,2% der Patienten in Allgemeinanästhesie eine intraoperative Wachheitsreaktion (»awareness«) gefunden werden [78, 79]. Die Inzidenz ist sogar noch höher bei Patienten, die sich herzchirurgischen Eingriffen, einer Sectio caesarea oder einer Trauma-Operation unterziehen müssen [79]. Intraoperative Wachheitserlebnisse können für den Patienten gravierende psychologische Folgen bis hin zur Entwicklung einer posttraumatischen Stressreaktion nach sich ziehen [80]. Auf der anderen Seite gibt es Hinweise, dass eine zu große Anästhesietiefe mit einem Anstieg der 1-Jahres-Mortalität verknüpft sein kann [81].

In der klinischen Praxis wird die Anästhesietiefe vor allem nach klinischen Zeichen wie den hämodynamischen und vegetativen Reaktionen des Patienten gesteuert. Allerdings stellen diese Reaktionen äußerst unzuverlässige Indikatoren dar, da die Stressantwort des Patienten nicht nur abhängig von der Anästhesietiefe ist, sondern auch von einer Reihe anderer Faktoren, wie z. B. dem Sympathikotonus, einer vorliegenden Infektion und der Komedikation [82]. Patienten, die beispielsweise einen β-Blocker einnehmen, reagieren üblicherweise nicht mit einem Anstieg der Herzfrequenz bei inadäquater Anästhesietiefe.

Mit Hilfe spontaner oder evozierter Elektroenzephalographie (EEG)-Signale kann die Anästhesietiefe auch apparativ überwacht werden [83, 84] Die meisten klinischen Erfahrungen liegen mit dem Monitoring des Bispektralindex (BIS) vor. Der BIS repräsentiert eine bispektrale Analyse des EEG in der Zeit- und Frequenzdomäne und gibt eine dimensionslose Zahl zwischen 0 und 100 wider [83, 84]. Der BIS scheint gut mit der Anästhesietiefe zu korrelieren [85]. Als Grenzwerte für eine ausreichend tiefe Anästhesie werden BIS-Werte zwischen 40–60 angesehen. In einigen Untersuchungen war die Aufwachzeit verkürzt, wenn die Anästhesietiefe mittels BIS gesteuert wurde [86]. Darüber hinaus konnte in einer australischen Multizenterstudie prospektiv gezeigt werden, dass die Inzidenz intraoperativer Wachheitsepisoden signifikant vermindert ist, wenn die Anästhesietiefe mit Hilfe des BIS (Zielwert 40–60) gesteuert wird [87]. Neben dem BIS sind zurzeit auch noch andere EEG-Parameter (Entropy etc.) verfügbar, die als Maß für die Anästhesietiefe gebraucht werden. Allerdings sind die Erfahrungen mit diesen Parametern zurzeit noch begrenzt.

Auch im Bereich der Intensivmedizin machen moderne Therapiekonzepte zur Analgesie und Sedierung ein adäquates Monitoring des angestrebten Ziels erforderlich.

Für jeden intensivmedizinisch betreuten Patienten sollte ein individuelles Sedierungsziel festgelegt und der sich verändernden klinischen Situation angepasst werden. Sedierungsziel und Sedierungsgrad sollten dabei alle 8 h erfasst und dokumentiert werden [88–90].

So konnte gezeigt werden, dass mittels einer protokollgestützen Sedierung beim akuten Lungenversagen Beatmungsdauer, Tracheotomierate und die Verweildauer auf Intensivstation und im Krankenhaus verringert werden konnten [91].

Tab. 12.7. Auswahl kürzlich publizierter Studien zur zielorientierten hämodynamischen Therapie

Untersucher	Jahr	Studientyp	Patientenkollektiv	Einschlusszeitpunkt	Anzahl Patienten	Therapieziele		Ergebnisse			
						Standard	Zielorientiert		Zielorient.	Standard	p
P. Pölönen [59]	2000	Monozentrisch, prospektiv, randomisiert, kontrolliert	Kardiochirurgische Patienten	Nach Entwöhnung von EKZ	Insgesamt: 393 Protokoll: 196 Standard: 197	CI > 2,5 l min^{-1} m^{-2} PAOD = 12–18 mmHg MAD = 60–90 mmHg Hb ≤100 g L^{-1}	S_vO_2 >70% Laktat ≤2,0 mmol L^{-1}	ICU-LOS	1 d	1 d	ns
								Hospital-LOS	6 d	7 d	<0,05
								Zahl Patienten mit Organdysfunktion	2	11	<0,01
E. Rivers [63]	2001	Monozentrisch, prospektiv, randomisiert, kontrolliert	»Severe Sepsis« Septischer Schock	Im Notfallbereich	Insgesamt: 263 Protokoll: 130 Standard: 133	ZVD ≥8–12 mmHg MAD ≥65 mmHg Diurese ≥0,5 ml/ kg^{-1} h^{-1}	$S_{zv}O_2$ ≥70%	Mortalität (Hospital)	30,5%	46,5%	0,009
								Mortalität (28 d)	33,3%	49,2%	0,01
								Mortalität (60 d)	44,3%	56,9%	0,03
								APACHE II	13,0	15,9	<0,001
T. Gan [117]	2002	Monozentrisch, prospektiv, randomisiert, kontrolliert	»Major elective surgery«	Intraoperativ	Insgesamt: 100 Protokoll: 50 Standard: 50	Volumensubstitution bei: Diurese ≤0,5 ml/ kg^{-1} h^{-1} HF >110 min^{-1} SAD <90 mmHg	Volumensubstitution in Abhängigkeit von SV (Ösophagealer Doppler)	Hospital-LOS	5	7	<0,03
M. McKendry [118]	2004	Monozentrisch, prospektiv, randomisiert, kontrolliert	Kardiochirurgische Patienten nach EKZ	Nach Aufnahme auf ICU	Insgesamt: 179 Protokoll: 89 Standard: 90	Nicht festgelegt	SVI >35 mL m^{-2} (Ösophagealer Doppler)	ICU-LOS	2,5 d	3,2 d	0,21
								Hospital-LOS	11,4 d	13,9 d	0,02
H. Wakeling [119]	2005	Monozentrisch, prospektiv, randomisiert, kontrolliert	Kolorektale Chirurgie	Intraoperativ	Insgesamt: 128 Protokoll: 64 Standard: 64	Volumensubstitution in Abhängigkeit von ZVD (Ziel 12–15 mmHg)	Volumensubstitution bis kein weiterer Anstieg von SV (Ösophagealer Doppler)	Hospital-LOS	10 d	11,5 d	<0,05
								Patienten mit Gastrointestinaler Morbidität	45,3%	14,1%	<0,001

■ Tab. 12.7. *Fortsetzung*

Untersucher	Jahr	Studientyp	Patientenkollektiv	Einschlusszeitpunkt	Anzahl Patienten	Therapieziele		Ergebnisse			
						Standard	Zielorientiert		Zielorient.	Standard	p
R. Pearse [120]	2005	Monozentrisch, prospektiv, randomisiert, kontrolliert	»Major General Surgery«	Nach Aufnahme auf ICU	Insgesamt: 122 Protokoll: 62 Standard: 60	Volumensubstitution in Abhängigkeit von ZVD (Ziel: Anstieg um 2 mmHg); Diurese ≥ 0,5 ml/kg^{-1} h^{-1} CI >2,5 l/min^{-1} m^{-2}	Volumensubstitution in Abhängigkeit von SV (Ziel: Anstieg um 10%); DO_2I >600 ml/ min^{-1} m^{-2} (Lithium-Dilution)	Patienten mit Komplikationen	44%	68%	0,007
								Hospital-LOS	11 d	14 d	0,001
								ICU-LOS	43 h	45 h	0,82
								Mortalität (28 d)	9,7%	11,7%	0,78
								Mortalität (60 d)	11,3%	15%	0,59

CI = Cardiac Index; *DO_2I* = Sauerstoffangebotsindex; *EKZ* = extrakorporale Zirkulation; *Hb* = Hämoglobin; *HF* = Herzfrequenz; *ICU* = Intensive Care Unit; *LOS* = length of stay; *MAD* = mittlerer arterieller Druck; *PAOD* = pulmonalarterieller Verschlussdruck; *SAD* = Systolischer arterieller Druck; *SV(I)* = Schlagvolumenindex; *ZVD* = zentraler Venendruck

Tab. 12.8. Indikationen für eine perioperative TEE-Untersuchung. (Nach [121])

Klasse-I-Indikationen: Die TEE ist indiziert	**Klasse-II-Indikationen: Die TEE kann hilfreich sein. Weniger gesicherte Indikationen**	**Klasse-III-Indikationen: Die TEE ist selten hilfreich. Unsichere Indikationen**
Intraoperative Diagnostik akuter, persistierender und lebensbedrohlicher hämodynamischer Störungen, bei denen die Ventrikelfunktion und ihre Determinanten ungewiss sind und nicht auf eine Behandlung angesprochen haben	Perioperative Anwendung bei Patienten mit erhöhtem Risiko für myokardiale Ischämie oder Myokardinfarkt	Intraoperative Evaluation der Myokardperfusion, der Anatomie der Koronararterien oder der Bypass-Offenheit
Intraoperative Anwendung bei Klappenrekonstruktionen	Perioperative Anwendung bei Patienten mit erhöhtem Risiko für hämodynamische Störungen	Intraoperative Anwendung bei der Korrektur von Kardiomyopathien (außer der hypertrophen obstruktiven Kardiomyopathie)
Intraoperative Anwendung bei der Chirurgie kongenitaler Herzfehler	Intraoperative Einschätzung eines Klappenersatzes	Intraoperative Anwendung bei unkomplizierter Endokarditis während nicht-kardiochirurgischer Operationen
Intraoperative Anwendung bei der Korrektur der hypertrophen obstruktiven Kardiomyopathie	Intraoperative Einschätzung bei Operationen kardialer Aneurysmen	Intraoperative Detektion von Emboli während orthopädischer Prozeduren
	Intraoperative Evaluation der Entfernung kardialer Tumoren	Intraoperative Einschätzung bei der Versorgung von Verletzungen der thorakalen Aorta
Intraoperative Anwendung bei Endokarditis, wenn präoperative Untersuchungen inadäquat waren oder eine Ausdehnung der Infektion in das perivalvuläre Gewebe vermutet wird	Intraoperative Detektion von Fremdkörpern	
Präoperative Anwendung bei instabilen Patienten mit Verdacht auf Aneurysmen, Dissektionen oder Rupturen der thorakalen Aorta	Intraoperative Detektion von Luftemboli während Kardiotomie, Herztransplantationen und sitzenden neurochirurgischen Prozeduren	Intraoperative Anwendung bei unkomplizierter Perikarditis
Intraoperative Einschätzung der Aortenklappenfunktion bei der Korrektur von Aortendissektionen mit möglicher Beteiligung der Aortenklappe	Intraoperative Anwendung während intrakardialer Thrombektomie	Intraoperative Evaluation pleuropulmonaler Erkrankungen
Intraoperative Evaluation bei Perikardfensterungen	Intraoperative Anwendung während pulmonaler Embolektomie	Überwachung der Platzierung von intraaortalen Ballonpumpen, automatischen implantierbaren kardialen Defibrillatoren oder Pulmonalarterienkathetern

Tab. 12.8. *Fortsetzung*

Klasse-I-Indikationen: Die TEE ist indiziert	Klasse-II-Indikationen: Die TEE kann hilfreich sein. Weniger gesicherte Indikationen	Klasse-III-Indikationen: Die TEE ist selten hilfreich. Unsichere Indikationen
Anwendung auf der Intensivstation bei instabilen Patienten mit unerklärlichen hämodynamischen Störungen, vermuteter Klappenerkrankung oder thromboembolischen Problemen (wenn andere Diagnose- oder Überwachungsverfahren die Diagnose nicht bestätigen konnten oder die Patienten für alternative Diagnoseverfahren zu instabil sind)	Intraoperative Anwendung bei Verdacht auf kardiales Trauma	Intraoperative Überwachung der Kardioplegie-Verabreichung
	Präoperative Einschätzung von Patienten mit Verdacht auf Aneurysmen, Dissektionen oder Rupturen der thorakalen Aorta	
	Intraoperative Anwendung während der Korrektur thorakaler Aortendissektionen ohne vermutete Aortenklappenbeteiligung	
	Intraoperative Detektion von aortalen Atheromen oder anderer Emboliequellen in der Aorta	
	Intraoperative Evaluation bei Perikardektomie, Perikardergüssen oder bei Perikard-Chirurgie	
	Intraoperative Evaluation von Anastomosen während Herz- und/oder Lungentransplantationen	
	Überwachung der Platzierung und Funktion von Assist Devices	

Zur Überwachung der Sedierungstiefe kommen in erster Linie Scoringsysteme zum Einsatz, z. B. die RAMSAY-Sedation-Scale [92], die Sedation-Agitation-Scale [93] oder die Richmond Agitation-Sedation-Scale [94]. Allerdings ist die Anwendbarkeit von Scoringsystemen bei tief sedierten und/oder neuromuskulär blockierten Patienten meist deutlich eingeschränkt. Obwohl mittlerweile einige Untersuchungen zum Einsatz insbesondere des EEG vorliegen, kann aufgrund zahlreicher offener Fragen noch keine generelle Empfehlung zum Einsatz apparativer Methoden zur Messung der Sedierungstiefe gegeben werden [88, 90].

Überwachung der Körpertemperatur

Der intraoperative Abfall der Körpertemperatur während einer Anästhesie wurde lange Zeit als unvermeidlich und als nicht relevant für die perioperative Morbidität und Mortalität angesehen. Neuere Untersuchungen haben allerdings zeigen können, dass schon eine milde Hypothermie (34,5 °C) zu einem erhöhten postoperativen Blutverlust und Transfusionsbedarf führt, die Rate an Wundinfektionen signifikant steigert und damit oftmals in einer Verlängerung des Krankenhausaufenthaltes resultiert [7, 8]. Auch konnte nachgewiesen werden, dass die perioperative Aufrechterhaltung der Normothermie (36,7 ± 0,1 °C) mit einer signifikanten Reduktion des Risikos für akute kardiovaskuläre Komplikationen einhergeht [95].

! Daher ist die Vermeidung der intraoperativen Hypothermie ein wesentliches Ziel des perioperativen Managements, und die Überwachung der Körpertemperatur integraler Bestandteil des Basismonitorings, unabhängig von der Art des durchgeführten Anästhesieverfahrens (Allgemein- oder Regionalanästhesie).

Die Tympanon-, Ösophagus- oder Bluttemperatur stellt ein gutes Maß für die Körperkerntemperatur dar [96, 97]. Die in der klinischen Routine häufig verwendete Blasentemperatur steht ebenfalls in enger Beziehung zur Kerntemperatur [97], die Genauigkeit der Messung ist allerdings vom Urinvolumen in der Blase abhängig. Bei Patienten in rückenmarknaher Narkose (Spinal- oder Periduralanästhesie) ist der Abfall der Körpertemperatur geringer ausgeprägt als bei Patienten in Allgemeinanästhesie [98].

Monitoring der neuromuskulären Übertragung

In den letzten 20 Jahren ist die Bedeutung eines Muskelrelaxanzienüberhangs für die postoperative Atemfunktion deutlich geworden. Der Einsatz von Pancuronium konnte als unabhängiger Risikofaktor für das Auftreten postoperativer pulmonaler Komplikationen identifiziert werden, da eine hohe Inzidenz der residualen neuromuskulären Blockade besteht [6]. Schon eine geringgradige Restrelaxation ist dabei mit einem erhöhten Risiko für Hypoventilation und Aspiration assoziiert [99, 100].

Die Dauer einer Relaxation ist von einer ganzen Reihe von Faktoren abhängig (Leber-, und Nierenfunktion, Hypothermie, Antibiotikagabe, Alter des Patienten) und kann daher im Einzelfall nicht exakt vorausgesagt werden [101–103].

Die klinischen Zeichen zur Überprüfung der neuromuskulären Funktion, wie das Anheben des Kopfes und das Öffnen der Augen, korrelieren nur schwach mit der apparativ bestimmten neuromuskulären Funktion [104]. Wenn nur klinische Zeichen zur Einschätzung der neuromuskulären Funktion verwendet werden, ist die Inzidenz einer residualen Blockade hoch [104–107].

Die neuromuskuläre Funktion kann mit Hilfe von Nervenstimulatoren überwacht werden (Relaxometrie). Üblicherweise wird die Reaktion eines Muskels nach Stimulation eines peripheren Nervens ausgewertet. Verschiedene Stimulationsmodi werden verwendet, wobei die Train-of-Four (TOF)-Stimulation [108] und die Double-Burst-Stimulation (DBS) [109] am weitesten verbreitet sind. Die am häufigsten stimulierten Muskeln sind der M. adductor pollicis und der M. orbicularis oculi. Unterschiedliche Muskelgruppen zeigen allerdings eine unterschiedliche Empfindlichkeit für Muskelrelaxanzien. So unterscheidet sich beispielsweise die Reaktion des Zwerchfells vom Verhalten der Extremitäten- oder Pharyngealmuskulatur, was bei der Beurteilung der Stimulationsergebnisse berücksichtigt werden muss.

Das Monitoring der neuromuskulären Funktion ist von besonderer Bedeutung bei Verwendung lang wirkender Muskelrelaxanzien, bei Erkrankungen aus dem neuromuskulären Formenkreis und bei Stoffwechselerkrankungen, die den Abbau der Muskelrelaxanzien verzögern [110]. Allgemein akzeptierte Indikationen für den klinischen Einsatz des neuromuskulären Monitorings sind in ◘ Tab. 12.9 aufgeführt.

◘ Tab. 12.9. Indikationen zum neuromuskulären Monitoring. (Mod. nach [110])

1.	Verwendung langwirksamer Muskelrelaxanzien
2.	Atypische Pharmakokinetik (schwere Leber oder Nierenerkrankungen, geriatrische Patienten, Medikamenteninteraktionen)
3.	Patienten mit bekannten oder vermuteten Muskelerkrankungen
4.	Kontinuierliche Gabe von Muskelrelaxanzien

Literatur

1. Lagasse RS: Anesthesia safety: model or myth? A review of the published literature and analysis of current original data. Anesthesiology 2002; 97: 1609-1617
2. Arbous MS, Grobbee DE, van Kleef JW, de Lange JJ, Spoormans HH, Touw P, Werner FM, Meursing AE: Mortality associated with anaesthesia: a qualitative analysis to identify risk factors. Anaesthesia 2001; 56: 1141-1153
3. Fasting S, Gisvold SE: [Serious intraoperative problems–a five-year review of 83,844 anesthetics]. Can J Anaesth 2002; 49: 545-553
4. Cooper JB, Gaba D: No myth: anesthesia is a model for addressing patient safety. Anesthesiology 2002; 97: 1335-7
5. Mangano DT, Browner WS, Hollenberg M, London MJ, Tubau JF, Tateo IM: Association of perioperative myocardial ischemia with cardiac morbidity and mortality in men undergoing noncardiac surgery. The Study of Perioperative Ischemia Research Group. N Engl J Med 1990; 323: 1781-1788

6. Berg H, Roed J, Viby-Mogensen J, Mortensen CR, Engbaek J, Skovgaard LT, Krintel JJ: Residual neuromuscular block is a risk factor for postoperative pulmonary complications. A prospective, randomised, and blinded study of postoperative pulmonary complications after atracurium, vecuronium and pancuronium. Acta Anaesthesiol Scand 1997; 41: 1095-1103
7. Kurz A, Sessler DI, Lenhardt R: Perioperative normothermia to reduce the incidence of surgical-wound infection and shorten hospitalization. Study of Wound Infection and Temperature Group. N Engl J Med 1996; 334: 1209-1215
8. Schmied H, Kurz A, Sessler DI, Kozek S, Reiter A: Mild hypothermia increases blood loss and transfusion requirements during total hip arthroplasty. Lancet 1996; 347: 289–292
9. Arbous MS, Meursing AE, van Kleef JW, de Lange JJ, Spoormans HH, Touw P, Werner FM, Grobbee DE: Impact of Anesthesia Management Characteristics on Severe Morbidity and Mortality. Anesthesiology 2005; 102: 257–268
10. Runciman WB, Webb RK, Lee R, Holland R: The Australian Incident Monitoring Study. System failure: an analysis of 2000 incident reports. Anaesth Intensive Care 1993; 21: 684–695
11. Williamson JA, Webb RK, Sellen A, Runciman WB, Van der Walt JH: The Australian Incident Monitoring Study. Human failure: an analysis of 2000 incident reports. Anaesth Intensive Care 1993; 21: 678–683
12. Webb RK, Van der Walt JH, Runciman WB, Williamson JA, Cockings J, Russell WJ, Helps S: The Australian Incident Monitoring Study. Which monitor? An analysis of 2000 incident reports. Anaesth Intensive Care 1993; 21: 529–542
13. Eichhorn JH, Cooper JB, Cullen DJ, Maier WR, Philip JH, Seeman RG: Standards for patient monitoring during anesthesia at Harvard Medical School. JAMA 1986; 256: 1017–1020
14. Eichhorn JH, Cooper JB, Cullen DJ, Gessner JS, Holzman RS, Maier WR, Philip JH: Anesthesia practice standards at Harvard: a review. J Clin Anesth 1988; 1: 55–65
15. Pronovost PJ, Jenckes MW, Dorman T, Garrett E, Breslow MJ, Rosenfeld BA, Lipsett PA, Bass E: Organizational characteristics of intensive care units related to outcomes of abdominal aortic surgery. JAMA 1999; 281: 1310–1317
16. Cheney FW: The American Society of Anesthesiologists Closed Claims Project: what have we learned, how has it affected practice, and how will it affect practice in the future? Anesthesiology 1999; 91: 552–556
17. Gravenstein JS: Monitoring with our good senses. J Clin Monit Comput 1998; 14: 451–453
18. Eichhorn JH: Prevention of intraoperative anesthesia accidents and related severe injury through safety monitoring. Anesthesiology 1989; 70: 572–577
19. Cooper JB, Newbower RS, Long CD, McPeek B: Preventable anesthesia mishaps: a study of human factors. Anesthesiology 1978; 49: 399–406
20. Gaba DM, Howard SK: Patient safety: fatigue among clinicians and the safety of patients. N Engl J Med 2002; 347: 1249–1255
21. Runciman WB, Webb RK, Barker L, Currie M: The Australian Incident Monitoring Study. The pulse oximeter: applications and limitations–an analysis of 2000 incident reports. Anaesth Intensive Care 1993; 21: 543–550
22. Buhre W, Rossaint R: Perioperative management and monitoring in anaesthesia. Lancet 2003; 362: 1839–1846
23. Landesberg G: Monitoring for myocardial ischemia. Best Pract Res Clin Anaesthesiol 2005; 19: 77–95
24. Landesberg G, Luria MH, Cotev S, Eidelman LA, Anner H, Mosseri M, Schechter D, Assaf J, Erel J, Berlatzky Y: Importance of long-duration postoperative ST-segment depression in cardiac morbidity after vascular surgery. Lancet 1993; 341: 715–719
25. Mangano DT, Browner WS, Hollenberg M, Li J, Tateo IM: Long-term cardiac prognosis following noncardiac surgery. The Study of Perioperative Ischemia Research Group. JAMA 1992; 268: 233–239
26. Landesberg G, Mosseri M, Wolf Y, Vesselov Y, Weissman C: Perioperative myocardial ischemia and infarction: identification by continuous 12-lead electrocardiogram with online ST-segment monitoring. Anesthesiology 2002; 96: 264–270
27. Priebe HJ: Triggers of perioperative myocardial ischaemia and infarction. Br J Anaesth 2004; 93: 9–20
28. Landesberg G, Vesselov Y, Einav S, Goodman S, Sprung CL, Weissman C: Myocardial ischemia, cardiac troponin, and long–term survival of high–cardiac risk critically ill intensive care unit patients. Crit Care Med 2005; 33: 1281–1287
29. Drummond JC: The lower limit of autoregulation: time to revise our thinking? Anesthesiology 1997; 86: 1431–1433
30. Scheer B, Perel A, Pfeiffer UJ: Clinical review: complications and risk factors of peripheral arterial catheters used for haemodynamic monitoring in anaesthesia and intensive care medicine. Crit Care 2002; 6: 199–204
31. Domino KB, Bowdle TA, Posner KL, Spitellie PH, Lee LA, Cheney FW: Injuries and liability related to central vascular catheters: a closed claims analysis. Anesthesiology 2004; 100: 1411–1418
32. Polderman KH, Girbes AJ: Central venous catheter use. Part 1: mechanical complications. Intensive Care Med 2002; 28: 1–17
33. Polderman KH, Girbes AR: Central venous catheter use. Part 2: infectious complications. Intensive Care Med 2002; 28: 18–28
34. Bendjelid K, Romand JA: Fluid responsiveness in mechanically ventilated patients: a review of indices used in intensive care. Intensive Care Med 2003; 29: 352–360
35. Dellinger RP, Carlet JM, Masur H, Gerlach H, Calandra T, Cohen J, Gea-Banacloche J, Keh D, Marshall JC, Parker MM, Ramsay G, Zimmerman JL, Vincent JL, Levy MM: Surviving Sepsis Campaign guidelines for management of severe sepsis and septic shock. Intensive Care Med 2004; 30: 536–555
36. Echt M, Duweling J, Gauer OH, Lange L: Effective compliance of the total vascular bed and the intrathoracic compartment derived from changes in central venous pressure induced by volume changes in man. Circ Res 1974; 40: 61–68
37. Kumar A, Anel R, Bunnell E, Habet K, Zanotti S, Marshall S, Neumann A, Ali A, Cheang M, Kavinsky C, Parrillo JE: Pulmonary artery occlusion pressure and central venous pressure fail to predict ventricular filling volume, cardiac performance, or the response to volume infusion in normal subjects. Crit Care Med 2004; 32: 691–699

38. Hoeft A, Schorn B, Weyland A, Scholz M, Buhre W, Stepanek E, Allen SJ, Sonntag H: Bedside assessment of intravascular volume status in patients undergoing coronary bypass surgery. Anesthesiology 1994; 81: 76–86
39. Poelaert JI, Trouerbach J, De Buyzere M, Everaert J, Colardyn FA: Evaluation of transesophageal echocardiography as a diagnostic and therapeutic aid in a critical care setting. Chest 1995; 107: 774–9
40. Lindower PD, Rath L, Preslar J, Burns TL, Rezai K, Vandenberg BF: Quantification of left ventricular function with an automated border detection system and comparison with radionuclide ventriculography. Am J Cardiol 1994; 73: 195–9
41. Buhre W, Weyland A, Schorn B, Scholz M, Kazmaier S, Hoeft A, Sonntag H: Changes in central venous pressure and pulmonary capillary wedge pressure do not indicate changes in right and left heart volume in patients undergoing coronary artery bypass surgery. Eur J Anaesthesiol 1999; 16: 11–7
42. Buhre W, Buhre K, Kazmaier S, Sonntag H, Weyland A: Assessment of cardiac preload by indicator dilution and transoesophageal echocardiography. Eur J Anaesthesiol 2001; 18: 662–7
43. Michard F, Teboul JL: Predicting fluid responsiveness in ICU patients: a critical analysis of the evidence. Chest 2002; 121: 2000–8
44. Pinsky MR: Functional hemodynamic monitoring. Intensive Care Med 2002; 28: 386–8
45. Michard F: Changes in arterial pressure during mechanical ventilation. Anesthesiology 2005; 103: 419–28
46. Michard F, Boussat S, Chemla D, Anguel N, Mercat A, Lecarpentier Y, Richard C, Pinsky MR, Teboul JL: Relation between respiratory changes in arterial pulse pressure and fluid responsiveness in septic patients with acute circulatory failure. Am J Respir Crit Care Med 2000; 162: 134–8
47. Berkenstadt H, Margalit N, Hadani M, Friedman Z, Segal E, Villa Y, Perel A: Stroke volume variation as a predictor of fluid responsiveness in patients undergoing brain surgery. Anesth Analg 2001; 92: 984–9
48. Rex S, Brose S, Metzelder S, Huneke R, Schalte G, Autschbach R, Rossaint R, Buhre W: Prediction of fluid responsiveness in patients during cardiac surgery. Br J Anaesth 2004;
49. Reuter DA, Kirchner A, Felbinger TW, Weis FC, Kilger E, Lamm P, Goetz AE: Usefulness of left ventricular stroke volume variation to assess fluid responsiveness in patients with reduced cardiac function. Crit Care Med 2003; 31: 1399–404
50. Shoemaker WC, Wo CC, Thangathurai D, Velmahos G, Belzberg H, Asensio JA, Demetriades D: Hemodynamic patterns of survivors and nonsurvivors during high risk elective surgical operations. World J Surg 1999; 23: 1264–70
51. Swan HJ, Ganz W, Forrester J, Marcus H, Diamond G, Chonette D: Catheterization of the heart in man with use of a flow-directed balloon-tipped catheter. N Engl J Med 1970; 283: 447–51
52. Pulmonary Artery Catheter Consensus conference: consensus statement. Crit Care Med 1997; 25: 910–25
53. Connors AF, Jr., Speroff T, Dawson NV, Thomas C, Harrell FE, Jr., Wagner D, Desbiens N, Goldman L, Wu AW, Califf RM, Fulkerson WJ, Jr., Vidaillet H, Broste S, Bellamy P, Lynn J, Knaus WA: The effectiveness of right heart catheterization in the initial care of critically ill patients. SUPPORT Investigators. JAMA 1996; 276: 889–97
54. Godje O, Peyerl M, Seebauer T, Dewald O, Reichart B: Reproducibility of double indicator dilution measurements of intrathoracic blood volume compartments, extravascular lung water, and liver function. Chest 1998; 113: 1070–7
55. Dark PM, Singer M: The validity of trans-esophageal Doppler ultrasonography as a measure of cardiac output in critically ill adults. Intensive Care Med 2004; 30: 2060–6
56. Vincent JL: Hemodynamic support in septic shock. Intensive Care Med 2001; 27 Suppl 1: S80–S92
57. Vincent JL, de Backer D: Cardiac output measurement: is least invasive always the best? Crit Care Med 2002; 30: 2380–2
58. Müller Th, Pfeifer M, Muders F: Monitoring of the central venous and mixed venous oxygen concentration in intensive care medicine: physiological and technical bases, indications and claims. Intensivmed 2003; 40: 711–9
59. Polonen P, Ruokonen E, Hippelainen M, Poyhonen M, Takala J: A prospective, randomized study of goal-oriented hemodynamic therapy in cardiac surgical patients. Anesth Analg 2000; 90: 1052–9
60. Chawla LS, Zia H, Gutierrez G, Katz NM, Seneff MG, Shah M: Lack of equivalence between central and mixed venous oxygen saturation. Chest 2004; 126: 1891–6
61. Reinhart K, Kuhn HJ, Hartog C, Bredle DL: Continuous central venous and pulmonary artery oxygen saturation monitoring in the critically ill. Intensive Care Med 2004; 30: 1572–8
62. Dueck MH, Klimek M, Appenrodt S, Weigand C, Boerner U: Trends but not individual values of central venous oxygen saturation agree with mixed venous oxygen saturation during varying hemodynamic conditions. Anesthesiology 2005; 103: 249–57
63. Rivers E, Nguyen B, Havstad S, Ressler J, Muzzin A, Knoblich B, Peterson E, Tomlanovich M: Early goal-directed therapy in the treatment of severe sepsis and septic shock. N Engl J Med 2001; 345: 1368–77
64. Gattinoni L, Brazzi L, Pelosi P, Latini R, Tognoni G, Pesenti A, Fumagalli R: A trial of goal–oriented hemodynamic therapy in critically ill patients. SvO2 Collaborative Group. N Engl J Med 1995; 333: 1025–32
65. Kern JW, Shoemaker WC: Meta–analysis of hemodynamic optimization in high–risk patients. Crit Care Med 2002; 30: 1686–92
66. Benson MJ, Cahalan MK: Cost-benefit analysis of transesophageal echocardiography in cardiac surgery. Echocardiography 1995; 12: 171–83
67. Lambert AS, Miller JP, Merrick SH, Schiller NB, Foster E, Muhiudeen-Russell I, Cahalan MK: Improved evaluation of the location and mechanism of mitral valve regurgitation with a systematic transesophageal echocardiography examination. Anesth Analg 1999; 88: 1205–12
68. Cahalan MK, Abel M, Goldman M, Pearlman A, Sears-Rogan P, Russell I, Shanewise J, Stewart W, Troianos C: American Society of Echocardiography and Society of Cardiovascular Anesthesiologists task force guidelines for

training in perioperative echocardiography. Anesth Analg 2002; 94: 1384–8
69. Aronson S, Butler A, Subhiyah R, Buckingham RE, Jr., Cahalan MK, Konstandt S, Mark J, Ramsay J, Savage R, Savino J, Shanewise JS, Smith J, Thys D: Development and analysis of a new certifying examination in perioperative transesophageal echocardiography. Anesth Analg 2002; 95: 1476–82, table
70. Shanewise JS, Cheung AT, Aronson S, Stewart WJ, Weiss RL, Mark JB, Savage RM, Sears-Rogan P, Mathew JP, Quinones MA, Cahalan MK, Savino JS: ASE/SCA guidelines for performing a comprehensive intraoperative multiplane transesophageal echocardiography examination: recommendations of the American Society of Echocardiography Council for Intraoperative Echocardiography and the Society of Cardiovascular Anesthesiologists Task Force for Certification in Perioperative Transesophageal Echocardiography. Anesth Analg 1999; 89: 870–84
71. Kallmeyer IJ, Collard CD, Fox JA, Body SC, Shernan SK: The safety of intraoperative transesophageal echocardiography: a case series of 7200 cardiac surgical patients. Anesth Analg 2001; 92: 1126–30
72. van Daele ME, Sutherland GR, Mitchell MM, Fraser AG, Prakash O, Rulf EN, Roelandt JR: Do changes in pulmonary capillary wedge pressure adequately reflect myocardial ischemia during anesthesia? A correlative preoperative hemodynamic, electrocardiographic, and transesophageal echocardiographic study. Circulation 1990; 81: 865–71
73. Comunale ME, Body SC, Ley C, Koch C, Roach G, Mathew JP, Herskowitz A, Mangano DT: The concordance of intraoperative left ventricular wall-motion abnormalities and electrocardiographic S-T segment changes: association with outcome after coronary revascularization. Multicenter Study of Perioperative Ischemia (McSPI) Research Group. Anesthesiology 1998; 88: 945–54
74. Williamson JA, Webb RK, Cockings J, Morgan C: The Australian Incident Monitoring Study. The capnograph: applications and limitations–an analysis of 2000 incident reports. Anaesth Intensive Care 1993; 21: 551–7
75. Moller JT, Johannessen NW, Espersen K, Ravlo O, Pedersen BD, Jensen PF, Rasmussen NH, Rasmussen LS, Pedersen T, Cooper JB: Randomized evaluation of pulse oximetry in 20,802 patients: II. Perioperative events and postoperative complications. Anesthesiology 1993; 78: 445–53
76. Moller JT, Pedersen T, Rasmussen LS, Jensen PF, Pedersen BD, Ravlo O, Rasmussen NH, Espersen K, Johannessen NW, Cooper JB: Randomized evaluation of pulse oximetry in 20,802 patients: I. Design, demography, pulse oximetry failure rate, and overall complication rate. Anesthesiology 1993; 78: 436–44
77. Caplan RA, Vistica MF, Posner KL, Cheney FW: Adverse anesthetic outcomes arising from gas delivery equipment: a closed claims analysis. Anesthesiology 1997; 87: 741–8
78. Sebel PS, Bowdle TA, Ghoneim MM, Rampil IJ, Padilla RE, Gan TJ, Domino KB: The incidence of awareness during anesthesia: a multicenter United States study. Anesth Analg 2004; 99: 833–9, table
79. Sandin RH, Enlund G, Samuelsson P, Lennmarken C: Awareness during anaesthesia: a prospective case study. Lancet 2000; 355: 707–11
80. Osterman JE, Hopper J, Heran WJ, Keane TM, van der Kolk BA: Awareness under anesthesia and the development of posttraumatic stress disorder. Gen Hosp Psychiatry 2001; 23: 198–204
81. Monk TG, Saini V, Weldon BC, Sigl JC: Anesthetic management and one-year mortality after noncardiac surgery. Anesth Analg 2005; 100: 4–10
82. Daunderer M, Schwender D: [Depth of anesthesia, awareness and EEG]. Anaesthesist 2001; 50: 231–41
83. Drummond JC: Monitoring depth of anesthesia: with emphasis on the application of the bispectral index and the middle latency auditory evoked response to the prevention of recall. Anesthesiology 2000; 93: 876–82
84. Rampil IJ: A primer for EEG signal processing in anesthesia. Anesthesiology 1998; 89: 980–1002
85. Glass PS, Bloom M, Kearse L, Rosow C, Sebel P, Manberg P: Bispectral analysis measures sedation and memory effects of propofol, midazolam, isoflurane, and alfentanil in healthy volunteers. Anesthesiology 1997; 86: 836–47
86. Gan TJ, Glass PS, Windsor A, Payne F, Rosow C, Sebel P, Manberg P: Bispectral index monitoring allows faster emergence and improved recovery from propofol, alfentanil, and nitrous oxide anesthesia. BIS Utility Study Group. Anesthesiology 1997; 87: 808–15
87. Myles PS, Leslie K, McNeil J, Forbes A, Chan MT: Bispectral index monitoring to prevent awareness during anaesthesia: the B-Aware randomised controlled trial. Lancet 2004; 363: 1757–63
88. Martin J, Kuhlen R, Kastrup M, Schleppers A, Spies C: [Standard operating procedures–anaesthesiology, intensive medicine, pain therapy and emergency medicine exchange]. Anaesthesist 2005; 54: 495–6
89. Jacobi J, Fraser GL, Coursin DB, Riker RR, Fontaine D, Wittbrodt ET, Chalfin DB, Masica MF, Bjerke HS, Coplin WM, Crippen DW, Fuchs BD, Kelleher RM, Marik PE, Nasraway SA, Jr., Murray MJ, Peruzzi WT, Lumb PD: Clinical practice guidelines for the sustained use of sedatives and analgesics in the critically ill adult. Crit Care Med 2002; 30: 119–41
90. Nasraway SA, Jr., Jacobi J, Murray MJ, Lumb PD: Sedation, analgesia, and neuromuscular blockade of the critically ill adult: revised clinical practice guidelines for 2002. Crit Care Med 2002; 30: 117–8
91. Brook AD, Ahrens TS, Schaiff R, Prentice D, Sherman G, Shannon W, Kollef MH: Effect of a nursing-implemented sedation protocol on the duration of mechanical ventilation. Crit Care Med 1999; 27: 2609–15
92. Ramsay MA, Savege TM, Simpson BR, Goodwin R: Controlled sedation with alphaxalone-alphadolone. Br Med J 1974; 2: 656–9
93. Simmons LE, Riker RR, Prato BS, Fraser GL: Assessing sedation during intensive care unit mechanical ventilation with the Bispectral Index and the Sedation-Agitation Scale. Crit Care Med 1999; 27: 1499–504
94. Ely EW, Truman B, Shintani A, Thomason JW, Wheeler AP, Gordon S, Francis J, Speroff T, Gautam S, Margolin R, Sessler CN, Dittus RS, Bernard GR: Monitoring sedation status

over time in ICU patients: reliability and validity of the Richmond Agitation-Sedation Scale (RASS). JAMA 2003; 289: 2983–91
95. Frank SM, Fleisher LA, Breslow MJ, Higgins MS, Olson KF, Kelly S, Beattie C: Perioperative maintenance of normothermia reduces the incidence of morbid cardiac events. A randomized clinical trial. JAMA 1997; 277: 1127–34
96. Cork RC, Vaughan RW, Humphrey LS: Precision and accuracy of intraoperative temperature monitoring. Anesth Analg 1983; 62: 211–4
97. Russell SH, Freeman JW: Comparison of bladder, oesophageal and pulmonary artery temperatures in major abdominal surgery. Anaesthesia 1996; 51: 338–40
98. Sessler DI: Perioperative heat balance. Anesthesiology 2000; 92: 578–96
99. Eriksson LI, Lennmarken C, Wyon N, Johnson A: Attenuated ventilatory response to hypoxaemia at vecuronium-induced partial neuromuscular block. Acta Anaesthesiol Scand 1992; 36: 710–5
100. Eriksson LI, Sundman E, Olsson R, Nilsson L, Witt H, Ekberg O, Kuylenstierna R: Functional assessment of the pharynx at rest and during swallowing in partially paralyzed humans: simultaneous videomanometry and mechanomyography of awake human volunteers. 1997
101. Jedeikin R, Dolgunski E, Kaplan R, Hoffman S: Prolongation of neuromuscular blocking effect of vecuronium by antibiotics. Anaesthesia 1987; 42: 858–60
102. Rupp SM, Castagnoli KP, Fisher DM, Miller RD: Pancuronium and vecuronium pharmacokinetics and pharmacodynamics in younger and elderly adults. Anesthesiology 1987; 67: 45–9
103. Buzello W, Schluermann D, Schindler M, Spillner G: Hypothermic cardiopulmonary bypass and neuromuscular blockade by pancuronium and vecuronium. Anesthesiology 1985; 62: 201–4
104. Engbaek J, Ostergaard D, Viby-Mogensen J, Skovgaard LT: Clinical recovery and train-of-four ratio measured mechanically and electromyographically following atracurium. Anesthesiology 1989; 71: 391–5
105. Kopman AF, Yee PS, Neuman GG: Relationship of the train-of-four fade ratio to clinical signs and symptoms of residual paralysis in awake volunteers. Anesthesiology 1997; 86: 765–71
106. Mortensen CR, Berg H, el Mahdy A, Viby-Mogensen J: Perioperative monitoring of neuromuscular transmission using acceleromyography prevents residual neuromuscular block following pancuronium. Acta Anaesthesiol Scand 1995; 39: 797–801
107. Shorten GD, Merk H, Sieber T: Perioperative train-of-four monitoring and residual curarization. Can J Anaesth 1995; 42: 711–5
108. Ali HH, Utting JE, Gray C: Stimulus frequency in the detection of neuromuscular block in humans. Br J Anaesth 1970; 42: 967–78
109. Engbaek J, Ostergaard D, Viby-Mogensen J: Double burst stimulation (DBS): a new pattern of nerve stimulation to identify residual neuromuscular block. Br J Anaesth 1989; 62: 274–8
110. Viby-Mogensen J: Neuromuscular Monitoring, Anesthesia, 5th edition, Edited by Miller RD. New York Edinburgh London, Churchill Livingstone, 2001, pp 1351–66
111. London MJ, Hollenberg M, Wong MG, Levenson L, Tubau JF, Browner W, Mangano DT: Intraoperative myocardial ischemia: localization by continuous 12-lead electrocardiography. Anesthesiology 1988; 69: 232–41
112. Zink W, Graf BM: [The pulmonary artery catheter]. Anaesthesist 2001; 50: 623–42
113. Rhodes A, Cusack RJ, Newman PJ, Grounds RM, Bennett ED: A randomised, controlled trial of the pulmonary artery catheter in critically ill patients. Intensive Care Med 2002; 28: 256–64
114. Richard C, Warszawski J, Anguel N, Deye N, Combes A, Barnoud D, Boulain T, Lefort Y, Fartoukh M, Baud F, Boyer A, Brochard L, Teboul JL: Early use of the pulmonary artery catheter and outcomes in patients with shock and acute respiratory distress syndrome: a randomized controlled trial. JAMA 2003; 290: 2713–20
115. Sandham JD, Hull RD, Brant RF, Knox L, Pineo GF, Doig CJ, Laporta DP, Viner S, Passerini L, Devitt H, Kirby A, Jacka M: A randomized, controlled trial of the use of pulmonary-artery catheters in high-risk surgical patients. N Engl J Med 2003; 348: 5–14
116. Harvey S, Harrison DA, Singer M, Ashcroft J, Jones CM, Elbourne D, Brampton W, Williams D, Young D, Rowan K: Assessment of the clinical effectiveness of pulmonary artery catheters in management of patients in intensive care (PAC-Man): a randomised controlled trial. Lancet 2005; 366: 472–7
117. Gan TJ, Soppitt A, Maroof M, el Moalem H, Robertson KM, Moretti E, Dwane P, Glass PS: Goal-directed intraoperative fluid administration reduces length of hospital stay after major surgery. Anesthesiology 2002; 97: 820–6
118. McKendry M, McGloin H, Saberi D, Caudwell L, Brady AR, Singer M: Randomised controlled trial assessing the impact of a nurse delivered, flow monitored protocol for optimisation of circulatory status after cardiac surgery. BMJ 2004; 329: 258
119. Wakeling HG, McFall MR, Jenkins CS, Woods WG, Miles WF, Barclay GR, Fleming SC: Intraoperative oesophageal Doppler guided fluid management shortens postoperative hospital stay after major bowel surgery. Br J Anaesth 2005; 95: 634–42
120. Pearse R, Dawson D, Fawcett J, Rhodes A, Grounds RM, Bennett ED: Early goal-directed therapy after major surgery reduces complications and duration of hospital stay. A randomised, controlled trial [ISRCTN38797445]. Crit Care 2005; 9: R687–R693
121. Practice guidelines for perioperative transesophageal echocardiography. A report by the American Society of Anesthesiologists and the Society of Cardiovascular Anesthesiologists Task Force on Transesophageal Echocardiography. Anesthesiology 1996; 84: 986–1006

Teil IV Intensivmedizin

Ernährung und Stoffwechselkontrolle

K. G. Kreymann

Ziele der Ernährungstherapie

Die Stoffwechselveränderungen während einer schweren Erkrankung wurden über Tausende von Jahren erworben und sind im Wesentlichen darin begründet, dass vor der Etablierung der modernen Intensivmedizin eine schwere Erkrankung immer auch mit einer verminderten oder sogar vollständig eingestellten Nahrungsaufnahme verbunden war. Die für die Heilung notwendigen Substrate mussten folglich endogen – überwiegend aus der Muskulatur – bereitgestellt werden.

Die Stoffwechselanforderungen bei einem hungernden Kranken sind jedoch denen eines gesunden Hungernden diametral entgegengesetzt: Gesunde, die mehrere Tage ohne Nahrungsaufnahme bleiben, reduzieren ihren Energieumsatz und vermindern ihren Eiweißumsatz [38]. Jede Erkrankung geht dagegen mit einer vermehrten Proteinsynthese und einer Steigerung des Energieumsatzes einher [7]. Um diese beiden Ziele trotz der verminderten oder aufgehobenen Nahrungszufuhr zu erreichen, muss der Stoffwechsel von dieser abgekoppelt werden. Dies geschieht zum einen durch die Stresshormone Adrenalin, Kortison und Glukagon [41], zum anderen durch die im Rahmen der generalisierten Entzündungsreaktion freigesetzten Zytokine wie Tumor Necrosis Factor-α und Interleukin-1β [46].

Die Hormone und Zytokine induzieren einen Muskelabbau [45] – auch wenn durch eine Ernährungstherapie gleichzeitig Aminosäuren zugeführt werden – und stimulieren die Glukoneogenese in der Leber unabhängig davon, ob parenteral oder enteral Glukose zugeführt wird [48] (◘ Abb. 13.1). Der Grund für dieses anscheinend paradoxe Stoffwechselverhalten liegt darin, dass das Ausmaß der Hormon- und Zytokinfreisetzung allein durch die Entzündungsaktivität bestimmt wird und keiner metabolischen Rückkoppelung unterliegt.

Für die Ernährungstherapie von Patienten in einer solchen katabolen Flowphase resultiert daraus ein entscheidender Punkt: Die Katabolie kann auch durch eine maximale Substratzufuhr nicht – oder zumindest nicht vollständig – aufgehoben werden; die ablaufenden Stoffwechselprozesse werden durch eine Ernährungstherapie qualitativ kaum beeinflusst. Hierauf sind auch die Misserfolge der früher regelhaft durchgeführten Hyperalimentation zurückzuführen. Es liegen sogar Daten

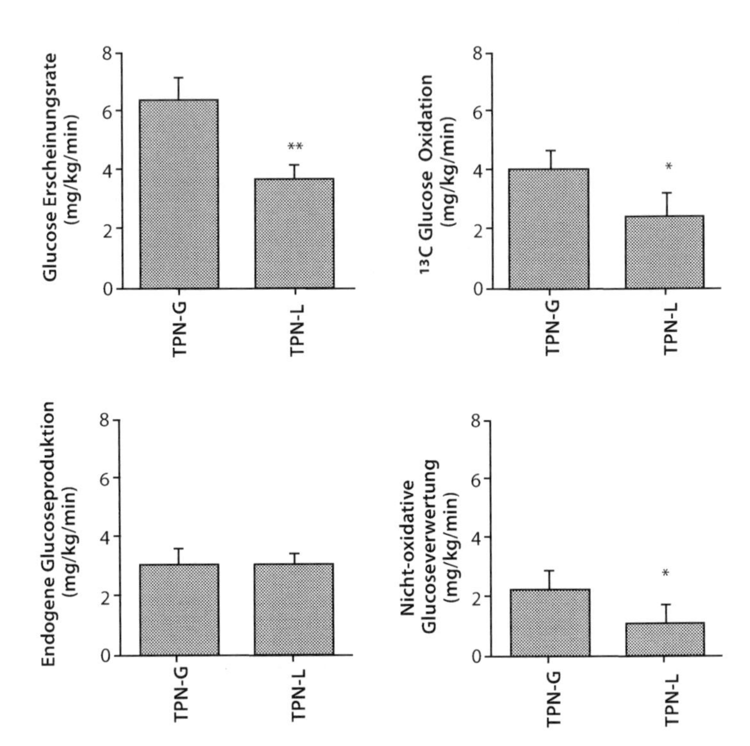

Abb. 13.1. Glukoseproduktion und -oxidation sowie endogene Glukoseproduktion und nichtoxidative Glukoseverwertung bei Patienten, die überwiegend mit Glukose (TPN-G) oder überwiegend mit Fett (TPN-L) parenteral ernährt wurden. Erkennbar ist, dass die endogene Glukoseproduktion auch unter der glukosereichen Ernährung nicht supprimiert wurde. [48]

vor, die zeigen, dass eine Energiezufuhr, die über dem aktuellen Energieumsatz liegt, dem Patienten nicht nur nicht nützt, sondern mit großer Wahrscheinlichkeit sogar schadet [40, 2, 30].

Da eine wesentliche Beeinflussung der Katabolie bei einer schweren Erkrankung nicht möglich ist, sollte das Schwergewicht eher auf einer Unterstützung des Immunsystems durch eine qualitativ entsprechende Substratzufuhr bei quantitativ geringerer Energiezufuhr liegen. Potenziell ist es heute möglich, durch die Zufuhr eines bestimmten Fettsäuremusters oder einzelner Aminosäuren das Immunsystem direkt pro- oder antiinflammatorisch zu beeinflussen. Ähnlich wie die Immuntherapie der Sepsis mit Zytokinantikörpern oder Wachstumsfaktoren setzt eine solche gezielte »Immunonutrition« jedoch eine genaue Kenntnis des immunologischen Zustandes des Patienten voraus. Solange aber eine definitive Diagnostik des Immunstatus nicht möglich ist, sollte die Substratauswahl so erfolgen, dass die Ernährung möglichst »immunneutral« wirkt und keine pro- oder antiinflammatorischen Effekte auslöst.

Stoffwechselveränderungen

Proteinstoffwechsel

Mit dem Beginn der systemischen Entzündungsreaktion wird die Synthese von Akute-Phase-Proteinen und die Bildung spezifischer Antikörper gesteigert, immunkompetente Blutzellen proliferieren. Die Steigerung der Proteinsynthese beträgt unter diesen Bedingungen bis zu 160% [21]. Um hierfür ausreichend Aminosäuren bereitstellen zu können, wird zum einen die Proteinsynthese in der Muskulatur vermindert und zum anderen der Abbau muskeleigener Proteine eingeleitet [22]. Beide Prozesse korrelieren unmittelbar mit dem Schweregrad der Erkrankung [4]. Vor der Abgabe in die Blutbahn wird der größte Teil der freigesetzten Aminosäuren in Glutamin und Alanin umgewandelt, da diesen beiden Aminosäuren eine besondere Rolle sowohl in der Proteinsynthese als auch in der Glukoneogenese (s. unten) zukommt.

Diese Vorgänge entsprechen somit einem zielgerichteten Transfer der Aminosäuren von den

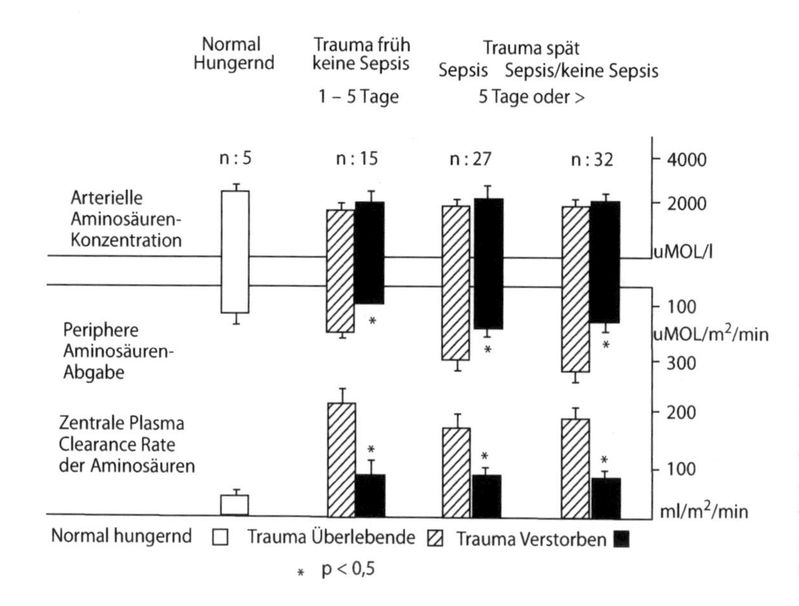

Abb. 13.2. Aminosäurenabgabe aus der Muskulatur und -aufnahme im Splanchnikusgebiet bei Traumapatienten mit oder ohne Sepsis. Die überlebenden Patienten haben eine signifikant höhere Abgabe und Aufnahme als die nicht überlebenden. [39]

Muskelzellen zu den proteinsynthetisierenden Organen, hauptsächlich der Leber. In mehreren Studien konnte gezeigt werden, dass das Ausmaß dieses Aminosäurenflusses positiv mit der Prognose korreliert [42; 39], d. h. dass höhere Katabolieraten, wenn sie gleichzeitig mit einer höheren Aminosäurenaufnahme im Splanchnikusgebiet verknüpft sind, durchaus mit einer besseren Prognose assoziiert sein können (Abb. 13.2).

Kohlenhydratstoffwechsel

Glukose wird – überwiegend in der Muskulatur und in der Leber – in Form von Glykogen gespeichert. Bei Nahrungskarenz sind die Glykogenspeicher nach spätestens 24–36 h erschöpft. Damit die von der Glukoseoxidation abhängigen Organe weiterhin mit Glukose versorgt werden können, muss diese endogen synthetisiert werden [55, 54, 26]. Da eine Glukoneogenese aus Fett nicht möglich ist, sondern nur aus glukoplastischen Aminosäuren – überwiegend Alanin –, müssen zu diesem Zweck weitere Proteine abgebaut werden. Der Kohlenhydratstoffwechsel ist somit eine weitere Ursache für die erhöhte Proteinkatabolie bei einer schweren Erkrankung.

Dieser hohe Preis für die Glukoneogenese macht verständlich, dass nun die Glukose möglichst sparsam und nur von den Organen verwendet wird, die auf die Glukoseoxidation angewiesen sind. Dieses Ziel wird erreicht durch die Induktion einer Insulinresistenz: Die glukoseabhängigen Organe, die auch ohne Insulin Glukose in die Zelle aufnehmen können, werden unter diesen Bedingungen weiter mit Glukose versorgt; die Zellen anderer Organe, z. B. der Muskulatur, die Glukose nur mit Hilfe von Insulin aufnehmen können, werden durch die Insulinresistenz von der Glukoseversorgung ausgenommen [12, 25, 56].

Bei nahezu allen Patienten mit einer schweren Erkrankung besteht in Folge der beschriebenen Vorgänge eine je nach Schweregrad der Erkrankung mehr oder weniger ausgeprägte Hyperglykämie, unabhängig davon, ob Glukose infundiert wird oder nicht [8]. Sie ist keineswegs Ausdruck einer generellen Glukoseoxidationsstörung, sondern das Ergebnis eines Missverhältnisses der vermehrten Glukoseproduktion in der Leber und des Glukoseverbrauchs in der Peripherie. In Anbetracht des oben Gesagten fällt es allerdings schwer, in dieser überschießenden Glukoseproduktion einen teleologischen Sinn zu sehen. Eine mögliche Interpretation ist, dass hierdurch die Glukoseversorgung der abhängigen Organe absolut sichergestellt wird, auch um den Preis einer höheren Katabolie.

Fettstoffwechsel

Die Zellen, die durch die Insulinresistenz von der Glukoseversorgung ausgenommen sind, sind unter diesen Bedingungen auf die Oxidation von Fettsäuren angewiesen. Zu diesem Zweck bewirkt die Stimulation der hormonsensitiven Lipase durch Adrenalin eine vermehrte Lipolyse und Freisetzung von Fettsäuren aus dem Fettgewebe. Es konnte gezeigt werden, dass bei Patienten mit einer Sepsis in Abhängigkeit vom Schweregrad derselben eine kontinuierliche Verschiebung von der Glukose- zur Fettoxidation stattfindet [52; 47] (◘ Abb. 13.3).

So fand sich bei septischen Patienten im Vergleich zu einer Kontrollgruppe eine Steigerung der Abgaberate von freien Fettsäuren von 6,5 mmol/kg/min auf 13,1 mmol/kg/min, verbunden mit einer Zunahme der Serumkonzentration derselben von 970 mmol/l auf 6450 mmol/l. Parallel hierzu stieg der Plasmaglycerolspiegel von 70 mmol/l auf 130 mmol/l [43].

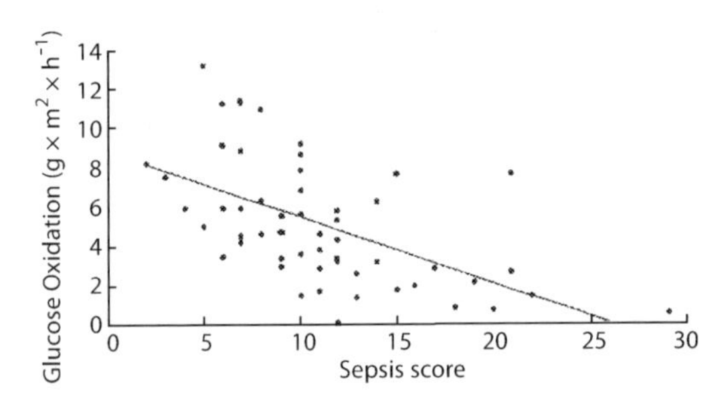

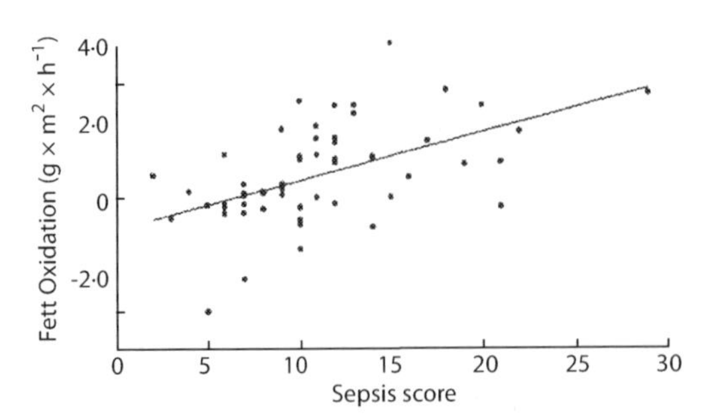

◘ **Abb. 13.3.** Abhängigkeit der Glukose- und Fettoxidation vom Sepsis Score nach Elebute und Stoner. Mit zunehmendem Schweregrad der Sepsis nimmt die Glukoseoxidation ab und die Fettoxidation zu. [47]

Anders als in den Muskelzellen, in denen die Fettsäuren zum überwiegenden Teil zur Energiegewinnung β-oxidiert werden, wird in der Leber nur ein geringer Teil oxidiert, der größere Anteil wird wieder zu Triglyceriden verestert und mit VLDL Lipoproteinen in die Blutbahn abgegeben. Ähnlich wie bei der Glukose sind somit Hypertriglyceridämien bei septischen Patienten Ausdruck eines Missverhältnisses zwischen der Freisetzung von freien Fettsäuren und dem peripheren Verbrauch derselben.

Energiestoffwechsel

Sowohl die gesteigerte Synthese von Akute-Phase-Proteinen und anderen Abwehrproteinen als auch der Abbau zerstörten Gewebes und die dann notwendigen Reparaturvorgänge sind energiefordernde Prozesse. Von daher ist es verständlich, dass alle schweren Erkrankungen mit einem gesteigerten Energieumsatz einhergehen [5]. Diese Steigerung des Energieumsatzes ist Ausdruck von notwendigen Abwehr- und Reparaturvorgängen und korreliert mit einem positiven Ausgang der Erkrankung.

Wichtig ist jedoch, dass der Energieumsatz nicht um einen konstanten Betrag erhöht ist, sondern sich in Phasen mit dem Verlauf der Erkrankung verändert: Er steigt mehr oder weniger schnell an, erreicht einen Gipfel und fällt dann langsam wieder ab. Die Anstiegsphase entspricht der von Cuthbertson und Moore [15; 36] beschriebenen katabolen Flowphase, die Phase des Abfalls der anabolen Flowphase mit anschließendem Übergang in die Rekonstitutionsphase.

Allerdings kann es bei einer Sepsis mit zunehmendem Schweregrad, also der Ausbildung einer schweren Sepsis mit zusätzlicher Organdysfunktion, auch zu einem relativen Abfall des Energieumsatzes kommen: Er liegt im Mittel nur noch bei 20% über dem normalen Grundumsatz; im septischen Schock kann er sogar im Bereich des normalen Grundumsatzes oder darunter liegen [27]. Stabilisieren sich diese Patienten, steigt der Energieumsatz wieder an und liegt in der anschließenden Rekonstitutionsphase dann ebenfalls wieder ca. 50% über dem Grundumsatz.

Dies bedeutet, dass der Energieumsatz bei schweren Erkrankungen keine konstante Veränderung erfährt, sondern unmittelbar mit dem Verlauf und der Intensität der Erkrankung korreliert.

Welche Patienten sollen künstlich ernährt werden?

Aus dem durch die Erkrankung bedingten höheren Substratumsatz lässt sich schließen, dass kritisch kranke Patienten signifikant eher als hungernde Gesunde oder Patienten mit nur leichten Erkrankungen durch eine Nahrungskarenz in einen Zustand einer relevanten Malnutrition gelangen. Studien mit der Fragestellung, wie lange Intensivpatienten maximal ohne Ernährungstherapie überleben können, wären unethisch und liegen dementsprechend nicht vor.

In einer skandinavischen Studie [44] hatten aber elektiv operierte Patienten, denen lediglich 250–300 g Glukose infundiert wurde und die nach 14 Tagen oral immer noch nicht ausreichend Nahrung zu sich nehmen konnten, eine 10fach höhere Mortalität als Patienten, die von Beginn der Erkrankung an parenteral ernährt wurden. Hieraus kann geschlossen werden, dass zumindest postoperativ bereits nach einem Zeitraum von 8–12 Tagen ein Zustand erheblicher Mangelernährung besteht. Gemäß den Leitlinien der Deutschen Gesellschaft für Ernährungsmedizin sollten Patienten, die nicht innerhalb von 8 Tagen oral eine ausreichende Nahrungsmenge zu sich nehmen können, auf jeden Fall eine Ernährungstherapie erhalten [28].

Ein verbreiteter Irrtum ist, aus dieser Empfehlung den Schluss zu ziehen, die ersten 8 Tage überhaupt nicht zu ernähren und erst nach dieser Zeit, bei denen, die dann immer noch nicht ausreichend Nahrung zu sich nehmen können, mit der künstlichen Nahrungszufuhr zu beginnen. Dieses würde bedeuten, die Patienten zuerst in einen Zustand der Malnutrition kommen zu lassen, um sie dann wieder daraus zu befreien.

! Die Indikation zur künstlichen Ernährung muss somit prospektiv gestellt werden: Alle die, die voraussichtlich auch nach 8 Tagen immer noch nicht vollständig oral ernährt werden können, sollten künstlich ernährt werden, das aber von Beginn an.

Zu erfassen, wer sich voraussichtlich in 8 Tagen noch nicht vollständig ernähren kann, ist häufig schwierig. In der Regel liegt die Entscheidungsgrenze eher früher. In vielen chirurgischen Fällen ist eine orale Ernährung spätestens am 3. oder 4. Tage vorgesehen, oder der Verlauf bleibt ungewiss. Aus diesem Grund wurde die Empfehlung in den Leitlinien der European Society of Parenteral and Enteral Nutrition (ESPEN) [29] noch dringlicher ausgesprochen und auf alle Patienten ausgedehnt, von denen nicht erwartet wird, dass sie innerhalb von 3 Tagen wieder voll oral ernährt werden können.

Zeitpunkt der Ernährung

Die Studien, die den Stellenwert einer frühzeitigen enteralen Ernährung untersucht haben, wurden in zwei Metaanalysen [32; 34] und zwei neueren systematischen Übersichtsarbeiten [57; 24] zusammengefasst.

Die Metaanalyse von Lewis [32] beinhaltete elf Studien, die sich jedoch nur auf elektiv operierte Patienten beziehen. Bei diesen kommen die Autoren zu dem Schluss, dass die frühe enterale Ernährung im Vergleich zu einer Nulldiät das Infektionsrisiko signifikant senkt (RR [risk ratio] = 0,72; 95% CI [confidence interval] 0,54–0,98) und die Krankenhausverweildauer signifikant um 0,84 Tage [95% CI 0,36–1,33 Tage]) verkürzt.

Die zweite Metaanalyse von Marik [34] wertete 15 Studien an elektiv operierten Patienten, Polytrauma-Patienten, Schädel-Hirn-Trauma-Patienten, Verbrennungspatienten und auch kritisch kranken internistischen Patienten aus: Auch hier konnten die Autoren nachweisen, dass die frühe enterale Ernährung mit einer signifikanten Abnahme der Infekthäufigkeit (RR=0,45; 95% CI 0,30–0,60) und einer Verkürzung der Krankenhausverweildauer um 2,2 Tage (95% CI 0,81–3,63) verbunden war. Allerdings war für beide Zielkriterien der Heterogenitätstest signifikant, d. h., dass aufgrund der sehr unterschiedlichen Patientengruppen diese Schlussfolgerungen nur mit Vorsicht zu interpretieren sind.

Zaloga [57] hat in seiner Übersichtsarbeit insgesamt 19 Studien zur frühzeitigen enteralen Ernährung ausgewertet. Eine davon konnte einen positiven Effekt der enteralen Ernährung auf die Überlebensrate zeigen, 15 andere berichteten über einen positiven Einfluss auf die Behandlungsdauer, die Rate septischer und anderer Komplikationen sowie über die Verbesserung anderer Sekundärparameter.

Kommt somit einer frühen enteralen Ernährung bei vielen Krankheitsbildern eine eindeutige Empfehlung (Grad A) zu, ist bei kritisch Kranken dagegen die frühzeitige enterale Ernährung durch die vorliegenden Studien bei weitem nicht gesichert, da es sich nur in wenigen Studien um wirklich kranke Patienten handelte. Die Leitlinienkommission der DGEM wie auch der ESPEN kamen dennoch zu dem Schluss, bei kritisch kranken Patienten, die hämodynamisch stabil sind und einen funktionierenden Gastrointestinaltrakt haben, ebenfalls eine frühzeitige, innerhalb der ersten 24 h begonnene Ernährung zu empfehlen. Allerdings trägt diese Empfehlung nur Grad C [29].

Enteral vs. parenteral

Eine Metaanalyse [11] und eine systematische Übersichtsarbeit [33] haben sich mit der Frage beschäftigt, ob Patienten eher enteral oder parenteral ernährt werden sollen. Der Metaanalyse von Braunschweig [11] lag die Auswertung von 27 Studien an insgesamt 1829 Patienten zugrunde, in 20 von diesen wurde enterale Ernährung in Form von Sondenernährung, in sieben weiteren orale Ernährung mit parenteraler Ernährung verglichen. Auch hier ist methodisch zu bedenken, dass der überwiegende Teil der Studien nicht an schwerstkranken Intensivpatienten, sondern an elektiven chirurgischen Patienten durchgeführt wurde.

Der Vergleich der aus den Studien aggregierten Mortalitätsrisiken ergab für enteral vs. parenteral keinen signifikanten Unterschied (RR=0,96; 95% CI 0,55–1,65). Auch der Vergleich orale Ernährung vs. parenterale Ernährung ergab bezüglich der Mortalität keinen signifikanten Unterschied (RR 1,14; 95% CI 0,69–1,88).

Das Risiko, eine Infektion zu erleiden, war jedoch sowohl unter der enteralen Ernährung (RR 0,66; 95% CI 0,56–0,79) als auch unter der oralen Ernährung (RR 0,77; 95 CI 0,65–0,91) signifikant niedriger als unter der parenteralen Ernährung.

Lipman [33] sah in seiner 1998 veröffentlichten systematischen Übersichtsarbeit den einzigen signifikanten Unterschied zwischen enteraler und parenteraler Ernährung im Preis: Enterale Ernährung ist mit geringeren Kosten verbunden als parenterale Ernährung. Lipman fand aber weder weniger Komplikationen unter enteraler Ernährung noch, dass sie physiologischer sei. Ebenfalls konnte er keine funktionellen oder morphologischen Verbesserungen des Intestinaltraktes, nicht weniger Translokation und keine relevanten Unterschiede in Ergebnisparametern wie Überlebensrate, Liegezeit oder Infektionshäufigkeit feststellen. Lediglich in der Gruppe der Patienten mit abdominellem Trauma fand er eine geringere Rate von septischen Komplikationen (s. unten).

Bei der Auswertung von 6 Studien, die sich explizit auf Intensivpatienten beziehen [9, 53, 31, 35, 14, 1, 20], fand sich kein signifikanter Unterschied in der Mortalität der enteral ernährten Patienten im Vergleich zu den parenteral ernährten Patienten. In allen Studien wurde ausschließlich enterale Ernährung mit parenteraler Ernährung verglichen. Auch in den Zielparametern Intensivbehandlungsdauer und Krankenhausbehandlungsdauer fand sich – soweit in den Studien angegeben – kein signifikanter Unterschied zwischen den Therapieformen.

Die klinische Bedeutung der Verminderung des Infektionsrisikos wird jedoch erheblich dadurch geschmälert, dass es auch in den Studien, in denen eine signifikante Verringerung der septischen Komplikationen beobachtet wurde, weder zu einer Verbesserung der Mortalität noch zu einer Verkürzung der Liegezeit kam.

Dennoch lautet die Empfehlung der Leitlinien [28; 29], dass – auch nicht zuletzt wegen der geringeren Kosten – Patienten, die enteral ernährt werden können, auch enteral ernährt werden sollten.

Allerdings sollten heute enterale und parenterale Ernährung nicht als Gegensatz, sondern als Ergänzung gesehen werden, sodass bei Patienten, bei denen keine enterale Ernährung möglich ist, selbstverständlich eine parenterale Substratzufuhr erfolgen muss.

Anders sieht es aus bei Patienten mit einer Malnutrition. In der Metaanalyse von Braunschweig ergab die Subgruppenanalyse von Patienten mit schwerer Mangelernährung, dass bei diesen eine orale Ernährung im Vergleich zu parenteraler Ernährung (2 Studien) mit einem signifikant höheren Mortalitätsrisiko (RR 3,0; 95% CI 1,0–8,56) und einer Tendenz zu einer höheren Infektionsrate (RR 1,17; 95% CI 0,88–1,56) verbunden war.

Beim Vergleich der enteralen Ernährung mit parenteraler Ernährung bei Patienten mit schwerer Mangelernährung (3 Studien) fand sich bei den enteral ernährten Patienten ebenfalls ein 2,5fach höheres Mortalitätsrisiko. (Die wahrscheinlichste Ursache hierfür ist, dass enteral keine ausreichende Substratmenge zugeführt werden konnte.) Aus diesen Daten kann geschlossen werden:

Liegt eine Mangelernährung vor, sollte auf jeden Fall zusätzlich zu einer enteralen Ernährung parenteral ernährt werden.

Bestimmung der Energiemenge

Mit Hilfe der indirekten Kalorimetrie kann der aktuelle Energieumsatz aus der Sauerstoffaufnahme (VO_2) und der Kohlendioxydabgabe (VCO_2) bestimmt werden. Obwohl es sich hierbei um eine nicht-invasive Methode handelt, wird das Verfahren nur selten angewandt. Es bleibt dann keine andere Möglichkeit, als den Energieumsatz zu schätzen. Die hierfür existierenden Tabellen sind aber insgesamt nicht hilfreich, da sie den Energieumsatz als eine statische Größe betrachten, dieser in Wirklichkeit aber mit dem Verlauf und dem Schweregrad der Erkrankung variiert.

Als Bezugsgröße für den Energieumsatz gilt der geschätzte Grundumsatz einer gesunden Vergleichsperson mit gleichem Geschlecht, Alter, Größe und Gewicht. Für die Schätzung des Grundumsatzes stehen etliche Formeln zur Verfügung. Die bekannteste, die Formel nach Harris und Benedict, liefert nach wie vor ausreichend genaue Ergebnisse.

GU Männer = 66 + 13,8*kg + 5*cm – 6,8*Jahre (kcal/24 h)

GU Frauen = 655 + 9,6*kg + 1,8*cm – 4,7*Jahre (kcal/24 h)

Noch einfacher, aber auch gröber kann der Grundumsatz von Erwachsenen mit 24 kcal/kg KG angenommen werden.

Der Energieumsatz sollte in Relation zu dem geschätzten Grundumsatz formuliert werden, also z. B. als das 1,3fache oder +30% ausgedrückt werden. Dieser Wert variiert mit dem Verlauf der Erkrankung.

Der aktuelle Energieumsatz ist aber keine bindende Größe für die aktuelle Energiezufuhr. Da der Energieumsatz zu einem Teil durch die endogene Substratproduktion abgedeckt wird, ist das Ziel, lediglich die Lücke zwischen dieser und dem aktuellen Energieumsatz zu schließen. In der Anfangsphase einer schweren Erkrankung mit hoher endogener Substratproduktion sollte daher die Energiezufuhr deutlich unter dem gemessenen oder geschätzten Energieumsatz liegen, um eine Hyperalimentation zu vermeiden. Mit zunehmender Stabilisierung und abnehmender endogener Substratbereitstellung kann die Zufuhr dann langsam gesteigert werden.

Der große Vorteil der enteralen gegenüber der parenteralen Ernährung liegt darin, dass in der Anfangsphase weniger vertragen und zugeführt wird, sodass von daher die obige Forderung in der Regel befolgt wird. Im Gegensatz hierzu führte parenterale Ernährung häufig zu übermäßiger Energiezufuhr, da die daraus resultierende Hyperglykämie nicht beachtet wurde und eine falsche Einschätzung der Verträglichkeit der parenteralen Substratzufuhr bestand.

Anders wird jedoch in der Rekonstitutionsphase nach der Überwindung einer schweren Erkrankung ernährt. In dieser anabolen Flowphase sollte die Energiezufuhr mäßig, d. h. 10–20% über dem aktuellen Energieumsatz liegen, da jetzt die Chance besteht, die in der katabolen Phase verlorenen Ressourcen wieder zu ersetzen. Bei den meisten dieser Patienten ist unter diesen Bedingungen auch bereits eine vollständige enterale Ernährung problemlos möglich.

Auf jeden Fall sollte die Energiezufuhr variabel an das Stadium und den Schweregrad der Erkrankung angepasst werden. Zu diesem Konzept existieren noch keine kontrollierten Studien, allerdings wird es durch eine Vielzahl von Daten, die die negativen Auswirkungen einer Hyperalimentation beschreiben, gestützt [40, 2, 30; 24]. Andererseits besteht in der anabolen Regenerationsphase heute häufig die Gefahr einer zu geringen Substrat- und Energiezufuhr. Dadurch wird in dieser Phase, in der häufig noch ein deutlich erhöhter Energieumsatz besteht, die bestehende anabole Tendenz unterlaufen und die Remobilisation verzögert.

Auswahl der Substrate

Standardsondenkost enthält 55% KH, 30% Fett und 15% Eiweiß. Parenterale Ernährung kann in der gleichen Zusammensetzung zusammengestellt werden. Beide sollten eine kalorische Dichte von 1 kcal/ml enthalten, dann entspricht eine Laufgeschwindigkeit in Höhe des Körpergewichtes (in ml) pro Stunde dem ungefähren Grundumsatz. Die gleiche Zusammensetzung von parenteraler und enteraler Ernährung ermöglicht einen problemlosen Übergang zwischen diesen beiden Applikationsformen.

Der Kohlenhydratanteil der Sondennahrung besteht aus technisch hergestellten Polysacchariden, die einzig aus Glukosemolekülen zusammengesetzt sind. Auch für die parenterale Ernährung sollte ausschließlich Glukose als Kohlenhydratlösung eingesetzt werden. Zu der Mischlösung Glukose : Xylit existieren interessante experimentelle Daten, aber noch keine klinischen Studien, die den generellen Einsatz rechtfertigen [18].

Es besteht heute kein Zweifel mehr daran, dass die mit der Ernährung zugeführten Fettsäuren einen erheblichen Einfluss auf das Immunsystem haben. Sie verändern zum einen die Eigenschaften der Rezeptorbindungsstellen auf der Zellmembran und dienen zum anderen als Präkursoren der Prostaglandin- und Leukotriensynthese. Die ω6- und ω3-Fettsäuren üben hier zum Teil diametral entgegengesetzte Effekte aus.

Eine Fettemulsion für die parenterale Zufuhr – wie auch der Fettanteil der Sondennahrung – enthält allerdings nie nur Fettsäuren einer Art, sondern ist immer aus unterschiedlichen Fettsäuren zusammengesetzt. Die immunologische Wirkung einer Fettzufuhr wird nicht nur durch die Qualität der einzelnen Fettsäuren, sondern vor allen Dingen auch durch ihr Mischungsverhältnis bestimmt. So konnte Grimm [19] zeigen, dass sowohl durch die Zufuhr reiner ω6- als auch durch die Zufuhr von ω3-Fettsäuren die Transplantatüberlebenszeit nach einer experimentellen Herztransplantation bei Ratten verlängert wird, beide also eine immunsuppressive Wirkung haben. Die Infusion einer Mischung von ω3:ω6 im Verhältnis 1:2,1 jedoch hatte keinen Einfluss auf das Immunsystem, und die transplantierten Herzen wurden genauso schnell abgestoßen wie unter der Zufuhr von Kochsalz.

Die »klassischen« parenteralen Fettemulsionen, die überwiegend aus Triglyceriden mit langkettigen, der ω6-Reihe zugehörigen Fettsäuren bestehen, sollten bei kritisch Kranken nur noch mit Vorsicht und Zurückhaltung eingesetzt werden. Für den klinischen Einsatz stehen heute folgende Alternativen zur Verfügung:

1. ω6 + mittelkettige gesättigte Fettsäuren (MCT)
2. ω6 + ω3 Fettsäuren (Fischöl)
3. ω6 + einfach ungesättigte Fettsäuren (Olivenöl)
   - Eine Mischung aus 1 – 3
   - Eine Mischung aus 1 + 2

Bisher liegen allerdings keine klinischen Studien vor, die gezeigt hätten, dass eine dieser Mischemulsionen in Bezug auf klinische Outcome Parameter wie Überleben oder Liegedauer einer anderen Emulsion überlegen wäre.

Bei den Standardsondennahrungen werden heute von den meisten Herstellern ebenfalls nur noch geringere Mengen von ω6-Triglyzeriden verwandt und statt dessen vermehrt mittelkettige Triglyzeride oder Olivenöl eingesetzt.

Bei der parenteralen Aminosäurenzufuhr wird nach wir vor die Supplementierung mit Glutamin diskutiert. Glutamin ist zum einen der wesentlichste Stickstofftransporteur; rund 1/3 des gesamten Stickstoffs wird über Glutamin transportiert. Zum anderen dient es als Energielieferant für die Zellen der Darmmukosa und anderer sich schnell teilende Zellen wie Knochenmark, gewebständige immunkompetente Zellen und das Narbengewebe im Wund- oder Infektionsbereich [13; 58]. Glutamin macht unter normalen Bedingungen 60% des intrazellulären Aminosäurenpools der Muskelzellen aus.

Eine 2002 veröffentliche Metaanalyse [37] zur parenteralen oder enteralen Glutaminsupplementierung kam zu dem Ergebnis, dass bei kritisch Kranken mit einer funktionellen Störung der gastrointestinalen Funktion die parenterale Glutamingabe zu einer Senkung der Komplikations- und der Mortalitätsrate führt. Schwerkranke Patienten, die länger parenteral ernährt werden müssen, sollten deshalb eine mit Glutamindipeptiden angereicherte Aminosäurenlösung erhalten.

Standardsondennahrung enthält kein oder nur geringe Mengen Glutamin. Ihr Eiweißanteil wird in der Regel aus Milchmolke gewonnen und entspricht dem darin vorhandenen Aminosäurenmuster. Die Ergebnisse einer zusätzlichen Glutaminanreicherung bei enteraler Ernährung waren bisher allerdings weniger überzeugend als bei einer parenteralen Ernährung, sodass eine enterale Supplementierung nicht unbedingt zwingend erscheint.

Spurenelemente und Vitamine – sowohl fettlösliche als auch wasserlösliche – sind in der enteralen Sondenkost enthalten, müssen aber bei parenteraler Ernährung zusätzlich zugeführt werden.

Enterale Immunonutrition

Unter enteraler »Immunonutrition« wird eine Ernährung mit einer kommerziell hergestellten Sondennahrung verstanden, die mit ω3-Fettsäuren, Nukleotide, Antioxidantien und (je nach Präparat) mit Arginin und/oder Glutamin angereichert ist. Die einzelnen Präparationen unterscheiden sich in ihrer Zusammensetzung so stark, dass die Ergebnisse der vorliegenden Studien jeweils nur auf das in der Studie eingesetzte Präparat bezogen werden dürfen. Allerdings wurde der überwiegende Teil aller Studien bisher mit einem einzigen Präparat (Impact) durchgeführt, sodass die damit gewonnenen Ergebnisse verlässliche Schlüsse zulassen.

Heyland hat in seiner 2001 veröffentlichten Metaanalyse [23] die Ergebnisse der enteralen Immunonutrition getrennt dargestellt für elektiv operierte Patienten und kritisch Kranke. Das Ergebnis von neun Studien an elektiv operierten Patienten war eine signifikante Verringerung des Risikos, eine Infektion zu erleiden (RR=0,53;5% CI 0,42–0,68) (◘ Abb. 13.4) sowie eine signifikante Verringerung der Dauer des Hospitalaufenthaltes (ES -0,76; 95% CI -1,14 – -0,37) (◘ Abb. 13.5). Damit kann die enterale Immunonutrition mit einer Sondennahrung wie Impact bei elektiv operierten Patienten mit Grad A empfohlen werden.

Anders ist die Situation bei den kritisch kranken Patienten. Hier hatte die Immunonutrition

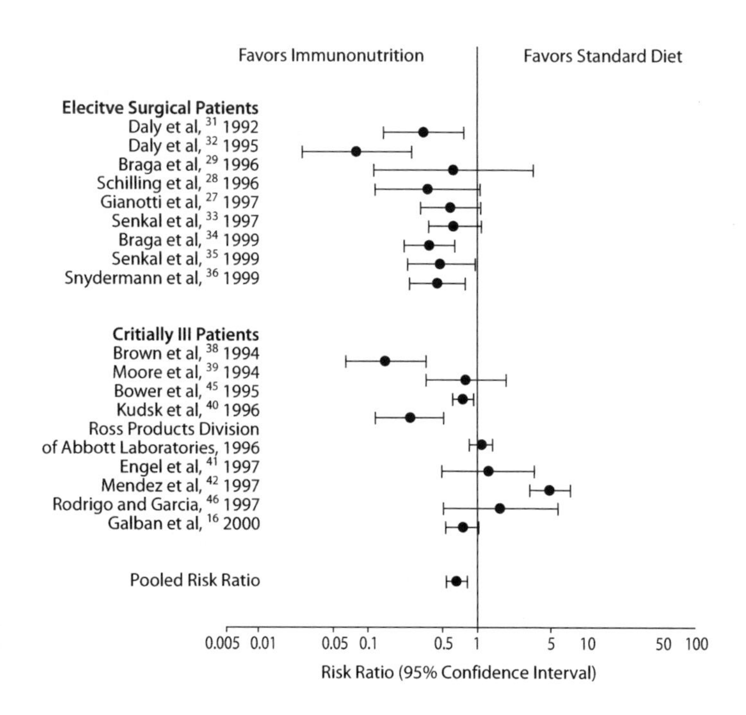

◘ **Abb. 13.4.** Effekt der Immunonutrition auf das Risiko, eine Infektion zu erleiden. [23]

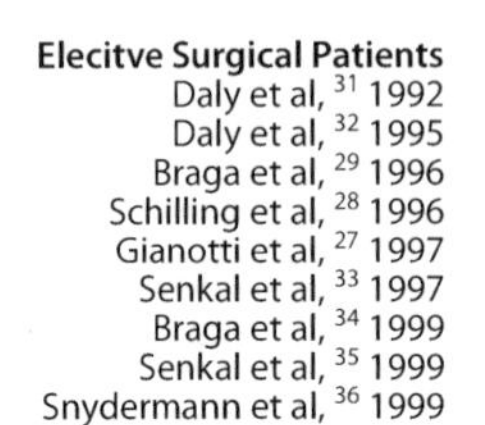

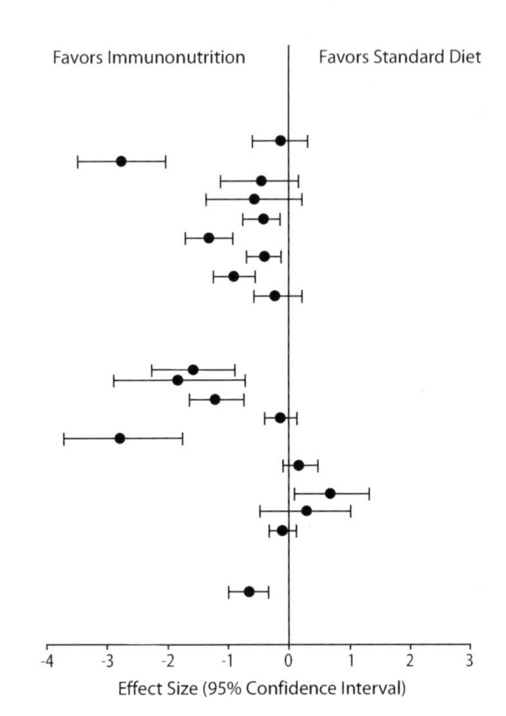

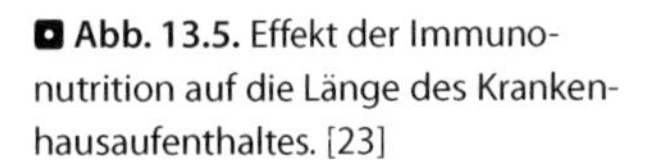
Abb. 13.5. Effekt der Immunonutrition auf die Länge des Krankenhausaufenthaltes. [23]

keinen Einfluss auf das Infektionsrisiko (RR=0,96; 95% CI 0,77–1,20), die Aufenthaltsdauer im Hospital war jedoch ebenfalls verkürzt (ES -0,47; 95% CI -0,93 – -0,01). Entscheidend ist jedoch, dass in einigen Studien [3; 10] eine Erhöhung der Mortalität zumindest nicht ausgeschlossen werden konnte. Eine Empfehlung für eine solche Immunonutrition konnte somit nicht ausgesprochen werden [28; 29].

In einer dieser Studien wurden explizit Patienten mit einer Sepsis untersucht [17]. Bei den 176 auswertbaren Patienten ergab sich eine signifikante Reduktion der Mortalität (19,1% vs. 32,2%), eine Verminderung der Bakteriämien (7,9% vs. 21,8%) und weniger nosokomiale Infektionen (5,6% vs. 19,5%) durch die Ernährung mit Impact. Die Reduktion der Mortalität war aber am ausgeprägtesten bei den Patienten mit einem APACHE II Score von 10–15, bei diesen betrug das relative Risiko 0,10% und auch nur bei diesen Patienten war die Risikoreduktion signifikant. In den Gruppen mit einem APACHE II Score von 16–20 und 21–25 betrug die Risikoreduktion rund 50%, bei Patienten mit einem Score >25 starben in der Behandlungsgruppe mehr Patienten als in der Kontrollgruppe. Diesen Ergebnissen nach kann der Einsatz einer solchen Sondennahrung bei Patienten mit einer leichteren Sepsis und einem APACHE II Score von 10–15 sinnvoll sein, bei kränkeren Patienten sollte eine solche Sondennahrung nur mit Vorsicht eingesetzt werden [28] (▣ Abb. 13.6).

Diese Empfehlung wird unterstützt durch die Ergebnisse einer italienischen Multicenterstudie [6], in der eine ähnlich zusammengesetzte Sondennahrung mit parenteraler Ernährung verglichen wurde. Eine Interimsanalyse bei 39 Patienten mit einer schweren Sepsis fand eine signifikant höhere Mortalität unter dieser Form der enteralen Ernährung.

Eine weitere Einzelstudie verdient noch Erwähnung: Eine Sondennahrung angereichert mit Eikosapentaensäure, γ-Linolensäure und Antioxidantien wurde an 146 Patienten mit ARDS erprobt [16]. Die Therapiegruppe zeigte eine signifikante Verbesserung des Gasaustausches, eine Verkürzung der Beatmungsdauer (11 vs. 16,3 Tage) und einen verkürzten Intensivaufenthalt (12,8 vs. 17,5 Tage).

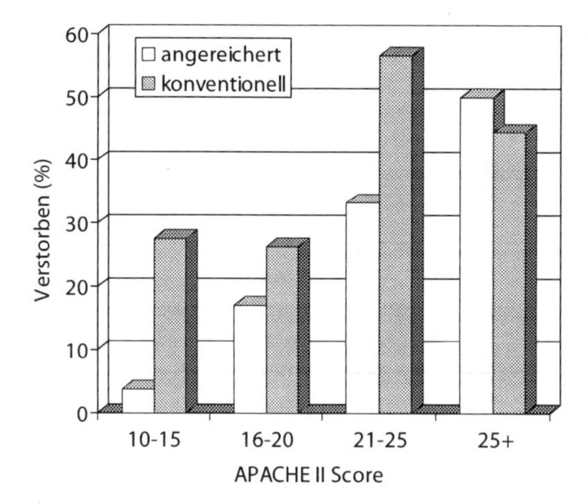

Abb. 13.6. Abhängigkeit des Effekts der Immunonutrition mit Impact auf die Sterblichkeit bei Patienten mit Sepsis: Während Patienten mit einem niedrigen APACHE II Score von der Therapie profitierten, ist bei den schwerstkranken Patienten dieser Effekt nicht mehr nachweisbar. [17]

Stoffwechselkontrolle

Die beiden im Blut einfach und billig zu bestimmenden Laborparameter Glukose und Triglyzeride sind wertvolle Rückkoppelungsparameter für die Ernährungstherapie und liefern eine direkte Einsicht in die Dynamik der aktuellen Stoffwechselsituation (die nachfolgenden Aussagen beziehen sich auf die Stoffwechselsituation von Nicht-Diabetikern):

Viele Patienten mit einer schweren Sepsis oder septischem Schock haben bereits erhöhte Blutzuckerwerte, ohne dass überhaupt eine parenterale oder enterale Glukosezufuhr erfolgt. Dieser erhöhte Blutzucker ist Ausdruck der Tatsache, dass in diesem Moment die endogene Glukoseproduktion der Leber höher ist als der periphere Verbrauch (s. oben). Das Gleiche trifft auch für die Triglyzeridspiegel zu. Die häufig bei diesen Patienten gemessenen hohen Trigylzeridspiegel bzw. der Spiegel an freien Fettsäuren sind ebenfalls Ausdruck davon, dass die Triglyzeridsynthese in der Leber (oder die Lipolyse im Fettgewebe) höher ist als der entsprechende Verbrauch.

Hieraus ergibt sich für die Ernährungstherapie eine einfache Konsequenz:

> Wenn von einem Substrat – Glukose oder Triglyzeride – bereits endogen mehr produziert als verbraucht wird, muss es nicht noch zusätzlich exogen zugeführt werden.

Unter diesen Umständen würde eine exogene Zufuhr nur zu noch höheren Substratspiegeln und den damit verbundenen Komplikationen führen.

Dies bedeutet: Ein Patient, der bereits vor der Ernährung einen erhöhten Blutzuckerspiegel hat, sollte erst dann Glukose erhalten, wenn der Blutzucker mit Hilfe von Insulin im Normbereich (<110 mg/dl) ist. Infolgedessen müssen Schwerstkranke mit einer extremen Glukoseproduktion und hohen Blutzuckerwerten trotz hoher Dosen von Insulin z. T. über einen längeren Zeitraum ohne Glukosezufuhr bleiben.

Das Gleiche trifft auch für die Triglyzeridspiegel und die Fettzufuhr zu, obwohl hier die Grenzen weniger eng gesehen werden und in den meisten Empfehlungen Triglyceridspiegel von 250–400 mg/dl noch toleriert werden.

Diese beiden logischen Schlussfolgerungen werden ebenfalls durch keine kontrollierten Studien unterstützt. Auch hier können jedoch die Studien, die die negativen Auswirkungen einer Hyperalimentation beschreiben [40, 2, 30; 24], zur Unterstützung zu Rate gezogen werden.

Anders ist die Situation, wenn vor Beginn der Ernährungstherapie der Glukosespiegel noch im Normbereich liegt. Auf diese Situation beziehen sich überwiegend die Ergebnisse der Studie von van den Berghe [49]: Kommt es unter der Ernährung zu einem Anstieg des Blutzuckers, sollte dieser mit Hilfe einer kontinuierlichen Insulingabe in den Normbereich (<110 mg/dl) gebracht werden. Die 2001 veröffentlichte Studie [49] konnte zeigen, dass durch eine solche Strategie sowohl die Sterblichkeit auf der Intensivstation als auch die Hospitalsterblichkeit von 1548 Intensivpatienten von 8,0% auf 4,6% gesenkt werden konnte. Gelingt es auch mit höheren Insulindosen nicht, den Blutzucker auf Normwerte zu senken, muss auch in diesem Fall die Nahrungszufuhr – egal ob parenteral oder enteral – reduziert oder gestoppt werden.

Bemerkenswert ist, dass in dieser Studie nicht nur die Überlebensrate verbessert wurde, sondern auch die Inzidenz von positiven Blutkulturen, akutem Nierenversagen und einer Critical Illness Polyneuropathie sowie der Verbrauch von Blutkonserven signifikant gesenkt werden konnte [49]. Dieser Effekt war vor allen Dingen gekoppelt an eine strenge Einstellung des Blutzuckers auf Werte <110 mg/dl. Intermediäre Blutzuckerspiegel (110–150 mg/dl) waren bereits mit einem schlechteren Outcome verbunden [50].

Anfang dieses Jahres wurde eine Nachfolgestudie [51] publiziert, die die intensivierte Insulintherapie bei internistischen Intensivpatienten zum Gegenstand hatte. In der Intention-to-treat Gruppe fand sich keine signifikante Senkung der Mortalität (37,5% vs. 40%), aber eine Verbesserung der Morbidität, definiert durch eine verminderte Inzidenz des akuten Nierenversagens, ein schnelleres Abgewöhnen von der Beatmung und eine verkürzte ICU und Hospitalliegezeit. Bei 767 Patienten, die länger als 3 Tage behandelt wurden, sank auch die Mortalität signifikant von 52,3% auf 40,0%.

Zurzeit ist die Diskussion noch offen, ob das Konzept der intensivierten Insulintherapie auch auf schwerstkranke Patienten mit einer Sepsis übertragen werden soll, da bei diesen Patienten die Gefahr einer Hypoglykämie deutlich höher ist. Andererseits haben aber die beiden Studien von van den Berghe [49; 51] gezeigt, dass dieses Konzept gerade bei den schwerstkranken Patienten die Mortalität signifikant senken kann.

Literatur

1 Adams S, Dellinger EP, Wertz MJ, Oreskovich MR, Simonowitz D, Johansen K (1986) Enteral versus parenteral nutritional support following laparotomy for trauma: a randomized prospective trial. J Trauma; 26(10):882–891
2 Alexander JW, Gonce SJ, Miskell PW, Peck MD, Sax H (1989) A new model for studying nutrition in peritonitis. The adverse effect of overfeeding. Ann Surg 209(3):334–340
3 Atkinson S, Sieffert E, Bihari D (1998) A prospective, randomized, double-blind, controlled clinical trial of enteral immunonutrition in the critically ill. Guy's Hospital Intensive Care Group [see comments]. Crit Care Med 26(7):1164–1172
4 Aulick LH, Wilmore DW (1979) Increased peripheral amino acid release following burn injury. Surgery 85(5):560–565
5 Behrendt W, Kuhlen R (2000) Der Energieverbrauch des kritisch-kranken Patienten. Intensiv- und Notfallbehandlung 25(1):20–24
6 Bertolini G, Iapichino G, Radrizzani D, Facchini R, Simini B, Bruzzone P et al. (2003) Early enteral immunonutrition in patients with severe sepsis: results of an interim analysis of a randomized multicentre clinical trial. Intensive Care Med 29(5):834–840
7 Biolo G, Toigo G, Ciocchi B, Situlin R, Iscra F, Gullo A et al. (1997) Metabolic response to injury and sepsis: changes in protein metabolism. Nutrition 13(9 Suppl):52S–57S
8 Bjerke HS, Shabot MM (1992) Glucose intolerance in critically ill surgical patients: relationship to total parenteral nutrition and severity of illness. Am Surg 58(12):728–731
9 Borzotta AP, Pennings J, Papasadero B, Paxton J, Mardesic S, Borzotta R et al. (1994) Enteral versus parenteral nutrition after severe closed head injury. J Trauma 37(3):459–468
10 Bower RH, Cerra FB, Bershadsky B, Licari JJ, Hoyt DB, Jensen GL et al. (1995) Early enteral administration of a formula (Impact) supplemented with arginine, nucleotides, and fish oil in intensive care unit patients: results of a Multizenter, prospective, randomized, clinical trial. Crit Care Med 23(3):436–449
11 Braunschweig CL, Levy P, Sheean PM, Wang X (2001) Enteral compared with parenteral nutrition: a meta-analysis. Am J Clin Nutr 74(4):534–542
12 Brooks DC, Bessey PQ, Black PR, Aoki TT, Wilmore DW (1984) Post-traumatic insulin resistance in uninjured forearm tissue. J Surg Res 37(2):100–107
13 Calder PC (1994) Glutamine and the immune system. Clin Nutrition 13:2–8
14 Cerra FB, McPherson JP, Konstantinides FN, Konstantinides NN, Teasley KM (1988) Enteral nutrition does not prevent multiple organ failure syndrome (MOFS) after sepsis. Surgery 104:727–733
15 Cuthbertson DP (1942) Post-shock metabolic response. Lancet 1:433–437
16 Gadek JE, DeMichele SJ, Karlstad MD, Pacht ER, Donahoe M, Albertson TE et al. (1990) Effect of enteral feeding with eicosapentaenoic acid, gamma-linolenic acid, and antioxidants in patients with acute respiratory distress syndrome. Enteral Nutrition in ARDS Study Group [see comments]. Crit Care Med 27(8):1409–1420
17 Galbán C, Montejo JC, Mesejo A, Marco P, Celaya S, Sanchez-Segura JM et al. (2000) An immune-enhancing enteral diet reduces mortality rate and episodes of bacteremia in septic intensive care unit patients. Crit Care Med 28(3):643–648
18 Georgieff M, Moldawer LL, Bistrian BR, Blackburn GL (1985) Xylitol, an energy source for intravenous nutrition after trauma. JPEN J Parent Ent Nutrition 9(2):199–209
19 Grimm H, Tibell A, Norrlind B, Blecher C, Wilker S, Schwemmle K (1994) Immunoregulation by parenteral lipids: impact of the n-3 to n-6 fatty acid ratio. JPEN J Parent Ent Nutrition 18(5):417–421
20 Hadley MN, Grahm TW, Harrington T, Schiller WR, McDermott MK, Posillico DB (1986) Nutritional support and neurotrauma: a critical review of early nutrition in forty-five acute head injury patients. Neurosurgery 19(3):367–373

21 Hasselgren PO, Jagenburg R, Karlstrom L, Pedersen P, Seeman T (1984) Changes of protein metabolism in liver and skeletal muscle following trauma complicated by sepsis. J Trauma 24(3):224–228

22 Hasselgren PO (1995) Muscle protein metabolism during sepsis. Biochem Soc Trans 23(4):1019–1025

23 Heyland DK, Novak F, Drover JW, Jain M, Su X, Suchner U (2001) Should immunonutrition become routine in critically ill patients? A systematic review of the evidence. JAMA 286(8):944–953

24 Heyland DK, MacDonald S, Keefe L, Drover JW (1998) Total parenteral nutrition in the critically ill patient: a meta-analysis. JAMA 280(23):2013–2019

25 Iriyama K, Kihata M, Asami H, Azuma T, Suzuki H (1989) Inhibitory effects of exogenous insulin on oxidative utilization of Glukose in septic rats. Int Surg 74(2):81–83

26 Jeevanandam M, Young DH, Schiller WR (1990) Glucose turnover, oxidation, and indices of recycling in severely traumatized patients. J Trauma 30(5):582–589

27 Kreymann G, Grosser S, Buggisch P, Gottschall C, Matthaei S, Greten H (1993) Oxygen uptake and resting energy expenditure in sepsis, sepsis syndrome and septic shock. Crit Care Med 21(7):1012–1019

28 Kreymann G, Ebener C, Hartl W, von Heymann C, Spies C (2003) DGEM-Leitlinie Enterale Ernährung: Intensivmedizin. Akt Ernähr -Med 28 S1:S42–S50

29 Kreymann KG, Berger MM, Deutz NE, Hiesmayr M, Jolliet P, Kazandjiev G et al. (2006) ESPEN Guidelines on Enteral Nutrition: Intensive care. Clin Nutr 25(2):210–223

30 Krishnan JA, Parce PB, Martinez A, Diette GB, Brower RG (2003) Caloric intake in medical ICU patients: consistency of care with guidelines and relationship to clinical outcomes. Chest 124(1):297–305

31 Kudsk KA, Croce MA, Fabian TC, Minard G, Tolley EA, Poret HA et al. (1992) Enteral versus parenteral feeding. Effects on septic morbidity after blunt and penetrating abdominal trauma. Ann Surg 215(5):503–511

32 Lewis SJ, Egger M, Sylvester PA, Thomas S (2001) Early enteral feeding versus »nil by mouth« after gastrointestinal surgery: systematic review and meta-analysis of controlled trials. BMJ 323(7316):773–776

33 Lipman TO (1998) Grains or veins: is enteral nutrition really better than parenteral nutrition? A look at the evidence. JPEN J Parent Ent Nutrition 22(3):167–182

34 Marik PE, Zaloga GP (2001) Early enteral nutrition in acutely ill patients: a systematic review. Crit Care Med 29(12):2264–2270

35 Moore FA, Moore EE, Jones TN, McCroskey BL, Peterson VM (1989) TEN versus TPN following major abdominal trauma-reduced septic morbidity. J Trauma 29(7):916–922

36 Moore FD (1963) The body cell mass and its supporting environment; body composition in health and disease. Philadelphia, PA: Saunders

37 Novak F, Heyland DK, Avenell A, Drover JW, Su X (2002) Glutamine supplementation in serious illness: a systematic review of the evidence. Crit Care Med 30(9):2022–2029

38 Owen OE, Smalley KJ, D'Alessio DA, Mozzoli MA, Dawson EK (1998) Protein, fat, and carbohydrate requirements during starvation: anaplerosis and cataplerosis] [see comments]. Clin Nutrition 68(1):12–34

39 Pearl RH, Clowes GH, Jr., Hirsch EF, Loda M, Grindlinger GA, Wolfort S (1985) Prognosis and survival as determined by visceral amino acid clearance in severe trauma. J Trauma 25(8):777–783

40 Peck MD, Alexander JW, Gonce SJ, Miskell PW (1989) Low protein diets improve survival from peritonitis in guinea pigs. Ann Surg 209(4):448–454

41 Rolih CA, Ober KP (1995) The endocrine response to critical illness. Med Clin North Am 79(1):211–224

42 Rosenblatt S, Clowes GH, Jr., George BC, Hirsch E, Lindberg B (1983) Exchange of amino acids by muscle and liver in sepsis. Arch Surg 118(2):167–175

43 Samra JS, Summers LK, Frayn KN (1996) Sepsis and fat metabolism. Br J Surg 83(9):1186–1196

44 Sandström R, Hyltander A, Korner U, Lundholm K (1995) The effect on energy and nitrogen metabolism by continuous, bolus, or sequential infusion of a defined total parenteral nutrition formulation in patients after major surgical procedures. JPEN J Parent Ent Nutrition 19(5):333–340

45 Shaw JH (1988) Influence of stress, depletion, and/or malignant disease on the responsiveness of surgical patients to total parenteral nutrition. Am J Clin Nutr 48(1):144–147

46 Souba WW (1994) Cytokine control of nutrition and metabolism in critical illness. Curr Probl Surg 31(7):577–643

47 Stoner HB, Little RA, Frayn KN, Elebute AE, Tresadern J, Gross E (1983) The effect of sepsis on the oxidation of carbohydrate and fat. Br J Surg 70(1):32–35

48 Tappy L, Schwarz JM, Schneiter P, Cayeux C, Revelly JP, Fagerquist CK et al. (1998) Effects of isoenergetic glucose-based or lipid-based parenteral nutrition on Glukose metabolism, de novo lipogenesis, and respiratory gas exchanges in critically ill patients [see comments]. Crit Care Med 26(5):860–867

49 Van den Berghe G, Wouters P, Weekers F, Verwaest C, Bruyninckx F, Schetz M et al. (2001) Intensive insulin therapy in the critically ill patients. N Engl J Med 345(19):1359–1367

50 Van den Berghe G, Wouters PJ, Bouillon R, Weekers F, Verwaest C, Schetz M et al. (2003) Outcome benefit of intensive insulin therapy in the critically ill: Insulin dose versus glycemic control. Crit Care Med 31(2):359–366

51 Van den Berghe G, Wilmer A, Hermans G, Meersseman W, Wouters PJ, Milants I et al. (2006) Intensive insulin therapy in the medical ICU. N Engl J Med 354(5):449–461

52 White RH, Frayn KN, Little RA, Threlfall CJ, Stoner HB, Irving MH (1987) Hormonal and metabolic responses to glucose infusion in sepsis studied by the hyperglycemic glucose clamp technique. JPEN J Parent Ent Nutrition 11(4):345–353

53 Wicks C, Somasundaram S, Bjarnason I, Menzies IS, Routley D, Potter D et al. (1994) Comparison of enteral feeding and total parenteral nutrition after liver transplantation. Lancet 344(8926):837–840

54 Wolfe RR, Herndon DN, Jahoor F, Miyoshi H, Wolfe M (1987) Effect of severe burn injury on substrate cycling by Glukose and fatty acids. N Engl J Med 317:403–408

55 Wolfe RR, Allsop JR, Burke JF (1977) Experimental sepsis and Glukose metabolism: time course of response. Surg Forum 28:42–43

56 Yki-Järvinen H, Sammalkorpi K, Koivisto VA (1989) Severity, duration and mechanisms of insulin resistance during acute infections. J Clin Endocrinol Metab 69:317–323

57 Zaloga GP (1999) Early enteral nutritional support improves outcome: hypothesis or fact? [editorial; comment]. Crit Care Med 27(2):259–261

58 Ziegler TR, Smith RJ, Byrne TA, Wilmore DW (1993) Potential role of glutamine supplementation in nutrition support. Clin Nutrition 12 (Supplement 1):582–590

Analgosedierung des Intensivpatienten

J. Martin, C. Spies (Im Namen der S2e-Leitlinienarbeitsgruppe)

Einleitung

Analgesie und Sedierung gehören zu den Basismaßnahmen in der Intensivmedizin. Mehr als 75% der kontrolliert beatmeten Patienten erhalten eine Analgesie und Sedierung auf der Intensivstation [25]. Eine zu tiefe oder zu lange Sedierung verlängert den Intensivaufenthalt [11, 26–28]. Das Ziel eines modernen Analgesie- und Sedierungsmanagements ist eine situationsangepasste Sedierung mit einer maximalen Effizienz und ein adäquates Schmerzmanagement. Durch diese Maßnahmen soll eine Beatmungstoleranz erreicht werden und eine zeitnahe Extubation ermöglicht werden. Dabei sollen die Analgesie und Sedierung möglichst geringe kardiopulmonale Nebeneffekte haben [9, 30].

Ziele der Analgesie und Sedierung des Intensivpatienten sind:

- Situationsangepasste ausreichende Analgesie bei diagnostischen, therapeutischen und pflegerischen Maßnahmen
- Anxiolyse zur Stressreduktion und zur Vorbeugung schwerer psychischer Folgen
- Abschirmung des autonomen Nervensystems
- Ein wacher, kooperativer Patient, der die notwendigen therapeutischen Maßnahmen toleriert (Ausnahme: Schock, Hypoxämie, Hirndruck)

Das Ziel einer patientenorientierten Sedierung und Analgesie ist charakterisiert durch eine ausreichende Schmerztherapie und Sedierung, die an die individuelle Situation des Patienten angepasst sind. Ein ideales Konzept, das alle Anforderungen der modernen Analgesie und Sedierung des Patienten in den unterschiedlichen klinischen Situationen erfüllt, steht derzeit nicht zur Verfügung. Viele Studien stimmen darüber überein, dass die Vielfalt von Medikamenten zur Analgesie und Sedierung und die damit verbundenen Nebenwirkungen die Notwendigkeit zur Entwicklung von Leitlinien begründen [8, 9, 15, 24, 34]. Die US-Guidelines zur Analgesie und Sedierung [6] erschienen im Jahr 2002, wegen der Verwendung unterschiedlicher Medikamente ist eine Übertragung auf deutsche Verhältnisse nicht möglich.

Entwicklung von Leitlinien zur Analgesie und Sedierung des Intensivpatienten

Zur Anwendung einer optimalen und sicheren Strategie zur Analgesie und Sedierung wurden von der Deutschen Gesellschaft für Anästhesiologie und Intensivmedizin S2e-Leitlinien entwickelt

[12]. Dabei wurden folgende Themen identifiziert:

- Notwendigkeit der Leitlinie
- Monitoring der Analgesie, Sedierung und vegetativen Dysfunktion
- Sedierung
- Analgesie
- Regionalverfahren
- Ökonomie und Qualitätsmanagement
- Anhang: Muskelrelaxierung auf der Intensivstation

Zur Erstellung dieser evidenzbasierten Leitlinien wurden aus dem Zeitraum 1995 bis 2004 insgesamt 988 englisch- und deutschsprachige Literaturstellen gesichtet und davon, entsprechend ihrer Relevanz, 275 für die Leitlinienentwicklung verwendet und, entsprechend ihres Evidenzgrades [13], eingeordnet.

Auf dieser Basis wurde in einer Konsensuskonferenz dann der Empfehlungsgrad der 76 Leitlinien festgelegt. Empfehlungen, für die die verfügbare externe Evidenz nicht ausreichend bis nicht vorhanden ist, die aber erfahrungsgemäß für den klinischen Ablauf unabdingbar sind, können den höchsten Empfehlungsgrad erhalten (Tab. 14.1).

Interventionen, für die die Evidenzklassen Ia und Ib vorliegen, können dagegen wegen ihrer geringfügigen klinischen Bedeutung einen niedrigeren Empfehlungsgrad erhalten.

> ! Der Empfehlungsgrad einer Leitlinie ist nicht immer gleich mit dem Evidenzgrad. Der klinisch tätige Arzt kann auf Basis dieser evidenzbasierten Leitlinien seine eigenen Sedierungsprotokolle entwickeln. Dabei ist nicht unbedingt wichtig, welche Strategie er benutzt, aber es ist wichtig, dass er ein Protokoll entwickelt, das konsequent in seiner eigenen Klinik umgesetzt wird.

Scoring der Analgesie und Sedierung

Essentielles Werkzeug für das Implementieren von Sedierungs-Guidelines ist die Etablierung von Scoring-Systemen zur Messung der Sedierungstiefe und Schmerzintensität. Über 30 Scoring-Systeme zur Messung der Sedierungstiefe sind etabliert. Das am häufigsten verwendete Scoring-System zur Messung der Sedierungstiefe ist die »RAMSAY-Sedation-Scale« (RSS) (Tab. 14.2).

Ziel ist es, ausgenommen wenige Krankheiten oder therapiebedingte Situationen, einen RSS von 2 zu erreichen. Der Nachteil der RSS ist, dass sie nicht validiert wurde.

Tab. 14.2. RAMSAY-Sedation-Scale [16]

RSS	Ausdruck
1	Ängstlich und agitiert oder unruhig oder beides
2	Kooperativ, orientiert und ruhig
3	Reagiert nur auf Kommandos
4	Lebhafte Reaktion auf ein leichtes Klopfen zwischen den Augenbrauen
5	Träge Reaktion auf ein leichtes Klopfen zwischen den Augenbrauen
6	Keine Reaktion auf ein leichtes Klopfen zwischen den Augenbrauen

Tab. 14.1. Graduierung der Empfehlungen

Härtegrade	Evidenztyp	
A	Strenge Methoden, übereinstimmende Daten, PRCTs, keine Heterogenität	Evidenzklassen Ia, Ib oder aus klinischer Sicht erstrangig
B	Strenge Methoden, keine übereinstimmenden Daten, PRCTs, Heterogenität vorhanden	Evidenzklassen IIa, IIb, III oder aus klinischer Sicht zweitrangig
C	Schwache Methoden, Beobachtungsstudien	Evidenzklasse IV oder aus klinischer Sicht drittrangig

PRCT: prospektive, randomisierte klinische Studie [16]

Tab. 14.3. Richmond Agitation-Sedation Scale (RASS) [3]

	Ausdruck	Beschreibung
+4	Streitlustig	Offene Streitlust, gewalttätig, unmittelbare Gefahr für das Personal
+3	Sehr agitiert	Zieht oder entfernt Schläuche oder Katheter; aggressiv
+2	Agitiert	Häufige ungezielte Bewegung, atmet gegen das Beatmungsgerät
+1	Unruhig	Ängstlich aber Bewegungen nicht aggressiv oder lebhaft
0	Aufmerksam und ruhig	
-1	Schläfrig	Nicht ganz aufmerksam, aber erwacht anhaltend durch Stimme (>10 s)
-2	Leichte Sedierung	Erwacht kurz mit Augenkontakt durch Stimme (<10 s)
-3	Mäßige Sedierung	Bewegung oder Augenöffnung durch Stimme (aber keinen Augenkontakt)
-4	Tiefe Sedierung	Keine Reaktion auf Stimme, aber Bewegung oder Augenöffnung durch körperlichen Reiz
-5	Nicht erweckbar	Keine Reaktion auf Stimme oder körperlichen Reiz

Im angelsächsischen Raum ist die »Sedation-Agitation Scale« (SAS) weit verbreitet [21]. Mit dem »Richmond Agitation and Sedation Score« (RASS) [3] steht eine weitere Skala zur Verfügung, mit der neben der Sedierungstiefe auch der Grad der vegetativen Entgleisung gemessen werden kann (Tab. 14.3). Auch hier ist das Ziel mit Ausnahme weniger Erkrankungen und therapiebedingter Situationen, den Wert **-2** zu erreichen.

Um eine adäquate zielorientierte Therapie durchführen zu können, muss für jeden Tag die Sedierungstiefe an Hand des Scoring-Systems für Tag und Nacht neu festgelegt werden. Die Sedierungstiefe muss mindestens 8-stündlich dokumentiert werden und bei Abweichungen muss entsprechend reagiert und korrigiert werden.

Von entscheidender Bedeutung für den Patienten ist aber neben der Erfassung der Sedierungstiefe auch die Erfassung des Schmerzniveaus. Diese muss ebenfalls 8-stündlich erfolgen und daran anschließend muss eine adäquate und patientenorientierte analgetische Therapie durchgeführt werden, die für den Patientenkomfort auf der Intensivstation entscheidend ist. Es stehen zwei Erfassungsskalen zur Schmerzermittlung zur Verfügung, die numerische Rating-Scale (NRS) und die visuelle Analog-Skala (VAS).

Im Rahmen der Intensivtherapie sind jedoch der individuellen Einschätzung des Patienten selbst Grenzen gesetzt. Insbesondere beim sedierten Patienten ist die Kommunikationsmöglichkeit stark eingeschränkt, so dass hier als einzige evalidierte Skala die von Payen et al. [18] publizierte »Behavioral Pain Scale« (BPS) eingesetzt werden sollte (Tab. 14.4). Neben der Erfassung über Scoring-Systeme und Skalen sollten bei der Ermittlung des Schmerzniveaus auch physiologische Parameter wie Herz-, Atemfrequenz und Blutdruck herangezogen werden. Der Einschätzung von Ärzten und Pflegepersonal kommt im Bezug auf die analgetische Therapie eine entscheidende Bedeutung zu.

Um den Grad der vegetativen Dysfunktion zu bestimmen, wurde von Ely et al. [4] die »Confusion Assessment Method for the ICU« (CAM-ICU) eingeführt. Der Einsatz dieser Skala ist in den US-amerikanischen Leitlinien mit der Empfehlung B versehen.

Die apparative Bestimmung der Sedierungstiefe mit Hilfe des bispektralen Index (BIS) oder der akustisch evozierten Potentiale (AEP) ist noch nicht ausreichend evaluiert und kann somit noch nicht empfohlen werden.

Kress und Mitarbeiter [11] konnte zeigen, dass ein tägliches Erwecken der Patienten zu ei-

Tab. 14.4. Behavioral Pain Scale (BPS) [18]

Item	Beschreibung	Punkte
Gesichtsausdruck	Entspannt	1
	Teilweise angespannt	2
	Stark angespannt	3
	Grimmassieren	4
Obere Extremität	Keine Bewegung	1
	Teilweise Bewegung	2
	Anziehen mit Bewegung der Finger	3
	Ständiges Anziehen	4
Adaptation an Beatmungsgerät	Toleration	1
	Seltenes Husten	2
	Kämpfen mit dem Beatmungsgerät	3
	Kontrollierte Beatmung nicht möglich	4

Tab. 14.5. Leitlinien zum Scoring der Analgesie und Sedierung des Intensivpatienten [12]

Leitlinie	Empfehlungsgrad
Anwendung von Scoring-Systemen zur Messung der Sedierungstiefe und der Schmerzintensität	B
Anwendung von Scoring-Systemen zur Messung der Schmerzintensität	B
Festlegung des Sedierungsziels	B
Evaluierung und Dokumentation der Sedierungstiefe und Schmerzintensität mindestens 8-stündlich	B
Die Patienten sind in Hinblick auf mögliche Entzugssyndrome zu monitoren. Die Diagnose Entzugssyndrom ist eine Ausschlussdiagnose und bedarf einer unverzüglichen, symptomorientierten Therapie	B

ner signifikanten Reduzierung der Beatmungszeit und der Liegedauer auf der Intensivstation führen kann. Das tägliche Erwecken der Patienten wird in den US-amerikanischen Leitlinien mit dem Empfehlungsgrad B bewertet (Tab. 14.5).

Standard-Operating-Procederes

Zielorientierte Analgesie und Sedierung des Patienten und das dazugehörende Monitoring mit den vorhandenen Scoring-Systemen sowie die Auswahl der Medikamente haben eine hohe Relevanz für die Qualität und die ökonomischen Aspekte der Analgesie und Sedierung. Die Verwendung von klinikinternen Standards ermöglicht die Reduktion der Beatmungszeit, des Intensiv- und Krankenhausaufenthaltes wie von Mascia et al. [14] gezeigt werden konnte. Gleichzeitig ist es möglich, die Prozesskosten der intensivmedizinischen Therapie durch die konsequente Anwendung von Protokollen zu senken (Tab. 14.6–14.8).

Tab. 14.6. Medikamentenkosten pro Tag vor und nach Einführung von SOPs [14]

Medikamente	Kosten pro Tag [in US$]	
	Vor SOP	Nach SOP
Benzodiazepine	146,72	50,19
Propofol	355,82	45,88

Tab. 14.7. SOPs und Outcome [14]

	Beatmung [in h] (Mittelwert)	Krankenhausaufenthalt (IST-Aufenthalt) [in Tagen]	Mortalität [in %]
Vor SOPs	317	34,3 (19,1)	16,7
Nach SOPs	168 *	23,3 (9,9) *	17,6

ITS = Intensivstation.
* Signifikanter Unterschied.

Tab. 14.8. Leitlinien zu Protokollen zur Analgesie und Sedierung des Intensivpatienten [12]

Leitlinie	Empfehlungsgrad
Die Anwendung von klinikinternen Standards zur Analgesie, Sedierung führt zu einer Optimierung der Therapie	B
Leitlinien sollten in klinikinterne Standards integriert werden, unter Berücksichtigung der lokalen vorhandenen Gegebenheiten	B
Die konsequente Umsetzung von Leitlinien bzw. Standards erfordert die Schulung des Personals in deren Anwendung	B
Leitlinien müssen an den jeweils aktuellen wissenschaftlichen Erkenntnisstand angepasst werden	B

Tab. 14.9. Leitlinien zum Tag/Nacht Rhythmus des Intensivpatienten [12]

Leitlinie	Empfehlungsgrad
Ein normaler Tag-Nacht-Rhythmus ist bei allen nicht tief sedierten Patienten anzustreben, wobei primär nicht-medikamentöse Maßnahmen wie die Optimierung der intensivstationären Umgebungsbedingungen (Reduktion von Licht, Lärm und nächtliche Beschränkung auf die notwendigen Maßnahmen) angewendet werden sollten	B

Tag-/Nachtrhythmus

Der Tag-/Nachtrhythmus ist von großer Bedeutung für den Patienten. Schlaflosigkeit bedeutet für den kritisch kranken Patienten zusätzlichen Stress. Dieser beeinflusst die Wundheilung und die zelluläre Immunfunktion.

! Es sollte darauf geachtet werden, dass die Umgebungsbedingungen der Intensivstationen angepasst werden und die diagnostischen, pflegerischen und therapeutischen Maßnahmen möglichst tagsüber durchgeführt werden, um einen normalen Schlaf zu gewährleisten [19, 22] (Tab. 14.9).

Medikamentöse Sedierung des Intensivpatienten

Nicht nur das Monitoring, sondern auch die Auswahl der Medikamente zur Sedierung werden in den verschiedenen Ländern sehr unterschiedlich gehandhabt [19]. Als Hauptgründe sind die unterschiedlichen Zulassungen, die regional unterschiedlichen Kosten sowie die unterschiedlichen Patienten zu sehen. Untersuchungen in Deutschland zeigen, dass die am häufigsten zur Sedierung verwendeten Substanzen Propofol und Midazolam sind (◘ Abb. 14.1) [13].

Der Einsatz dieser Substanzen sollte entsprechend der voraussichtlichen Sedierungszeit gewählt werden. Bei der Gabe von Sedativa und Analgetika ist nach einer längerfristigen Applikation die Beendigung des Wirkeffektes von der Verteilung in den unterschiedlichen Kompartimenten der verschiedenen Gewebe abhängig. Die kontextsensitive Halbwertszeit [5] der verschiedenen Medikamente sollte bei der Auswahl berücksichtigt werden. Diese Zeit beschreibt die Reduktion der Plasmakonzentration einer Substanz um 50% in Abhängigkeit von der Dauer der Verabreichung.

Midazolam

Trotz einer niedrigen kontextsensitiven Halbwertszeit hat das Benzodiazepin Midazolam wegen seiner Metabolisierung in aktive Substanzen eine unkalkulierbare Wirkdauer. Midazolam sollte möglichst als Bolusapplikation mit Dosisbegrenzung bei der Sedierung des Intensivpatienten eingesetzt werden.

Propofol

Propofol ist in Deutschland ab dem 16. Lebensjahr für 7 Tage im intensivmedizinischen Bereich zur Sedierung zugelassen. Die Dosisgrenze liegt bei 4 mg/kg/h. Um ein Propofol-Infusions-Syndrom (Herzrhythmusstörungen, Herzversagen, schwere metabolische Azidose, akutes Nierenversagen) möglichst früh zu erkennen, sollte ein engmaschiges Monitoring durchgeführt werden.

Lorazepam

Lorazepam ist in den USA das am häufigsten verwendete Medikament zur Sedierung des Intensivpatienten. In Deutschland wird diese Substanz sehr selten eingesetzt.

Medikamentöse Analgesie des Intensivpatienten

Wie in der Sedierung muss die Analgesie des Intensivpatienten durch ein Monitoring überwacht

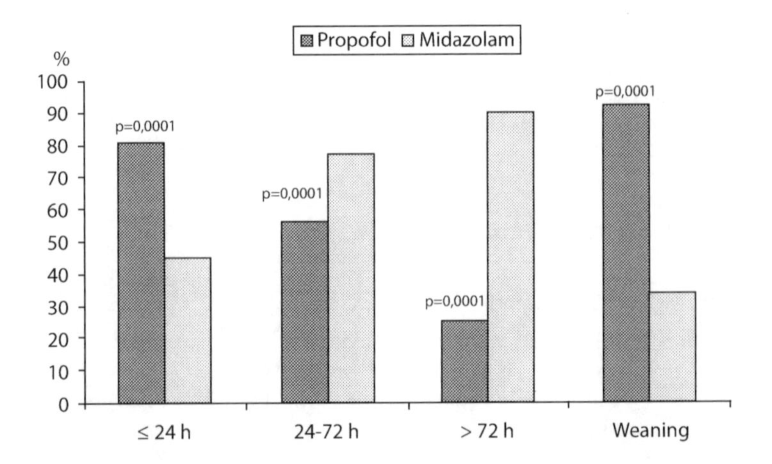

◘ **Abb. 14.1.** Verwendung von Propofol und Midazolam in den verschiedenen Phasen der Sedierung [13]

werden. Beim wachen und kooperativen Patienten stehen hier die visuelle Analogskala und die numerische Ratingskala zur Verfügung. Beim sedierten Patienten sind die physiologischen Parameter wie Puls, Blutdruck, usw. zu beachten und die »Behavioral Pain Scale« (BPS) [18] anzuwenden.

Fentanyl und Sufentanil

Die am häufigsten verwendeten Opioide in Deutschland zur kontinuierlichen Analgesie des Intensivpatienten sind Sufentanil und Fentanyl (◘ Abb. 14.2).

Remifentanil

Remifentanil ist ein extrem kurz wirksamer μ-Rezeptoragonist, der über eine Hydrolyse von körpereigenen Blut- und Gewebeesterasen metabolisiert wird [30]. Aufgrund der Metabolisierung durch Blut- und Gewebsesterasen ist eine Kumulation von Remifentanil auch bei längerer Anwendung ausgeschlossen. Dies trifft auch zu, wenn Organinsuffizienzen wie Leber oder Nierenversagen vorliegen. Remifentanil ist für 72 h zur Analgesie auf der Intensivstation zugelassen. In einigen Studien konnte gezeigt werden, dass sowohl bei der Kurzzeitsedierung als auch bei der Langzeitsedierung die Beatmungszeit und der Intensivaufenthalt verkürzt werden konnten [1, 35].

Zu beachten ist, dass rechtzeitig vor Absetzen des Remifentanil ein längerwirkendes Analgetikum appliziert werden muss.

Alfentanil

Das in Großbritannien verbreitete Opioid Alfentanil zur kontinuierlichen Analgesie auf der Intensivstation [17] eignet sich nicht sehr gut, da die Verstoffwechslung über das Zytochrom P-450 läuft, das bei Intensivpatienten in unterschiedlichem Ausmaß verfügbar ist. Zudem konkurrieren mehrere Medikamente um das Zytochrom P-450 [7].

Morphin

Morphin spielt in Deutschland eine untergeordnete Rolle und wird nur von den wenigsten Kliniken verwendet [13].

Piritramid

Dagegen wird Piritramid bei der Kurzzeitsedierung des Intensivpatienten als Bolusgabe häufig verwendet [13].

Zur kontinuierlichen Anwendung von Opiaten auf Intensivstationen existieren nur sehr wenige Untersuchungen (◘ Tab. 14.10).

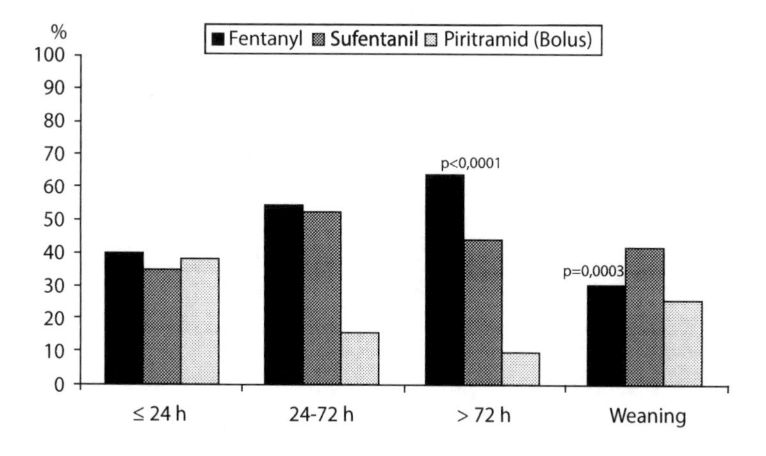

◘ **Abb. 14.2.** Verwendung von Fentanyl und Sufentanil in den verschiedenen Phasen der Sedierung [13] * Signifikante Unterschiede zwischen Fentanyl und Sufentanil

Tab. 14.10. Leitlinien zur Verwendung von Analgetika bei Intensivpatienten [12]

Leitlinie	Empfehlungsgrad
Kritisch kranke Patienten auf Intensivstationen benötigen eine adäquate Schmerztherapie	B
Routinemäßiges Monitoring der individuellen Schmerzsituation des Patienten (mindestens 8-stündlich bzw. nach jeder Therapieänderung)	B
Bei länger dauernder Analgesie (>24 h) im intensivmedizinischen Bereich wird eine intravenöse Opioidtherapie empfohlen	C
Bei kürzer dauernder Analgesie (<24 h) kann die Bolusapplikation von Piritramid empfohlen werden	C
Bei >24 h therapiebedürftigen Patienten wird der Einsatz von Sufentanil oder Fentanyl empfohlen	C
Bei postoperativen Patienten, bei denen Weaning angestrebt wird, kann aufgrund seiner pharmakologischen Besonderheiten Remifentanil Vorteile bringen	C
Mit dem Ziel, die Therapiesicherheit zu erhöhen und Entscheidungsfindungen zu erleichtern, wird die Entwicklung klinikinterner Standards zur analgetischen Therapie empfohlen	B

Adjuvante Substanzen

Nicht-Opioid-Analgetika

In allen Phasen der Analgesie und Sedierung können nicht sterodiale Antiphlogistika kombiniert werden. Eine Empfehlung für den Einsatz von COX 2-Hemmern kann nicht gegeben werden.

Ketamin

Ketamin nimmt unter den Medikamenten zur Analgesie und Sedierung eine besondere Stellung ein. Durch die Aktivierung zentraler sympathischer Areale kommt es bei der Applikation von Ketamin zu einem Anstieg des Drucks im Hoch- und Niederdrucksystem, der Herzfrequenz und des Herzzeitvolumens, wobei auch der myokardiale Sauerstoffverbrauch ansteigt. Da es jedoch auch zu einer Bronchodilatation führt, ist der Einsatz von Ketamin zur Analgesie für Patienten mit Bronchokonstruktionen zu empfehlen [23]. Zu beachten ist, dass es unter Ketamin-Mono-Therapie zu unerwünschten Traumerlebnissen, Alpträumen und Dysphorien kommen kann. Es sollte immer mit Propofol oder Benzodiazepinen kombiniert werden.

Clonidin

Clonidin ist ein α2-Rezeptoragonist, der häufig eingesetzt wird [13]. Da Clonidin nachweislich zu einem Einspareffekt von Sedativa und Analgetika führt [33], wird es adjuvant auf vielen Intensivstationen eingesetzt. In den Leitlinien wird ein frühzeitiger Einsatz in allen Phasen der Sedierung empfohlen (Tab. 14.11).

Regionalverfahren

Die Anwendung von regionalen Analgesieverfahren, insbesondere rückenmarknaher Verfahren ist in Deutschland auf anästhesiologisch geleiteten Intensivstationen fester Bestandteil der Schmerztherapie (Abb. 14.3) [13]. Beim beatmeten sedierten Patienten sollte ein rückenmarknahes Regionalverfahren nur angelegt werden, wenn eine neurologische Beurteilung möglich ist. Vor der Anlage sind die Kontraindikationen des Patienten zu überprüfen und dann entsprechend eine Risikoabwägung durchzuführen (Tab. 14.12).

Tab. 14.11. Leitlinien zur Verwendung von Analgetika bei Intensivpatienten [12]

Leitlinie	Empfehlungsgrad
In Abhängigkeit von der Schmerzsituation und den potentiellen Nebenwirkungen der Medikamente können alternativ oder adjuvant Nicht-Opioid-Analgetika sowie Clonidin oder Ketamin eingesetzt werden	C
Ketamin kann unter Abschirmung mit Midazolam oder Propofol alternativ insbesondere bei Patienten mit Asthma bronchiale oder niedrigem mittlerem arteriellem Blutdruck und Bradykardie aus nicht-kardiogener Ursache eingesetzt werden	C
Der adjuvante Einsatz von Clonidin kann in allen Sedierungsphasen erfolgen und reduziert die Dosis der anderen sedierenden und analgetisch wirksamen Medikamente	C

Tab. 14.12. Leitlinien zur Regionalanalgesie bei Intensivpatienten [12]

Leitlinie	Empfehlungsgrad
Regionale Analgesieverfahren sind Bestandteil des schmerztherapeutischen Konzeptes in der Intensivmedizin	C
Bei entsprechender Indikationsstellung führt die epidurale Kathetertechnik im Vergleich zur intravenösen Opiattherapie zu einer Verbesserung der perioperativen Analgesie	A
Die Anwendung regionaler Analgesieverfahren erfordert bei diesen Indikationen eine kritische und individuelle Risiko-Nutzen-Abwägung für jeden einzelnen Patienten und deren tägliche Überprüfung	C
Die technische Durchführung von rückenmarknahen Regionalverfahren muss atraumatisch und durch einen erfahrenen Anwender erfolgen. Zur Ermöglichung einer neurologischen Verlaufskontrolle muss der Sedierungsgrad bei/nach Anlage, innerhalb der ersten 24 h 8-stündlich und dann mindestens 1-mal täglich einem RAMSAY-Scale-Wert von 2-3 entsprechen	B
Der Verdacht auf Komplikationen erfordert die sofortige Einleitung diagnostischer und ggf. therapeutischer Maßnahmen	B

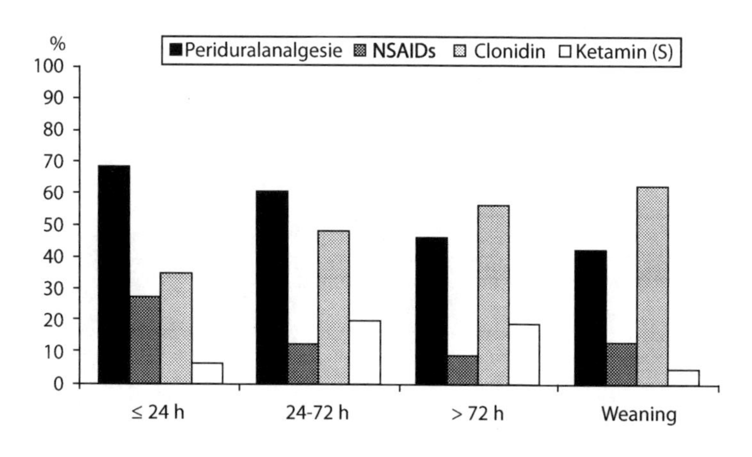

Abb. 14.3. Verwendung adjuvanter Medikamente und Verfahren in den verschiedenen Phasen der Sedierung [13]

Delir

Entzugssyndrome nach Langzeitsedierung werden bei mehr als 60% der Patienten berichtet [31]. Verantwortlich sind Transmitterimbalancen exzitatorischer und inhibitorischer Rezeptorsysteme bei schnellem Absetzen von Analgetika und Sedativa [28]. Die Diagnose eines Delirs ist immer eine Ausschlussdiagnose, d. h. alle anderen Ursachen einer Enzephalopathie müssen ausgeschlossen sein. Es wird bei Entzugssyndromen unterschieden zwischen vegetativen und psychoproduktiven Syndromen sowie Bewusstseinsstörungen. Für die Einteilung des Schweregrades sollten Entzugs-Scores verwendet werden.

Die Therapie des Delirs ist immer symptombezogen [10]:

- Agitation: Benzodiazepine, Propofol
- Sympathische Hyperaktivität: α2-Agonisten (Clonidin) (▪ Tab. 14.13)
- Halluzinationen/Durchgangssyndrom: Neuroleptika (Haloperidol)

Muskelrelaxanzien

Im Gegensatz zu den US-amerikanischen Leitlinien [6] wurde in den deutschen Leitlinien [12] festgestellt, dass der Einsatz von Muskelrelaxanzien auf der Intensivstation im Rahmen der Analgesie und Sedierung des Patienten keine Evidenz besitzt. Selbstverständlich kann eine Muskelrelaxation kurzfristig bei operativen Eingriffen oder anderen Maßnahmen durchgeführt werden. Hier wird empfohlen, ein entsprechendes Monitoring mit Relaxometrie durchzuführen (▪ Tab. 14.14).

Qualitätsmanagement und Ökonomie

Die Umsetzung von klinikinternen Standards/SOPs kann die Qualität verbessern und Kosten reduzieren [14]. Klare Indikationsstellungen und die Anwendung von Scoring-Systemen sowie klinischen Behandlungspfaden vermitteln Hilfe zur Entscheidungsfindung beim therapeutischen Vorgehen. Gleichzeitig führt die Anwendung von SOPs und das konsequente Einsetzen von Scoring-Systemen zu einer Kostenreduktion durch eine verkürzte Liegedauer auf der Intensivstation [14] (▪ Tab. 14.15).

Fazit

Mit den S2e-Leitlinien zur Analgesie und Sedierung des Intensivpatienten wurde erstmals im deutschsprachigen Raum eine systematische Sichtung der Literatur durchgeführt und nach entsprechender Gewichtung daraus resultierende Empfehlungsgrade zur Analgesie und Sedierung des Intensivpatienten entwickelt. Die Anwendung von Scoring-Systemen und der Einsatz von Protokollen zur Analgesie und Sedierung sind mit den Empfehlungsgraden B versehen. Die Medikamente zur Analgesie und Sedierung des Intensivpatienten erhalten aufgrund der Studienlage vorwiegend die Empfehlung C. Hier sind weitere Untersuchungen notwendig, um dem klinisch tätigen Arzt eine Hilfestellung bei der Auswahl und Anwendung der Medikamente zur Analgesie und Sedierung zu geben. Ziel muss es sein, eine Patienten- und bedarfsadaptierte Analgesie und Sedierung auf der Intensivstation durchzuführen [32] (▪ Tab. 14.16).

▪ **Tab. 14.13.** Leitlinien zum Delirium bei Intensivpatienten [12]

Leitlinie	Empfehlungsgrad
Die Beendigung einer sedierenden Therapie >72 h sollte zur Vermeidung von Entzugssyndromen ausschleichend erfolgen, ggf. unter Nutzung adjuvanter Substanzen (z. B. Clonidin)	B
Die Patienten sind in Hinblick auf mögliche Entzugssyndrome zu monitoren. Die Diagnose Entzugssyndrom ist eine Ausschlussdiagnose und bedarf einer unverzüglichen, symptomorientierten Therapie	B

Tab. 14.14. Leitlinien zur Muskelrelaxierung bei Intensivpatienten [12]

Leitlinie	Empfehlungsgrad
Eine generelle Empfehlung zum Einsatz von Muskelrelaxanzien bei kritisch kranken Patienten auf Intensivstationen gibt es nicht	A
Müssen Muskelrelaxanzien eingesetzt werden, ist zuvor zwingend eine adäquate Therapie mit Sedativa und Analgetika zu gewährleisten	A
Müssen Muskelrelaxanzien repetitiv oder kontinuierlich eingesetzt werden, sollte ein neuromuskuläres Monitoring erfolgen	C

Tab. 14.15. Leitlinien zur Ökonomie und Qualitätssicherung der Analgesie und Sedierung des Intensivpatienten [12]

Leitlinie	Empfehlungsgrad
Die Anwendung von klinikinternen Standards zur Analgesie, Sedierung und neuromuskulären Blockade führt zu einer Optimierung der Therapie	B
Leitlinien sollten in klinikinterne Standards integriert werden, unter Berücksichtigung der lokalen vorhandenen Gegebenheiten	B
Die konsequente Umsetzung von Leitlinien bzw. Standards erfordert die Schulung des Personals in deren Anwendung	B

Tab. 14.16. Leitlinien zur praktischen Umsetzung der Analgesie und Sedierung des Intensivpatienten [12]

Leitlinie	Empfehlungsgrad
Die Anwendung von klinikinternen Standards zur Analgesie und Sedierung führt zu einer Optimierung der Therapie	B
Festlegung des Sedierungsziels	B
Scoringsysteme zur Messung der Sedierungstiefe und Schmerzintensität müssen eingesetzt werden. Eine regelmäßige Evaluation und Dokumentation (8-stündlich) muss durchgeführt werden	B
Analgosedierung <24 h → Propofol/Piritramid Bolus oder Remifentanil	C
Analgosedierung 24–72 h → Propofol/Sufentanil oder Remifentanil	C
Analgosedierung > 72 h → Midazolam/Fentanyl oder Sufentanil frühzeitiges Umstellen auf kurz wirkende Substanzen Propofol/Sufentanil (evtl. Clonidin zusätzlich)	C
Beatmungsweaning → Propofol/Remifentanil oder Sufentanil (evtl. Clonidin zusätzlich)	C
Adjuvante Medikamente und Verfahren können in allen Phasen der Sedierung und Analgesie eingesetzt werden	B und C
Epiduralanalgesie unter Beachtung von Kontraindikationen und bei möglicher neurologischer Kontrolle ist fester Bestandteil der Analgesie und Sedierung des Intensivpatienten	B und C

Literatur

1. Breen D, Wilmer A, Bodenham A, Bach V, Bonde J, Kessler P et al. (2004) Offset of pharmacodynamic effects and safety of remifentanil in intensive care unit patients with various degrees of renal impairment. Crit Care 8: R21–30
2. Eccles M, Freemantle N, Mason J (1998) North of England evidence based guidelines development project: methods of developing guidelines for efficient drug use in primary care. BMJ 316:1232–1235
3. Ely EW, Truman B, Shintani A, Thomason JW, Wheeler AP, Gordon S, Francis J, Speroff T, Gautam S, Margolin R, Sessler CN, Dittus RS, Bernard GR (2003) Monitoring sedation

status over time in ICU patients: reliability and validity of the Richmond Agitation-Sedation Score (RASS). JAMA 289:2983–2991
4. Ely EW, Inouye SK, Bernard GR et al. (2001) Delirium in mechanically ventilated patients: validity and reliability of the confusion assessment method for the intensive care unit (CAM-ICU).JAMA. 286:2703–2710
5. Hughes MA, Glass PSA, Jacobs JR. (1992) Context-sensitive half-time in multicompartment pharma-cokinetic models for intravenous anesthetic drugs. Anesthesiology 76:334–341
6. Jacobi J, Fraser GL, Coursin DB et al. (2002) Task Force of the American College of Critical Care Medicine (ACCM) of the Society of Critical Care Medicine (SCCM), American Society of Health-System Pharmacists (ASHP), American College of Chest Physicians. Clinical practice guidelines for the sustained use of sedatives and analgesics in the critically ill adult. Crit Care Med 30: 119–141
7. Kharasch ED, Russell M, Mautz D, Thummel KE, Kunze KL, Bowdle A, Cox K (1997) The role of cytochrome P 450 3A4 in alfentanil clearence. Anesthesiology 87; 36–50
8. Kollef MH, Levy NT, Ahrens TS, Schaiff R, Prentice D, Sherman G (1998) The use of continuous i.v. sedation is associated with prolongation of mechanical ventilation. Chest 114:541–548
9. Kong R, Payen D (1994) Controlling sedation rather than sedation controlling you. Clinical Intensive Care 5 (Suppl to No. 5): 5–7
10. Krahne D, Bäsell K, Spies C (2005) in Check-up Anästhesiologie (Hrsg) Kox WJ, Spies C, 2. Aufl. Springer, Heidelberg. 422–432
11. Kress JP, Pohlman AS, O'Connor MF, Hall JB (2000) Daily interruption of sedative infusions in critically ill patients undergoing mechanical ventilation. N Engl J Med 342:1471–1477
12. Martin J, Bäsell K, Bürkle H et al. (2005) Analgesie und Sedierung in der Intensivmedizin. S2-Leitlinien der Deutschen Gesellschaft für Anästhesiologie und Intensivmedizin Anästh Intensivmed 46: Supplement 1–20
13. Martin J, Parsch A, Franck M, Wernecke KD, Fischer M, Spies C (2005) Practice of sedation and analgesia in German intensive care units: results of a national survey. Crit Care 9:R117–123
14. Mascia MF, Koch M, Medicis JJ (2000) Pharmacoeconomic impact of rational use guidelines on the provision of analgesia, sedation, and neuromuscular blockade in critical care. Crit Care Med 28:2300–2306
15. Merriman HM (1981) The techniquies used to sedate ventilated patients. A survey of methods used in 34 ICUs in Great Britain. Intensiv Care Med 7: 217–224
16. Methodenreport S2e-Leitlinien Analgesie und Sedierung. http://www.uni-duesseldorf.de/AWMF/ll/001-012m.pdf
17. Murdoch S, Cohen A (2000) Intensive care sedation: a review of current British practice Intensive Care Med 26: 922–928
18. Payen JF, Bru O, Bosson JL, Lagrasta A, Novel E, Deschaux I, Lavagne P, Jacquot C (2001) Assessing pain in critically ill sedated patients by using a behavioral pain scale. Crit Care Med 29:2258–2263
19. Pochard F, Lanore JJ, Bellivier F, Ferrand I, Mira JP, Belghith M, Brunet F, Dhainaut JF (1995) Subjective psychological status of severely ill patients discharged from mechanical ventilation. Clin Intensive Care 6:57–61
20. Ramsay M, Savege T, Simpson BRJ (1974) Controlled sedation with alphaxalone/alphadolone. BMJ 2: 656–9
21. Riker RR, Picard JT, Fraser GL (1999) Prospective evaluation of the Sedation-Agitation Scale for adult critically ill patients. Crit Care Med 27:1325–1329
22. Rundshagen I, Schnabel K, Pothmann W, Schleich B, Schulte am Esch J (2000) Cortical arousal in critically ill patients: an evoked response study. Intensive Care Med 26:1312–1318
23. Schaffrath E, Kuhlen R, Tonner PH (2004) Analgesie und Sedierung in der Intensivmedizin. Anaesthesist 53: 1111–1132
24. Shelly MP (1999) Sedation, where are we now? Intensive Care Med 25:137–139
25. Soliman HM, Melot C, Vincent JL (2001) Sedative and analgesic practice in the intensive care unit: the results of a European survey. Br J Anaesth. 87:186–192
26. Spies C, Kox WJ (2000) Entzugssyndrom nach Langzeitsedierung auf Intensivstationen – ein unterschätztes Problem. Intensivmed Notfallmed 37 (Suppl. 2):1
27. Spies C, Vincent JL, Dossow von V, Roots I, Kern H, Lehmann Ch, Konertz W, Kox WJ (2000) Analgosedierung in der Intensivmedizin – ein Überblick über das aktuelle Management. J Anästh Intensivbeh 7: 206–209
28. Spies CD, Rommelspacher H (1999) Alcohol withdrawal in the surgical patient: prevention and treatment. Anesth Analg 88: 946–954 [Review]
29. Spies CD, Rommelspacher H (1999) Alcohol withdrawal in the surgical patient: prevention and treatment. Anesth Analg. Apr;88(4):946–54 [Review]
30. Sydow M, Neumann P (1999) Sedation for the critically ill. Intensive Care Med 25:634–636
31. Tobias JD (2000) Tolerance, withdrawal, and physical dependency after long-term sedation and analgesia of children in the pediatric intensive care unit. Crit Care Med; 28: 2122–2132 [Review]
32. Tonner PH, Weiler N, Paris A, Scholz J (2003) Sedation and analgesia in the intensive care unit. Curr Opin Anaesthesiol 16: 113–121
33. Walz M, Mollenhoff G, Muhr G (1999) Verkürzung der Weaningphase nach maschineller Beatmung durch die kombinierte Gabe von Clonidin und Sufentanil. Chirurg 70:66–73
34. Weinert CR, Chlan L, Gross C (2001) Sedating critically ill patients: factors affecting nurses' delivery of sedative therapy. Am J Crit Care 10:156–165
35. Wilhelm W, Dorscheid E, Schlaich N, Niederprüm P, Deller D (1999) Remifentanil zur Analgosedierung von Intensivpatienten. Anaesthesist 48:625–629

Blutzuckermanagement auf der Intensivstation

B. Ellger

Hintergrund

Bereits seit Ende des 19. Jahrhunderts ist bekannt, dass komplexe neuroendokrine und metabolische Veränderungen im Rahmen der akuten Reaktion des Organismus auf Stress, durch z. B. schwere Erkrankungen oder Traumen, auftreten. Als Teil dieser akuten Stressreaktion kommt es uniform weitgehend unabhängig von Nahrungsaufnahme und einem vorbestehenden Diabetes mellitus zu einem erhöhten Blutzuckerspiegel (BZ) [40; 45]. Die Schwere der Erkrankung und Komorbiditäten (Leberdysfunktion, Pankreatitis, Obesitas) beeinflussen die Ausprägung der als »Stressdiabetes« oder »diabetes of injury« bezeichneten metabolischen Facette der Stressreaktion.

Man kann annehmen, dass die akute Stressreaktion, und damit auch der Stressdiabetes, im Lauf der Evolution Überlebensvorteile für den Organismus geboten hat. Das erhöhte Glukoseangebot in der systemischen Zirkulation wurde daher lange Zeit als Adaptation angesehen, um die Ernährung vor allem der unmittelbar lebenswichtigen Organsysteme sicherzustellen, die alleine auf Glukose zur Energiegewinnung angewiesen sind und Glukose weitgehend insulinunabhängig aufnehmen können (z. B. Nervenzellen, Leber, Niere). Zellen, die Glukose weitgehend insulinabhängig aufnehmen (Muskulatur, Fett) und nicht unmittelbar lebenswichtig sind, werden »insulinresistent«; ein Mechanismus, der sicherstellt, dass das begrenzte Glukoseangebot nicht von diesen Organsystemen aufgenommen und verbraucht wird. Daher wurde der Stressdiabetes als physiologisch und vorteilhaft für kritisch kranke Patienten postuliert [9], um vor allem die Funktion der Leber, der Nieren, des Immunsystems, des kardiovaskulären Systems und des Nervensystems zu verbessern [40]. Soweit die Theorie; bis heute gibt es allerdings keine Studie, die dieses Dogma belegt.

Eher scheint das Gegenteil zuzutreffen. Schon ein perioperativ leicht erhöhter BZ (150 mg/dl) erhöht die Wahrscheinlichkeit von Komplikationen nach elektiver Chirurgie [37]. Bei kritisch kranken Patienten korreliert der Grad der Hyperglykämie nahezu linear mit der Mortalität und der Wahrscheinlichkeit von Komplikationen und Organdysfunktionen auf der Intensivstation, sowohl bei Erwachsenen [19; 32] als auch bei Kindern [18]. Es besteht eine Assoziation von Hyperglykämie und der Inzidenz von Leberdysfunktionen und akutem Nierenversagen (ANV) [32; 63]. Hyperglykämie führt eher zur Hyperinflammation und Immundysfunktion als zur Protektion der Immunabwehr [67; 26; 16]. Nach Myokardinfarkten ist das Risiko von

Pumpversagen, kardiogenem Schock und Tod mit einem erhöhten BZ korreliert [8]. Nach zerebraler Ischämie [8] und schweren Schädel-Hirn-Traumen [28] ist ein erhöhter BZ Prädiktor für septische Komplikationen [33], eine längere Krankenhausverweildauer, eine verschlechterte funktionelle Erholung [68] und eine erhöhte Mortalität [64]. Bereits eine milde Hyperglykämie (BZ >130 mg/dl) nach ischämischen zerebralen Insulten ist mit einer dreifach erhöhten Mortalität assoziiert.

Grundsätzlich kann eine im Laufe der Evolution selektionierte Reaktion des Organismus schädlich sein, wenn Lebens- und Umweltbedingungen sich ändern. Die Entwicklung der Intensivmedizin der letzten Jahrzehnte mit modernen Organersatzverfahren und der differenzierten Pharmakotherapie macht das Überleben schwerer Erkrankungen möglich, die noch vor wenigen Jahren unmittelbar tödlich verlaufen wären. Der kritische Krankheitszustand persistiert dann nach Überleben der akuten Phase häufig über einen längeren Zeitraum. Eine Stressreaktion des Organismus bleibt bestehen, jedoch verändern sich die metabolischen und endokrinen Anpassungsreaktionen dynamisch; *akute* und *prolongierte* Krankheitsphase müssen als verschiedene Paradigmen angesehen werden [16]. Vor allem die Anpassungsreaktionen der prolongierten Phase unterlagen keinem Selektionsdruck und können somit nicht automatisch als vorteilhaft, oder zumindest nicht schädlich, für den Organismus angesehen werden. Das Unterscheiden zwischen potentiell positiven von potentiell negativen oder irrelevanten Anpassungsreaktionen, zwischen Ursache und Folge von Komplikationen, ist grundsätzlich schwierig.

Es resultieren die folgenden Fragen: Ist der Stressdiabetes vor allem ein Marker für die Schwere der Erkrankung oder zugleich Folge der Erkrankung und Ursache von Komplikationen? Muss man also Stressdiabetes behandeln und wenn ja: wie?

Physiologie des Stressdiabetes

Der Stressdiabetes ist eine sehr komplexe metabolische Reaktion, die sich deutlich vom Typ I und Typ II Diabetes des »Gesunden« unterscheidet; er tritt weitgehend unabhängig von exogen zugeführter Glukose, der Konstitution des Patienten oder einem vorbestehenden Diabetes mellitus auf. Der Stressdiabetes wird verursacht durch eine gesteigerte hepatische Glukoneogenese (aus endogenen Speichern: Lipolyse und Proteinkatabolismus) und Glykogenolyse; trotz Hyperglykämie und mäßig erhöhtem Insulinspiegel ist die Glykogensynthese unterdrückt. Zu dieser »hepatischen Insulinresistenz« kommt eine verminderte insulinabhängige Glukoseaufnahme in Fettgewebe, Skelett- und Herzmuskel hinzu. Außerdem ist die Insulinsekretion aus dem Pankreas, im Vergleich mit der Sekretionsleistung des Gesunden, relativ vermindert. Die Netto-Glukoseaufnahme des Körpers ist gesteigert, aber vor allem in den Organen, die Glukose insulinunabhängig (z. B. Leber, Immunsystem) aufnehmen [45]. Der Auslöser des Stressdiabetes ist weitgehend unbekannt; Katecholamine, Wachstumshormon, Kortikosteroide, Angiotensin II, Zytokine und Glukagon spielen eine Rolle.

Vereinfacht gesagt charakterisiert also die Trias Hyperglykämie, Insulinresistenz und relativer Insulinmangel den Stressdiabetes. Werden nun seine negativen Folgen durch Hyperglykämie und Glukotoxizität oder durch den Insulinmangel verursacht? Diese Frage hat zu zwei Therapiekonzepten geführt:

Therapie des Stressdiabetes

Fokus Insulin: Glukose-Insulin-Kalium-Infusion

Die Koinfusion von Glukose, Insulin und Kalium (GIK) wurde vor über 40 Jahren eingeführt, um einen relativen Insulinmangel zu substituieren [55]. Als Hauptziel der Intervention gilt die Protektion des ischämischen Myokards durch eine Ökonomisierung der Herzarbeit [48]. Auch nach zerebraler Ischämie scheint GIK Vorteile zu bieten [52; 53].Durch Insulin wird vermehrt Glukose in die Herzmuskelzelle transportiert; die ATP-Gewinnung des Herzmuskels erfolgt bei ausreichendem intrazellulärem Glukoseangebot weniger aus Fettsäuren, sondern vermehrt aus dem Abbau von Glukose. Auf zwei Wegen kann dies die Herzleistung steigern: Zum einen wird, wenn Glukose als Energieträger genutzt wird, weniger Sauerstoff pro synthetisiertem ATP verbraucht als bei der Verstoffwechselung von Fettsäuren. Dies soll zur Ischämieprotektion und verbesserten Herzleistung und Hämodynamik ohne Sauerstoffschuld führen [48; 10; 36]. Zum anderen wird vor allem das aus der Glykolyse gewonnene ATP für den energieabhängigen Ionentransport verwendet. Besonders relevant ist der Kalziumtransport, der die myokardiale Kontraktilität direkt beeinflusst [56].

GIK ist kein einheitliches Konzept, vielmehr unterscheiden sich die verwendeten Zusammensetzungen der Lösung in verschiedenen (Studien-) Protokollen; möglicherweise ist dies die Ursache dafür, dass Outcome-Studien zu GIK kontroverse Resultate lieferten:

- Insulin: »high-dose GIK« 50–80 iU, »low-dose GIK« 10–35 iU
- Kalium: meist 80 mVal
- Glukose: in 1 l Glukoselösung 10–50%

In der DIGAMI-1-Studie [38] erhielten Patienten nach Myokardinfarkt für 48 h GIK und nachfolgend eine »strikte« BZ-Einstellung durch subkutane Insulininjektion. Die Mortalität in der GIK-Therapiegruppe war 29% geringer als in der konventionell (kein GIK, lockere BZ-Einstellung) behandelten Kontrollgruppe. Die Resultate wurden in anderen Studien bestätigt [15; 36]. Da in der GIK-Gruppe der BZ im Mittel niedriger war als in der Kontrollgruppe, blieb es unklar, ob blutzuckerunabhängige Wirkungen des Insulins oder der Einfluss auf den BZ Ursache für die geringere Mortalität waren. Diese Frage war Gegenstand der Folgestudie der gleichen Arbeitsgruppe an einem vergleichbaren Kollektiv (DIGAMI-2) [39], in der allerdings der Überlebensvorteil von GIK nicht bestätigt werden konnte. Entgegen dem eigentlichen Studienziel von DIGAMI-2 waren die BZ-Spiegel in allen drei Studienarmen (1: GIK + nachfolgende strikte BZ-Kontrolle durch Insulin subkutan, 2: GIK ohne nachfolgend strikte BZ-Kontrolle, 3: kein GIK, keine BZ-Kontrolle) gleich (hoch), so dass die Fragestellung nicht zufrieden stellend beantwortet werden konnte.

Auch die größte publizierte GIK-Studie an über 20000 Patienten (CREATE-ECLA) [41] hat kein verbessertes Outcome nach Myokardinfarkt durch GIK gegenüber einer Kontrollgruppe gezeigt. Das verwendete Protokoll und die Zusammensetzung von GIK führten nicht zu einem Absenken des Blutzuckers gegenüber dem Kontrollkollektiv.

Fasst man die kontroversen Studienresultate in einer Metaanalyse zusammen, so scheint GIK nur dann zu einer Verbesserung des Outcomes zu führen, wenn eine relativ hohe Insulindosis (»high-dose GIK«) gegeben wird und durch die Intervention ein Senken des BZ erreicht wird [49].

Ob GIK auch in kritischer Krankheit nichtkardiovaskulärer Äthiologie eine Therapieoption darstellt, ist nicht bekannt.

Fokus Normoglykämie: Intensivierte Insulintherapie

Trotzdem Insulin blutzuckerunabhängige Effekte vermitteln mag [12; 11; 51], erscheint dem Senken des BZ bei kritisch kranken Patienten eine entscheidende Bedeutung zuzukommen [49]. Van den Berghe und Mitarbeiter führten 2001 [62] das Konzept der »intensivierten Insulintherapie« (IIT) in die Intensivmedizin ein. In zwei großen, randomisierten, prospektiven Studien wurde IIT, also das strikte Aufrechterhalten der Normoglykämie (BZ 80–110 mg/dl) durch kontinuierliche intravenöse Insulininfusion, mit der »konventionellen Therapie« (KT), also dem Tolerieren einer milden Hyperglykämie (BZ bis 215 mg/dl) verglichen. Durch die relativ einfache Intervention konnte die Mortalität von chirurgischen (n=1548, Krankenhausmortalität KT: 20,2% versus IIT: 10,6%, p=0,005, Patienten >5 d auf der ICU [62]) und internistischen Intensivtherapiepatienten (n=1200, Krankenhausmortalität KT: 52,5% versus IIT: 43%, p=0,009, Patienten >3 d auf der ICU [64]) signifikant gesenkt werden. Der Effekt tritt unabhängig vom Ernährungsweg (enteral, parenteral oder als Kombination; Ziel 25 kcal/kg Energiezufuhr) auf. Nicht nur die Mortalität wird vermindert, auch die Häufigkeit von intensivtherapieassoziierten Komplikationen (z. B. Bakteriämien, akutes Nierenversagen, Leberfunktionsstörungen, Neuropathie, Transfusionsbedarf), die Beatmungsdauer und die Verweildauer auf der Intensivstation sind geringer. Besonders sei darauf hingewiesen, dass die Kontrollgruppe einen mittleren BZ-Spiegel von 150–160 mg/dl zeigte, ein Bereich also, der lange als normal und »gut« für kritisch kranke Patienten angesehen wurde. Die Effekte waren bei Patienten nach kardiochirurgischen Eingriffen besonders ausgeprägt, waren aber auch in anderen Patientengruppen signifikant.

> IIT heißt: Verringern von Morbidität und Mortalität durch konsequentes Einstellen von Normoglykämie (BZ 80–110 mg/dl) mittels einer kontinuierlichen Insulininfusion verglichen mit einem konventionellen Regime (BZ 150–160 mg/dl).

Die Ergebnisse von van den Berghe wurden von anderen Arbeitsgruppen bestätigt:
- Furnary et al. 2003 [21]: n=3554 (Patienten mit Diabetes mellitus nach Koronarchirurgie, KT mit Insulin subkutan versus IIT mit Insulin intravenös) Mortalität 5,3% versus 2,5%, Reduktion von postoperativen Komplikationen;
- Portland Diabetic Project 2004 [21]: n=4864 (Patienten mit Diabetes mellitus nach Koronarchirurgie, KT versus IIT) Mortalität 2,5% versus 0,8%, Reduktion von postoperativen Komplikationen;
- Krinsley et al. 2004 [32]: n=1600 (internistisch/chirurgische ICU, 800 konsekutive Patienten nach Einführung eines IIT-Protokolls wurden mit den 800 konsekutiven Patienten direkt vor Einführung des Protokolls verglichen): Mortalitätsreduktion 29,3%, Risiko für ANV um 75% vermindert, Therapiedauer auf ICU um 10,8% vermindert;
- Grey et al. 2004 [25]: n=61 (chirurgische ICU, KT versus IIT) Reduktion nosokomialer Infektionen.

Brunkhorst und Mitarbeiter [5; 6] konnten hingegen an einem Kollektiv (VISEP: Multizenter, Querschnittsstudie) von 488 septischen Patienten in 310 Kliniken keinen Überlebensvorteil von IIT herausstellen, sahen aber eine deutlich vermehrte Hypoglykämierate (BZ<40 mg/dl); keiner der Patienten kam durch die Hypoglykämie zu Schaden. Da die Komplikationsrate (Hypoglykämie) unter IIT als kritisch angesehen wurde und kein Überlebensvorteil von IIT gegenüber den konventionell behandelten Patienten herausgestellt werden konnte, wurde das Projekt gestoppt. Die in der Powerkalkulation errechnete Anzahl Patienten wurde also nicht erreicht. Dieses kontroverse Resultat regt zum Nachdenken an: Obwohl nach Aussage der Klinikleitungen an mehr als 60% der in dieser Querschnittsstudie untersuchten Intensivstationen IIT eingeführt worden ist, wurde nur in 8,8% der IIT-Patienten der Ziel-BZ 80–110 mg/dl erreicht, der mittlere BZ lag bei 200 mg/dl. Weder Studiendesign noch Stichprobenumfang sind geeignet, um Aussagen über Mortalität einer Intervention zu erhalten, hierfür sind prospektive Interventionsstudien zu fordern. Auch scheint Hypoglykämie als Entscheidungsparameter, um die Untersuchung abzubrechen, fragwürdig, führte sie doch in dieser Studie, genau wie in früheren Arbeiten [49], nicht zu schwerwiegenden Schäden bei den Patienten. Da trotz anders lautendem Vorsatz in der Studie de facto IIT nicht durchgeführt wurde und keine strikte Blutzuckerkontrolle erreicht wurde, erlaubt sie vor allem zwei überaus wichtige Schlussfolgerungen: Zum einen ist das Umsetzen des IIT-Konzepts in die tägliche Praxis offensichtlich noch nicht geglückt. Zwei Gründe erscheinen naheliegend: die Angst vor der Hypoglykämie (s. unten) und eine fehlerhafte Umsetzung des Konzepts mit zu langen Kontrollintervallen, unzureichend geschultem Personal und/oder ungeeigneter Messmethodik. Zum anderen, auch wenn keine strikte Blutzuckereinstellung erfolgt, steigt das Risiko von Hypoglykämien, allerdings ohne dass Patienten dauerhaft Schaden nehmen, aber auch ohne den gewünschten positiven Effekt auf Morbidität und Mortalität.

Zusammengefasst kommen die aufgeführten Studien zu einem gemeinsamen Ergebnis: Tatsächlich tritt der maximale Überlebensvorteil erst bei striktem Senken des BZ auf Normoglykämie ein. Dass ein weniger striktes Einstellen auf einen BZ von z. B. 150 mg/dl die gleichen Überlebensvorteile wie IIT bei geringerem Komplikationsrisiko bietet, ist bisher durch keine Arbeit belegt worden. Ein Anstieg des Blutzuckers um 50 mg/dl verspricht ein um 75% erhöhtes Mortalitätsrisiko [63].

> Bei aller Angst vor einer möglichen Hypoglykämie darf nicht vergessen werden, dass schon die milde Hyperglykämie eine lebensbedrohliche Stoffwechselentgleisung darstellt und die Überlebenschance der kritisch kranken Patienten verschlechtert.

Mechanismen

Blutzuckerkontrolle oder blutzucker-unabhängige Effekte des Insulins?

Insulin und BZ hängen eng zusammen, daher ist diese Frage schwierig zu beantworten. Statistische Modelle legen nahe, dass die Blutzuckerkontrolle den größten Teil der positiven Effekte von IIT auf Mortalität und Morbidität der Patienten erklärt und eine hohe Insulindosis eher ein schlechtes Outcome vorhersagt [49; 19; 63]. Allerdings erscheint die notwendige Insulindosis zum Aufrechterhalten der Normoglykämie am ehesten als Surrogatparameter für das Ausmaß der Insulinresistenz, also die Schwere der Erkrankung. Das Mortalitätsrisiko hängt linear mit der Höhe des BZ zusammen, das Risiko von Polyneuropathie, Bakteriämie, Anämie und akutem Nierenversagen steigt schon bei einem leichten Blutzuckeranstieg erheblich. Ein BZ-Zielbereich von 150 mg/dl ist also nicht ausreichend, um eine Verringerung von Morbidität und Mortalität zu erreichen [32; 63].

Nur im Tiermodell können Insulinspiegel und BZ unabhängig voneinander manipuliert werden. In einem Tiermodell prolongierter kritischer Krankheit zeigte sich, dass für die verringerte Mortalität das Aufrechterhalten der Normoglykämie entscheidend ist, Insulindosis und Insulinplasmaspiegel spielen hierfür keine Rolle [17] Auch um Organversagen zu verhindern, ist das Aufrechterhalten der Normoglykämie entscheidend. Eine Ausnahme scheint die Herzfunktion zu bilden. Die myokardiale Kontraktilität wird durch hochphysiologische Insulinspiegel verbessert, allerdings nur dann, wenn gleichzeitig die Normoglykämie aufrechterhalten wird. In der Hyperglykämie führt Insulin zu keiner verbesserten Kontraktilität [17].

Was geschieht mit Glukose beim kritisch Kranken?

Wie bereits eingangs erwähnt, wird beim kritisch kranken Patienten vermehrt Glukose aus endogenen Depots (*Proteinkatabolismus*) freigesetzt und in der Zirkulation angeboten. Anders als im Gesunden wird dieser Mechanismus nicht durch Hyperglykämie unterdrückt [69]. Der Transport von Glukose durch die Zellmembran erfolgt entlang des Konzentrationsgradienten über spezifische Transportproteine entweder insulinunabhängig über die Transportproteine GLUT-1 (in nahezu allen Körperzellen, basaler Glukoseuptake), GLUT-2 (Leber, GI-Mukosa, Pankreas, Niere) und GLUT-3 (Neurone), oder insulinreguliert über GLUT-4 (Muskulatur, Fett). Schon bei niedrigem BZ ist die Transportkapazität dieser Moleküle maximal ausgelastet, so dass die Glukoseaufnahme vor allem von der Anzahl der Transporter in der Membran abhängt. Diese Anzahl wird durch BZ, Insulin und eine Reihe weiterer Faktoren (Kortikoide, Katecholamine, Hypoxie, Zytokine, Glukagon) reguliert. Bei Gesunden werden in der Hyperglykämie vermindert Glukosetransporter (GLUT1-3) in die Zellmembran eingebaut und so die Zellen vor »Glukoseüberladung« geschützt. Gleichzeitig werden Enzymsysteme induziert, die zum vermehrten Glukoseabbau und zur Glukosespeicherung (Glykogensynthese) führen und die Enzyme der Glukoneogenese unterdrücken [31]. Diese Schutzmechanismen funktionieren bei kritisch kranken Patienten nicht [59]. Im Gegenteil, die Transporter werden trotz Hyperglykämie vermehrt in die Zellmembran eingebaut, was einen nahezu ungehinderten Einstrom von Glukose in die Zellen bedingt [58; 34]. Außerdem ist die Verarbeitung von Glukose in der Zelle gestört [44]. Somit kann eine Überladung mit Glukose in »insulinunabhängigen« Zellen angenommen werden, also vor allem eine Überladung von Leberzellen, gastrointestinale Mukosazellen, pankreatische β-Zellen, renale Tubuluszellen, Zellen des Immunsystems und Nervenzellen [40]. Die Zellen hingegen, die Glukose weitgehend insulinabhängig aufnehmen (GLUT-4), sind durch die Insulinresistenz und wenige GLUT-4 Transporter in der Zellmembran vor einer »Glukoseüberladung« geschützt.

IIT führt zur Normalisierung des GLUT-Verteilung und Expression [34], dadurch kann zumindest teilweise die übermäßige Glukoseaufnahme in »insulinunabhängige« Organsysteme begrenzt werden. Neben seiner organabhängigen Funktion auf den Glukosetransport beeinflusst Insulin in allen Organsystemen die Schlüsselenzyme des Glukosestoffwechsels (Glukokinase, Phosphoenolpyruvat Karboxikinase) und in der Leber die somatotrope Regulation. Insulinspiegel unter IIT reichen nicht aus, um die hepatische Insulinresistenz kritisch kranker Patienten zu durchbrechen und Enzyme der Glykolyse zu induzieren [43; 44]. Lediglich durch extrem hohe Insulinspiegel kann die Suppression dieser Facette der Insulinresistenz, zumindest teilweise, überwunden werden [57; 51; 23]. Im Gegensatz zur Leber tritt im Skelettmuskel unter IIT neben einer Zunahme von GLUT-4 auch eine vermehrte Expression der Hexokinase auf [44]. Im Muskel vermittelt IIT also neben der vermehrten Glukoseaufnahme gleichzeitig eine verbesserte intrazelluläre Glukoseverarbeitung. Durch IIT wird der BZ demzufolge weniger durch ein Normalisieren der übersteigerten hepatischen Glukoseproduktion und Glukoseclearence, sondern vor allem durch eine steigende Aufnahme und Verarbeitung von Glukose in den Muskelzellen reduziert.

Da der Skelettmuskel nicht als unmittelbar lebensrettendes Organ angesehen werden kann, ist es unwahrscheinlich, dass der lokale Effekt des verbesserten Energiestoffwechsels im Muskel die Wirkung von IIT erklärt. Eher scheint durch die Clearence von »überschüssiger« Glukose aus der systemischen Zirkulation durch die Skelettmuskulatur ein »glukotoxischer« Effekt auf andere Organsysteme vermieden zu werden [59].

Glukosetoxizität

Glukotoxizität kann auf verschiedenen Wegen vermittelt werden [47]. Glukose wird im Zytosol in der Glykolyse zunächst zu Pyruvat und dann zu Acetyl-CoA verstoffwechselt. Acetyl-CoA wird in den Zitratzyklus eingebaut, die entstehenden Wasserstoffionen werden an Flavoproteine gebunden. An den Membranen der Mitochondrien werden in Anwesenheit von Sauerstoff die Wasserstoffionen zum Aufbau eines Elektronengradienten und damit zum Aufbau von ATP durch oxidative Phosphorylierung genutzt. Aus 2–5% des in den Mitochondrien verbrauchten Sauerstoffs entstehen Superoxidradikale. Wird vermehrt Pyruvat aus der Glykolyse in den Mitochondrien verstoffwechselt, so kommt es zu einer vermehrten mitochondrialen Superoxidproduktion (oxidativer Stress). Superoxidradikale reagieren mit Stickstoffmonoxid (NO), das beim kritisch Kranken vermehrt produziert wird, zu Peroxinitrit. Durch Peroxinitrit werden verschiedene Enzyme nitriert und damit inaktiviert (u. a. mitochondriale Enzymkomplexe 1 und 5, Superoxiddismutase) [3]. Auch die Glykolyse, und damit die Energiegewinnung aus der Glukose, wird so inhibiert. Wenn Glukose nicht glykolytisch abgebaut wird, muss sie über alternative Stoffwechselwege metabolisiert werden, die wiederum toxische Endprodukte hervorbringen. Ist die intrazelluläre Glukosekonzentration erhöht, werden vermehrt Proteine glykosyliert und verlieren so ihre Funktion [4].

Kritisch kranke Patienten weisen eine Veränderung der mitochondrialen Ultrastruktur auf [47]; die Enzymsysteme der Atmungskette sind vor allem in der Leber gestört [65]. Die mitochondriale Dysfunktion ist eng verbunden mit einem gestörten zellulären Energiestoffwechsel, trotz ausreichendem Sauerstoff- und Nährstoffangebot an die Zelle (»zytopathische Hypoxie«). IIT führt zu einer Protektion der mitochondrialen Atmungskette in der Leber, außerdem wird der oxidative Stress reduziert [65]. IIT verhindert die exzessive Produktion von NO [65], was zu einer geringeren Peroxinitridentstehung führt. Ob der Schutz vor oxidativem Stress und eine Verbesserung des intrazellulären Energieangebots die Hauptwirkmechanismen von IIT sind, müssen weitere Studien zeigen.

Zielsysteme

Immunsystem. Unter IIT kommt es weniger häufig zu Bakteriämien und septischen Komplikationen [62], eine überschießende Immunantwort wird verhindert [26; 67; 35]. Die Funktion von Immunzellen erscheint verbessert [67; 17]. Unter Normoglykämie treten weniger häufig Wundheilungsstörungen auf [27].

Vaskuläres Endothel. Durch IIT wird die für kritisch kranke Patienten typische endotheliale Dysfunktion vermindert [17]. Durch Inhibieren von induzierbarer NO-Synthetase (iNOS) wird eine exzessive NO-Produktion vermieden [35], die für die Mikrozirkulation bedeutsame endotheliale NOS (eNOS) wird nicht beeinflusst. Die Plasmaspiegel von asymmetrischem Dimethylarginin (ADMA), einem kompetitiven Inhibitor von NOS, sind unter IIT erniedrigt [54]. Die Auswirkungen auf den NO-Metabolismus können zur verminderten Peroxynitritbildung führen und beeinflussen die Störungen der Mikrozirkulation.

Lipidstoffwechsel. Eine Dyslipidämie ähnlich dem metabolischen Syndrom tritt bei kritisch kranken Patienten auf [30] und korreliert mit einem schlechten Outcome. IIT führt zu einem Ansteigen von HDL und LDL und einer Reduktion der Triglyceridspiegel [44]. Der Effekt auf das Lipidprofil erklärt im statistischen Modell einen Anteil der positiven Effekte von IIT.

Anabolismus. Insulin ist ein anaboles Hormon und somit potenziell geeignet, um den Hyperkatabolismus kritisch kranker Patienten zu durchbrechen. Insulin reduziert den Abbau von körpereigenem Protein [65; 22], kann die Proteinsynthese stimulieren [1; 24] und reduziert den Gewichtsverlust im Tiermodell [67]. Durch eine verbesserte Netto-Proteinbalance werden mit der Ernährung zugeführte Aminosäuren vermehrt in körpereigene Proteine eingebaut. IIT beeinflusst nicht den für die prolongierte Krankheitsphase typischen Hyposomatotropismus; IIT führt nicht zu einer erhöhten Ausschüttung von Wachstumshormon oder erhöhten Spiegeln des Haupeffektors der somatotropen Achse (IGF-1), es gibt aber Hinweise, dass die Bioverfügbarkeit von IGF-1 erhöht wird [43; 46].

Myokard. Vor allem Patienten nach MI oder kardiochirurgischen Interventionen profitieren von einem Eingriff in den Glukosemetabolismus [49; 62]. Der Mechanismus einer Myokardprotektion durch GIK oder intensivierte Insulintherapie ist nicht geklärt, metabolische Effekte scheinen wichtig zu sein [48]. Im Stressstoffwechsel wird der myokardiale ATP-Bedarf fast vollständig aus freien Fettsäuren gedeckt. Durch GIK wird dieser Weg der Energiegewinnung zu Gunsten der ATP-Gewinnung aus Glukose verdrängt, was in einer verbesserten Kontraktilität bei gleichzeitig vermindertem Sauerstoffverbrauch resultiert. Insulin scheint auch aufgrund antiapoptotischer Eigenschaften kardioprotektiv zu wirken [29].

Neuroprotektion. Unter IIT kommt es weniger häufig zur Epilepsie, bei neurotraumatisierten Patienten tritt weniger häufig ein erhöhter intrakranieller Druck auf. Die Inzidenz von Polyneuropathie ist vermindert und das neurologische Langzeitoutcome nach Intensivtherapie ist verbessert [60].

Organdysfunktion. Wird Hyperglykämie vermieden, so kommt es weniger häufig zu Leber- und Nierendysfunktionen und akutem Nierenversagen [62; 61; 17].

Behandlungskosten. IIT reduziert den Transfusionsbedarf, den Antibiotikaverbrauch, die Beatmungsdauer, die Liegedauer auf der Intensivstation und allgemein den Verbrauch von Intensivressourcen (geringerer SOFA-Score); IIT führt so zu einer Reduktion der Behandlungskosten [64].

Praxis der IIT

Gleichzeitig mit dem Beginn einer glukosehaltigen Ernährung, enteral, parenteral oder als Kombination, wird unmittelbar nach Aufnahme auf die Intensivstation eine kontinuierliche Insulininfusion (z. B. 50 iU Altinsulin auf 50 ml NaCl 0,9%) begonnen und gemäß eines geeigneten Algorithmus an den aktuellen BZ angepasst. Nach intensiver Schulung, so die Erfahrungen aus der eigenen Klinik, erfolgt das Anpassen der Insulininfusion am besten durch das Pflegepersonal. Geschultes und erfahrenes Personal kann BZ-Schwankungen antizipieren und erreicht eine sehr genaue BZ-Einstellung. Der Insulinbedarf der Patienten sinkt innerhalb einiger Tage [62].

Die Insulinresistenz und damit der Insulinbedarf können vermindert werden, wenn perioperative Nahrungskarenz vermieden und stattdessen glukosehaltige, flüssige enterale Ernährung fortgeführt wird [37].

Der Ziel-BZ kann effektiv und sicher innerhalb von 24 h nach Aufnahme auf die Intensivstation mit Hilfe eines einfachen Algorithmus erreicht werden [42], ◘ Tab. 15.1 zeigt eine Modifikation des in Leuven verwendeten Algorithmus [62]. Eine Vielzahl verschiedener, effektiver Algorithmen sind in der Literatur vorgeschlagen; EDV-gestützte

Algorithmen mögen vorteilhaft sein und können das Hypo- und Hyperglykämierisiko verringern [66]. Alle geeigneten Algorithmen sehen kurze Kontrollintervalle (<1 h, bis zu 4 h nach Stabilisierung) vor, vor allem in metabolisch instabilen Krankheitsphasen. Die kontinuierliche transkutane oder intravaskuläre BZ-Messung, ähnlich z. B. der invasiven Blutdruckmessung, ist genau wie ein geschlossenes Kontrollsystem Gegenstand aktueller Forschung.

Tab. 15.1. Algorithmus intensivierte Insulintherapie.(Mod. nach [62]). Die notwendige Insulindosierung variiert patientenabhängig. Mit entsprechender Erfahrung der Therapeuten können Blutzuckerspitzen (z. B. nach Glukokortikoidgabe) und Hypoglykämie (z. B. durch Ernährungsstopp) antizipiert und durch frühzeitiges Anpassen der Insulindosis vermieden werden

Blutzucker	**Insulininfusion**	**Kontrollintervall**
Bei Aufnahme (<1 h)	Start Glukoseinfusion/Ernährung	
>220 mg/dl	Start 4 iU/h	Nach 1–2 h
150–220 mg/dl	Start 3 iU/h	Nach 1–2 h
110–150 mg/dl	Start 2 iU/h	Nach 1–2 h
<110 mg/dl	Kein Insulin	Nach 1–2 h
Stabilisierungsphase (1. Tag)		
>140 mg/dl	Steigern um 1–2 iU/h	Nach 1–2 h
110–140 mg/dl	Steigern um 0,5–1 iU/h	Nach 1–2 h
Annähern 80–110 mg/dl	Feinabstimmung 0,1–0,5 iU/h	Nach 1–2 h
Stabil 80–110 mg/dl	Dosis beibehalten	4 h
60–80 mg/dl	Reduzieren ca. 25%	Nach 1–2 h
40–60 mg/dl	Stopp Insulin!	<30 min
<40 mg/dl	Stopp Insulin! 10 g Glukose i.v.	10 min
BZ Abfall >50 mg/dl/h	Kontrolle: Ernährung? Halbieren der Insulininfusion	Nach 1–2 h
Unterbrechen der Ernährung (Erbrechen, OP, Diagnostik)	Stopp Insulin	<1 h, ggf. nach Neustart der Ernährung
Steady-state		
80–110 mg/dl	Dosis beibehalten	4 h
60–80 mg/dl	Feinabstimmung 0,1–0,5 iU/h	2–4 h
110–140 mg/dl	Feinabstimmung 0,1–0,5 iU/h	2–4 h
Kostaufbau	Feinabstimmung 0,1–0,5 iU/h	2–4 h
40–60 mg/dl	Stopp Insulin!	<30 min
<40 mg/dl	Stopp Insulin! 10 g Glukose i.v.	10 min
BZ Abfall >50 mg/dl/h	Kontrolle: Ernährung? Halbieren der Insulininfusion	Nach 1–2 h
Unterbrechen der Ernährung (Erbrechen, OP, Diagnostik)	Stopp Insulin	<1 h, ggf. nach Neustart der Ernährung
Start Glukokortikoide/Katecholamine	Anpassen der Insulininfusion	1–2 h

Umsetzen des Konzepts in die Praxis

- Applikation von **Insulin intravenös** als kontinuierliche Infusion (z. B. 50 iU Altinsulin in 50 ml NaCl 0,9%)!
- Kontinuierliche Applikation von glukosehaltigen Lösungen ab dem Beginn der IIT!
- **Engmaschige Kontrolle des BZ!** Messintervalle 1–4 h. 3-mal täglich ist nicht ausreichend!
- Einführen eines **Algorithmus** zum Anpassen der Insulindosierung!
- **Exakte Bed-Side-Messmethodik!** Nicht alle Messgeräte sind auf der Intensivstation geeignet, da es zu Interferenzen mit verschiedenen Medikamenten oder anderen metabolischen Störungen (Hyperlipidämie) im Rahmen der Intensivtherapie kommt. Das Messen von Glukose in Tränenflüssigkeit oder im subkutanen Fettgewebe reflektiert beim kritisch Kranken nicht ausreichend genau den aktuellen BZ.
- Ernährung enteral, parenteral oder als Kombination, möglichst kontinuierlich!
- Reduzieren oder Stoppen der Insulininfusion, wenn die Ernährung gestoppt wird (**Cave:** CT-Transport, Diagnostik, Interventionen)!
- Hoher BZ heißt erhöhen der Insulindosis, nicht vermindern der Glukosedosis!
- Schulung und Supervision des Personals!

Heilt die Erkrankung aus, so verschwindet gewöhnlich auch der Stressdiabetes. Vor Entlassung von der Intensivstation kann die Insulininfusion entweder gestoppt werden oder auf Insulin subkutan umgestellt werden. Da die BZ-Kontrolle auf der Normalstation nicht ausreichend engmaschig erfolgen kann, muss hier wohl ein höherer BZ akzeptiert werden. Ggf. müssen die Patienten durch Diabetologen weiter behandelt werden.

Da der Stressdiabetes vor allem Resultat einer gesteigerten endogenen Glukoseproduktion ist, erscheint ein Verzicht auf glukosehaltige Infusionen keine geeignete therapeutische Intervention zur Blutzuckerkontrolle. Wird zu wenig Glukose gegeben, so resultiert die Gefahr der Mangelernährung. Wie viel Glukose kritisch kranke Patienten nun tatsächlich brauchen, ist nicht ausreichend durch klinische Studien belegt, im Konzept von IIT wird, wie in allgemein akzeptierten Richtlinien zur Ernährung kritisch kranker Patienten publiziert [9], von 200–300 g Glukose pro Tag ausgegangen. Diese Überlegung resultiert unweigerlich in der Diskussion über das ideale Ernährungsregime für kritisch kranke Patienten, eine Diskussion, die nicht Gegenstand dieser Übersicht ist [13].

Probleme mit IIT

Theoretische Überlegungen weisen auf potentiell mitogene oder negative immunmodulatorische Effekte von Insulin hin. Diese Bedenken konnten bisher in keiner Studie bestätigt werden [59].

Das Hauptproblem ist die Hypoglykämie. Die Inzidenz der Hypoglykämie (BZ<40 mg/dl) erscheint unter IIT erhöht gegenüber dem konventionellen Regime [62; 61]. Es konnte nicht gezeigt werden, dass diese, meist kurzen Phasen der Hypoglykämie, Ursache für bleibende Schäden bei Patienten sind [49; 6; 62]. Die am schwersten erkrankten Patienten haben, vermutlich aufgrund von hepatischen Dysfunktionen, das höchste Hypoglykämierisiko [61], somit ist Hypoglykämie nicht nur eine Komplikation, sondern kann auch ein Indikator für die Schwere der Erkrankung sein. Hier sei noch einmal darauf hingewiesen: vor allem in metabolisch instabilen Phasen muss eine Blutzuckerkontrolle häufiger als alle 4 h erfolgen, das Kontrollintervall muss kürzer als 1 h sein! Meist kommt es zur Hypoglykämie, wenn die Ernährung gestoppt wird, die Insulindosis nicht an einen veränderten Bedarf angepasst wird oder wenn das Messintervall zu lang ist.

Wird ein geeigneter Kontrollalgorithmus implementiert, so ist das Risiko der Hypoglykämie extrem gering und kaum höher als das Risiko bei einem konventionellen Therapieansatz [32; 66; 42]. Angemerkt sei auch, dass eine liberalere Blutzuckereinstellung auf milde Hyperglykämie (z. B. 130 oder 150 mg/dl) nicht zwangsläufig mit einem niedrigeren Hypoglykämierisiko einhergeht als das strikte Aufrechterhalten der Normoglykämie [6]. Entscheidend zur Vermeidung von Hypoglykämien ist das geeignete Kontrollintervall.

> Der Ziel-BZ determiniert nicht das Risiko der Hypoglykämie, entscheidend ist das Kontrollintervall und ein geeigneter Kontroll- und Therapiealgorithmus.

Die Angst vor Hypoglykämie rechtfertigt also nicht ein liberales Einstellen des BZ mit dem Risiko, dem Patienten positive Effekte von IIT vorzuenthalten. Eine weitere Überlegung: Wird mit relativ hohen Insulindosen nicht die Normoglykämie angestrebt, sondern eine moderate Hyperglykämie toleriert, so wird eine Hyperinsulinämie erreicht, die ausreicht, um die Membranen der Zellen, die normalerweise durch Insulinresistenz »geschützt« sind (Skelettmuskel, Herz), für große Mengen Glukose durchlässig zu machen. Aufgrund einer hohen extrazellulären Glukosekonzentration kann es dann auch intrazellulär möglicherweise zur Glukoseüberladung und damit zur glukotoxischen Beeinträchtigung verschiedener Enzymsysteme und der oxidativen Phosphorylierung kommen. Dies erscheint vor allem im Herzmuskel relevant.

> Eine »halbherzige« Blutzuckerkontrolle kann eventuell schlechter sein als gar keine.

Fazit

Endgültige Leitlinien der Fachgesellschaften zur Anwendung von IIT außerhalb klinischer Studien fehlen noch und bestehende Empfehlungen müssen vor dem Hintergrund neuer Publikationen sicherlich ergänzt werden [61]. Die aktuellen Leitlinien der Deutschen Sepsis-Gesellschaft und der Deutschen interdisziplinären Vereinigung für Intensiv- und Notfallmedizin empfehlen IIT mit einem Evidenzgrad 1b (»Eine randomisierte klinische Studie mit engem Konfidenzintervall« [50]). Die »Surviving Sepsis Campaing«-Leitlinien vergeben einen Evidenzgrad D (»Supported by 1 non-randomized trial«[14]) und schlagen einen Ziel-BZ von 150 mg/dl vor. Diese Empfehlung überrascht, da eine prospektive, kontrollierte Studie, die nahe legt, dass Zielwerte von 150 mg/dl Vorteile gegenüber 80–110 mg/dl bietet und diese Empfehlung stützt, dem Autor nicht bekannt ist.

Bevor IIT uneingeschränkt für alle kritisch kranken Patienten empfohlen werden kann, müssen die Ergebnisse in multizentrischen, randomisierten, prospektiven Untersuchungen in speziellen Patientenpopulationen (z. B. pädiatrische oder neurologische Intensivmedizin) nachgewiesen werden. Große Multizenterstudien sollen Ende 2006 abgeschlossen sein (NICE-SUGAR, 5000 Patienten auf internistischen und chirurgischen Intensivstationen und GLUControl, 3000 Patienten, http://www.clinicaltrials.gov).

IIT ist keine Wunderwaffe. Da Insulin nicht unmittelbar zur Heilung eines bedrohlichen Krankheitsbildes führt, sind die Therapieerfolge nicht unmittelbar mess- und nachvollziehbar. Vielmehr vermeidet ein wenig spektakuläres, kontinuierliches, zeit- und kraftaufwändiges Kontrollieren eines Parameters und das kontinuierliche Anpassen einer einfachen Therapie spektakuläre Komplikationen. Die unerwünschten Effekte von IIT, die Hypoglykämien, sind hingegen unmittelbar zu sehen. Obwohl irreversible negative Konsequenzen kurzer und geringgradiger Hypoglykämien für kritisch kranke Patienten nicht belegt sind, mag dies Vorbehalte gegen IIT zumindest zum Teil erklären. Auch wenn die bisher publizierten Studien keine Klasse A-Empfehlung zulassen, gibt es mehr Argumente für das strikte Einstellen der Normoglykämie, als für die bis vor wenigen Jahren gültige Praxis, Hyperglykämie zu tolerieren [2]. Vor dem Hintergrund des *primum non nocere* sollte man, bis endgültige Klarheit herrscht, den Weg wählen, der den geringsten Schaden für den Patienten verspricht, auch wenn das heißt, dass man von liebgewonnenen und bequemen Praktiken und Dogmen abrücken muss.

Literatur

1. Agus MS, Javid PJ, Ryan DP et al. (2004) Intravenous insulin decreases protein breakdown in infants on extracorporeal membrane oxygenation. J.Pediatr.Surg. 39:839–844
2. Angus DC, Abraham E (2005) Intensive insulin therapy in critical illness. Am.J.Respir.Crit Care Med. 172:1358–1359
3. Aulak KS, Koeck T, Crabb JW et al. (2004) Dynamics of protein nitration in cells and mitochondria. Am.J.Physiol Heart Circ.Physiol. 286:H30–H38
4. Brownlee M (2001) Biochemistry and molecular cell biology of diabetic complications. Nature. 414:813–820

5. Brunkhorst, FM (2005) Glucose control in intensive care medicine, http://www.euroanesthesia.org/education/rc2005vienna/12RC2.pdf
6. Brunkhorst FM et al. (2005) Treatment of Severe Sepsis and Septic Shock in Germany–The Gap between Perception and Practice–Results from the German Prevalence Study. Infection 1[33], 49
7. Capes SE, Hunt D, Malmberg K et al. (2000) Stress hyperglycaemia and increased risk of death after myocardial infarction in patients with and without diabetes: a systematic overview. Lancet. 355:773–778
8. Capes SE, Hunt D, Malmberg K et al. (2001) Stress hyperglycemia and prognosis of stroke in nondiabetic and diabetic patients: a systematic overview. Stroke. 32:2426–2432
9. Cerra FB, Benitez MR, Blackburn GL et al. (1997) Applied nutrition in ICU patients. A consensus statement of the American College of Chest Physicians. Chest. 111:769–778
10. Coleman GM, Gradinac S, Taegtmeyer H et al. (1989) Efficacy of metabolic support with glucose-insulin-potassium for left ventricular pump failure after aortocoronary bypass surgery. Circulation. 80:I91–I96
11. Das U.N. Insulin in sepsis and septic shock. J.Assoc.Physicians India.2003a. 51:695–700
12. Das U.N. Insulin: an endogenous cardioprotector. Curr. Opin.Crit Care.2003b. 9:375–383
13. Debaveye Y, van den Berghe G (2005) Risks and Benefits of Nutritional Support During Critical Illness. Annu.Rev.Nutr.
14. Dellinger RP, Carlet JM, Masur H et al. (2004) Surviving Sepsis Campaign guidelines for management of severe sepsis and septic shock. Crit Care Med. 32:858–873
15. Diaz R, Paolasso EA, Piegas LS et al. (1998) Metabolic modulation of acute myocardial infarction. The ECLA (Estudios Cardiologicos Latinoamerica) Collaborative Group. Circulation. 98:2227–2234
16. Ellger B, Debaveye Y, van den Berghe G (2005) Endocrine interventions in the ICU. Eur.J.Intern.Med. 16:71–82
17. Ellger B, Debaveye Y, Vanhorebeek I et al. (2006) Survival benefits of intensive insulin therapy in critical illness: impact of maintaining normoglycemia versus glycemia-independent actions of insulin. Diabetes. 55:1096–1105
18. Faustino EV, Apkon M (2005) Persistent hyperglycemia in critically ill children. J.Pediatr. 146:30–34
19. Finney SJ, Zekveld C, Elia A et al. (2003) Glucose control and mortality in critically ill patients. JAMA. 290:2041–2047
20. Furnary AP, Gao G, Grunkemeier GL et al. (2003) Continuous insulin infusion reduces mortality in patients with diabetes undergoing coronary artery bypass grafting. J.Thorac.Cardiovasc.Surg. 125:1007–1021
21. Furnary AP, Wu Y, Bookin SO (2004) Effect of hyperglycemia and continuous intravenous insulin infusions on outcomes of cardiac surgical procedures: the Portland Diabetic Project. Endocr.Pract. 10 Suppl 2:21–33
22. Gore DC, Wolf SE, Herndon DN et al. (2002) Relative influence of glucose and insulin on peripheral amino acid metabolism in severely burned patients. JPEN J.Parenter. Enteral Nutr.2002. 26:271–277
23. Gore DC, Wolf SE, Sanford AP et al. (2004b) Extremity hyperinsulinemia stimulates muscle protein synthesis in severely injured patients. Am.J.Physiol Endocrinol.Metab. 286:E529–E534
24. Gore DC, Wolf SE, Sanford AP et al. (2004a) Extremity hyperinsulinemia stimulates muscle protein synthesis in severely injured patients. Am.J.Physiol Endocrinol.Metab. 286:E529–E534
25. Grey NJ, Perdrizet GA (2004) Reduction of nosocomial infections in the surgical intensive-care unit by strict glycemic control. Endocr.Pract. 10 Suppl 2:46–52
26. Hansen TK, Thiel S, Wouters PJ et al. (2003) Intensive insulin therapy exerts antiinflammatory effects in critically ill patients and counteracts the adverse effect of low mannose-binding lectin levels. J.Clin.Endocrinol.Metab. 88:1082–1088
27. Hunt TK, Hopf HW (1997) Wound healing and wound infection. What surgeons and anesthesiologists can do. Surg.Clin.North Am. 77:587–606
28. Jeremitsky E, Omert LA, Dunham CM et al. (2005) The impact of hyperglycemia on patients with severe brain injury. J.Trauma. 58:47–50
29. Jonassen AK, Sack MN, Mjos OD et al. (2001) Myocardial protection by insulin at reperfusion requires early administration and is mediated via Akt and p70s6 kinase cell-survival signaling. Circ.Res. 89:1191–1198
30. Khovidhunkit W, Kim MS, Memon RA et al. (2004) Effects of infection and inflammation on lipid and lipoprotein metabolism: mechanisms and consequences to the host. J.Lipid Res. 45:1169–1196
31. Klip A, Tsakiridis T, Marette A et al. (1994) Regulation of expression of glucose transporters by glucose: a review of studies in vivo and in cell cultures. FASEB J. 8:43–53
32. Krinsley JS (2004) Effect of an intensive glucose management protocol on the mortality of critically ill adult patients. Mayo Clin.Proc. 79:992–1000
33. Laird AM, Miller PR, Kilgo PD et al. (2004) Relationship of early hyperglycemia to mortality in trauma patients. J.Trauma. 56:1058–1062
34. Langouche L et al. (2006) Expression of glucose transporters in critical illness. Intensive Care Med. S1[A480]
35. Langouche L, Vanhorebeek I, van den Berghe G (2005) The role of insulin therapy in critically ill patients. Treat. Endocrinol. 4:353–360
36. Lazar HL, Chipkin S, Philippides G et al. (2000) Glucose-insulin-potassium solutions improve outcomes in diabetics who have coronary artery operations. Ann.Thorac.Surg. 70:145–150
37. Ljungqvist O, Nygren J, Thorell A (2000) Insulin resistance and elective surgery. Surgery. 128:757–760
38. Malmberg K, Ryden L, Hamsten A et al. (1996) Effects of insulin treatment on cause-specific one-year mortality and morbidity in diabetic patients with acute myocardial infarction. DIGAMI Study Group. Diabetes Insulin-glucose in acute myocardial infarction. Eur.Heart J. 17:1337–1344
39. Malmberg K, Ryden L, Wedel H et al. (2005) Intense metabolic control by means of insulin in patients with diabetes

mellitus and acute myocardial infarction (DIGAMI 2): effects on mortality and morbidity. Eur.Heart J. 26:650–661
40. McCowen KC, Malhotra A, Bistrian BR (2001) Stress-induced hyperglycemia. Crit Care Clin. 17:107–124
41. Mehta SR, Yusuf S, Diaz R et al. (2005) Effect of glucose-insulin-potassium infusion on mortality in patients with acute ST-segment elevation myocardial infarction: the CREATE-ECLA randomized controlled trial. JAMA. 293:437–446
42. Meijering S, Corstjens AM, Tulleken JE et al. (2006) Towards a feasible algorithm for tight glycaemic control in critically ill patients: a systematic review of the literature. Crit Care. 10:R19
43. Mesotten D, Delhanty PJ, Vanderhoydonc F et al. (2002) Regulation of insulin-like growth factor binding protein-1 during protracted critical illness. J.Clin.Endocrinol.Metab. 87:5516–5523
44. Mesotten D, Swinnen JV, Vanderhoydonc F et al. (2004) Contribution of circulating lipids to the improved outcome of critical illness by glycemic control with intensive insulin therapy. J.Clin.Endocrinol.Metab. 89:219–226
45. Mizock BA (1995) Alterations in carbohydrate metabolism during stress: a review of the literature. Am.J.Med. 98:75–84
46. Mongan PD, Capacchione J, Fontana JL et al. (2001) Pyruvate improves cerebral metabolism during hemorrhagic shock. Am.J.Physiol Heart Circ.Physiol. 281:H854–H864
47. Nishikawa T, Edelstein D, Du XL et al. (2000) Normalizing mitochondrial superoxide production blocks three pathways of hyperglycaemic damage. Nature. 404:787–790
48. Opie LH (1971) Substrate utilization and glycolysis in the heart. Cardiology. 56:2–21
49. Pittas AG, Siegel RD, Lau J (2004) Insulin therapy for critically ill hospitalized patients: a meta-analysis of randomized controlled trials. Arch.Intern.Med. 164:2005–2011
50. Reinhart K, Brunkhorst FM, Bone HG.et al. (2006) [Diagnosis and therapy of sepsis Guidelines of the German Sepsis Society Inc. and the German Interdisciplinary Society for Intensive and Emergency Medicine.]. Internist (Berl)
51. Rusavy Z, Macdonald IA, Sramek V et al. (2005) Glycemia influences on glucose metabolism in sepsis during hyperinsulinemic clamp. JPEN J.Parenter.Enteral Nutr. 29:171–175
52. Scott JF, Robinson GM, French JM et al. (1999) Glucose potassium insulin infusions in the treatment of acute stroke patients with mild to moderate hyperglycemia: the glucose Insulin in Stroke Trial (GIST). Stroke. 30:793–799
53. Scott JF, Robinson GM, French JM et al. (2001) Blood pressure response to glucose potassium insulin therapy in patients with acute stroke with mild to moderate hyperglycaemia. J.Neurol.Neurosurg.Psychiatry. 70:401–404
54. Siroen MP, van Leeuwen PA, Nijveldt RJ et al. (2005) Modulation of asymmetric dimethylarginine in critically ill patients receiving intensive insulin treatment: a possible explanation of reduced morbidity and mortality? Crit Care Med. 33:504–510
55. Sodi-Pallares D, Testelli MR, Fishleder BL et al. (1962) Effects of an intravenous infusion of a potassium-glucose-insulin solution on the electrocardiographic signs of myocardial infarction. A preliminary clinical report. Am.J.Cardiol. 9:166–181
56. Stanley WC (2004) Myocardial energy metabolism during ischemia and the mechanisms of metabolic therapies. J.Cardiovasc.Pharmacol.Ther. 9 Suppl 1:S31–S45
57. Thorell A, Rooyackers O, Myrenfors P et al. (2004) Intensive insulin treatment in critically ill trauma patients normalizes glucose by reducing endogenous glucose production. J.Clin.Endocrinol.Metab. 89:5382–5386
58. Tirone TA, Brunicardi FC (2001) Overview of glucose regulation. World J.Surg. 25:461–467
59. Van den Berghe G (2004) How does blood glucose control with insulin save lives in intensive care? J.Clin.Invest. 114:1187–1195
60. Van den Berghe G, Schoonheydt K, Becx P et al. (2005) Insulin therapy protects the central and peripheral nervous system of intensive care patients. Neurology. 64:1348–1353
61. Van den Berghe G, Wilmer A, Hermans G et al. (2006a) Intensive insulin therapy in the medical ICU. N.Engl.J.Med. 354:449–461
62. Van den Berghe G, Wouters P, Weekers F et al. (2001) Intensive insulin therapy in the critically ill patients. N.Engl. J.Med. 345:1359–1367
63. Van den Berghe G, Wouters PJ, Bouillon R et al. (2003) Outcome benefit of intensive insulin therapy in the critically ill: Insulin dose versus glycemic control. Crit Care Med. 31:359–366
64. Van den Berghe G, Wouters PJ, Kesteloot K et al. (2006b) Analysis of healthcare resource utilization with intensive insulin therapy in critically ill patients. Crit Care Med. 34:612–616
65. Vanhorebeek I, De Vos R, Mesotten D et al. (2005) Protection of hepatocyte mitochondrial ultrastructure and function by strict blood glucose control with insulin in critically ill patients. Lancet. 365:53–59
66. Vogelzang M, Zijlstra F, Nijsten MW (2005) Design and implementation of GRIP: a computerized glucose control system at a surgical intensive care unit. BMC.Med.Inform. Decis.Mak. 5:38
67. Weekers F, Giulietti AP, Michalaki M et al. (2003) Metabolic, endocrine, and immune effects of stress hyperglycemia in a rabbit model of prolonged critical illness. Endocrinology. 144:5329–5338
68. Weir CJ, Murray GD, Dyker AG et al. (1997) Is hyperglycaemia an independent predictor of poor outcome after acute stroke? Results of a long-term follow up study. BMJ. 314:1303–1306
69. Wolfe RR (1985) Glucose metabolism in burn injury: a review. J.Burn Care Rehabil. 6:408–418

Therapie des respiratorischen Versagens

R. Kopp, R. Kuhlen

Einleitung

Bei der Behandlung des therapiebedürftigen respiratorischen Versagens stellt die Beatmungstherapie einen der Grundpfeiler dar. Neben herkömmlichen invasiven Beatmungsformen über Endotrachealtubus oder Tracheostoma gewinnt die nichtinvasive Beatmung (NIV) über Beatmungshelme oder -masken bei verschiedenen Krankheitsbildern zunehmend an Bedeutung. Jedoch war in einer observationellen Studie im Jahre 1998 die volumenkontrollierte Beatmung mit deutlich über 60% nach wie vor die häufigste Beatmungsform auf Intensivstationen [19]. Neben der Durchführung stellt die Entwöhnung der invasiven Beatmung für den Intensivmediziner häufig eine ähnlich große Herausforderung dar.

Zusätzlich wird in diesem Artikel der Stellenwert adjuvanter Therapiestrategien in der Behandlung des akuten Lungenversagens (»Acute Respiratory Distress Syndrome« – ARDS) dargestellt.

Definition des respiratorischen Versagens

Dem respiratorischen Versagen liegen eine Vielzahl von medizinischen Diagnosen zugrunde, die letztlich eine Beatmung des Patienten erfordern. Zu den häufigsten Diagnosen zählen nach Esteban et al. akute exazerbierte chronisch obstruktive Lungenerkrankung (COPD), Koma und akutes Lungenversagen mit den Untergruppen postoperatives Lungenversagen, Pneumonie, dekompensierte Herzinsuffizienz, Sepsis und Trauma [19]. Beim akuten Lungenversagen werden dabei entsprechend den Vorgaben einer amerikanisch-europäischen Konsensuskonferenz aus dem Jahre 1994 zwei Formen unterschieden: Der akute Lungenschaden (»Acute Lung Injury« – ALI) und das eigentliche ARDS, die sich durch eine unterschiedlich ausgeprägte Oxygenierungsstörung unterscheiden (■ Tab. 16.1) [6].

Für die Indikation zur Beatmung und Therapie des Patienten mit akutem respiratorischem Versagen existieren keine klaren und eindeutigen Kriterien. Häufig werden als Anhaltspunkt in der Literatur eine Atemfrequenz >35/min, Einsatz der Atemhilfsmuskulatur, SaO_2 <90% bei einer O_2-Insufflation >6 l/min und »respiratory distress« genannt.

Nichtinvasive Beatmung

Die nichtinvasive Beatmung bietet im klinischen Einsatz bei ausgewählten Patientenkollektiven eine Reihe von Vorteilen, wie intermittierende Anwendung, geringerer Sedierungsbedarf, verbesserte

Tab. 16.1. Kriterien des akuten Lungenversagens nach der amerikanisch-europäischen Konsensuskonferenz [6]

	Zeitpunkt	Gasaustausch	Röntgenaufnahme des Thorax	Pulmonaler Verschlussdruck
ALI	Akuter Beginn	$PaO_2/FIO_2 \leq 300$ mmHg (unabhängig vom PEEP)	Bilaterale Infiltrate in der p–a Aufnahme	≤18 mmHg, wenn gemessen/kein Hinweis auf Hypertension des linken Vorhofs
ARDS	Akuter Beginn	$PaO_2/FIO_2 \leq 200$ mmHg (unabhängig vom PEEP)	Bilaterale Infiltrate in der p–a Aufnahme	≤18 mmHg, wenn gemessen/kein Hinweis auf Hypertension des linken Vorhofs

ALI =Acute Lung Injury; *ARDS* = Acute Respiratory Distress Syndrome.

Tab. 16.2. Indikationen und Kontraindikationen der nichtinvasiven Beatmung

Indikationen	Kontraindikationen
– Nächtliche Hypoventilation (Langzeiteinsatz) – COPD (Langzeiteinsatz) – Gestörte Atemmechanik (Langzeiteinsatz) – Akut exazerbierte COPD – Akute respiratorische Insuffizienz – Kardiales Lungenödem – Entwöhnung vom Respirator	– Unkooperativer Patient oder tiefe Sedierung – Fehlende Schutzreflexe, Aspirationsgefahr – Atemstillstand, Kreislaufstillstand/-insuffizienz – Myokardischämie, frischer Herzinfarkt – Multiorganversagen – Unphysiologische Beatmungsmuster notwendig – Gesichts-/Schädelverletzungen – Ausgeprägte Sekretretention

mukoziliäre Clearence etc., wobei die entsprechenden Kontraindikationen beachtet werden müssen (Tab. 16.2). Zusätzlich kann durch die NIV die Rate an nosokomialen Infektionen, insbesondere Pneumonie, signifikant gesenkt werden [27].

Insbesondere bei akuter Exazerbation einer COPD konnte eine Metaanalyse der vorliegenden Studien zur NIV zeigen, dass der Einsatz bei diesem Patientenkollektiv nicht nur zu einer Senkung der Intubationshäufigkeit und Liegedauer führt, sondern auch die Letalität im Vergleich zu einer konservativen Therapie signifikant senkt [45].

Nach den Ergebnissen einer aktuellen Metaanalyse führt beim kardialen Lungenödem der Einsatz eines kontinuierlichen positiven Atemwegsdruckes (CPAP) wie auch einer NIV mit Druckunterstützung zu einer Reduktion der Intubationsrate. Eine Reduktion der Letalität konnte nur für CPAP gezeigt werden. Nachdem in einer kontrollierten prospektiv randomisierten Studie von Mehta et al. die NIV zwar zu einer schnelleren klinischen Erholung, aber auch zu einer erhöhten Rate an Myokardinfarkten führte als reines CPAP [40], war der Einsatz der NIV beim kardiogenen Lungenödem umstritten. Dieser Effekt auf die Myokardischämierate konnte aber weder in anderen prospektiv randomisierten Studien noch in der aktuellen Metaanalyse [44] nachvollzogen werden.

Beim akuten hypoxischen respiratorischen Versagen (ARF) ist trotz einer positiven Metaanalyse [31] die Datenlage nicht eindeutig, da eine Vielzahl unterschiedlicher Grunderkrankungen ursächlich für ein hypoxisches ARF sein können. In der Behandlung der Pneumonie kann ein Therapieversuch mit NIV häufig den Gasaustausch verbessern, bei schweren Verlaufsformen ist aber häufig die sekundäre Intubation notwendig (29–66% der eingeschlossenen Patienten mit NIV) [13, 30]. Bei Patienten, für die eine invasive Beatmung ein besonderes Risiko darstellt (z. B. nach Organtransplantation, nach Lungenresektion, unter immunosuppressiver Therapie), verbesserte der Einsatz von NIV klar das Outcome [3, 4, 29].

Beim Auftreten eines respiratorischen Versagens nach Extubation war die NIV in einer prospektiv randomisierten Studie der Sauerstoffgabe bezüglich Reintubationsrate und Letalität nicht überlegen [21]. Zwei weitere prospektiv randomisierte und kontrollierte Studien untersuchten NIV/CPAP nach Extubation bei Patienten mit verschiedenen Risikofaktoren für ein Weaning-Versagen bzw. nach abdominalchirurgischen Operationen. Hier konnte der frühzeitige Einsatz der NIV das Outcome signifikant verbessern [23, 50].

> Aufgrund der derzeitigen Datenlage kann der Einsatz der NIV bei akut exazerbierter COPD und der von CPAP bzw. NIV bei kardiogenem Lungenödem als gesicherte Indikation gelten.

Für andere Indikationen der akuten respiratorischen Insuffizienz ist die Datenlage sehr inhomogen. Bei Patienten nach Extubation scheint der frühzeitige Einsatz der NIV/CPAP effektiver als der Einsatz erst bei einem erneuten respiratorischen Versagen.

Invasive Beatmung

Lungenprotektive Beatmung

Aufbauend auf experimentellen Ergebnissen zu ventilatorassoziiertem Lungenschaden (VILI) und mehreren unkontrollierten Studien zum Nutzen einer lungenprotektiven Beatmung mit begrenzten Beatmungsspitzendrücken und kleinen Tidalvolumen (V_T) wurde die ARDS-Network-Studie, die 861 ARDS-Patienten untersuchte, initiiert [54]. Die Reduktion von V_T (6 versus 12 ml/kg KG) führte bei manifestem schwerem ARDS zu einer signifikanten Senkung der Letalität (31% gegenüber 40%), obwohl die protektive Beatmung initial die Oxygenierung verschlechterte. Da die Patienten in der niedrigen V_T-Gruppe mit Atemfrequenzen bis 30/min atmen durften, entwickelten diese keine ausgeprägte Hyperkapnie ($PaCO_2$ 40±10 mmHg). Gleichzeitig scheint die protektive Beatmung auch die Entzündungsreaktion in der Lunge zu vermindern, da im Blut und in der Bronchiallavage während protektiver Beatmung signifikant weniger proinflammatorische Zytokine, wie TNF-α oder IL-6, nachweisbar waren [49].

Kleinere Studien, die auch Patienten mit weniger schwerem ARDS einschlossen und keine Vorteile für die protektive Beatmung zeigen konnten, scheinen von geringerer Aussagekraft, da sie bei beiden Beatmungsstrategien einen geringen Plateaudruck (P_{plat} <32 cmH_2O) und einen nur moderaten PEEP (7–11 cmH_2O) anwandten (■ Tab. 16.3) [11, 12, 52].

> Der Einsatz einer lungenprotektiven Beatmungsstrategie mit kleinen Tidalvolumen und ggf. permissiver Hyperkapnie kann beim akuten Lungenversagen als gesichert gelten.

Positiver endexspiratorischer Druck

Schon frühzeitig konnten die positiven Effekte des positiven endexspiratorischen Druckes (PEEP) auf die Lungenmechanik und Oxygenierung von ARDS-Patienten gezeigt werden [24, 53], jedoch war PEEP nicht in der Lage, die Entwicklung eines ARDS zu verhindern [43]. Ein positiver Effekt auf das Outcome konnte einzig in der Studie von Amato et al. [1] zur protektiven Beatmung gezeigt werden, wo die Anwendung eines optimierten PEEP beim manifesten ARDS eine unabhängige Variable für eine verbesserte Überlebensrate war. In der oben erwähnten ARDS Network-Studie war die Anwendung von PEEP ein integraler Bestandteil des Beatmungskonzeptes und die Einstellung erfolgte anhand eines Algorithmus, der PEEP und inspiratorische Sauerstoffkonzentration sowie eine Zieloxygenierung umfasste [54]. Eine Folgestudie verglich dieses moderate PEEP-Regime mit einer PEEP-Tabelle mit deutlich schneller ansteigenden PEEP-Niveaus, konnte jedoch keine signifikanten Unterschiede zeigen [28].

> Die Anwendung eines PEEP kann zwar ein ARDS nicht verhindern, stellt aber einen wesentlichen Teil einer protektiven Beatmungsstrategie beim manifesten ARDS dar.

Beatmungsform

Aus pathophysiologischen Überlegungen wird die druckkontrollierte Beatmung mit einem dezelerierenden Gasfluss (PCV) häufig gegenüber der volumenkontrollierten Beatmung favorisiert, da sie eine Belüftung von Lungenarealen mit langsamer Zeitkonstante ohne gleichzeitige Überdehnung von Arealen mit schneller Zeitkonstante ermöglichen soll. Die einzige prospektiv randomisierte Studie zu dieser Fragestellung bei ARDS-Patienten konnte trotz einer tendenziell geringeren Letalität (51% vs.

Tab. 16.3. Übersicht der klinischen Studien zur protektiven Beatmung bei ARDS

Studie	Beatmung	N	Ausgangs- PaO_2/FIO_2	Tidalvolumen (VT)	PEEP	Beatmungsdruck	$PaCO_2$	Letalität
Amato MB et al. 1998 [1]	Konventionell	24	134±67 mmHg	12 ml/kg	8,7±0,4 cmH_2O	36,8±0,9 cmH_2O	33,2±0,6 mmHg	72%
	Protektiv	29	112±51 mmHg	<6 ml/kg	16,4±0,4 cmH_2O	30,1±0,7 cmH_2O	55,0±1,7 mmHg	38%
Stewart TE et al. 1998 [52]	Konventionell	60	145±72 mmHg	10,7±1,4 ml/kg	7,2±3,3 cmH_2O	26,8±6,7 cmH_2O		47%
	Protektiv	60	123±47 mmHg	7,0±0,7 ml/kg	8,6±3,0 cmH_2O	22,3±5,4 cmH_2O		50%
Brochard L et al. 1998 [11]	Konventionell	58	155±68 mmHg	10,3±1,7 ml/kg	10,7±2,3 cmH_2O	31,7±6,6 cmH_2O	41,3±7,6 mmHg	38%
	Protektiv	58	144±61 mmHg	7,1±1,3 ml/kg	10,7±2,9 cmH_2O	25,7±5,0 cmH_2O	59,5±15,0 mmHg	47%
Brower RG et al. 1999 [12]	Konventionell	26	150±69 mmHg	10,2±0,1 ml/kg		30,6±0,8 cmH_2O		46%
	Protektiv	26	129±51 mmHg	7,3±0,1 ml/kg		24,9±0,8 cmH_2O		50%
ARDS Network 2000 [54]	Konventionell	429	134±58 mmHg	11,8±0,8 ml/kg	8,6±3,6 cmH_2O	33±9 cmH_2O	35±8 mmHg	40%
	Protektiv	432	138±64 mmHg	6,2±0,9 ml/kg	9,4±3,6 cmH_2O	25±7 cmH_2O	40±10 mmHg	31%

78%) in der PCV-Gruppe keine Korrelation zwischen Beatmungsform und Letalität zeigen [17].

Angesichts dieser Datenlage bleibt zurzeit die Frage ungeklärt, ob allein die Begrenzung des maximalen Atemwegsdruckes oder auch ein dezelerierender Gasfluss bei der Beatmung von ARDS-Patienten Vorteile bietet.

Integration von Spontanatmung

Durch die Integration von Spontanatmung in moderne druckkontrollierte Beatmungsformen (»Airway Pressure Release Ventilaton« – APRV oder »Biphasic Positive Airway Pressure Ventilaton« – BIPAP) konnte beim ARDS-Patienten im Vergleich zu druckunterstützter Beatmung (PSV) oder druckkontrollierter Beatmung ohne Spontanatmung die Ventilations/Perfusions-Verteilung wie auch die Oxygenierung signifikant verbessert werden [47]. In einer ersten prospektiv randomisierten Studie mit 30 Patienten mit akutem respiratorischen Versagen führte APRV zu einem geringeren Analgetika- und Sedativaverbrauch sowie geringeren Katecholamindosierungen und senkte sowohl Beatmungsdauer als auch Liegedauer auf der Intensivstation signifikant [48].

Die Kombination von Spontanatmung und druckkontrollierter Beatmung kann beim akuten respiratorischen Versagen empfohlen werden.

Adjuvante Therapie des respiratorischen Versagens

Bauchlagerung

Nachdem schon 1976 gezeigt werden konnte, dass die Bauchlagerung von Patienten mit ARDS zu einer Verbesserung des Gasaustausches führen kann [46], zeigten eine Vielzahl von unkontrollierten Studien mit unterschiedlich langer Bauchlagerung (bis zu 20 h/Tag), dass es bei 60–80% der Patienten zu einer Optimierung des Ventilations/Perfusions-Verhältnisses (V_A/Q) mit Verbesserung der Oxygenierung kommt [34].

In einer prospektiv randomisierten Studie, die 304 Patienten mit unterschiedlich schwerem akutem Lungenversagen einschloss (PaO_2/FiO_2 ≤300 bei PEEP ≥10 cmH_2O oder PaO_2/FiO_2 ≤200 bei PEEP ≥5 cmH_2O), konnte zwar der Gasaustausch, nicht aber die Letalität nach 10 Tagen signifikant verbessert werden [25]. Nach einer post hoc-Analyse der 162 Patienten mit dem schwersten Lungenversagen, wo die Bauchlagerung die Oxygenierung am deutlichsten verbesserte und auch die Letalität signifikant senkte (20,5% vs. 40,0%), scheinen Patienten mit schwerem ARDS mehr von der Bauchlagerung zu profitieren.

Aufgrund einer post hoc-Analyse kann die Bauchlagerung beim schweren ARDS empfohlen werden. Zwar fehlen Studien, die auch bei weniger schwerem respiratorischem Versagen einen Überlebensvorteil für die Bauchlagerung zeigen, jedoch rechtfertigen die verbesserte Lungenfunktion und die Komplikationsarmut der Therapie durchaus im Einzelfall eine Anwendung bei diesem Patientenkollektiv.

Inhalatives Stickstoffmonoxid

Die inhalative Gabe Stickstoffmonoxid (iNO) zur selektiven Vasodilatation ventilierter Lungenareale führte zwar in prospektiv randomisierten Studien zu einer Verbesserung der Oxygenierung, jedoch ohne Einfluss auf die Überlebensrate [14, 38].

Aufgrund der Datenlage ist ein routinemäßiger Einsatz des iNO nicht zu empfehlen und nur bei schwerem ARDS als supportive Therapie zur Verbesserung des Gasaustausches gerechtfertigt.

Extrakorporale Membranoxygenierung

Nach zwei negativen randomisierten Studien zur extrakorporalen Membranoxygenierung (ECMO) [42, 56] wurde nach Modifikation des Verfahrens u. a. durch die Anwendung verbesserter Antikoagulationsregime mit Einsatz heparinbeschichteter ECMO-Systeme und Anwendung lungenprotektiver Beatmungsstrategien während ECMO die Komplikationsrate gesenkt. In der Folge konnten verschiedene observationelle unkontrollierte Studien die Zuverlässigkeit und das gute Outcome beim ARDS zeigen, wenn Patienten mit schwerstem ARDS und drohender Hypoxie im Rahmen klinischer Algorithmen als ultima ratio eingeschlossen wurden [5, 37, 41].

> Der Einsatz der ECMO scheint nach heutiger Datenlage für Patienten mit schwerstem ARDS und drohenden hypoxischen Organschäden im Rahmen klinischer Algorithmen und in spezialisierten Zentren als »Rescue Therapie« sinnvoll zu sein.

Glukokortikoide

Der Versuch, durch die antiinflammatorischen Effekte einer hochdosierten Gabe von Glukokortikoiden (120 mg/kg Methylprednisolon), den Verlauf des ARDS positiv zu beeinflussen, scheiterte in verschiedenen Studien und führte in der größten Studie sogar zu einer signifikant erhöhten 14-Tage-Letalität (52% vs. 22%) [7].

Nachdem in einer kleinen prospektiv randomisierten Studie die Gabe von niedriger dosiertem Kortison (2 mg/kg Methylprednisolon pro Tag) das Outcome von Patienten mit therapieresistentem ARDS verbesserte (Letalität 12% gegenüber 62%) [39], wurden diese Ergebnisse in einer zweiten größeren Studie mit 180 Patienten überprüft [51]. Die Gabe von Kortison war nicht in der Lage, die Überlebensrate zu verbessern, sondern erhöhte sogar die Letalität, wenn später als 14 Tage nach Auftreten des ARDS mit der Gabe begonnen wurde.

> Im Gegensatz zur Gabe von niedrigdosiertem Hydrokortison in Stressdosen zu Behandlung des septischen Schocks [2, 9], kann die Gabe von Glukokortikoiden in der Spätphase des ARDS zurzeit nicht empfohlen werden.

Sonstige adjuvante Therapieformen

Die Versuche, durch andere adjuvante Therapieformen die Prognose des ARDS als schwerer Form des akuten respiratorischen Versagens zu verbessern, sind durchweg enttäuschend gewesen. Die endotracheale/bronchiale Surfactantgabe führte zu widersprüchlichen Ergebnissen und auch für partielle Flüssigkeitsbeatmung mit Perfluorkarbon oder Hochfrequenzbeatmung steht der eindeutige Nachweis eines positiven Effektes beim erwachsenen Patienten mit ARDS aus. Die Gabe nichtsteroidaler antiinflammatorischer Medikamente, wie Ketoconazol, Lisofyllin oder Ibuprofen, enttäusche in großen prospektiven randomisierten Studien und die Ergebnisse zur parenteralen Antioxidantien sind uneinheitlich [34].

Entwöhnung von der Beatmung

Die Entwöhnung von der Beatmung bei Patienten mit akutem respiratorischem Versagen muss in etwa 20% der Fälle als schwierig eingestuft werden und kann bei speziellen Untergruppen, wie akut exazerbierter COPD, noch deutlich höher liegen [35, 36]. Andererseits konnte in einer observationellen Studie zur Inzidenz ungeplanter akzidenteller Extubationen gezeigt werden, dass nur bei 39% dieser Patienten eine Reintubation innerhalb 48 h notwendig wurde, so dass von einem relevanten Anteil fälschlich noch invasiv beatmeter Patienten ausgegangen werden muss [8].

Die Identifizierung von Patienten, die von der Beatmung entwöhnt werden könnten, erfolgt dabei schneller und effektiver durch den Einsatz von klinischen Algorithmen (»Weaning trial«) als durch den klinischen Eindruck des behandelnden Arztes (▪ Abb. 16.1) [15, 33].

Die Ergebnisse, welches Beatmungsverfahren sinnvollerweise im Rahmen des »Weaning trial« eingesetzt werden sollte, ist jedoch noch unklar. Neben Studien, die einen Vorteil von druckunterstützter Beatmung (PSV) gegenüber nicht-unterstützter Spontanatmung über ein sog. T-Stück bzw. synchronisierter intermittierender maschineller Beatmung (SIMV) zeigten [10, 18], waren in einem anderen Fall bei COPD-Patienten mit schwieriger Entwöhnung T-Stück und PSV gleich effektiv [55]. In einer weiteren Studie mit einem Entwöhnungsversagen bei einem zweistündigen T-Stück-Versuch waren in der Folge einmalige oder mehrfache Spontanatmungsversuche pro Tag über ein T-Stück effektiver als PSV und SIMV [20].

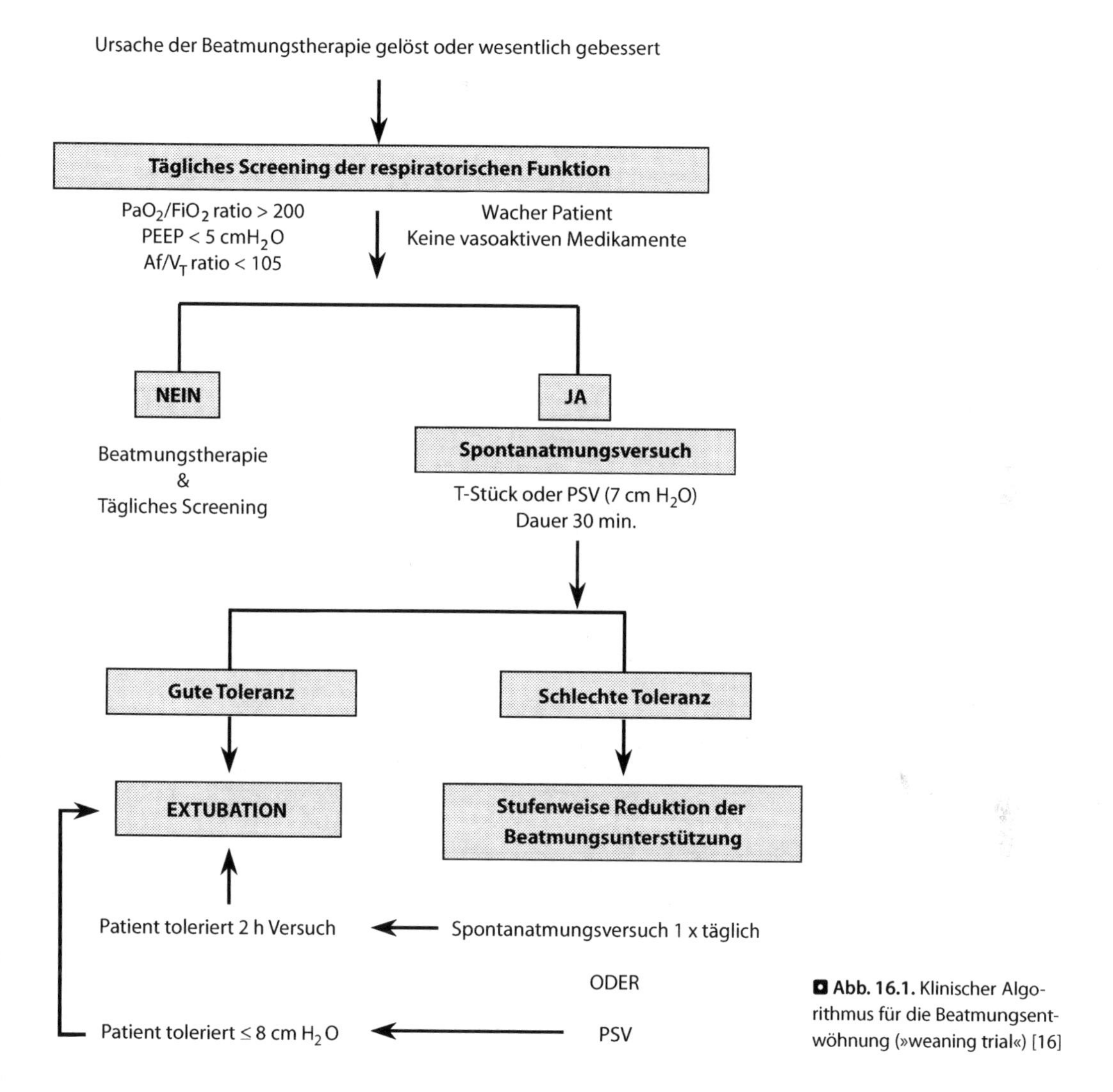

Abb. 16.1. Klinischer Algorithmus für die Beatmungsentwöhnung (»weaning trial«) [16]

Eine weitere Möglichkeit beim Patienten mit schwieriger Entwöhnung von der invasiven Beatmung stellt der Einsatz der NIV nach Extubation dar, da nicht nur die Entwöhnung beschleunigt und die Rate der Reintubationen gesenkt werden konnte [26, 32], sondern bei einem gemischten Patientenkollektiv mit schwieriger Entwöhnung konnte durch die frühzeitigere Extubation mit unmittelbar nachfolgender NIV die Letalität im Vergleich zum herkömmlichen Vorgehen gesenkt werden [22].

Zusammenfassung

Nach Abschluss einer Reihe von Studien zur Therapie des respiratorischen Versagens haben sich einige Therapiestrategien bewährt (Tab. 16.4). Neben dem Einsatz nichtinvasiver Beatmungsverfahren bei COPD und kardialem Lungenödem und eingeschränkt bei hypoxischem Versagen stellt die protektive Beatmungsstrategie mit kleinen Tidalvolumina und Begrenzung des endinspiratorischen Beatmungsdruckes einen Meilenstein der invasiven Beatmungstherapie dar. Ergänzend sollte bei der Behandlung des Patienten mit respiratorischem Versagen über die Anwendung von PEEP und Ermöglichung von Spontanatmung zusätzlich zur kontrollierten Beatmung nachgedacht werden. In die Entwöhnung des Beatmungspatienten sollten klare Algorithmen als klinische Entscheidungshilfe eingebaut werden, und der Einsatz von NIV bei schwieriger Entwöhnung von der Beatmung kann erwogen werden. Die Vielzahl der adjuvanten Therapiemöglichkeiten hat bisher eher zu enttäuschenden Ergebnissen geführt (◘ Tab. 16.4).

◘ Tab. 16.4. Übersicht der Therapieoptionen beim akuten respiratorischen Versagen

Therapiemaßnahme	Empfehlung	Stufe der Empfehlung
Nichtinvasive Beatmung		
COPD	Ja	A
Kardiales Lungenödem	Ja	A
Sonstiges akutes hypoxisches respiratorisches Versagen	Wahrscheinlich	
Invasive Beatmung		
Lungenprotektive Beatmung	Ja	A
Positiver endexspiratorischer Druck (PEEP)	Ja	C
Beatmungsform	Unsicher	
Spontanatmung	Ja	C
Adjuvante Therapie		
Routinemäßige Bauchlagerung bei ALI	Nein	B
Bauchlagerung bei schwerem ARDS	Ja	C
Routineeinsatz der ECMO	Nein	C
ECMO zur Verhinderung von Hypoxie	Ja	E
Routineeinsatz von iNO	Nein	A
iNO zur Verhinderung von Hypoxie	Ja	C
Glukokortikoide in der Frühphase des ARDS	Nein	A
Glukokortikoide in der Spätphase des ARDS	Nein	B
Surfactant	Unsicher	
Partielle Flüssigkeitsbeatmung (PLV)	Nein	B
Hochfrequenzbeatmung	Unsicher	
Ibuprofen, Ketoconazol, Lisofyllin	Nein	C
Parenterale Gabe von Antioxidantien	Unsicher	
Entwöhnung von der Beatmung		
Weaning Trial als klinischer Algorithmus	Ja	A
Beste Beatmungsform für »Weaning Trial«	Unsicher	
Nichtinvasive Beatmung zur Entwöhnung	Ja	B

Literatur

1. Amato MB, Barbas CS, Medeiros DM et al (1998) Effect of a protective-ventilation strategy on mortality in the acute respiratory distress syndrome. N Engl J Med 338: 347–354
2. Annane D, Sebille V, Charpentier C et al. (2002) Effect of treatment with low doses of hydrocortisone and fludrocortisone on mortality in patients with septic shock. JAMA 288: 862–871
3. Antonelli M, Conti G, Bufi M et al. (2000) Noninvasive ventilation for treatment of acute respiratory failure in patients undergoing solid organ transplantation: a randomized trial. JAMA 283: 235–241
4. Auriant I, Jallot A, Herve P et al. (2001) Noninvasive ventilation reduces mortality in acute respiratory failure following lung resection. Am J Respir Crit Care Med 164: 1231–1235
5. Bartlett RH, Roloff DW, Custer JR, Younger JG, Hirschl RB (2000) Extracorporeal life support: the University of Michigan experience. JAMA 283: 904–908
6. Bernard GR, Artigas A, Brigham KL et al. (1994) The American-European Consensus Conference on ARDS. Definitions, mechanisms, relevant outcomes, and clinical trial coordination. Am J Respir Crit Care Med 149: 818–824
7. Bone RC, Fisher CJJ, Clemmer TP, Slotman GJ, Metz CA (1987) Early methylprednisolone treatment for septic syndrome and the adult respiratory distress syndrome. Chest 92: 1032–1036
8. Boulain T (1998) Unplanned extubations in the adult intensive care unit: a prospective multicenter study. Association des Reanimateurs du Centre-Ouest. Am J Respir Crit Care Med 157: 1131–1137
9. Briegel J, Forst H, Haller M et al. (1999) Stress doses of hydrocortisone reverse hyperdynamic septic shock: a prospective, randomized, double-blind, single-center study. Crit Care Med 27: 723–732
10. Brochard L, Rauss A, Benito S, Conti G, Mancebo J, Rekik N, Gasparetto A, Lemaire F (1994) Comparison of three methods of gradual withdrawal from ventilatory support during weaning from mechanical ventilation. Am J Respir Crit Care Med 150: 896–903
11. Brochard L, Roudot TF, Roupie E et al. (1998) Tidal volume reduction for prevention of ventilator-induced lung injury in acute respiratory distress syndrome. The Multicenter Trail Group on Tidal Volume reduction in ARDS. Am J Respir Crit Care Med 158: 1831–1838
12. Brower RG, Shanholtz CB, Fessler HE et al. (1999) Prospective, randomized, controlled clinical trial comparing traditional versus reduced tidal volume ventilation in acute respiratory distress syndrome patients. Crit Care Med 27: 1492–1498
13. Confalonieri M, Potena A, Carbone G, Porta RD, Tolley EA, Umberto MG (1999) Acute respiratory failure in patients with severe community-acquired pneumonia. A prospective randomized evaluation of noninvasive ventilation. Am J Respir Crit Care Med 160: 1585–1591
14. Dellinger RP, Zimmerman JL, Taylor RW et al. (1998) Effects of inhaled nitric oxide in patients with acute respiratory distress syndrome: results of a randomized phase II trial. Inhaled Nitric Oxide in ARDS Study Group. Crit Care Med 26: 15–23
15. Ely EW, Baker AM, Dunagan DP et al. (1996) Effect on the duration of mechanical ventilation of identifying patients capable of breathing spontaneously. N Engl J Med 335: 1864–1869
16. Esteban A, Alia I (1998) Clinical management of weaning from mechanical ventilation. Intensive Care Med 24: 999–1008
17. Esteban A, Alia I, Gordo F, de Pablo R, Suarez J, Gonzalez G, Blanco J (2000) Prospective randomized trial comparing pressure-controlled ventilation and volume-controlled ventilation in ARDS. For the Spanish Lung Failure Collaborative Group. Chest 117: 1690–1696
18. Esteban A, Alia I, Gordo F et al. (1997) Extubation outcome after spontaneous breathing trials with T-tube or pressure support ventilation. The Spanish Lung Failure Collaborative Group. Am J Respir Crit Care Med 156: 459–465
19. Esteban A, Anzueto A, Frutos F et al. (2002) Characteristics and outcomes in adult patients receiving mechanical ventilation: a 28-day international study. JAMA 287: 345–355
20. Esteban A, Frutos F, Tobin MJ et al. (1995) A comparison of four methods of weaning patients from mechanical ventilation. Spanish Lung Failure Collaborative Group. N Engl J Med 332: 345–350
21. Esteban A, Frutos-Vivar F, Ferguson ND et al. (2004) Noninvasive positive-pressure ventilation for respiratory failure after extubation. N Engl J Med 350: 2452–2460
22. Ferrer M, Esquinas A, Arancibia F et al. (2003) Noninvasive ventilation during persistent weaning failure: a randomized controlled trial. Am J Respir Crit Care Med 168: 70–76
23. Ferrer M, Valencia M, Nicolas JM, Bernadich O, Badia JR, Torres A (2006) Early noninvasive ventilation averts extubation failure in patients at risk: a randomized trial. Am J Respir Crit Care Med 173: 164–170
24. Gattinoni L, Pelosi P, Crotti S, Valenza F (1995) Effects of positive end-exspiratory pressure on regional distribution of tidal volume and recruitment in adult respiratory distress syndrome. Am J Respir Crit Care Med 151: 1807–1814
25. Gattinoni L, Tognoni G, Pesenti A et al. (2001) Effect of prone positioning on the survival of patients with acute respiratory failure. N Engl J Med 345: 568–573
26. Girault C, Daudenthun I, Chevron V, Tamion F, Leroy J, Bonmarchand G (1999) Noninvasive ventilation as a systematic extubation and weaning technique in acute-on-chronic respiratory failure: a prospective, randomized controlled study. Am J Respir Crit Care Med 160: 86–92
27. Girou E, Schortgen F, Delclaux C et al. (2000) Association of noninvasive ventilation with nosocomial infections and survival in critically ill patients. JAMA 284: 2361–2367
28. Grasso S, Fanelli V, Cafarelli A, Anaclerio R, Amabile M, Ancona G, Fiore T (2005) Effects of high versus low posi-

tive end-expiratory pressures in acute respiratory distress syndrome. Am J Respir Crit Care Med 171: 1002–1008
29. Hilbert G, Gruson D, Vargas F et al. (2001) Noninvasive ventilation in immunosuppressed patients with pulmonary infiltrates, fever, and acute respiratory failure. N Engl J Med 344: 481–487
30. Jolliet P, Abajo B, Pasquina P, Chevrolet JC (2001) Noninvasive pressure support ventilation in severe community-acquired pneumonia. Intensive Care Med 27: 812–821
31. Keenan SP, Sinuff T, Cook DJ, Hill NS (2004) Does noninvasive positive pressure ventilation improve outcome in acute hypoxemic respiratory failure? A systematic review. Crit Care Med 32: 2516–2523
32. Kilger E, Briegel J, Haller M et al. (1999) Effects of noninvasive positive pressure ventilatory support in non-COPD patients with acute respiratory insufficiency after early extubation. Intensive Care Med 25: 1374–1380
33. Kollef MH, Shapiro SD, Silver P et al. (1997) A randomized, controlled trial of protocol-directed versus physician-directed weaning from mechanical ventilation. Crit Care Med 25: 567–574
34. Kopp R, Kuhlen R, Max M, Rossaint R (2002) Evidence-based medicine in the therapy of the acute respiratory distress syndrome. Intensive Care Med 28: 244–255
35. Kuhlen R, Max M (1998) Die Entwohnung von der Beatmung. Teil 2. Anaesthesist 47: 693–703
36. Kuhlen R, Reyle-Hahn M (1998) Die Entwohnung von der Beatmung. Teil 1. Anaesthesist 47: 614–626
37. Lewandowski K, Rossaint R, Pappert D et al. (1997) High survival rate in 122 ARDS patients managed according to a clinical algorithm including extracorporeal membrane oxygenation. Intensive Care Med 23: 819–835
38. Lundin S, Mang H, Smithies M, Stenqvist O, Frostell C (1999) Inhalation of nitric oxide in acute lung injury: results of a european multicentre study. Intensive Care Med 25: 911–919
39. Meduri GU, Headley AS, Golden E, Carson SJ, Umberger RA, Kelso T, Tolley EA (1998) Effect of prolonged methylprednisolone therapy in unresolving acute respiratory distress syndrome: a randomized controlled trial. JAMA 280: 159–165
40. Mehta S, Jay GD, Woolard RH et al. (1997) Randomized, prospective trial of bilevel versus continuous positive airway pressure in acute pulmonary edema. Crit Care Med 25: 620–628
41. Mols G, Loop T, Hermle G, Buttler J, Huber B, Schubert J, Benzing A (2001) 10 Jahre Erfahrung mit extrakorporaler Membranoxygenierung. Anasthesiol Intensivmed Notfallmed Schmerzther 36: 4–14
42. Morris AH, Wallace CJ, Menlove RL et al. (1994) Randomized clinical trial of pressure-controlled inverse ratio ventilation and extracorporeal CO_2 removal for adult respiratory distress syndrome. Am J Respir Crit Care Med 149: 295–305
43. Pepe PE, Hudson LD, Carrico CJ (1984) Early application of positive end-expiratory pressure in patients at risk for the adult respiratory-distress syndrome. N Engl J Med 311: 281–286
44. Peter JV, Moran JL, Phillips-Hughes J, Graham P, Bersten AD (2006) Effect of non-invasive positive pressure ventilation (NIPPV) on mortality in patients with acute cardiogenic pulmonary oedema: a meta-analysis. Lancet 367: 1155–1163
45. Peter JV, Moran JL, Phillips-Hughes J, Warn D (2002) Noninvasive ventilation in acute respiratory failure-a meta-analysis update. Crit Care Med 30: 555–562
46. Piehl MA, Brown RS (1976) Use of extreme position changes in acute respiratory failure. Crit Care Med 4: 13–14
47. Putensen C, Mutz NJ, Putensen-Himmer G, Zinserling J (1999) Spontaneous breathing during ventilatory support improves ventilation-perfusion distributions in patients with acute respiratory distress syndrome. Am J Respir Crit Care Med 159: 1241–124848. Putensen C, Zech S, Wrigge H, Zinserling J, Stüber F, Spiegel Tv, Mutz NJ (2001) Long-term effects of spontaneous breathing during ventilatory support in patients with acute lung injury. Am J Respir Crit Care Med 164: 43–49
49. Ranieri VM, Suter PM, Tortorella C et al. (1999) Effect of mechanical ventilation on inflammatory mediators in patients with acute respiratory distress syndrome: a randomized controlled trial. JAMA 282: 54–61
50. Squadrone V, Coha M, Cerutti E et al. (2005) Continuous positive airway pressure for treatment of postoperative hypoxemia: a randomized controlled trial. JAMA 293: 589–595
51. Steinberg KP, Hudson LD, Goodman RB et al. (2006) Efficacy and safety of corticosteroids for persistent acute respiratory distress syndrome. N Engl J Med 354: 1671–1684
52. Stewart TE, Meade MO, Cook DJ et al. (1998) Evaluation of a ventilation strategy to prevent barotrauma in patients at high risk for acute respiratory distress syndrome. Pressure- and Volume-Limited Ventilation Strategy Group. N Engl J Med 338: 355–361
53. Suter PM, Fairley B, Isenberg MD (1975) Optimum end-expiratory airway pressure in patients with acute pulmonary failure. N Engl J Med 292: 284–289
54. The Acute Respiratory Distress Syndrome Network (2000) Ventilation with lower tidal volumes as compared with traditional tidal volumes for acute lung injury and the acute respiratory distress syndrome. N Engl J Med 342: 1301–1308
55. Vitacca M, Vianello A, Colombo D et al. (2001) Comparison of two methods for weaning patients with chronic obstructive pulmonary disease requiring mechanical ventilation for more than 15 days. Am J Respir Crit Care Med 164: 225–230
56. Zapol WM, Snider MT, Hill JD et al. (1979) Extracorporeal membrane oxygenation in severe acute respiratory failure. A randomized prospective study. JAMA 242: 2193–2196

Pneumonien auf der Intensivstation

T. Welte

Definition

Grundsätzlich können drei verschiedene Formen der Pneumonie unterschieden werden: die schwere ambulant erworbene Pneumonie (»community acquired pneumonia« – CAP), die nosokomiale Pneumonie mit der Sonderform der beatmungsassoziierten Pneumonie (»ventilator associated pneumonia« – VAP) und die Pneumonie bei Immunsupprimierten. Sie unterscheiden sich hinsichtlich Erreger, Prognose und Verlauf und machen eine Intensivtherapie notwendig. Jede außerhalb des Krankenhauses oder während der ersten 48 h nach Aufnahme ins Krankenhaus erworbene Pneumonie wird als CAP bezeichnet. Mehr als 48 h nach Krankenhausaufnahme und in den ersten Tagen (bis zu 4 Wochen) nach Krankenhausentlassung erworbene Infektionen werden als nosokomiale Pneumonien bezeichnet.

Patienten mit regelmäßigem Kontakt zum Gesundheitssystem (Alten- und Pflegeheimpatienten, chronische Hämodialyse, onkologische Patienten) haben ein Erregerspektrum, das mehr dem nosokomialen als dem ambulant erworbenen Keimspektrum entspricht. Die Pneumonie bei diesen Patienten wird unter dem Oberbegriff »health care associated pneumonia« (HCAP) zusammengefasst, Diagnostik und Therapie entsprechen den Richtlinien für die nosokomiale Pneumonie.

Pneumonien bei immunsupprimierten Patienten umfassen Infektionen bei Patienten nach solider Organ- oder Knochenmarktransplantation, Patienten mit HIV/Aids und Patienten unter Zytostatikatherapie aus dem hämatologisch/onkologischen oder rheumatologischen Bereich. Auch eine alleinige Therapie mit mehr als 10 mg Prednisolonäquivalent über mehr als 14 Tage führt zu einer nennenswerten Immunsuppression.

Einleitung

Infektionen stellen ein zentrales Problem der modernen Intensivmedizin dar. Jeder zweite Patient, der länger als 24 h auf der Intensivstation liegt, hat initial oder entwickelt irgendwann im Verlauf des Intensivaufenthaltes eine Infektion. Untere Atemwegsinfektionen einschließlich der Pneumonie stellen dabei die bei weitem häufigste Infektionsart dar [66]. Jeder vierte Patient mit einer Infektion bekommt innerhalb von 28 Tagen eine Sepsis [1]. Auch hier dominieren Pneumonien als auslösende Infektion. Nach Daten der deutschen Sepsisgesellschaft entstehen etwa 25% dieser Infektionen im ambulanten Bereich, der Rest ist nosokomial, überwiegend direkt auf der Intensivstation erworben [9]. Der Einfluss dieser Infektionen auf Morbidität und Letalität von Intensivpatienten ist hoch, insgesamt muss man von einer zusätzlichen Sterblichkeit von 30% durch Infektionen ausgehen [20]. Neben der erhöhten Sterblichkeit führt die nosokomiale Pneumonie – vor allem durch Liegezeitverlängerung – zu erheblichen Kostensteigerungen (geschätzt 7500 € pro Pneumonieepisode [15]). Resistente Erreger tragen besonders zur Kostensteigerung bei [14].

Pathologie/Pathophysiologie

Siehe [55].

Die mikrobiellen Pathogene können über verschiedene Wege in die Lunge gelangen. Am bedeutendsten ist dabei die Aspiration von Pathogenen, die sich im Oropharynx befinden.

Die meisten pulmonalen Pathogene stammen aus der oropharyngealen Flora.

Die Aspiration solcher Pathogene stellt den häufigsten Infektionsweg bei einer Pneumonie dar. Zu verschiedenen Zeiten im Jahr trägt auch der Gesunde vorübergehend allgemeine, potenziell lungenpathogene Mikroorganismen wie Streptococcus pneumoniae, Streptococcus pyogenes, Mycoplasma pneumoniae oder Haemophilus influenzae. Moraxella catarrhalis im Nasopharynxbereich. Ungefähr 50% der gesunden Erwachsenen aspirieren während des Schlafs oropharyngeale Sekrete in den unteren Respirationstrakt.

Im Alter, bei Alkoholikern, Diabetikern, schweren Erkrankungen, Hospitalisierung oder auch fortschreitender Debilität steigt die Häufigkeit der Besiedlung des Nasopharynx mit gramnegativen aeroben Keimen, was bei Gesunden sehr selten ist (<2%).

Zweitwichtigster Infektionsweg ist die Deposition von inhalierten Partikeln im Respirationstrakt. Typische Pneumonien, die über solche infektiösen Aerosole übertragen werden sind die Tuberkulose, Virusinfektionen wie die Influenza und die Legionelleninfektion.

Eine hämatogene Streuung aus extrapulmonalen Herden ist selten. Hier ist in erster Linie die Staphylococcus-aureus-Infektion zu nennen (intravenös verabreichte Drogen, Patienten mit einer rechts- oder linksventrikulären bakteriellen Endokarditis oder Patienten mit intravenösen Katheterinfektionen).

Ätiologie

Seit 2001 finanziert das Bundesministerium für Bildung und Forschung die Kompetenznetzwerke ambulant erworbene Pneumonie (CAPNETZ) und Sepsis (SEPNET), die beide epidemiologische Daten zu Pneumonien bzw. pneumogener Sepsis erfassen [68]. Infektionen im Krankenhaus werden seit 2002 entsprechend des Infektionsschutzgesetzes erfasst. Zusätzlich steht mit dem nationalen Krankenhaus-Infektions-Surveillance-System (KISS) eine detailliertere, vergleichende Erfassung nach amerikanischem Vorbild zur Verfügung [21].

Wichtigster Erreger der CAP ist nach wie vor S. pneumoniae gefolgt von H. influenzae (◘ Abb. 17.1). Legionella pneumophila, ein gramneg. Stäbchen, das mit einem schweren Krankheitsverlauf einhergeht, kommt in 4% aller CAP-Fälle vor, bei intensivpflichtigen Patienten findet es sich wesentlich häufiger (in bis zu 20% der Fälle). Mykoplasmen und Chlamydien haben eine Prävalenz von 4% bzw. 1–2%, gehen jedoch selten mit schweren Verläufen einher. Bei CAP lässt sich in ca. 15% der Fälle eine Virusbeteiligung nachweisen, vor allem Influenza spielt hier eine Rolle (Influenzasaison: Dezember bis April). Ob Viren selbst als Pneumonieerreger in Frage kommen oder ob sie einer bakteriellen Infektion aufgrund der Schädigung des Bronchialepithels nur den Weg bereiten, ist Gegenstand wissenschaftlicher Diskussionen. Enterobakteriacae, Pseudomonas und Staphylokokken spielen zurzeit nur bei Patienten mit HCAP, s. oben) eine Rolle und müssen nicht primär bei der Therapie berücksichtigt werden [69].

Bei nosokomialen Infektionen hat sich das Erregerspektrum in den letzten Jahren deutlich verändert, Staphylokokkeninfektionen haben eine zunehmende Bedeutung erlangt und sind für fast die Hälfte aller Pneumonien verantwortlich. Im gramnegativen Bereich sind Enterobacteriacae (E. coli, Klebsiellen) nach wie vor häufige, jedoch gut behandelbare Infektionserreger. Behandlungs-

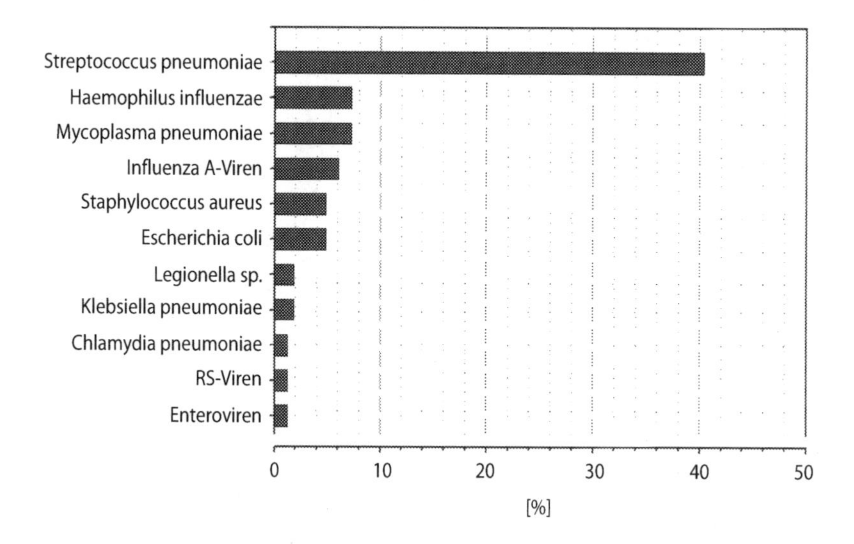

Abb. 17.1. Erregerhäufigkeit (%) in CAPNETZ (bezogen auf Patienten mit eitrigem Sputum bzw. positiver Blutkultur). (Mod. nach [69])

probleme gibt es eher bei Pseudomonas aeruginosa und anderen – natürlicherweise – multiresistenten Erregern wie Acinetobacter oder Stentrophomonas maltophilia, die im Zuge der intensivierten Antibiotikabehandlung im Intensivbereich zunehmend selektiert werden.

Beachtenswert ist die zunehmende Prävalenz von Pilzinfektionen auch bei nicht immunsupprimierten Patienten [43]. Hierfür gibt es zwei wesentliche Gründe. Zum einen werden die Patienten der Intensivmedizin immer älter, einerseits weil das Durchschnittsalter der Bevölkerung steigt, andererseits weil immer mehr »aggressive«, komplikationsreiche Medizin auch bei betagten Patienten zum Einsatz kommt. Zum anderen überleben aufgrund der enormen Fortschritte der Medizin Patienten auf Intensivstation immer länger, der langdauernde Intensivaufenthalt des schwer Kranken führt jedoch für sich genommen zu einer Immunsuppression, die wiederum opportunistische Infektionen und hier vor allem Pilzinfektionen begünstigt. Zum Dritten gibt es praktisch keinen Langlieger auf der Intensivstation, der nicht über längere Zeit antibiotisch behandelt wird, was der Selektion – zumindest von Candida – Vorschub leistet. Die Bedeutung eines Candidanachweises im Atemwegsmaterial ist allerdings, im Gegensatz zu positiven Blutkulturen, strittig, da – vor allem bei Beatmeten und unter einer laufenden antibiotischen Therapie – praktisch immer innerhalb von 3 Tagen ein Candidanachweis möglich ist. Die meisten dieser Infektionen stellen jedoch Besiedlungen dar und haben keinen pathogenen Wert [17]. Aspergillusnachweis geht zumindest mit einer dramatisch verschlechterten Prognose von Intensivpatienten einher [44], auch wenn unklar ist, ob bei diesen Patienten eine Schimmelpilzinfektion ursächlich für die erhöhte Letalität ist oder ob Aspergillus gehäuft bei schwer Kranken als Siedler auftaucht und damit eine Art »Marker« für Patienten mit schlechter Prognose darstellt.

Pilzinfektionen spielen auch bei immunsupprimierten Patienten eine zentrale Rolle, wobei Aspergillus eine deutlich wichtigere Rolle als Candida zukommt. In zunehmendem Maße, möglicherweise als Folge der dramatisch ausgedehnten antifungalen Therapie, werden auch andere, schwierig zu behandelnde Pilzarten wie Mukor oder Zygomyzeten detektiert, an die bei Therapieversagern unter neuen Substanzen wie Voriconazol oder Caspofungin gedacht werden muss.

Das Spektrum bakterieller Infektionen unterscheidet sich bei immunsupprimierten Patienten nicht von dem oben genannten für Immunkompetente. Opportunistische Infektionen müssen jedoch in die Differenzialdiagnose mit einbezogen werden. Neben Pneumozystis carinii (neuer Name: *Pneumocystis jiroveci*) muss vor allem bei einschmelzenden Prozessen an Nokardien oder Mykobakterien gedacht werden, die jedoch selten schwere Infektionen verursachen. Differentialdiagnostisch sind virale Infektionen zu nennen (Zytomegalie-, Herpes-, RSV- oder Adenovirus als wichtigste Erreger). Gerade bei neutropenischen Patienten kommt es jedoch häufig zu einer ARDS-ähnlichen Veränderung der Lunge, die histologisch als »diffuse alveolar damage« (DAD) bezeichnet wird, jedoch keinen infektiologischen Trigger aufweist.

Resistenzentwicklung

Nennenswerte Resistenzprobleme gegen die wichtigsten ambulanten Pneumonieerreger bestehen in Deutschland zurzeit – mit einer Ausnahme – nicht (insbesondere nicht für β-Laktamantibiotika). Neue Studien belegen zudem, dass der Einsatz dieser Substanzen auch bei Resistenzen möglich ist, da – bei ausreichender Dosierung – die Plasmakonzentrationen oberhalb der mittleren Hemmkonzentration der Erreger liegen [72].

Einzig die Resistenz von S. pneumoniae gegen Makrolidantibiotika gibt zu denken, da hier Durchbruchsbakterämien beobachtet wurden und eine Relevanz der Resistenz für den klinischen Outcome besteht [40]. Makrolide sollten daher im Intensivbereich nur in Kombination mit einem β-Laktamantibiotikum zum Einsatz kommen.

Demgegenüber ist im Krankenhaus seit Mitte der 1990er Jahre für alle wichtigen Erreger eine stetige Zunahme von Resistenzen gegen Standardantibiotika zu beobachten [51]. Von Atemwegsseite besonders zu beachten sind hier natürlich Methicillin-resistente Staphylococcus aureus (MRSA), Cephalosporin-resistente Enterobacteriacae (sog. Breitspektrum-β-Laktamasen bildende Erreger, »extended spectrum β-lactamases« – ESBL) und Ceftazidim, Ciprofloxacin oder Carbapenem resistente Pseudomonaden. Neben diesen Hauptproblemfeldern zeichnen sich jedoch auch in Bereichen bisher problemlos zu behandelnder Erreger erste Schwierigkeiten ab. So ist es zu einem dramatischen Anstieg fluorchinolonresistenter E. coli gekommen [35]. Zudem häufen sich auch Einzelfallberichte über Erreger, die inzwischen gegenüber keiner der bekannten Antibiotikagruppen sensibel sind [33].

Hauptgrund für die steigende Resistenzrate ist der steigende Antibiotikaverbrauch auf Intensivstationen. Eine direkte Korrelation zwischen Verbrauch und Resistenz ist belegt [52]. Die – vor allem in der Laienpresse populäre – Theorie, dass Resistenzen in erster Linie aufgrund mangelhafter Hygienestandards von Patient zu Patient übertragen werden (sog. »Cross-Infektion«), lies sich nur für eine Minderheit von Fällen belegen [26].

Für das Krankenhaus problematisch scheint jedoch auch der steigende Antibiotikakonsum im ambulanten Bereich zu sein, der die Resistenzentwicklung im Hospitalbereich nachhaltiger beeinflusst als das jede Krankenhaustherapie selbst tun kann [24].

Die sich kontinuierlich verändernde Erregerepidemiologie muss in der Planung der Antibiotikatherapie berücksichtigt werden. Dabei ist jedoch die infektionsepidemiologische Variabilität hoch. Nicht nur zwischen verschiedenen Ländern und Regionen, sondern sogar zwischen Krankenhäusern derselben Stadt oder verschiedenen Intensivstationen desselben Hauses kann es erhebliche Unterschiede hinsichtlich der wichtigsten Erreger und zu beobachtender Resistenzen geben [50]. Erreger- und Resistenzstatistiken sollten daher für jede Intensivstation einzeln erfasst und in regelmäßigen Abständen – je nach Größe der Intensivstation alle 6 oder alle 12 Monate – kommuniziert werden.

Klinisches Bild

Ein typisches klinisches Bild für eine Pneumonie gibt es weder im ambulanten noch im stationären Bereich. Natürlich können die klassischen klinischen Symptome der Atemwegserkrankung wie Husten, purulenter Auswurf, Dyspnoe, Fieber oder Pleuraschmerzen auftreten. Gerade beim alten und beim multimorbiden Patienten kann eine Pneumonie allerdings symptomarm verlaufen [48]. Eine ausführliche Untersuchung ist häufig aufgrund der Schwere der Erkrankung nicht möglich, einen pathognomonischen Auskultationsbefund für die Pneumonie gibt es nicht [34]. Die Diagnosestellung ist bei nosokomialer Pneumonie daher wesentlich schwieriger als die der ambulant erworbenen. Der Zusammenschau aller Befunde und der Erfahrung

Tab. 17.1. Clinical Pulmonary Infection Score. (Mod. nach [56]) >6 Punkte Pneumonie wahrscheinlich

	0	1	2
Temperatur	≥36,0–≤38,3°C	≥38,4–≤38,9°C	<36,0 oder >39,0°C
Leukozytenzahl (/mm³)	≥4000–≤11.000	<4000 oder >11.000	50% Stabkernige
Trachealsekret	Keines	Nicht eitrig	Eitrig
Oxigenierungsindex (paO_2/F_iO_2, mmHg)	>240 oder ARDS		≤240 und kein ARDS
Röntgenthoraxbild	Kein Infiltrat	Diffuses Infiltrat	Lokalisiertes Infiltrat
Progression pulmonaler Infiltrate	Nein		Ja (kein ARDS oder Lungenödem)
Kultur des Trachealsekrets	Geringe Keimzahl	Moderate bis hohe Keimzahl	selber Keim in Kultur und Gramfärbung

Tab. 17.2. Differenzialdiagnose des radiologischen Infiltrates im Röntgen-Thoraxbild. (Mod. nach [70])

Diagnose	Merkmale
Pneumonie	Kein pathognomisches Zeichen. Luftbronchogramm wegweisend
Tuberkulose	Infiltrate mit zentraler Einschmelzung
Pulmonale Stauung	Muss kein homogenes Infiltrat sein, auf Herzgröße achten
Lungeninfarkt	An Lungenembolie denken, vor allem bei pleuranahem Infiltrat
Tumor	Häufige Rezidive nach primärem Therapieerfolg
Systemerkrankung	Interstitielle Lungenerkrankungen und Erkrankungen aus dem vaskulitischen Formenkreis; CT, Biopsie wegweisend

des Diagnostikers kommt daher eine wesentliche Bedeutung zu.

Für den Sonderfall der beatmungsassoziierten Pneumonie wird der sog. »clinical pulmonary infection score« (CPIS,) als Kriterium zur Diagnostik herangezogen (Tab. 17.1).

Diagnostik

Das Röntgen-Thoraxbild stellt nach wie vor das Basisdiagnostikum bei Pneumonie dar. Wann immer möglich, sollte eine Thoraxröntgenaufnahme in zwei Ebenen angefertigt werden. Dies ist bei schwer kranken Patienten und im Intensivbereich häufig nicht möglich. Liegend-Röntgenaufnahmen sind in der Regel von eingeschränkter Qualität, die Differenzialdiagnose zu einem pneumonischen Infiltrat ist vielfältig (Tab. 17.2).

Die hochauflösende Computertomographie (CT) ist wesentlich sensitiver, es muss jedoch bedacht werden, dass der Transport ins CT selbst einen Risikofaktor für nosokomiale Infektionen darstellt [36].

> Die Indikation zum CT muss deswegen sorgfältig überdacht werden, die Untersuchung sollte nur durchgeführt werden, wenn eine therapeutische Konsequenz abzusehen ist.

Der Anstieg des C-reaktiven Proteins ist der alleinigen Veränderung der Leukozytenzahl überlegen, wenn auch nicht infektionsbeweisend. Einzelwerte sind wenig aussagekräftig, es entscheidet immer der Verlauf des Parameters über die Zeit. Das Procalcitonin III [12] ist ein sensitiver Marker für bakterielle Pneumonien (negativ bei viralen Infekten, unklarer Verlauf bei Pilzinfektionen). Bei alleinigen Infektionen der Lunge steigen die PCT-Werte in der Regel nicht über 1–4 ng/ml an. Höhere Werte sprechen immer für ein septisches Krankheitsbild oder einen anderen Infektionsort, die höchsten Werte finden sich bei intraabdominellen Infektionen. Nach operativen Eingriffen (Herz-/Lungenmaschine, Abdominalchirurgie) kann es jedoch zu deutlichen Erhöhungen des PCT kommen, der Verlauf muss dann zur Beurteilung herangezogen werden.

Eine Leukopenie kann Zeichen einer bereits septisch verlaufenden Infektion sein und ist prognostisch ein schlechtes Zeichen. Eine Linksverschiebung im Differenzialblutbild ist ein sehr sensitives Zeichen einer schweren Infektion, leider wird diese Untersuchung nur noch selten im Intensivbereich durchgeführt.

Die Durchführung einer Blutgasanalyse oder zumindest eine pulsoximetrisch bestimmte Sauerstoffsättigung ist zur Risikoeinschätzung bei jeder nosokomialen Pneumonie zu fordern. Ausgedehnter Befall im Röntgenbild und/oder eine Hypoxämie machen immer eine intensivere Überwachung des Patienten nötig [18].

Geeignete Proben für die mikrobiologische Diagnostik sind Materialien aus den tiefen Atemwegen (Sputum, bronchoalveoläre Lavageflüssigkeit [BAL] und Biopsien), Pleuraflüssigkeit (bei Ergussnachweis durch Sonographie) und Blutkulturen.

> ! Bei Sputumproben und Trachealsekret muss darauf geachtet werden, dass wegen der häufigen Kontamination mit der physiologischen Flora des Mund-Rachen-Raums nur eitriges Sputum (>25 Leukozyten, <10 Plattenepithelien pro Gesichtsfeld) untersucht wird.

Die Sputumprobe sollte vor Beginn einer antimikrobiellen Therapie gewonnen werden und umgehend – möglichst innerhalb von 2 h – im Labor bearbeitet werden. Bei längeren Transportzeiten (>4 h) ins Labor kommt es aufgrund der unterschiedlichen Überlebenszeiten von Pathogenen außerhalb des Menschen zu Falschbefunden.

In den 1990er Jahren gab es eine heftige spanisch-französische Kontroverse über die Frage, ob eine invasive bronchoskopische Diagnostik mit BAL oder geschützter Bürste zu einer verbesserten Therapiesteuerung führen könnte [19, 58]. Alle Studien hatten erhebliche Mängel, so dass eine endgültige Klärung nicht herbeigeführt werden konnte. Wenn die Bronchoskopie im Intensivbereich etabliert ist, bietet sie neben der Erregerdiagnostik den Vorteil der makroskopischen Atemwegs- und Schleimhautbeurteilung und sollte favorisiert werden. Bei Therapieversagen (keine klinische Besserung innerhalb der ersten 72 h nach Beginn der Antibiotikatherapie) und bei immunsupprimierten Patienten sollte der invasiven Erregerdiagnostik in jedem Fall der Vorzug gegeben werden.

Pleuraerggüsse sollten, vor allem bei persistierenden Infektionszeichen punktiert werden. Die pH-Wert (<7,2) Bestimmung im Erguss gibt klare Hinweise auf ein Pleuraempyem [46].

> ! Blutkulturen werden in 10–20% der Fälle positiv und sollten bei schwereren Infektionen immer durchgeführt werden.

Serologische Untersuchungen spielen mit wenigen Ausnahmen in der Diagnostik von Pneumonien keine Rolle mehr. Dies gilt insbesondere für Candida und die atpischen Erreger (Mykoplasmen, Chlamydien). Für die Diagnostik von Virusinfektionen bei immunsupprimierten Patienten wird die PCR aus Atemwegsmaterial (in spezialisierten Zentren meist mit Quantifizierung) herangezogen, für die CMV-Infektion ist die Bestimmung des pp65-Antigens auf Leukozytenstandard.

Bei Verdacht auf Legionelleninfektion (Auslandsaufenthalt, immunsupprimierter Patient, Alkoholabusus) ist die Antigenbestimmung im Urin heute die diagnostische Methode der Wahl [31]. Das Urinantigen gegen Pneumokokken hat eine hohe Spezifität bei geringer Sensitivität, negative Ergebnisse schließen eine schwere S. pneumoniae hochwahrscheinlich aus. Bei jeder schweren CAP ist jedoch eine S. pneumoniae wirksame empirische Initialtherapie Pflicht, so dass der Bestimmung des Antigens klinisch keine wesentliche Bedeutung zukommt [31].

Grundsätzliche Überlegungen zur Antibiotikatherapie

Die antibiotische Behandlung ist die zentrale Komponente der Therapie von Pneumonien. Entsprechend sind Antibiotika die am häufigsten im Intensivbereich eingesetzte Substanzgruppe, ihr Beitrag zu den Gesamtkosten der Intensivmedizin ist erheblich. Trotz dieser enormen Bedeutung der Antibotikatherapie für den Verlauf intensivmedizinischer Erkrankungen wurden diese Substanzen im Rahmen klinischer Studien am intensivmedizinischen Patientenkollekiv kaum untersucht. Empfehlungen zur Antibiotikatherapie in diesem Bereich sind meist aus Untersuchungen an wesentlich gesünderen Patientenkollektiven abgeleitet. Auf vielen Intensivstationen existieren keine verbindlichen Richtlinien zum Einsatz antiinfektiöser Substanzen. Während Therapievorschriften in anderen Bereichen wie beispielsweise der Ernährungstherapie bis ins kleinste Detail reglementiert werden, werden im Bereich der Antibiotikatherapie minimale Grundregeln nicht befolgt.

Im Folgenden wird daher zunächst auf die Grundanforderungen an eine moderne Antbiotikatherapie eingegangen. Im Weiteren werden dann spezifische Empfehlungen diskutiert. Spezifische Aspekte der Pharmakokinetik und -dynamik können im Rahmen dieser Übersicht nicht detailliert besprochen werden.

Auf prophylaktische Maßnahmen zur Verhinderung der Pneumonieentstehung, die einen wesentlichen Baustein in der Infektionsbekämpfung einnehmen, kann im Rahmen dieses Beitrags ebenfalls nicht eingegangen werden. Hier wird auf die Empfehlungen des RKI sowie des Centers of Disease Control verwiesen [62].

Die Prognose von Patienten mit Pneumonie hängt von der initial richtigen Antbiotikatherapie ab. Inadäquate Therapie – wobei unter inadäquat sowohl das falsche Antibiotikum als auch eine nicht ausreichend dosierte Antibiotikatherapie zu verstehen ist – erhöht, unabhängig vom primären Infektionsort, die Sterblichkeitswahrscheinlichkeit um bis zu 40% [64]. Wird – beispielsweise nach Erhalt der mikrobiologischen Ergebnisse – eine Korrektur der Therapie vorgenommen, hat dies kaum noch einen positiven Einfluss auf das Überleben der Patienten [41]. Aber selbst wenn die falsche antibiotische Primärtherapie überlebt wird, erhöhen sich die Liegedauer auf der Intensivstation und im Krankenhaus und damit die Kosten der Behandlung deutlich. Hauptgrund für eine initiale Falschtherapie ist eine Infektion durch multiresistente Erreger, die durch eine zu eng gewählte Antibiotikastrategie nicht erreicht werden können [63]. Risikofaktoren für multiresistente Erreger (■ Tab. 17.3) müssen daher in die Therapieempfehlungen mit einbezogen werden. Einer Antibiotikavortherapie kommt dabei eine wesentliche Rolle zu, es sollte bis auf Ausnahmen nicht mit einem Antibiotikum behandelt werden, dass in den letzten 4 Wochen bereits eingesetzt wurde. Eine genaue Antibiotikaanamnese ist ebenfalls bedeutsam.

Neben der richtigen Wahl des Antibiotikums spielt jedoch auch der Zeitpunkt der Applikation für das Überleben des Patienten eine entscheidende Rolle. Sobald ein Infektionsverdacht besteht, muss die Therapie begonnen werden. Diagnostische Maßnahmen (Gewinnung von Blutkultur oder Atemwegsmaterial) sollten dann abgeschlossen sein.

> **!** Die Antibiotikagabe darf jedoch in keinem Fall durch zu aufwendige Diagnostik wesentlich verzögert werden. Bei nosokomialer Pneumonie kann sich die Letalität durch Verzögerung der adäquaten antibiotischen Therapie vervierfachen [38].

■ Tab. 17.3. Risikofaktoren für das Auftreten multiresistenter Erreger. (Mod. nach [2])

- Antibiotische Vortherapie in den letzten 90 Tagen
- Hospitalisation seit mindestens 5 Tagen
- Hohe Prävalenz multiresistenter Erreger für die Region bzw. das Krankenhaus bekannt
- Risikofaktoren für das Vorliegen einer »Health care associated« pneumonia:
  - Hospitalisation für 2 oder mehr Tage in den letzten 3 Monaten
  - Bewohner eines Alten- und Pflegeheims
  - Parenterale Therapie zu Hause (auch Antibiotika)
  - Chronische Hämodialyse
  - Offene Wundbehandlung zu Hause
  - Familienangehöriger mit Nachweis einer Kolonisation mit multiresistenten Erregern
- Immunsupprimierende Erkrankung oder Therapie

Wie oben bereits gezeigt, beschleunigt eine Übertherapie mit Antibiotika die Resistenzentwicklung der wichtigsten Erreger und trägt damit indirekt zu einer erhöhten Sterblichkeit bei. Zuverlässige Marker, die eine bakterielle Infektion belegen, fehlen. Primär wird man bei einem Infektionsverdacht immer mit einer breit wirksamen Antibiotikatherapie starten. Diese sollte ausreichend, d. h. in der Intensivtherapie im obersten zugelassenen Dosisbereich, hoch dosiert sein [60]. Entscheidend für die Entwicklung von Antibiotikaresistenzen ist jedoch u. a. die Dauer der Antibiotikatherapie. Diese ist auf den meisten Intensivstationen im Schnitt deutlich zu lang. Nina Singh [61] konnte zeigen, dass es sinnvoll ist, die Berechtigung einer solchen Therapie bereits am Tag 3 zu überprüfen. Lässt sich zu diesem Zeitpunkt kein Infektionsverdacht mehr bestätigen, konnte die Therapie ohne Verschlechterung des Outcome beendet werden. Die Resistenzentwicklung wurde auf diese Weise reduziert und Kosten gespart.

Aber auch für die Beurteilung des Therapieversagens ist der dritte Tag der entscheidende Zeitpunkt, um das zu wählende Vorgehen neu zu überdenken. Gegebenenfalls ist eine Erweiterung der Antibiotikatherapie (vor allem bei Verdacht auf multiresistente Erreger) oder ein Wechsel des Antibiotikums notwendig. Bei Unklarheiten über Infektionsart und -herd sollte eine ausgedehnte erweiterte Diagnostik unter Einschluss endoskopischer und radiologischer Verfahren erwogen werden.

Zeichnet sich am Tag 3 ein Therapieerfolg ab, sollte die Therapie bis zum Tag 7 unverändert fortgesetzt werden. In einer randomisierten kontrollierten Studie aus Frankreich konnte belegt werden, dass nur in Ausnahmefällen eine Therapie über mehr als 7 Tage hinaus notwendig ist [11]. Dies gilt auch für atypische Pneumonieerreger [16]. Im Hinblick auf Pseudomonas konnte aufgrund der zu kleinen Patientenzahl keine abschließende Beurteilung vorgenommen werden, möglicherweise muss hier auf eine 10-Tages-Therapie erweitert werden.

Für die schwere CAP liegen keine kontrollierten Studien zur Therapiedauer vor, es gibt jedoch keinen Hinweis, dass längere Therapiezeiten notwendig sind. Einzige Ausnahme ist der Lungenabszess, der so lange behandelt werden muss, bis die Abszesshöhle rückgebildet ist. Dies kann bis zu 3 Monaten dauern. Als Erreger eines Abszesses kommen in der Regel Staphylokokken und Anaerobier, seltener gramnegative Keime infrage. Standardtherapie ist eine Amoxicillin-/Inhibitorkombination, Clindamycin in Kombination mit einem Cephalosporin oder Moxifloxacin sind gleichwertig [53].

Tab. 17.4. Voraussetzungen, die erfüllt sein müssen, um von parenterale auf orale Therapie umzusetzen. (Mod. nach [27])

- Herzfrequenz ≤100/min
- Atemfrequenz ≤24/min
- Systolischer Blutdruck ≥90 mmHg
- Körpertemperatur ≤37,8 °C
- Fähigkeit zur oralen Nahrungsaufnahme
- Normaler Bewusstseinszustand
- Keine Hypoxämie (PO_2 ≥60 mmHg bzw. SaO_2 ≥90%)
- Sichere orale Medikamenteneinnahme

Für Pilzinfektionen, Pneumocystis und bereits erwähnte typische Virusinfektionen des Immunsupprimierten gelten längere Therapiezeiten (14–21 Tage), die zum Teil abhängig von dem Verlauf der Virustiter sind [25].

Die Therapie der schweren Pneumonie sollte grundsätzlich parenteral erfolgen, da die Bioverfügbarkeit von Antibiotika in Abhängigkeit vom Alter des Patienten und von der Schwere der Erkrankung ungewiss ist. In mehreren Studien zur ambulant erworbenen Pneumonie konnte gezeigt werden, dass bei schneller klinischer Besserung unter Beachtung der in Tab. 17.4 aufgeführten Kriterien ein Wechsel auf eine orale Therapie nach 3 Tagen möglich ist (sog. Switch-Therapie). Auch wenn für die nosokomiale Pneumonie keine Studien vorliegen, kann diese Empfehlung für leichtere Formen der Pnemonie wahrscheinlich übernommen werden.

Antibiotikatherapie der Pneumonie

Die Therapie der schweren ambulant erworbenen Pneumonie richtet sich nach der 2005 publizierten deutschen Leitlinie zur Therapie der tiefen Atemwegsinfektion [31]. Entscheidend für das therapeutische Vorgehen ist dabei die Wahrscheinlichkeit einer Pseudomonasinfektion. Wesentliche Risiko-

◘ Tab. 17.5. Kein Risiko für Pseudomonas oder multiresistente Erreger (hohe Prävalenz von Multiresistenz im Krankenhaus oder Angehörige mit resistenten Erregern oder immunsuppressiver Therapie), Beatmungsdauer <5 Tage. (Mod. nach [62])

Substanzen für die Initialtherapie	Dosierung der Initialtherapie (pro Tag)	Gesamttherapiedauer
Betalaktam:		
– Amoxicillin/Clavulansäure	3-mal 2,2 g i.v.	7–(10) Tage
– Ampicillin/Sulbactam	3-mal 3,0 g i.v.	7–(10) Tage
– Cefuroxim	3-mal 1,5 g i.v.	7–(10) Tage
– Ceftriaxon	1-mal 2,0 g i.v.	7–(10) Tage
– Cefotaxim	3-mal 2,0 g i.v.	7–(10) Tage
Fluorchinolon:		
– Levofloxacin	1-mal 500 mg i.v.	7–(10) Tage
– Moxifloxacin	1-mal 400 mg i.v.	7–(10) Tage

faktoren dafür sind eine langdauernde Therapie mit Kortikosteroiden, eine Vorbehandlung mit Antibiotika in den letzten 4 Wochen, ein Vorkrankenhausaufenthalt in den letzten 3 Monaten, eine erhöhtes Aspirationsrisiko (Alkoholabusus, neurologische Erkrankung) und das Vorliegen einer schweren COPD (GOLD Stadium III und IV) [6]. Bei fehlendem Pseudomonasverdacht gelten die Empfehlungen in ◘ Tab. 17.5, bei Pseudomonasverdacht die in ◘ Tab. 17.6.

Bei CAP sollte jedoch bei jeder schweren Infektion zu einem β-Laktamantibiotikum ein Makrolid oder ein Fluorchinolon addiert werden, um Legionellen im Spektrum zu erfassen und die synergistische Wirkung dieser Antibiotika gegenüber S. pneumoniae zu nutzen. Ciprofloxacin ist aufgrund seiner schlechten Wirksamkeit im Kokkenbereich und der hohen Resistenzen bei Enterobacteriacae nur noch als Kombinationstherapeutikum bei Pseudomonasverdacht indiziert. Monotherapien mit Ciprofloxacin sind nur noch bei entsprechendem Antibiogramm, nicht jedoch in der empirischen Therapie gerechtfertigt.

Die Therapie der nosokomialen Pneumonie orientiert sich an den Richtlinien der American Thoracic Society [62]. Hier wird entsprechend dem oben aufgeführten Risiko für multiresistente Erreger stratefiziert.

In den amerikanischen Empfehlungen spielt die Beatmungsdauer noch eine Rolle, da angenommen wird, dass Erregerresistenzen erst über die Zeit entstehen. Neuere Arbeiten belegen jedoch, dass viele Patienten schon frühzeitig Multiresistenzen zeigen [23]. Multimorbidität und häufige Krankenhausaufenthalte dürften hierfür verantwortlich zeichnen.

Die Tabellen ◘ 17.5 und 17.6 zeigen das Vorgehen entsprechend der Stratifizierung. Bei Leber- und Niereninsuffizienz muss eine entsprechende Anpassung der Dosierungen erfolgen.

Wegen der hohen Resistenzrate von Ciprofloxacin bei Enterobacteriacae und Pseudomonas wird keine Monotherapie mit dieser Substanz empfohlen.

Die Kombinationstherapie mit Aminoglykosiden ist aufgrund mehrerer negativer Metaanalysen in Verruf gekommen [54, 59]. Diese zeigten lediglich eine erhöhte Nebenwirkungsrate (mehr Nephrotoxizität), nicht aber ein verbessertes Outcome unter der Kombinationstherapie. Allerdings beruhen die Metaanalysen überwiegend auf älteren Studien, in denen Aminoglykoside noch niedrig dosiert 3-mal täglich angewandt wurden. Im letzten Jahr wurde gezeigt, dass subinhibitorische Aminoglykosidkonzentrationen ein Gen aktivieren, das die Biofilmbildung von Erregern kodiert.

Tab. 17.6. Risiko für Pseudomonas und/oder multiresistente Erreger, Beatmungsdauer >5 Tage. (Mod. nach [62])

Substanzen für die Initialtherapie	Dosierung der Initialtherapie (pro Tag)	Gesamttherapiedauer
Pseudomonasaktives Betalaktam		
Piperacillin/Tazobactam	3-mal 4,5 g i.v.	7–(14) Tage
– Cefepim oder Ceftazidim [1]	3-mal 2,0 g i.v.	7–(14) Tage
– Imipenem	3-mal 1,0 g i.v.	7–(14) Tage
– Meropenem	3-mal 1,0 g i.v.	7–(14) Tage
Plus/minus Aminoglykosid oder		7–10 Tage
Fluorchinolon		
– Levofloxacin	2-mal 500 mg i.v.	7–10 Tage
– Ciprofloxacin plus Pneumokokken- und S. aureus-wirksames Antibiotikum	3-mal 400 mg i.v.	7–10 Tage

[1] Wegen der schlechten Kokkenwirksamkeit von Ceftazidim wird in der empirischen Therapie eine Kombination mit einer Staphylokokken-wirksamen Substanz empfohlen.

Diese Biofilme inhibieren die Wirksamkeit von Antibiotika und unterstützen die Resistenzentwicklung [32]. Heute werden Aminglykoside einmal täglich hochdosiert (Genta- und Tobramycin 7–10 mg/kg KG/Tag), dafür wird – mit Ausnahme der Endokarditis – die Therapiedauer auf 3 Tage verkürzt. Eine retrospektive Analyse bei Patienten mit Pseudomonassepsis konnte den Erfolg dieses Vorgehens bestätigen [10].

Für die Kombinationstherapie von β-Laktamantibiotika mit Fluorchinolonen konnten in vitro Synergien belegt werden [47], klinische Daten fehlen. Eine erste Studie bei nosokomialer Pneumonie aus Kanada ist abgeschlossen, die Daten sind jedoch bisher nicht verfügbar. Die Deutsche Sepsisgesellschaft wird ab Sommer 2006 eine Studie zur Monotherapie mit einem Carbapenem versus einer Kombinationstherapie mit Carbapenem und einem neueren Fluorchinolon (Moxifloxacin) durchführen, um die Synergien des Moxifloxacins im grampositiven Bereich zu nutzen. Ergebnisse werden hier Ende 2008 erwartet.

Bei Verdacht auf eine Infektion mit einem methacillinresistenten Staphylococcus aureus ist eine Glykopeptidtherapie (Vancomycin) in der Regel nicht ausreichend, da Glykopeptide schlecht in der Lunge anreichern. Es muss daher mit einem gewebsgängigen Antibiotikum (Rifampicin, Fosfomycin) kombiniert werden (Übersicht bei [8]). Eine erste Studie aus Spanien zeigt, dass eine Dauerinfusion über 24 h (1,5–2 g Vancomycin, Zielserumspiegel 16–20 mg/l) die Wirksamkeit des Glykopeptids erhöht [57].

Alternative für schwere MRSA-Fälle – vor allem, wenn die pathogene PVL-Variante mit nekrotisierenden Infektionen vorliegt – ist das Oxazolidinon Linezolid. Wegen schwerwiegender neuro- und hämatotoxischer Nebenwirkungen ist diese Substanz jedoch nicht zur Langzeittherapie (>4 Wochen) geeignet. Neuere MRSA-wirksame Antibiotika sind bereits zugelassen (Tigecyclin, Daptomycin) oder befinden sich in klinischen Studien (Telavancin, Ceftobiprol). Allerdings sind die Daten zur Anwendung bei Pneumonie für keine der genannten Substanzen ausreichend. Daptomycin scheint in seiner antibiotischen Wirkung durch pulmonalen Surfactant inhibiert zu werden und ist daher für die Indikation Pneumonie nicht zugelassen.

In Anbetracht der hohen MRSA-Rate in den meisten deutschen Krankenhäusern muss daraufhin hingewiesen werden, dass die Mehrzahl der Nachweise Atemwegskolonisationen und nicht

»echte« Infektionen anzeigt. Aufgrund der geringen Eradikations- und der hohen Relapserate von MRSA ist eine Therapie der Kolonisation nicht indiziert.

> Vor Einleitung einer MRSA-Therapie sollte klinisch, radiologisch und mittels Biomarkern kritisch geprüft werden, ob tatsächlich eine Infektion vorliegt, die behandlungsbedürftig ist.

Bei immunsupprimierten Patienten gelten die Therapieempfehlungen der Paul-Ehrlich-Gesellschaft (PEG) [45]. Bei Fieber unklarer Genese wird zunächst (in Anlehnung an ◘ Tab. 17.6) mit einer Kombinationstherapie behandelt. Bei Therapieversagen innerhalb von 48 h muss die Therapie entsprechend lokaler Risikofaktoren (hohe MRSA- oder VRE-Rate) erweitert werden. Bei neutropenischen Patienten wird empirisch eine antifungale Therapie eingeleitet. Für die Pilztherapie gilt, dass Fluconazol für Candida albicans weiterhin die Therapie der Wahl darstellt. Für nicht Albicans Candida stehen mit Voriconazol und Caspofungin hochpotente Substanzen zur Verfügung, die sich in großen klinischen Studien als effektiv erwiesen haben [37, 49]. Beide Substanzen konnten auch bei Aspergillus ihre Gleichwertigkeit zur klassischen Amphotericin B-Therapie bei deutlich verringerter Toxizität demonstrieren und gelten heute als Standardtherapeutika [29, 42].

Auf die spezifische virustatische Therapie kann im Rahmen dieses Kapitels nicht eingegangen werden, es wird auf die weiterführende Literatur verwiesen [25].

Antibiotikanebenwirkungen

Eine Übersicht ist unter [71] zu finden.

Grundsätzlich kann durch jedes Antibiotikum eine Antibiotika-assoziierte Diarrhö mit Clostridium difficile ausgelöst werden. Wässrige Durchfälle bei einer Antibiotikatherapie über 5 Tage sollten Anlass sein, an eine solche Komplikation zu denken. Ein zweimaliger Nachweis von C. difficile Toxin im Stuhl ist bei passender Klinik diagnostisch beweisend. Das Antibiotikum muss sofort abgesetzt werden und eine Therapie mit 4-mal 400 mg Metronidazol (alternativ 4-mal 250 mg Vancomycin oral) eingeleitet werden.

In gleicher Weise kann auch prinzipiell durch jedes Antibiotikum Fieber ausgelöst werden. Fehlende Entzündungswerte und ein an die Applikation gekoppelter Fieberanstieg sollten zu denken geben. Antibiotika-assoziiertes Fieber tritt umso häufiger auf, je mehr antibiotische Substanzen eingesetzt werden. Bei Verdacht sollte eine 24-stündige Antibiotikapause erwogen werden, danach sollten die Fieberepisoden in der Regel verschwunden sein.

Hautveränderungen im Sinne eines allergischen Exanthems sind unter Antibiotikatherapie häufig. Allerdings ist nicht jeder Hautausschlag unter Einsatz dieser Substanzen eine Allergie. Antibiotika bilden Haptene mit Virusbestandteilen, was einen Hautausschlag bedingt. Bei Reexposition ergeben sich zu einem anderen Zeitpunkt keine allergischen Probleme.

> Es muss daher in jedem Einzelfall kritisch abgewogen werden, ob ein Hautausschlag zu einem sofortigen Absetzen der Therapie führen muss.

Beatmungstherapie

Pathophysiologisch steht bei einer Pneumonie ein Alveolarkollaps mit pulmonalem Rechts-Links-Shunt im Vordergrund. Blutgasanalytisch steht zunächst eine Hypoxämie, in fortgeschrittenen Stadien und bei muskulär erschöpften Patienten dann auch eine Hyperkapnie im Vordergrund [67]. Therapieziel ist eine Minimierung des Rechts-Links-Shunts durch Rekrutierung von Alveolen. Dies gelingt – wie in der ARDS-Therapie (▶ Kap. 16) – primär durch Eröffnung von Alveolen mit inspiratorischem Druck und Offenhalten derselben mit exspiratorischem Druck. Niedrige Atemzugvolumina (protektive Beatmung) reduzieren das Risiko eines beatmungsassoziierten Lungenschadens und verbessern die Prognose des Patienten [65]. Verschiedene Untersuchungen zeigen allerdings, dass pneumonische Infiltrate wesentlich schwieriger rekrutierbar sind als die klassischen Veränderungen eines ARDS, die Gefahr der Schädigung gesunder Lungenareale durch hohe in- und exspiratorische Drücke ist hoch [39]. Insgesamt ist die Prognose des pulmonalen ARDS daher auch schlechter als die des extrapulmonalen. Medikamentöse Maßnahmen (NO, Prostacyclin, Surfactant) konnten bisher keinen Überlebensvorteil für Patienten mit schwerer Pneumonie dokumentieren. In der großen Studie zum Einsatz von rekombinantem Surfactant Protein C konnte allerdings in einer post hoc Subgruppenanalyse gerade bei pulmonalem ARDS und damit bei Pneumonie ein Überlebensvorteil durch Surfactant erzielt werden, eine entsprechende prospektive Studie für dieses Patientenkollektiv steht kurz vor dem Abschluss.

Auch für andere Therapieverfahren wie die Lagerungstherapie konnte kein Überlebensvorteil dokumentiert werden [22].

Zusammenfassend orientiert sich die Beatmungstherapie bei Pneumonie an den für das ARDS etablierten Regeln. Entscheidend für das Überleben des Patienten ist die adäquate kausale Antibiotikatherapie. Es muss jedoch beachtet werden, dass es selbst bei erfolgreicher Therapie noch Tage später durch inflammatorische Prozesse zu einer Verschlechterung des Gasaustauschs kommen kann, typisch ist das vor allem für S. pneumoniae Pneumonien. Nach bestimmten Erregern (S. pneumoniae, Legionella) kann es über lange Zeit zu einer manifesten Atemwegsobstruktion kommen, gerade während der Beatmungsentwöhnung besteht dann eine erhöhte Gefahr der Lungenüberblähung.

Nicht-invasive Beatmung über Maskensysteme oder neuere Devices wie den Beatmungshelm hat sich als Standardtherapie in vielen Bereichen (vor allem COPD-Exazerbation, kardiogenes Lungenödem und neuromuskuläre Erkrankungen) etabliert [7], da sie vor allem das Risiko von Infektionen unter Beatmung deutlich reduziert (◘ Abb. 17.2). Allerdings behebt sie vor allem Ventilationsprobleme, aufgrund der eingeschränkten Möglichkeit der Druckapplikation ist sie zur Behandlung von Gasaustauschstörungen nur bedingt geeignet. Die ermutigenden Daten der randomisierten Studie von Antonelli [4], die neben den klassischen Indikationen auch Patienten mit hypoxisch hypokapnischem Lungenversagen eingeschlossen hat, waren Grundlage für eine Reihe von Studien bei Patienten mit Pneumonie und beginnendem ARDS. Confalioneri konnte bei Pneumoniepatienten eine Reduktion von Intubationsraten und Intensivliegezeit nachweisen, wenn eine antibiotische Standardtherapie durch NIV ergänzt wurde. In der Subgruppenanalyse ließ sich dieser Vorteil jedoch nur für COPD-Patienten bestätigen [13]. In ähnlicher Weise konnte Antonelli bei Patienten nach Organtransplantation mit akutem respiratorischem Versagen durch NIV-Intubation vermeiden [3]. In der Subgruppenanalyse fiel jedoch auf, dass vor allem Patienten profitierten, die aufgrund eines kardiogenen Lungenödems respiratorisch dekompensiert waren, für andere pulmonale Problematiken war der Erfolg von NIV deutlich schlechter. Hilbert [30] zeigte für immunsupprimierte Patienten mit Fieber und pulmonalem Infiltrat, dass sich durch die Hinzunahme von NIV zur Standardtherapie

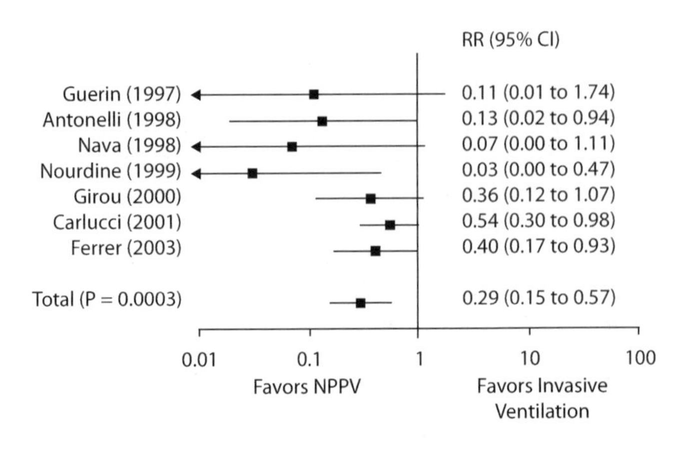

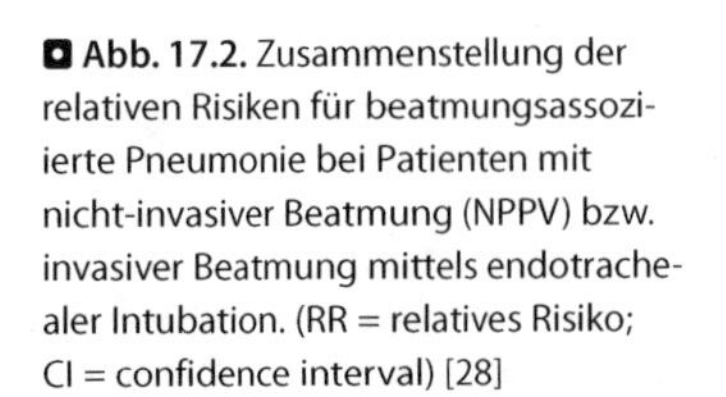

◘ **Abb. 17.2.** Zusammenstellung der relativen Risiken für beatmungsassoziierte Pneumonie bei Patienten mit nicht-invasiver Beatmung (NPPV) bzw. invasiver Beatmung mittels endotrachealer Intubation. (RR = relatives Risiko; CI = confidence interval) [28]

die Prognose der Patienten bessert. Allerdings war das untersuchte Kollektiv extrem selektiert, die Patienten durften weder kreislaufkompromittiert noch hyperkapnisch sein und mussten maximal kooperieren können. Ein anderes Organversagen, außer dem respiratorischen Problem, sollte nicht vorliegen.

Aus all diesen Daten lässt sich schlussfolgern, dass bei Pneumonie und beginnendem ARDS eine zusätzliche NIV-Therapie hilfreich ist, wenn ein bestimmter Schweregrad der Erkrankung nicht überschritten ist. Begleitendes Organversagen mit der Notwendigkeit aggressiver Kreislauftherapie macht genauso eine Intubation erforderlich, wie hoher intrapulmonaler Rechts-Links-Shunt als Ausdruck eines fortgeschrittenen Alveolarkollapses. Dann sind in- und exspiratorische Drücke erforderlich, die sich über eine Maske und ohne Analgosedierung nicht applizieren lassen. Die Versagerrate für NIV bei Patienten mit schwerer Pneumonie und ARDS scheint mit >50% hoch (◘ Abb. 17.3) [5]. Das Verfahren sollte nur dann zum Einsatz kommen, wenn ein engmaschiges Monitoring möglich ist und restriktive Abbruchkriterien für NIV definiert sind [7].

Zusammenfassung

Pneumonien sind die häufigste infektiologische Erkrankung auf der Intensivstation mit hoher Morbidität und Letalität. Die primär adäquate Antibiotikatherapie ist der entscheidende Faktor für eine erfolgreiche Therapie. Eine breite, hochdosierte, an der lokalen Erregersituation orientierte Antibiotikatherapie ist daher zwingend erforderlich. Um Therapieversagen frühzeitig zu erkennen, ist eine frühzeitige Reevaluation der Patienten am Tag 3 notwendig. Eine Therapiedauer von 7 Tagen sollte nur in Einzelfällen überschritten werden. Die Risikofaktorenanalyse des Patienten (Vortherapie, Lebensraum, Begleiterkrankungen) fließt in die Therapieüberlegungen ein.

Supportive Maßnahmen wie ausreichende Volumensubstitution, Thromboseprophylaxe und Sauerstoffgabe entsprechen allgemeinen Therapieprinzipien in der Intensivmedizin. Ein Übergang der Pneumonie in eine schwere Sepsis oder einen septischen Schock ist häufig und erfordert entsprechende therapeutische Interventionen.

Die Beatmungstherapie entspricht weitgehend der in der Behandlung des ARDS etablierten pro-

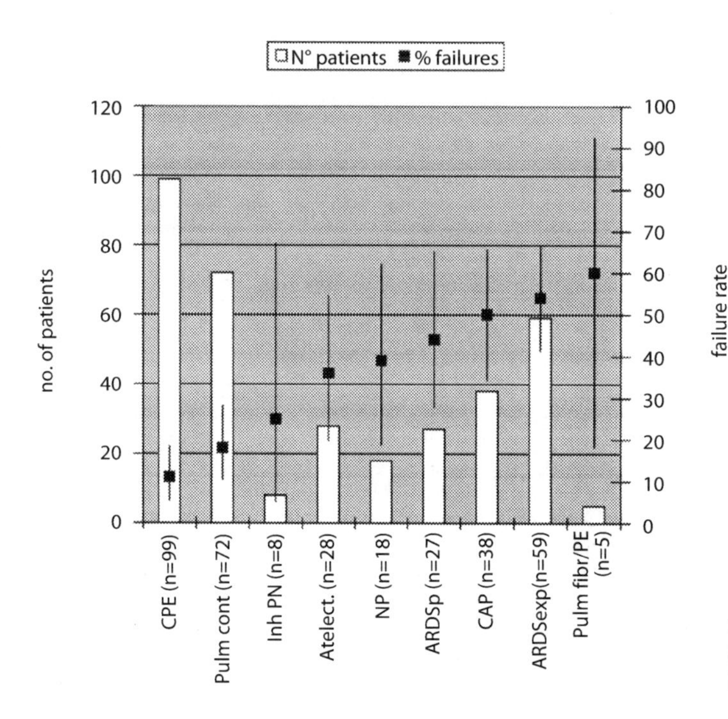

◘ **Abb. 17.3.** Versagerrate verschiedener Erkrankungsbilder unter nicht-invasiver Beatmung. (Mod. nach [5])

tektiven Therapie mit niedrigem Tidalvolumen (4–6 ml Vt/kg KG) und moderatem PEEP (12–15 cmH_2O). Neuere Arbeiten zeigen, dass die Rekrutierung pneumonisch infiltrierter Lungenbezirke höhere Drücke als beim nicht pneumonischen ARDS benötigt, ohne dass randomisierte Studien für Rekrutierungsmanöver vorliegen. Für alternative Beatmungsverfahren (Hochfrequenzoszillation, seitengetrennte Beatmung) und Lungenersatzverfahren (extrakorporale Membranoxygenierung oder LungAssist) liegen nur Einzelfallberichte vor.

Eine Eröffnung kollabierter Alveolen mit Surfactant wird gerade in einer großen multizentrischen Studie evaluiert, andere pharmakologische Therapiemaßnahmen zeigten keinen hinreichenden Erfolg.

Literatur

1. Alberti C, Brun-Buisson C, Chevret S et al.; European Sepsis Study Group (2005) Systemic inflammatory response and progression to severe sepsis in critically ill infected patients. Am J Respir Crit Care Med. Mar 1;171(5):461–468
2. American Thoracic Society; Infectious Diseases Society of America. Guidelines for the management of adults with hospital-acquired, ventilator-associated, and healthcare-associated pneumonia. Am J Respir Crit Care Med. 2005 Feb 15;171(4):388–416
3. Antonelli M, Conti G, Bufi M, Costa MG, Lappa A, Rocco M, Gasparetto A, Meduri GU (2000) Noninvasive ventilation for treatment of acute respiratory failure in patients undergoing solid organ transplantation: a randomized trial. JAMA. Jan 12;283(2):235–241
4. Antonelli M, Conti G, Rocco M et al. (1998) A comparison of noninvasive positive-pressure ventilation and conventional mechanical ventilation in patients with acute respiratory failure. N Engl J Med 339:429–435
5. Antonelli M, Conti G, Moro ML et al. (2001) Predictors of failure of noninvasive positive pressure ventilation in patients with acute hypoxemic respiratory failure: a multicenter study. Intensive Care Med. Nov;27(11):1718–1728
6. Arancibia F, Bauer TT, Ewig S, Mensa J, Gonzalez J, Niederman MS, Torres A (2002) Community-acquired pneumonia due to gram-negative bacteria and pseudomonas aeruginosa: incidence, risk, and prognosis. Arch Intern Med. 162:1849–1858
7. Burchardi H, Kuhlen R, Schonhofer B, Müller E, Criee CP, Welte T (2002) Konsensus Statement zu Indikation, Möglichkeiten und Durchführung der nicht-invasiven Beatmung bei der akuten respiratorischen Insuffizienz. Anaesthesist 51; 33–41
8. Burkhardt O, Derendorf H, Welte T (2006) Neue Antibiotika für die Behandlung von MRSA-Infektionen. Med Monatsschr Pharm. Feb;29(2):56–62
9. Brunkhorst FM (2006) Epidemiology, economy and practice – results of the German study on prevalence by the competence network sepsis (SepNet) Anasthesiol Intensivmed Notfallmed Schmerzther. Jan;41(1):43–44
10. Chamot E, Boffi El Amari E, Rohner P, Van Delden C (2003) Effectiveness of combination antimicrobial therapy for Pseudomonas aeruginosa bacteremia. Antimicrob Agents Chemother Sep;47(9):2756–64
11. Chastre J, Wolff M, Fagon JY et al.; PneumA Trial Group (2003) Comparison of 8 vs 15 days of antibiotic therapy for ventilator-associated pneumonia in adults: a randomized trial. JAMA. Nov 19;290(19):2588–98
12. Christ-Crain M, Jaccard-Stolz D, Bingisser R, Gencay MM, Huber PR, Tamm M, Müller B (2004) Effect of procalcitonin guided treatment on antibiotic use and outcome in lower respiratory tract infections. Lancet 363: 600–607
13. Confalonieri M, Potena A, Carbone G, Porta RD, Tolley EA, Umberto Meduri G. (1999) Acute respiratory failure in patients with severe community–acquired pneumonia. A prospective randomized evaluation of noninvasive ventilation. Am J Respir Crit Care Med. Nov;160(5 Pt 1):1585–1591
14. Cosgrove SE. The relationship between antimicrobial resistance and patient outcomes: mortality, length of hospital stay, and health care costs. Clin Infect Dis. 2006 Jan 15;42 Suppl 2:S82–89
15. Dietrich ES, Demmler M, Schulgen G, Fekec K, Mast O, Pelz K, Daschner FD (2002) Nosocomial pneumonia: a cost-of-illness analysis. Infection Apr;30(2):61–67
16. Dunbar LM, Khashab MM, Kahn JB, Zadeikis N, Xiang JX, Tannenberg AM (2004) Efficacy of 750-mg, 5-day levofloxacin in the treatment of community acquired pneumonia caused by atypical pathogens. Curr Med Res Opin 20 (4): 555–563
17. El–Ebiary M, Torres A, Fabregas N et al. (1997) Significance of the isolation of Candida species from respiratory samples in critically ill, non–neutropenic patients. An immediate postmortem histologic study. Am J Respir Crit Care Med. Aug;156(2 Pt 1):583–590
18. Ewig S, de Roux A, Bauer T, Garcia E, Mensa J, Niederman M, Torres A (2004) Validation of predictive rules and indices of severity for community acquired pneumonia. Thorax 59 (5): 421–427
19. Fagon JY, Chastre J, Wolff M et al. (2000) I nvasive and noninvasive strategies for management of suspected ventilator-associated pneumonia. A randomized trial. Ann Intern Med. Apr 18;132(8):621–630
20. Garnacho-Montero J, Garcia-Garmendia JL, Barrero-Almodovar A et al. (2003) Impact of adequate empirical antibiotic therapy on the outcome of patients admitted to the intensive care unit with sepsis. Crit Care Med. Dec;31(12):2742–2751
21. Gastmeier P, Sohr D, Geffers C, Behnke M, Daschner F, Ruden H (2005) Mortality risk factors with nosocomial Staphylococcus aureus infections in intensive care units: results from the German Nosocomial Infection Surveillance System (KISS). Infection Apr;33(2):50–55
22. Gattinoni L, Tognoni G, Pesenti A et al.; Prone-Supine Study Group (2001) Effect of prone positioning on the

survival of patients with acute respiratory failure. N Engl J Med. Aug 23;345(8):568–573
23. Giantsou E, Liratzopoulos N, Efraimidou E et al. (2005) Both early-onset and late-onset ventilator associated-pneumonia are caused mainly by potentially multiresistant bacteria. Intensive Care Med. Nov;31(11):1488–1494
24. Goossens H, Ferech M, Vander Stichele R, Elseviers M (2005) Outpatient antibiotic use in Europe and association with resistance: a cross national database study. Lancet 365:579–587
25. Gottlieb J, Welte T, Hoper MM, Struber M, Niedermeyer J (2004) Lung transplantation. Possibilities and limitations Internist (Berl). Nov;45(11):1246–1259
26. Grundmann H, Barwolff S, Tami A et al. (2005) How many infections are caused by patient-to-patient transmission in intensive care units? Crit Care Med. May;33(5):946–951
27. Halm EA, Teirstein AS (2002) Clinical practice. Managment of community-acquired pneumonia. N Engl J Med 347 (25): 2039–2045
28. Hess DR (2004) The evidence for noninvasive positive-pressure ventilation in the care of patients in acute respiratory failure: a systematic review of the literature. Respir Care 49:810–829
29. Herbrecht R, Denning DW, Patterson TF et al.; Invasive Fungal Infections Group of the European Organisation for Research and Treatment of Cancer and the Global Aspergillus Study Group (2002) Voriconazole versus amphotericin B for primary therapy of invasive aspergillosis. N Engl J Med. Aug 8;347(6):408–415
30. Hilbert G, Gruson D, Vargas F et al. (2001) Noninvasive ventilation in immunosuppressed patients with pulmonary infiltrates, fever, and acute respiratory failureN Engl J Med. Feb 15;344(7):481–487
31. Hoffken G, Lorenz J, Kern W et al. (2005) S3-Leitlinie zu ambulant erworbener Pneumonie und tiefen Atemwegsinfektionen. Pneumologie. Sep;59(9):612–664
32. Hoffman LR, D'Argenio DA, MacCoss MJ, Zhang Z, Jones RA, Miller SI (2005) Aminoglycoside antibiotics induce bacterial biofilm formation. Nature. Aug 25;436(7054):1171–1175
33. Hong T, Moland ES, Abdalhamid B et al. (2005) Escherichia coli: development of carbapenem resistance during therapy. Clin Infect Dis. May 15;40(10):e84–86
34. Hopstaken RM, Butler CC, Muris JW, Knottnerus JA, Kester AD, Rinkens PE, Dinant GJ (2006) Do clinical findings in lower respiratory tract infection help general practitioners prescribe antibiotics appropriately? An observational cohort study in general practice. Fam Pract. Apr;23(2):180–187
35. Huotari K, Tarkka E, Valtonen V, Kolho E (2003) Incidence and risk factors for nosocomial infections caused by fluoroquinolone–resistant Escherichia coli. Eur J Clin Microbiol Infect Dis. Aug;22(8):492–495
36. Kollef MH, Von Harz B, Prentice D, Shapiro SD, Silver P, St John R, Trovillion E (1997) Patient transport from intensive care increases the risk of developing ventilator-associated pneumonia. Chest. Sep;112(3):765–773
37. Kullberg BJ, Sobel JD, Ruhnke M et al. (2005) Voriconazole versus a regimen of amphotericin B followed by fluconazole for candidaemia in non-neutropenic patients: a randomised non-inferiority trial. Lancet Oct 22–28;366(9495):1435–1442
38. Kumar A, Roberts D, Wood KE et al. (2006) Duration of hypotension before initiation of effective antimicrobial therapy is the critical determinant of survival in human septic shock. Crit Care Med. Jun;34(6):1589–1596
39. Lim CM, Jung H, Koh Y et al. (2003) Effect of alveolar recruitment maneuver in early acute respiratory distress syndrome according to antiderecruitment strategy, etiological category of diffuse lung injury, and body position of the patient.Crit Care Med. Feb;31(2):411–418
40. Lonks JR, Garau J, Gomez L et al. (2002) Failure of macrolide antibiotic treatment in patients with bacteremia due to erythromycin-resistant Streptococcus pneumoniae. Clin Infect Dis 35 (5): 556–564
41. Luna CM, Vujacich P, Niederman MS, Vay C, Gherardi C, Matera J, Jolly EC (1997) Impact of BAL data on the therapy and outcome of ventilator-associated pneumonia. Chest. Mar;111(3):676–685
42. Maertens J, Raad I, Petrikkos G et al.; Caspofungin Salvage Aspergillosis Study Group (2004) Efficacy and safety of caspofungin for treatment of invasive aspergillosis in patients refractory to or intolerant of conventional antifungal therapy. Clin Infect Dis. Dec 1;39(11):1563–1571
43. Martin GS, Mannino DM, Eaton S, Moss M (2003) The epidemiology of sepsis in the United States from 1979 through 2000. N Engl J Med. Apr 17;348(16):1546–1554
44. Meersseman W, Vandecasteele SJ, Wilmer A, Verbeken E, Peetermans WE, Van Wijngaerden E (2004) Invasive aspergillosis in critically ill patients without malignancy. Am J Respir Crit Care Med. Sep 15;170(6):621–625
45. Maskell NA, Gleeson FV, Darby M. et al. (2004) Diagnostically significant variations in pleural fluid pH in loculated parapneumonic effusions. Chest 126: 2022–2024
47. Mayer I, Nagy E (1999) Investigation of the synergic effects of aminoglycoside-fluoroquinolone and third-generation cephalosporin combinations against clinical isolates of Pseudomonas spp. J Antimicrob Chemother. 1999 May;43(5):651–657
48. Metlay JP, Schulz R, Li YH et al. (1997) Influence of age on symptoms at presentation in patients with community-acquired pneumonia. Arch Intern Med 157(13):1453–1459
49. Mora-Duarte J, Betts R, Rotstein C et al.; (2002) Caspofungin Invasive Candidiasis Study Group.Comparison of caspofungin and amphotericin B for invasive candidiasis. N Engl J Med. Dec 19;347(25):2020–2029
50. Namias N, Samiian L, Nino D et al. (2000) Incidence and susceptibility of pathogenic bacteria vary between intensive care units within a single hospital: implications for empiric antibiotic strategies. J Trauma. 2000 Oct;49(4):638–645
51. National Nosocomial Infections Surveillance System. National Nosocomial Infections Surveillance (NNIS) System Report, data summary from January 1992 through June 2004, issued October 2004. Am J Infect Control. 2004 Dec;32(8):470–485
52. Neuhauser MM, Weinstein RA, Rydman R, Danziger LH, Karam G, Quinn JP (2003) Antibiotic resistance among gram-

negative bacilli in US intensive care units: implications for fluoroquinolone use. JAMA. Feb 19;289(7):885–888

53. Ott SR, Lode H. Diagnostik und Therapie der Aspirationspneumonie. Dtsch Med Wochenschr. 2006 Mar 24;131(12):624–628
54. Paul M, Benuri-Silbiger I, Soares-Weiser K, Leibovici L. Beta lactam monotherapy versus beta lactam-aminoglycoside combination therapy for sepsis in immunocompetent patients: systematic review and meta-analysis of randomised trials. BMJ. 2004 Mar 20;328(7441):668
55. Pletz MW, Welte T (2005) Pneumonie. In: Dietel M, Suttorp N, Zeitz M (Hrsg) Harrison´s Innere Medizin (dt. Ausgabe), ABW Wissenschaftsverlag, Berlin: S. 1638–1650
56. Pugin J, Auckenthaler R, Mili N, Janssens JP, Lew PD, Suter PM (1991) Diagnosis of ventilator-associated pneumonia by bacterologic analysis of bronchoscopic and nonbronchoscopic »blind« bronchoalveolar fluid. Am Rev Respir Dis 143: 1121–1129
57. Rello J, Sole-Violan J, Sa-Borges M et al. Pneumonia caused by oxacillin-resistant Staphylococcus aureus treated with glycopeptides. Crit Care Med. 2005 Sep;33(9):1983–1987
58. Ruiz M, Torres A, Ewig S, Marcos MA, Alcon A, Lledo R, Asenjo MA, Maldonaldo A.Noninvasive versus invasive microbial investigation in ventilator-associated pneumonia: evaluation of outcome Am J Respir Crit Care Med. 2000 Jul;162(1):119–125
59. Safdar N, Handelsman J, Maki DG. Does combination antimicrobial therapy reduce mortality in Gram-negative bacteraemia? A meta-analysis. Lancet Infect Dis. 2004 Aug;4(8):519–527
60. Sandiumenge A, Diaz E, Bodi M, Rello J. Therapy of ventilator-associated pneumonia. A patient-based approach based on the ten rules of »The Tarragona Strategy«. Intensive Care Med. 2003 Jun;29(6):876–883
61. Singh N, Rogers P, Atwood CW, Wagener MM, Yu VL. Short-course empiric antibiotic therapy for patients with pulmonary infiltrates in the intensive care unit. A proposed solution for indiscriminate antibiotic prescription. Am J Respir Crit Care Med. 2000 Aug;162(2 Pt 1):505–511
62. Tablan OC, Anderson LJ, Besser R, Bridges C, Hajjeh R; CDC; Healthcare Infection Control Practices Advisory Committee. Guidelines for preventing health-care-associated pneumonia, 2003: recommendations of CDC and the Healthcare Infection Control Practices Advisory Committee.MMWR Recomm Rep. 2004 Mar 26;53(RR-3):1–36
63. Trouillet JL, Chastre J, Vuagnat A, Joly-Guillou ML, Combaux D, Dombret MC, Gibert C (1998) Ventilator-associated pneumonia caused by potentially drug-resistant bacteria. Am J Respir Crit Care Med. Feb;157(2):531–539
64. Valles J, Rello J, Ochagavia A, Garnacho J, Alcala MA (2003) Community-acquired bloodstream infection in critically ill adult patients: impact of shock and inappropriate antibiotic therapy on survival. Chest. May;123(5):1615–1624
65. Ventilation with lower tidal volumes as compared with traditional tidal volumes for acute lung injury and the acute respiratory distress syndrome. The Acute Respiratory Distress Syndrome Network. N Engl J Med. 2000 May 4;342(18):1301–8
66. Vincent JL, Bihari DJ, Suter PM et al. (1995) The prevalence of nosocomial infection in intensive care units in Europe. Results of the European Prevalence of Infection in Intensive Care (EPIC) Study. EPIC International Advisory Committee. JAMA. 1995 Aug 23–30;274(8):639–644
67. Ware LB, Matthay MA (2000) The acute respiratory distress syndrome.N Engl J Med. 2000 May 4;342(18):1334–1349
68. Welte T, Marre R, Suttorp N (2004) Das Kompetenznetzwerk Ambulant erworbene Pneumonie (CAPNETZ) Ein erster Zwischenbericht. Internist (Berl) Apr;45(4):393–401
69. Welte T, Marre R, Suttorp N (2006) Was gibt es Neues in der Behandlung der ambulant erworbenen Pneumonie. Med Klin 101: 313–320
70. Welte T (2006) Die nosokomiale Pneumonie – State of the Art. Intensivmedizin 43: 301–309
71. Welte T (2006) Arzneimittelkommission der deutschen Ärzteschaft (Hrsg) Arzneiverordnungen, Deutscher Ärzte-Verlag, Köln: S. 879–891
72. Yu VL, Chiou CC, Feldman C et al.; International Pneumococcal Study Group (2003) An international prospective study of pneumococcal bacteremia: correlation with in vitro resistance, antibiotics administered, and clinical outcome. Clin Infect Dis. 2003 Jul 15;37(2):230–237

COPD und Asthma bronchiale in der Intensivmedizin

B. Schönhofer, R. Bals

Hintergrund

Asthma bronchiale und COPD (»chronic obstructive pulmonary disease«) sind obstruktive Atemwegserkrankungen, die einige Gemeinsamkeiten, aber auch Unterschiede aufweisen (◘ Tab. 18.1). Beide Erkrankungen sind durch eine obstruktive Ventilationsstörung gekennzeichnet. Asthma bronchiale kann bereits im frühen Kindesalter auftreten, wohingegen die COPD eine Erkrankung des Erwachsenen ist und jenseits des 60. Lebensjahres den Altersgipfel hat. In über 80% der Fälle wird die COPD durch aktives oder passives Rauchen verursacht. Exazerbationen sind typische Ereignisse für beide Krankheitsbilder und können Schweregrade erreichen, die eine Intensivtherapie notwendig machen.

Obwohl sich die Pharmakotherapie von Asthma bronchiale und COPD bzw. Lungenemphysem unterscheiden (s. dort), ist es für die intensivmedizinische Therapie nur von sekundärer Bedeutung, welche exakte Pathogenese der akuten Bronchialobstruktion zugrunde liegt. Der Schwerpunkt der kommenden Ausführungen liegt bei der Erwachsenenmedizin; nur einige Aspekte der Pädiatrie werden aufgeführt.

Epidemiologie von Asthma und COPD

Das **Asthma bronchiale** ist eine Atemwegserkrankung mit bronchialer Hyperreagibilität sowie variabler Atemwegsobstruktion [40]. Diesen Veränderungen liegt eine chronische eosinophile Entzündung der Schleimhaut der Atemwege zugrunde. Insgesamt besteht eine Fehlregulation des Immunsystems mit Überwiegen einer Th_2-Antwort. In vielen Fällen besteht eine allergische Komponente. Das Asthma ist eher eine Erkrankung des Kindes- und jungen Erwachsenenalters. Die Prävalenz des Asthmas hat in den vergangenen Jahrzehnten in vielen Ländern zugenommen [1]. Der Schweregrad des stabilen Asthma bronchiale erfolgt nach klinischen Parametern als auch nach Lungenfunktionsmesswerten. Die Therapie erfolgt als Stufentherapie, die sich am Schweregrad orientiert [40].

Der Begriff **COPD** ist komplex definiert und umfasst eine Symptomatik und funktionelle Beeinträchtigung der Lunge, die durch eine Kombination aus chronischem Husten, gesteigerter Sputumproduktion, Atemnot, Atemwegsobstruktion und eingeschränktem Gasaustausch charakterisiert ist. Die Obstruktion ist progredient und durch Gabe eines Bronchodilatators oder eines

■ **Tab. 18.1.** Differenzialdiagnose von Asthma vs. COPD. (Nach der Leitlinie Asthma der AWL/DGP; nach [16])

Merkmal	Asthma	COPD
Alter bei Erstdiagnose	Variabel, häufig: Kindheit, Jugend	Meist 6. Lebensdekade
Tabakrauchen	Kein direkter Kausalzusammenhang; Verschlechterung durch Tabakrauchen möglich	Direkter Kausalzusammenhang
Hauptbeschwerden	Anfallartig auftretende Atemnot	Atemnot bei Belastung
Verlauf	Variabel, episodisch	Progredient
Allergie	Häufig	Selten
Obstruktion	Variabel	Persistierend
Reversibilität der Obstruktion	>20% FEV_1	<15% FEV_1
Bronchiale Hyperreaktivität	Regelhaft vorhanden	Gelegentlich
Ansprechen auf Kortison	Regelhaft vorhanden	Gelegentlich

■ **Tab. 18.2.** Einteilung der akuten Exazerbationen der chronischen Bronchitis [4]

Typ I:	Vorliegen aller drei Parameter:
	± Zunahme von Luftnot oder Brustenge
	± Erhöhtes Sputumvolumen
	± Vermehrte Sputumpurulenz
Typ II:	Vorliegen von zwei der drei o. g. Parameter
Typ III:	Vorliegen von einem der drei o. g. Parameter und mindestens ein zusätzliches Symptom:
	± Hinweis auf eine Infektion der oberen Luftwege (Schluckbeschwerden, Schnupfen)
	± Erhöhte Körpertemperatur
	± Zunahme der Bronchospastik, Husten oder Zunahme der Atemfrequenz über 20% vom Ausgangswert

Glukokortikosteroids im Gegensatz zum Asthma bronchiale nicht vollständig reversibel. Die COPD besitzt im Wesentlichen zwei morphologisch-pathophysiologische Komponenten, zum einen die chronisch obstruktive Bronchitis, zum anderen das Emphysem [22, 59, 3]. Nach aktuellen epidemiologischen Daten liegt die Inzidenz für COPD je nach Betrachtungsweise zwischen 8–15% [56, 57, 58]. Zwischen 10–20% aller Raucher entwickeln eine COPD, ohne dass bisher klar ist, welche Suszeptibilitätsfaktoren zugrunde liegen. Weltweit ist die COPD derzeit die vierthäufigste Todesursache und wird Berechnungen zufolge in Jahr 2020 den dritten Platz einnehmen (http://www.who.int/whr/2002) [63]. Die stabile COPD wird nach Parametern der Lungenfunktion in verschiedene Schweregrade eingeteilt und die Therapie erfolgt stadienabhängig [68]. Die COPD und insbesondere ihre Exazerbationen werden meistens erst im fortgeschrittenen Alter klinisch manifest. Die Einteilung des Schweregrades einer COPD-Exazerbation nach klinischen Gesichtspunkten wird nicht einheitlich durchgeführt. Meist wird die Einteilung nach Anthonisen angewendet [4] (■ Tab. 18.2).

Die schwergradige Exazerbation führt sowohl bei der COPD (AECOPD) als auch dem akut exazerbierten Asthma bronchiale (AA) zum ventilatorischen Versagen im Wesentlichen infolge der Erschöpfung der Atemmuskulatur (zugrunde liegende Pathophysiologie, ■ Tab. 18.3). Hieraus resultieren die respiratorische Azidose infolge Hyperkapnie sowie eine vital bedrohliche Hypoxämie.

Tab. 18.3. Faktoren, die zum ventilatorischen Versagen führen

Hohe Belastung der Atempumpe	– Massive Atemwegsobstruktion (d. h. erhöhter Atemwegswiderstand) – Erhöhter Atemantrieb – Verkürzte Inspiration – Hypersekretion – Intrinsic positive endexpiratory pressure (PEEPi)
Reduzierte Kapazität der Atempumpe	– Dynamische Lungenüberblähung – Abflachung des Zwerchfells

Tab. 18.4. Klinische- und Funktionsdiagnostik

Variable/Messmethode	Hinweis auf schwere Atemwegsobstruktion
Symptome	
– Dyspnoe	In Ruhe
– Sprache	Nur noch einzelne Worte
– Vigilanz	Agitation
Klinische Zeichen	
– Atemfrequenz	>30/min
– Herzfrequenz:	>120/min
– Pulsus paradoxus	Ja
– Einsatz der Atemhilfsmuskulatur	Ja
– Auskultation	Giemen und Pfeifen (**Cave:** »Silent chest«)
Spirometrie (PEF oder FEV1)	<50 l/min oder <50% vom Soll
BGA	
– PaO_2	<60 mmHg
– $PaCO_2$	>42 mmHg
pH	<7,3
– SaO_2 (Pulsoximetrie)	<90%

$PaCO_2$ = arterieller Kohldioxidpartialdruck; *PaO_2* = arterieller Sauerstoffpartialdruck; *PEF* = peak expiratory flow; *SaO_2* = Sauerstoffsättigung

Diagnostik und Monitoring

Gerade unter intensivmedizinischer Betrachtung ist es wichtig, zur Erkennung der akuten Atemwegsobstruktion über eine einfache, aber aussagekräftige Diagnostik und das adäquate Monitoring zur verfügen. Im Wesentlichen gehören hierzu die Erfassung der klinischen Symptome, die Lungenfunktion, die Blutgasanalyse und die Pulsoximetrie. Im Folgenden sind diese Aspekte und deren Aussagefähigkeit zur Beurteilung des Schweregrades von COPD oder AA tabellarisch aufgeführt (Tab. 18.4).

Daten zu Verlauf und Prognose

Patienten mit akut exazerbierter COPD (AECOPD) haben generell eine ungünstige Prognose. Die Krankenhaussterblichkeit von Patienten mit einer schweren AECOPD-Exazerbation liegt zwischen 3 und 10% [75]. Als unabhängige Prädiktoren für eine erhöhte Mortalität erwiesen sich die Langzeitgabe von oralen Kortikosteroiden, pathologische Blutgase, hohes Lebensalter [42], niedrigeres Albumin, niedriger Body Mass Index (BMI), zeitlicher Abstand zur letzten Hospitalisation [45]. Auch wenn die absolute Anzahl der gefährdeten Patienten deutlich niedriger liegt, sind die Prädiktoren für eine eingeschränkte Prognose beim AA ähnlich.

Asthmapatienten mit folgenden Charakteristika weisen eine deutlich gesteigerte Mortalitätsrate auf: Wiederholte schwere Exazerbationen, frühere asthmabedingte Hospitalisation oder ambulante Notfallsituationen, Anwendung von mehr als zwei

Patronen β_2-Mimetika monatlich, Anwendung systemischer Kortikosteroide, Komorbidität (z. B. kardiovaskuläre Erkrankungen), schwere psychiatrische oder psychosoziale Störungen und niedriger sozioökonomischer Status.

Unter dem Aspekt der zeitlichen Dynamik setzen die Symptome bei AECOPD relativ langsam ein. Demgegenüber ist es beim AA sinnvoll, zwischen langsamem und schnellem Verlauf der Erkrankung zu unterscheiden. (mehr Details hierzu sind in ◘ Tab. 18.5 aufgeführt).

Kriterien zur Aufnahme ins Krankenhaus und auf die Intensivstation

Aufgrund der schlechten Prognose von schwergradiger AECOPD und AA ist es von entscheidender Bedeutung, gefährdete Patienten frühzeitig zu erkennen und ggf. ins Krankenhaus bzw. in die Intensivstation einzuweisen. In ◘ Tab. 18.6 und 18.7 sind die hierbei erforderlichen Kriterien zusammengestellt.

◘ Tab. 18.5. Wesentliche Charakteristika bei Patienten mit AA der langsamen bzw. schnellen Verlaufsform

	Langsamer Verlauf	Schneller Verlauf
Zeitverlauf	Progressive Exazerbation >6 h (üblicherweise über Tage oder Wochen)	Akut exazerbierend, <6 h
Häufigkeit	80–90%	10–20%
	Überwiegend weiblich	Überwiegend männlich
Triggerfaktoren	Überwiegend Infektionen der oberen Luftwege	Überwiegend Allergene, körperliche Belastung oder psychosozialer Stress
Schweregrad der Obstruktion	Mittel	Hoch
	Langsames Ansprechen auf Behandlung, hohe Hospitalisierungsrate	Schnelles Ansprechen auf Behandlung, geringe Hospitalisierungsrate
Pathophysiologischer Mechanismus	Inflammatorisch	Bronchospasmus

◘ Tab. 18.6. Kriterien zur stationären Aufnahme

Anamnese	– Rasche und deutliche Zunahme der Intensität von Symptomen – Unfähigkeit zur Verrichtung gewöhnlicher Aktivitäten – Oftmals vorbekannte schwere COPD mit FEV_1 <1/l oder <30% Soll, gehäufte Exazerbationsrate, ggf. Langzeitsauerstofftherapie
Komorbidität	– Hohes Alter – Schwere chronische Erkrankungen

Symptome	– Fehlendes Ansprechen auf eine ambulante Therapie
	– Unzureichende häusliche Versorgung
	– Dyspnoe bereits bei leichter Belastung oder in Ruhe
	– Neu aufgetretene Lippenzyanose
	– Neu aufgetretene beeinträchtigte Wahrnehmung, Schläfrigkeit
	– Neue Rechtsherzdekompensation mit peripheren Ödem
	– Neu aufgetretene Arrhythmien
	– Pulsoxymetrie, BGA:
	  – Evtl. S_aO_2 <90%
	  – p_aO_2 <60 mmHg

◘ Tab. 18.7. Kriterien zur Aufnahme auf die Intensivstation
– Verschlechterung der PEF-Werte trotz Therapie
– Schwerste Dyspnoe
– Orthopnoe trotz eingeleiteter Therapie
– Verwirrtheit, Lethargie
– Muskuläre Erschöpfung
– Persistierende oder zunehmende Hypoxämie
– Hyperkapnie
– Fallender arterieller pH-Wert (Azidose)
– Koma oder Atemstillstand

Therapie

Als Grundlage für die Darstellungen zur Therapie in diesem Kapitel dienen die folgenden Leitlinien:
- Guideline der Global Initiative for Asthma (GINA) [40] (http://www.ginasthma.org)
- S2-Leitlinie zur Diagnostik und Therapie von Patienten mit Asthma, herausgegeben von der Deutschen Atemwegsliga und der Deutschen Gesellschaft für Pneumologie und Beatmungsmedizin [16] (http://www.pneumologie.de)
- Guideline der Global Initiative for Chronic Obstructive Lung Disease (GOLD) [68] (http://www.gold.copd.org)
- S2-Leitlinie der Deutschen Atemwegsliga und der Deutschen Gesellschaft für Pneumologie zur Diagnostik und Therapie von Patienten mit chronisch obstruktiver Bronchitis und Lungenemphysem) [16] (http://www.pneumologie.de)

Die Hauptkomponenten des medikamentösen Managements einer akuten Exazerbation einer COPD bzw. eines Asthmas sind Bronchodilatatoren (bevorzugt inhalative β_2-Sympathomimetika und Anticholinergika), Steroide und Antibiotika. Im Prinzip sind die Therapiemaßnahmen bei beiden Erkrankungen ähnlich.

Therapiemaßnahmen des schweren Asthmaanfalls beim Erwachsenen

Die grundlegenden Therapiemaßnahmen eines Asthmaanfalls bestehen in der wiederholten Gabe schnellwirksamer β_2-Agonisten, der frühen Gabe systemischer Glukokortikosteroide und der Sauerstoffgabe. Wichtig sind insbesondere kurzfristige Kontrollen, ob die bereits getroffenen Maßnahmen zu einer klinischen Verbesserung führen oder ob die Therapie erweitert werden muss. Die Notfallversorgung des schweren Asthmaanfalls erfolgt entsprechend den Leitlinien von GINA und DGP, dies ist in ◘ Tab. 18.8 und einem vereinfachten Algorithmus (◘ Abb. 18.1) dargestellt.

Glukokortikosteroide beschleunigen die Abheilung der Exazerbation und sind bei allen Schweregraden des AA empfohlen. Ein schwerer AA sollte mit systemischen Glukokortikosteroiden behandelt werden, die oral oder intravenös gegeben werden können. Die intravenöse Applikation sollte bei Patienten bevorzugt werden, die nicht schlucken können oder bei denen die Resorption vermindert sein kann. Eine Dosis von 60–80 mg Methylprednisolon oder 300–400 mg Hydrokortison pro Tag ist aufgrund einer Metaanalyse ausreichend für hospitalisierte Patienten [72]. Es ist aktuell nicht geklärt, wie lange systemische Glukokortikosteroide gegeben werden sollen, für Erwachsene wird eine Dauer von 10–14 Tagen angegeben [40], für Kinder 3–5 Tagen. Es existieren auch keine wissenschaftlichen Daten, die zeigen, dass nach der Kurzzeittherapie, die schrittweise Reduktion der Dosis (»Ausschleichen«) erforderlich ist. Nach klinischer Erfahrung ist nach Besserung der Akutsymptomatik das abrupte Absetzen der Steroidtherapie problemlos möglich. Inhalierte Glukokortikosteroide sind als Bestandteil eines bereits etablierten Therapieprogramms effektiv. Einige Studien zeigen, dass bei Patienten, die keine oralen Glukokortikosteroide einnehmen können oder wollen, durch hohe Dosen inhalativer Glukokortikosteroide ähnliche Effekte erreicht werden können [36]. Die Empfehlung einiger Leitlinien, die Dosierung inhalativer Glukokortikosteroide bei Verschlechterung der Asthmakontrolle zu erhöhen, wird nicht durch wissenschaftliche Daten belegt [35].

Bronchodilatatoren bei Asthma bronchiale

Kurzwirksame β2-Agonisten. Inhalativ applizierte kurzwirksame β_2-Agonisten sind die *erste Wahl* der bronchodilatatorischen Therapie. Die Applikation

Tab. 18.8. Erstversorgung eines akuten Asthmaanfalls nach der Leitlinie der AWL/DGP [16]

Erstversorgung – gegebenenfalls präklinisch
- 2–4 Inhalationen eines rasch wirksamen β_2-Mimetikas, Wiederholungen in 10–15-minütigen Intervallen; β_2-Mimetika-Inhalationen und Ipratropiumbromid 0,5 mg mittels Vernebler
- 50–100 mg Prednisolon-Äquivalent i.v.
- Eventuell β_2-Agonisten parenteral
- Sauerstoffgabe 2–4 l/min über Nasensonde
- Ggf. Theophyllin i.v.
- Transport ins Krankenhaus mit Arztbegleitung

Erstversorgung im Krankenhaus
- Einleitung diagnostischer Maßnahmen (BGA, Röntgen-Thorax, Blutabnahme, EKG)
- Fortsetzen der Gabe von Sauerstoff und inhalativer Bronchodilatatoren
- Eventuell β_2-Agonisten parenteral (z. B. Reproterol 0,09 mg langsam i.v., Wiederholung nach 10 min möglich)
- 50–100 mg Prednisolon-Äquivalent i.v., alle 4–6 h
- Indikation zur Intensivtherapie und Beatmung prüfen

kann über unterschiedliche Systeme erfolgen: Vernebelung, Pulverinhalatoren oder Dosieraerosole (»metered dose inhaler«) mit einem Spacer. Das optimale Atemmanöver (nach Ausatmung) ist für die bronchiale Wirkstoffdeposition entscheidend. Das bedeutet für Dosieraerosol langsame tiefe Inspiration (ein Anhalten des Atmens ist bei β_2-mimetika nicht erforderlich, da die trockenen Partikel schnell im Bronchialsystem anwachsen und damit praktisch alle deponieren.), für Pulverinhalatoren rasche tiefe Inspiration und für Vernebler: langsame tiefe Inspiration, möglichst mit kurzer Pause. Die Anwendung von Dosieraerosolen mit Spacer wird in einigen Studien der Verwendung eines Verneblungssystems gleichwertig gesehen. Die Studienlage erlaubt keine sichere Empfehlung für Pulverinhalationssysteme beim akuten Asthmaanfall, da meist der Inspirationsfluss zu niedrig ist. Bei Kindern ist die Verneblung den beiden anderen Applikationsformen vorzuziehen.

Die klinische Erfahrung zeigt, dass ein akut exazerbiertes Asthma bronchiale durch inhalative Applikation unter Kontrolle gebracht und auf die Gabe systemisch wirksamer Medikamente verzichtet werden kann. Der langwirksame β_2-Agonist Formoterol, der ebenfalls einen schnellen Wirkungsbeginn aufweist, hat eine vergleichbare Wirkung wie kurzwirksame β_2-Agonisten ohne vermehrte Nebenwirkungen. Formoterol ist allerdings aktuell teurer.

Bereits durch die Inhalation von β_2-Agonisten kommt es zur signifikanten Steigerung der Herzfrequenz [21]. Um vor allem kardiale Nebenwirkungen zu vermeiden, sollte die parenterale Gabe von β_2-Agonisten nur auf solche Fälle beschränkt werden; bei denen eine inhalative Gabe nicht möglich ist. Allerdings ist alternativ auch eine Instillation via Tubus möglich.

Epinephrin (Adrenalin). In den GINA-Leitlinien wird auch die Gabe von Epinephrin (Adrenalin) diskutiert, dessen Anwendung im deutschsprachigen Raum nicht üblich ist. Eine subkutane oder intramuskuläre Injektion von Adrenalin wird zur Behandlung einer Anaphylaxie oder eine Angioödems empfohlen. Wenn β_2-Agonisten nicht verfügbar sind, kann Adrenalin zur Behandlung eines akuten Asthmaanfalls eingesetzt werden, dies geht allerdings mit etwas mehr unerwünschten Nebenwirkungen einher.

Anticholinergikum. Die Kombination aus einem inhalativen β_2-Agonisten mit einem Anticholinergikum (Ipratropium) kann bzgl. der Bronchodilatation additiv sein. Generell wird die Zugabe von Ipratropium empfohlen, wenn die Gabe eines schnellwirksamen β_2-Agonisten nicht zum Erfolg führt.

Methylxanthine. Auch Methylxanthine haben eine bronchodilatatorische Wirkung, die denen inhalativer β_2-Agonisten allerdings nicht äquivalent ist. Ihre Anwendung geht jedoch mit relevanten Nebenwirkungen einher (z. B. Tachykardie und Krampfanfälle) und ist im Vergleich zu den genannten Bronchodilatatoren wenig effektiv [30]. Die Therapie

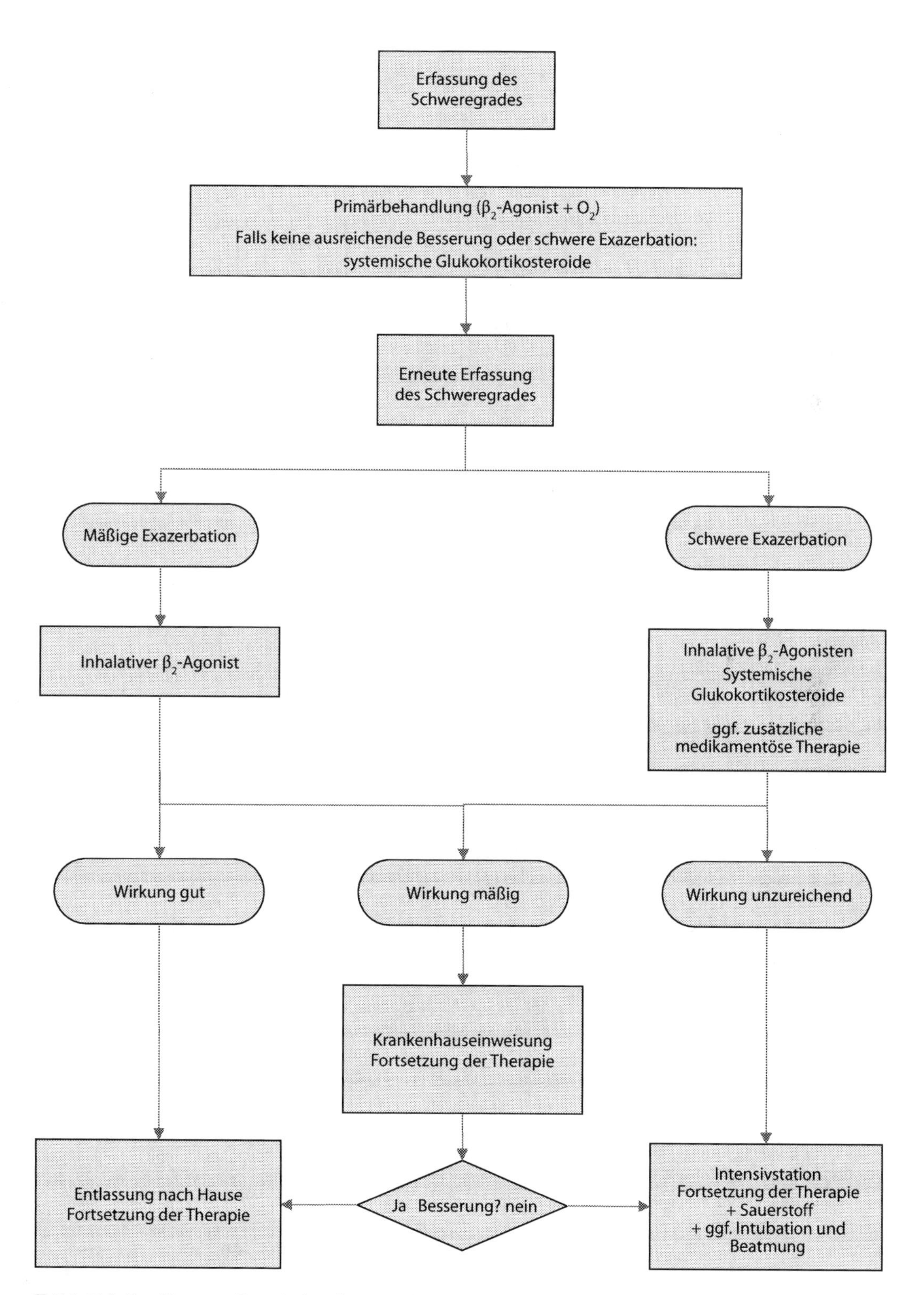

Abb. 18.1. Algorithmus zur Therapie des schweren Asthmaanfalls nach den Leitlinien [40, 16]

mit Theophyllin sollte zurückhaltend und nur unter Kontrolle des Serumspiegels erfolgen [84].

Magnesium. Magnesium wird als einmalige Infusion von 2 g über 20 min gegeben [76]. Obwohl Studien zeigen, dass bestimmte Patientengruppen (z. B. FEV_1 25–30% des Solls, Erwachsene und Kinder, die nicht auf die Initialtherapie ansprechen, Kinder, deren FEV_1 unter Therapie nicht auf über 60% des Solls ansteigt), von einer Magnesium-Gabe profitieren können, ist diese Substanz in aktuellen Leitlinien bisher nicht für die routinemäßige Gabe empfohlen.

Antibiotika. Die Exazerbationen eines Asthma bronchiale kann, muss aber nicht zwingend durch eine bakterielle Infektion verursacht werden. Bei Zeichen eines bakteriellen Infektes (d. h. Verfärbung des Bronchialsekretes, laborchemischer Nachweis der Inflammation, wie z. B. Procalcitonin) sollte antibiotisch behandelt werden. Die oben genannten Leitlinien gehen nicht spezifisch auf die Art der Antibiose ein. Es liegt jedoch nahe, sich an den Leitlinien zur Behandlung ambulant erworbener Pneumonien zu orientieren [60].

Aktuelle Untersuchungsergebnisse weisen darauf hin, dass Makrolidantibiotika (z. B. Telithromycin) bei der akuten Exazerbation des Asthma bronchiale neben einem antimikrobiellen einen antiinflammatorischen Effekt haben [51]. Der Stellenwert dieser Wirkung innerhalb des Behandlungskonzeptes beim Asthma bronchiale ist zurzeit noch offen.

Leukotrienrezeptor-Antagonisten. Sie sind eine etablierte therapeutische Option für die Behandlung des chronischen Asthmas, ihre Bedeutung beim Asthmaanfall ist allerdings unklar. Nur eine Studie zeigte eine Verbesserung der FEV_1 bei der Gabe von Montelukast beim AA [18].

Asthma in der Schwangerschaft

Um die Entwicklung des Embryos bzw. Föten nicht zu gefährden, sollte die Basistherapie (d. h. inhalative Glukokortikosteroide, β_2-Agonisten, Theophyllin, Leukotrienrezeptor-Antagonist) in der Schwangerschaft nicht geändert werden [16]. Die Therapie eines AA erfolgt wie bei nichtschwangeren Personen. Die Behandlung soll stationär erfolgen. Insbesondere ist auf eine ausreichende Oxygenierung zu achten.

Sonstiges

Die Gabe von **Sedativa** sollte zurückhaltend gehandhabt werden. Es wurde gezeigt, dass die Gabe dieser Medikamente mit einer erhöhten Rate an Asthma-Todesfällen einhergeht [37]. Daher werden Sedativa in den Leitlinien sogar als kontraindiziert betrachtet [40]. Dennoch zeigt die klinische Praxis, dass sich durch die i.v. Gabe von Morphinen in der Hand des erfahrenen Intensivmediziners auch extreme Dyspnoe und Agitation im Einzelfall bessern und so eventuell die Intubation und die assoziierten Komplikationen verhindern lassen. Auch ohne Gefahr einer bedrohlichen Hypoventilation führt die langsame Gabe von Morphin zur Abnahme des Atemantriebes und der Atemfrequenz und damit verbunden zur Besserung der Atemmechanik (u. a. Verlängerung des Exspiriums und Abnahme des intrinsischen PEEP) und subjektivem Befinden.

Steht die Hypersekretion beim Asthma bronchiale im Vordergrund, kann der endoskopisch versierte Intensivmediziner durchaus beim spontan atmenden und nur flach sedierten Patienten unter Monitoring der Vitalfunktionen und Intubationsbereitschaft eine Bronchoskopie zur Sekretentfernung durchführen.

Medikamentöse Behandlung einer COPD-Exazerbation

Bei der Pharmakotherapie der COPD-Exazerbation kommen im Wesentlichen die gleichen Medikamentengruppen wie beim Asthmaanfall zum Einsatz. Die medikamentöse Behandlung besteht aus folgenden Medikamentengruppen:

Glukokortikosteroide. Sie können oral oder intravenös verabreicht werden. Sie verkürzen die Genesungszeit und führen zu einer schnelleren Verbesserung der Lungenfunktion [66]. Die exakte Dosierung ist nicht durch Studien evaluiert, eine Dosis von 20–40 mg Prednisolon-Äquivalent über ca. 10 Tage wird empfohlen. Initial wurden in einigen Studien für kurze Zeit höhere Dosierungen gegeben. Wie beim Asthma bronchiale führt eine längere Behandlungsdauer nicht zur höheren Effizienz, sondern zu mehr Nebenwirkungen (u. a. Myopathie, Osteoporose, Entgleisung eines Diabetes und Flüssigkeitsretention). Daher sollten die Glukokortikoide auch bei der AECOPD nach 10-tägiger Behandlung abgesetzt werden.

Bronchodilatatoren. Kurzwirksame β_2-Agonisten sind die Therapie der Wahl. Auch wenn dies nicht explizit in den Leitlinien erwähnt wird, sollte unserer Meinung nach gleichzeitig ein kurzwirksames Anticholinergikum (d. h. Ipratropium oder Oxitropium) inhaliert werden, da bei COPD das parasympathische Nervensystem über bronchiale Rezeptoren zur Bronchialobstruktion beiträgt [43]. Inwiefern auch im Rahmen der AECOPD die inhalative Applikation von langwirksamen Anticholinergika [44] klinisch bedeutsam ist, muss in zukünftigen Studien untersucht werden.

Analog zum AA sollte die parenterale Gabe von β_2-Agonisten auf solche Fälle beschränkt werden, bei denen eine inhalative Gabe nicht möglich ist. Gerade bei COPD-Patienten mit Komorbidität (u. a. kardiale Erkrankungen) ist mit einer erhöhten Nebenwirkungsrate zu rechnen.

Theophyllin. Die orale oder intravenöse Gabe von Theophyllin bei AECOPD ist nach wie vor umstritten. Aktuell erlebt diese Substanz einmal mehr eine gewisse Renaissance [10]. Positive Effekte bezüglich der Lungenfunktion oder klinischer Outcome-Parameter sind gering und gehen gerade bei COPD-Patienten und ihrer hohen Komorbidität mit einer relevanten Nebenwirkungsrate einher [11]. Zu vermeiden ist die simultane Gabe von i.v. β_2-Agonisten und Theophyllin.

Antibiotika. Wie bereits oben dargestellt, können Exazerbationen eines Asthmas oder einer COPD durch virale und bakterielle Infektionen verursacht werden. Bei COPD-Exazerbationen ist dies in 50–60% der Fall. Die häufigsten bakteriellen Erreger sind *H. influenzae, S. pneumonia, M. catarrhalis, Enterobacteriacaeae* und *P. aeruginosa*. Hier sei auf die Ausführungen der S3-Leitlinine zur ambulant erworbenen Pneumonie der Paul-Ehrlich-Gesellschaft für Chemotherapie, der Deutschen Gesellschaft für Pneumologie, der Deutschen Gesellschaft für Infektiologie und vom Kompetenznetzwerk CAPNETZ verwiesen [82, 12]. Eine mikrobiologische Sputumuntersuchung sollte nur bei Patienten mit häufigen Exazerbationen, Therapieversagen und bei einem schweren Verlauf mit Verdacht auf multiresistente Erreger durchgeführt werden. Eine Antibiotikatherapie wird empfohlen bei:

- Patienten mit einer Typ I-Exazerbation nach den Anthonisen-Kriterien (s. oben) und einer mittelschweren oder schweren COPD
- Patienten mit einer schweren Exazerbation, die eine respiratorische Unterstützung brauchen

Eine Antibiotikatherapie kann erwogen werden bei:

- Patienten aller Schweregrade und häufigen Exazerbationen (>4/Jahr)
- Patienten aller Schweregrade und relevanter kardialer Komorbidität

Die Wahl der Therapie richtet sich nach dem Ausmaß der Lungenfunktionseinschränkung, da mit zunehmender Verschlechterung der FEV_1 unterschiedliche Erreger identifiziert werden können:

- FEV_1 50–80% des Solls (*Pneumokokken, H. influenzae*): Aminopenizillin ohne Betalaktamaseinhibitor (Amoxixillin); Alternativen: Makrolid (Azithromycin, Clarithromycin, Roxithromycin) oder Tetracyclin (Docycyclin).
- FEV_1 <50% (*Enterobacteriacaeae*): Aminopenicillin mit Betalaktamaseinhibitor (Amoxicillin + Clavulansäure oder Sultamicillin); pneumokokkenwirksames Fluorchinolon (Levofloxacin, Moxifloxacin)
- Bei bestehendem Risiko einer Pseudomonas-Infektion oder Patienten, die auf einer Intensivstation behandelt werden:
  - Acylureidopenicillin + Betalaktamaseinhibitor (Piperacillin + Tazobactam)
  - Pseudomonaswirksames Carbapenem (Imipenem, Meronem)
  - Pseudomonaswirksames Cephalosporin (Ceftazidim *, Cefepim)
  - Pseudomonaswirksames Fluorchinolon (Ciprofloxacin *, Levofloxacin)

  * = plus pneumokokkenwirksame Substanz

Auch wenn hierzu keine harten Daten vorliegen, orientiert sich die Dauer der Antibiotikatherapie an der Symptomatik, der Färbung des Sputums und zukünftig eventuell auch am Verlauf des Procalcitoninwertes [23]. Bei Therapieversagen ist die Antibiose abzusetzen und je nach klinischer Situation auf ein anderes empirisches Regime zu wechseln oder eine 2- bis 3-tägige Behandlungspause einzulegen, nach der eine mikrobiologische Diagnostik durchgeführt wird.

Da die Patienten mit starker Dyspnoe und Verdacht auf zugrunde liegende Exazerbation einer COPD häufig polymorbide sind, müssen differenzialdiagnostisch andere Erkrankungen, die ebenfalls mit dem Leitsymptom »Dyspnoe« einhergehen, berücksichtigt werden. Dies gilt insbesondere für die koronare Herzkrankheit und die Herzinsuffizienz verschiedenster Ursache. Diuretika sind bei peripheren Ödemen, Stauungszeichen im Röntgenbild des Thorax und erhöhtem Jugularvenendruck indiziert. Auch wurde aktuell gezeigt, dass eine Hyperglykämie bei AECOPD als eigenständiger Risikofaktor zu betrachten ist und sich negativ auf den weiteren Krankheitsverlauf auswirkt [9]. Wir konnten nachweisen, dass ca. 10% der COPD-Patienten, die infolge Infektexazerbation auf die Intensivstation eingeliefert wurden, gleichzeitig asymptomatisch tiefe Beinvenenthrombosen aufwiesen [74]. Ein relevanter Anteil dieser Patienten weist Lungenembolien auf [79].

Wegen der weitgehenden Immobilität der Patienten mit AECOPD sollte eine Antikoagulation mittels niedermolekularer oder unfraktionierter Heparine durchgeführt werden.

Nicht-pharmakologische Differenzialtherapie

Neben der aufgeführten Pharmakotherapie stehen zur Notfalltherapie der schwergradigen akuten Atemwegsobstruktion im Wesentlichen die Gabe von Sauerstoff und die maschinelle Beatmung in Form der nicht-invasiven Beatmung (NIV) und invasiven Beatmung (IMV) zur Verfügung. In ◘ Tab. 18.9 sind weitere Details zu den genannten Therapieformen aufgeführt.

Sauerstofftherapie

Da die schwergradige Atemwegsobstruktion mit einer Hypoxämie einhergeht, liegt es nahe, mit Sauerstoff zu therapieren. Auch wenn zum akuten Einsatz von Sauerstoff bei akuter Atemwegsobstruktion wenig evidenzbasierte Literatur existiert, besteht im klinischen Alltag kein Zweifel an dieser Indikation. Liegt eine Hypoxämie mit einer Sauerstoffsättigung <90% oder ein PaO_2 <60 mmHg vor, sollte dem Patienten Sauerstoff gegeben werden.

Die Hypoxämie lässt sich häufig bereits durch moderates Anheben des FiO_2 (z. B. 2 l/min Flussrate) vollständig korrigieren. Es erweist sich als vorteilhaft, anstelle schematischer Sauerstoffkonzentrationen und -Flussraten, den Sauerstoff-Flow anhand des paO_2 bzw. SpO_2 gezielt zu titrieren. Bei normoxischen Patienten kann auf eine Sauerstofftherapie verzichtet werden.

Die Sauerstoffgabe führt bei Patienten mit schwergradiger Atemwegsobstruktion, die per se einen hohen Atemantrieb verursacht, neben der Verbesserung der Oxygenierung via Hypoventilation und nachfolgender, meistens gering ausgeprägter Hyperkapnie zur Entlastung der Atemmuskulatur. Im Gegensatz zu den Bedingungen bei chronisch ventilatorischer Insuffizienz, insbesondere infolge neuromuskulärer Erkrankung [38], ist bei akuter Atemwegsobstruktion nicht zu fürchten, dass durch Sauerstoffgabe der hypoxiebedingte Stimulus der peripheren O_2-Rezeptoren im Karotissinus ausfällt und damit eine lebensbedrohliche Zunahme der Hypoventilation droht.

Beatmung

Über Jahrzehnte galt die invasive Respiratortherapie (IMV – »invasive mechanical ventilation«), deren Beatmungszugang der endotracheale Tubus ist, als Therapie der Wahl bei respiratorischen Notfällen. Mit der in jüngerer Vergangenheit zunehmend eingesetzten nicht-invasiven Positivdruckbeatmung (NIV – »non-invasive mechanical ventilation«) hat inzwischen ein neuer Abschnitt in der Beatmungsmedizin begonnen, was sich bereits in aktuellen Konsensusartikeln widerspiegelt [17, 49].

Der Algorithmus zur Behandlung der COPD-Exazerbation, angelehnt an Leitlinie der DGP [83], ist in der ◘ Abb. 18.2 als Algorithmus dargestellt.

18

Einstellung der Beatmung

Die oben beschriebene Pathophysiologie der schweren Atemwegsobstruktion wird bei der Einstellung der maschinellen Beatmung berücksichtigt. Wichtige Aspekte vor allem in der Initialphase der Beatmung sind in ◘ Tab. 18.10 aufgeführt, wobei für NIV und IMV grundsätzlich die gleichen Überlegungen gelten. Es ist wesentlich darauf zu achten, dass durch Applikation des externen PEEP (etwa 3–6 cmH_2O) der intrinsische PEEPi antagonisiert und durch inspiratorische Druckunterstützung die diaphragmale Atemarbeit reduziert und die Ventilation erhöht wird [8, 81].

◘ Tab. 18.9. Differentialtherapie mit Sauerstoff, nicht-invasiver Beatmung (NIV) und invasiver Beatmung

Sauerstofftherapie	– Hypoxämie PaO_2 <60 mmHg oder SO_2<90% – Unter O_2-Gabe ist ein geringgradiger Anstieg des $PaCO_2$ erlaubt – Therapiekontrolle nach 30 min, ggf. nach 120 min wiederholen
NIV	– Trotz O_2-Gabe persitierende Hypoxämie PaO_2 <60 mmHg oder SO_2<90% oder persistierende Azidose pH-Wert <7,35 – Anhaltende Tachypnoe AF >25/min – Voraussetzung: wacher, kooperativer Patient, erhaltener Husten-, Schluckreflex (kein Aspirationsrisiko) – Herz-Kreislauf-Stabilität
Invasive Beatmung	– Trotz O_2-Gabe und NIV persistierender PaO_2 <40 mmHg oder respiratorische Azidose pH-Wert <7,2 – Tachypnoe AF >35/min – Atemstillstand, Herz-Kreislauf-Instabilität, Somnolenz – Therapierefraktäre bronchiale Hypersekretion, hohe Viskosität

◘ Tab. 18.10. Initiale Beatmungsparameter bei schwerer Atemwegsobstruktion bei bewusstlosen Patienten

Parameter	Empfehlung	Ziel/Kommentar
Beatmungsmodus	Druck- oder volumengesteuert	
Atemfrequenz	8–15/min	Dynamische Überblähung vermeiden, bei Blutdruckabfall evtl. weniger, bei CO_2-Anstieg evtl. mehr
Atemzugvolumen	6–10 ml/kgKG	Atemwegspitzendruck beachten
Atemminutenvolumen	8–10 l/min	Atemwegspitzendruck beachten
IPAP-druckkontrolliert	30–35 cmH_2O	
Externer PEEP	3–6 cmH_2O, max. 2/3 des iPEEP	Regelmäßig iPEEP kontrollieren und anpassen
I:E	1:1,5 bis 1:3–4	Exspiration möglichst lange
Inspiratorischer Flow	>100 l/min	Turbulenz (Inhomogenität) vermeiden
Plateaudruck	<35 cmH_2O	Plateaudruck wichtiger als Spitzendruck (s. unten)
Spitzendruck	<35 cmH_20	Optimal Plateaudruck = Spitzendruck, ggf. durch Druckbegrenzung erzwingen

F_IO_2 = inspiratorische Sauerstofffraktion; *PEEP* = positive end-expiratory pressure; P_{plat} = endinspiratorischer Plateaudruck; SaO_2 = Sauerstoffsättigung

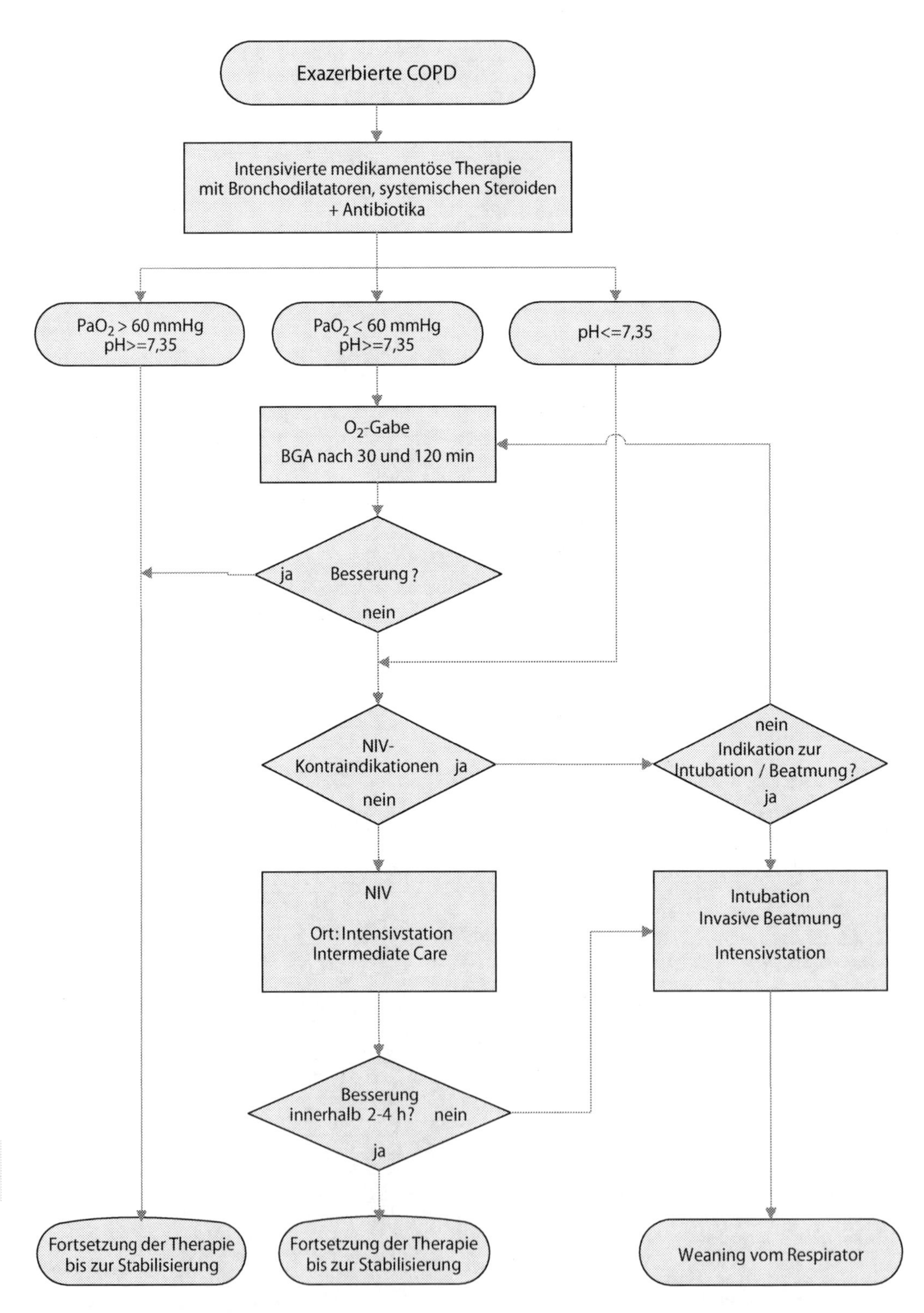

Abb. 18.2. Algorithmus zur Therapie des COPD-Exazerbation

NIV

Der Vollständigkeit halber soll zunächst auf die Möglichkeit der Negativdruckbeatmung (NPV) hingewiesen werden. Vor allem in spezialisierten italienischen Zentren ist NPV sogar Therapie der ersten Wahl in der Behandlung der AECOPD [41, 80]. Auch wenn der Vergleich zwischen NPV und IMV bei AECOPD den gleichen Effekt auf den Gasaustausch und eine Tendenz für geringere Komplikationsrate bei NPV ergab [25], hat sich die Positivdruckbeatmung zur Behandlung der akuten Atemwegsobstruktion durchgesetzt.

Allgemein gesprochen ergeben sich die Vorteile der NIV aus den Nachteilen bzw. Komplikationen der IMV (◘ Tab. 18.11). Der Ersatz des Endotrachealtubus durch die Beatmungszugänge der NIV (d. h. vor allem Masken) ist der wesentliche Grund für die Reduktion der tubusassoziierten Komplikationen. Insbesondere führt die Vermeidung der endotrachealen Intubation zur Reduktion der ventilatorassoziierten, besser jedoch tubusassoziierten Pneumonie [32]. Wichtige Nachteile der NIV sind der unsichere Beatmungszugang, lokale Hautschädigung und u. U. unzureichende Beatmungsqualität.

Interfaces

Eine Auswahl von Nasalmasken, Mund-Nasen-Masken und Nasal Pillows in verschiedenen Größen sollte vorrätig sein (BTS: [29]). Bei der hyperkapnischer ARI werden Mund-Nasen-Masken vor allem in der Initialphase der NIV bevorzugt eingesetzt [54]. Bei erfolgreicher Therapie kann nach 24 h auf eine Nasalmaske umgestellt werden. Für den Beatmungshelm, der den gesamten Kopf umschließt und bisher vorwiegend bei Patienten mit hypoxischer ARI eingesetzt wurde [6], ergibt sich bzgl. der hyperkapnischen ARI Folgendes: Im Vergleich zur Ganzgesichtsmaske wurde der Helm von COPD-Patienten zwar ähnlich gut toleriert, die Absenkung des $PaCO_2$ war jedoch geringer, vor-

◘ Tab. 18.11. Vor- und Nachteile von nicht-invasiver Beatmung bzw. invasiver Beatmung

Komplikationen und klinische Aspekte	Invasive Beatmung	Nicht-invasive Beatmung
Ventilator- (Tubus) assoziierte Pneumonie	Relevant ab 3.–4. Tag der Beatmung	Nein
Tubusbedingte zusätzliche Atemarbeit	Ja	Nein
Tracheale Früh- und Spätschäden	Ja	Nein
Tiefe Sedation	Häufig notwendig	Nein
Intermittierende Applikation	Nein	Ja
Effektives Husten möglich	Nein	Ja
Essen und Trinken möglich	Kaum	Ja
Kommunikation möglich	Erschwert	Ja
Aufrechte Körperposition	Selten	Häufig möglich
Schwierige Entwöhnung vom Respirator	10–20%	Relativ selten
Zugang zu den Atemwegen	Direkt	Erschwert
Druckstellen im Gesichtsbereich	Nein	Ja
CO_2-Rückatmung	Nein	Gelegentlich
Leckage	Kaum	Mehr oder weniger ausgeprägt
Aerophagie	Kaum	Häufiger

wiegend bedingt durch das hohe kompressible Volumen [5]. Wird der Helm bei hyperkapnischer ARI eingesetzt, ist auf hohe Flüsse zu achten und die Beatmungsqualität engmaschig zu überwachen.

NIV bei Asthma bronchiale

Auch wenn für das akute Asthma bronchiale in Beobachtungsstudien ein günstiger Effekt der NIV auf den Gasaustausch nachgewiesen worden ist [62], konnte bis dato nur in einer randomisierten Studie nachgewiesen werden, dass durch den zusätzlichen Einsatz der NIV zur Standardtherapie die Lungenfunktion verbessert und eine Hospitalisierung vermieden werden kann [77]. Es wird empfohlen, bei Asthma bronchiale mit niedrigen Inspirationsdrücken (5–7 cmH_2O) bei einem PEEP von 3–5 cmH_2O zu beginnen und den Inspirationsdruck schrittweise bis maximal 25 cmH_2O hoch zu titrieren [67].

NIV bei AECOPD

Im Vergleich zu AA wird NIV bei AECOPD deutlich häufiger eingesetzt.

Für den Indikationsbereich der NIV als additive Therapie der leicht- bis mittelgradigen ARI, d. h. bei nicht primär bestehender Indikation zur invasiven Beatmung, ist die Datenlage inzwischen recht klar. Die Ergebnisse aller verfügbaren Studien wurden in Metaanalysen hinsichtlich wesentlicher Zielkriterien, wie der Notwendigkeit zur Intubation, der Krankenhausaufenthaltsdauer und der Mortalität beurteilt. Die jüngsten drei Metaanalysen [52, 55, 69] ergaben mit höchstem EBM-Niveau (A), dass die NIV in Kombination mit der Standardtherapie bereits in der ersten Stunde die Blutgase (pH, $PaCO_2$) verbessert, die Atemfrequenz senkt sowie die Intubationsfrequenz, die Krankenhausaufenthaltsdauer und die Mortalität reduziert. Da mit wachsender Erfahrung in der Anwendung von NIV der Schweregrad der Grunderkrankung und das Ausmaß der Komorbidität der behandelten Patienten zunehmen, relativiert sich der Begriff »Kontraindikation« für NIV als Therapieverfahren der hyperkapnischen ARI [19] immer mehr. Daher sind in ◘ Tab. 18.12 die *relativen Kontraindikationen* aufgeführt.

Auch anhand des Verlaufes der Dyspnoe, Atemfrequenz und $PaCO_2$ lässt sich bereits 1–2 h nach Therapiebeginn zwischen Respondern (d. h. Abnahme dieser Parameter) bzw. Non-Respondern (d. h. ausbleibende Abnahme bzw. Zunahme dieser Parameter) unterscheiden [2, 13, 14, 61, 70]. Bei NIV-Versagen sollte NIV umgehend beendet und unverzüglich intubiert werden.

◘ Tab. 18.12. Relative Kontraindikationen für nichtinvasive Beatmung; die Niveaus der Empfehlungen beziehen sich auf die Veröffentlichung der British Thoracic Society [29]

- Koma oder massive Agitation (C)
- Fehlende Spontanatmung, Schnappatmung
- Fixierte oder funktionelle Verlegung der Atemwege (D)
- Massive Hypersekretion trotz Bronchoskopie (C)
- Multiorganversagen (C)
- Vital bedrohliche Hypoxämie oder Azidose (pH <7,1) (C)
- Hämodynamische Instabilität (kardiogener Schock, Myokardinfarkt)
- Vollständige Intoleranz gegenüber Masken oder Helm
- Gesichtstrauma, Faziale Dysmorphie (D)
- Ileus (C)
- Gastrointestinale Blutung
- Z. n. OP des Gesichts/der oberen Luftwege (D)
- Erbrechen (D)
- Z. n. oberer gastrointestinaler OP (C)
- Fehlen der Schutzreflexe (C)

Nur einige Untersuchungen verglichen direkt NIV und invasive Beatmung auf unterschiedlichem EBM-Niveau bei gegebener Indikation zur Beatmung infolge schwergradiger hyperkapnischer ARI mit ausgeprägter Azidose (pH im Mittel 7,2–7,25) [24, 78]. Es ergaben sich Trends zu besserem Outcome der mit NIV therapierten Patientengruppe.

Es lässt sich schlussfolgern, dass NIV als Alternative zur invasiven Beatmung angewandt werden kann. Ein Therapieversuch mit NIV zur Vermeidung der von IMV-assoziierten Nebenwirkungen oder Komplikationen sollte auch bei Patienten mit schwergradiger Azidose unternommen werden, wenn die notwendigen Voraussetzungen (d. h. Erfahrung des Behandlungsteams und Möglichkeit zur unverzögerten Intubation und invasiven Beatmung) gewährleistet sind [24].

Sekretmobilisation

Das Management der Hypersekretion kann sowohl bei AECOPD als auch AA von zentraler Bedeutung für den Krankheitsverlauf sein.

Im Einzelfall kann sich die Indikation zur Bronchoskopie während der NIV stellen. Analog den Erfahrungen zur Bronchoskopie während der NIV [7] kann es im Einzelfall mit Hilfe der Sekretabsaugung mit und ohne Bronchiallavage gelingen, die Atemwegsobstruktion bei AECOPD zu verringern und damit zur Besserung der Atemmechanik beizutragen. Des Weiteren stehen effektive physiotherapeutische Manöver zur Sekretmobilisation (z. B. PEP) zur Verfügung.

Invasive mechanische Beatmung

Es kann zum Versagen der NIV als Therapieverfahren der ARI kommen. In ◘ Tab. 18.13 sind die Abbbruchkriterien für NIV aufgeführt. Beim Therapieversagen der NIV, im Wesentlichen definiert als Verschlechterung des Vigilanzzustandes, der pH-Werte und/oder persistierendem paO_2 <40 mmHg, sind Intubation und invasive Beatmung indiziert [15].

Die Vorteile einer *invasiven Beatmung* sind die hierdurch erfolgende komplette Übernahme der Atemarbeit, die Möglichkeit der besseren tracheobronchialen Sektretabsaugung durch Bronchoskopie mit und ohne Lavage und die effektiv mögliche Sedation bis hin zur Vollnarkose und Muskelrelaxation im Extremfall. Letzteres kann in therapierefraktären Fällen die einzige Möglichkeit zur Durchbrechung des Asthmaanfalls sein. Als Nachteile sind dagegen zu nennen, dass die Intubation bei hochgradiger Dyspnoe schwierig und das Risiko von Herzrhythmusstörungen bei vorliegender Hypoxämie, Azidose, Therapie mit β_2-Agonisten und evtl. Theophyllin nicht unbeträchtlich ist.

Tracheotomie

Gestaltet sich die Entwöhnung von der invasiven Beatmung schwierig und zeichnet sich eine Langzeitbeatmung ab, dann ist die Tracheotomie der invasive Beatmungszugang der Wahl.

Es war lange klinische Praxis, die Tracheotomie erst nach einer Beatmungsdauer von etwa 14 Tagen durchzuführen [47]. Vor allem mit der zunehmenden Verbreitung der Punktionstracheotomie verkürzt sich der Zeitraum zwischen Intubation und Tracheotomie immer mehr [26]. In diesem Zusammenhang ist kritisch anzumerken, dass bei großzügiger Indikationsstellung zur Frühtracheotomie die Vorteile der NIV nach früher Extubation ungenutzt bleiben. Vergleichsstudien beider Verfahren sind daher dringend erforderlich.

◘ Tab. 18.13. Abbruchkriterien der NIV

Kriterium	Abbruchkriterien der NIV (Indikationen zur Intubation)
PH	Abnahme
Oxygenierung	Abnahme von SaO_2
Ventilation	PCO_2-Zunahme
Dyspnoe	Zunahme
Atemfrequenz	Zunahme
Tidalvolumen	Abnahme
Herzfrequenz	Zunahme
Hämodynamik	Instabilität
Atemmuskulatur	Zunehmende Erschöpfung
Vigilanz und mentaler Zustand	Zunehmende Verschlechterung

NIV und Weaning vom Respirator bei COPD

Bei invasiv beatmeten Patienten mit schwergradiger COPD lässt sich die Erfolgsrate der Respiratorentwöhnung durch frühzeitige Extubation und unmittelbar anschließende NIV, verglichen mit einer invasiv beatmeten Kontrollgruppe, signifikant verbessern. Zusätzlich kommt es zur Reduktion der Letalitäts- sowie Reintubations- und Tracheotomierate [34, 39, 64] Level 1B, A.

NIV in der Post-Extubationsphase

In der Post-Extubationsphase hat die NIV in der Prävention, aber auch Therapie einer erneuten ARI ihren Stellenwert. Das Dilemma der Reintubation infolge erneuter ventilatorischer Insuffizienz liegt in der hohen Komplikations- und Letalitätsrate [31]. Vor allem bei Risikopatienten mit COPD, hohem Alter und Hypersekretion, die nach Extubation eine hyperkapnische ARI entwickeln, führt der frühzeitige Einsatz von NIV zur Reduktion der Reintubations- und Letalitätsrate; dies wurde auf unterschiedlichen EBM-Niveaus gezeigt [20, 33, 48, 65]. Auch wenn bisher nur in Form von Beobachtungsstudien gezeigt, sollte zur Verbesserung der Prognose bei Patienten nach erfolgreichem Weaning vom Respirator aber bleibender chronisch ventilatorischer (d. h. hyperkapnischer) Insuffizienz die NIV in Form der Heimbeatmung angeschlossen werden [71, 73].

Adjunktive Therapiemaßnahmen

Helium-Sauerstoff-Therapie

Die Zumischung von Helium in das Inspirationsgas erleichtert auf Grund der geringen Viskosität von Helium die Verteilung des Gasgemisches bei hohem Atemwegswiderstand und reduziert die Atemarbeit bei Patienten mit AECOPD [50], sodass in der Regel die Überblähung, die Ventilation und die Hyperkapnie gebessert werden können. Zudem haben Studien gezeigt, dass Heliox die Partikelretention von Aerosolen in der Lunge verbessert und damit die Wirksamkeit von Bronchodilatatoren erhöht [53]. Der Vorteil von Heliox geht jedoch verloren, wenn die Sauerstoffkonzentration erhöht wird und der Heliumanteil dadurch unter 70–80% sinkt. Ein praktisches Problem beim Einsatz von Heliox in der mechanischen Beatmung besteht darin, dass die Fluss-Sensoren in Beatmungsgeräten nicht auf die Dichte des Heliums kalibriert sind und daher Gasfluss und Tidalvolumen zu niedrig anzeigen. Eine Umrüstung von Beatmungsgeräten speziell für diesen Zweck ist möglich, aber sehr aufwändig.

Inhalationstherapie während der Beatmung

Prinzipiell sollte auch während der Beatmung die antiobstruktive Inhalationstherapie fortgeführt werden. Es stehen hierzu Dosieraerosole und Vernebler (Metered dose inhaler [MDI] systems, jet nebuliser system & ultrasonic nebulisers) zur Verfügung [27, 28]. Bei Inhalationstherapie während der Beatmung ist u. a. auf Folgendes zu achten:

- Verwendung von Spacer
- Applikation im inspiratorischen Schenkel des Schlauchsystems
- Keine Befeuchtung
- Lange Inspirationszeit

Entlassungskriterien

Der Zeitpunkt, an dem ein Patient mit einer Exazerbation eines Asthma bronchiale oder einer COPD von der Intensiv- auf die Normalstation verlegt werden kann, erfordert die klinische Beurteilung der Situation. Die oben genannten Leitlinien formulieren, die vor einer geplanten Entlassung von Patienten mit exazerbierter COPD bzw. Asthma bronchiale erfüllt sein sollten (■ Tab. 18.14).

■ Tab. 18.14. Kriterien für die Entlassung eines Patienten nach Exazerbation einer COPD oder eines Asthma aus dem Krankenhaus

- Patient kann im Raum herumgehen (wenn vorher ambulant)
- Essen ohne Dyspnoe und Schlafen ohne Aufwachen wegen Atemnot
- Klinische Stabilität für 12–24 h
- Stabile Blutgase für 12–24 h (O_2-Sättigung >90% oder nahe am persönlichen optimalen Niveau)
- Patient versteht die Verwendung der Medikamente
- Die Gabe inhalativer β_2-Agonisten alle 4 h ist ausreichend
- Versorgung zuhause ist sichergestellt
- Patient, Familie und Arzt sind zuversichtlich, dass der Patient die Situation kontrollieren kann
- Klinische Untersuchung ist (nahezu) normal (Asthma)
- PEF oder FEV_1 ist >70% des Normwerts oder des persönliches Bestwertes nach Gaben eines kurzwirksamen β_2-Agonisten (Asthma)

Literatur

1. Abstract Worldwide variation in prevalence of symptoms of asthma, allergic rhinoconjunctivitis, and atopic eczema (1998): ISAAC. The International Study of Asthma and Allergies in Childhood (ISAAC) Steering Committee. Lancet 351(9111):1225–1232
2. Ambrosino N, Foglio K, Rubini F, Clini E, Nava S, Vitacca M (1995) Non-invasive mechanical ventilation in acute respiratory failure due to chronic obstructive pulmonary disease: correlates for success. Thorax 50:755–757
3. American Thoracic Society (1995) – Medical Section of the American Lung Association: Standards for the Diagnosis and Care of Patients with Chronic Obstructive Pulmonary Disease. Am J Respir Crit Care Med 152:S77–S120
4. Anthonisen NR, Manfreda J, Warren CP, Hershfield ES, Harding GK, Nelson NA (1987) Antibiotic therapy in exacerbations of chronic obstructive pulmonary disease. Ann Intern Med 106:196–204
5. Antonelli M, Pennisi MA, Pelosi P et al. (2004) Noninvasive positive pressure ventilation using a helmet in patients with acute exacerbation of chronic obstructive pulmonary disease: a feasibility study. Anesthesiology 100:16–24
6. Antonelli M, Conti G, Pelosi P et al. (2002) New treatment of acute hypoxemic respiratory failure: noninvasive pressure support ventilation delivered by helmet-a pilot controlled trial. Crit Care Med 30:602–608
7. Antonelli M, Conti G, Riccioni L, Meduri GU (1996) Noninvasive positive–pressure ventilation via face mask during bronchoscopy with BAL in high–risk hypoxemic patients. Chest 110:724–728
8. Appendini L, Patessio A, Zanaboni S, Carone M, Gukov B, Donner CF, Rossi A (1994) Physiologic effects of positive end–expiratory pressure and mask pressure support during exacerbations of chronic obstructive pulmonary disease. Am J Respir Crit Care Med 149:1069–1076
9. Baker EH, Janaway CH, Philips BJ, Brennan AL, Baines DL, Wood DM, Jones PW (2006) Hyperglycaemia is associated with poor outcomes in patients admitted to hospital with acute exacerbations of chronic obstructive pulmonary disease. Thorax 61:284–289
10. Barnes PJ (2005) Theophylline in chronic obstructive pulmonary disease: new horizons. Proc Am Thorac Soc 2:334–339; discussion 340-331
11. Barr RG, Rowe BH, Camargo CA (2003) Methylxanthines for exacerbations of chronic obstructive pulmonary disease. Cochrane Database Syst Rev:CD002168
12. Bauer T (2006) CAPNETZ: Das Kompetenznetzwerk der ambulant erworbenen Pneumonie in Deutschland. Pneumologie 60:111–113
13. Bott J, Carroll MP, Conway JH et al. (1993) Randomised controlled trial of nasal ventilation in acute ventilatory failure due to chronic obstructive airways disease. Lancet 341:1555–1557
14. Brochard L, Mancebo J, Wysocki M et al. (1995) Noninvasive ventilation for acute exacerbations of chronic obstructive pulmonary disease. N Engl J Med 333:817–822
15. Burchardi H, Schönhofer B (2000) Invasive oder nichtinvasive Beatmung? Kein entweder – oder! Pneumologie 54:2–4
16. Buhl R, Berdel D, Criee CP et al. (2006) Leitlinie zur Diagnostik und Therapie von Patienten mit Asthma. Herausgegeben von der Deutschen Atemwegsliga und der Deutschen Gesellschaft für Pneumologie und Beatmungsmedizin e. V. Pneumologie 60:139–177
17. Burchardi H, Kuhlen R, Schönhofer B, Müller E, Criee CP, Welte T (2002) Konsensus-Statement zu Indikationen, Möglichkeiten und Durchführung der nicht-invasiven Beatmung bei der akuten respiratorischen Insuffizienz. Anaesthesist 51:33–41
18. Camargo CA, Jr., Smithline HA, Malice MP, Green SA, Reiss TF (2003) A randomized controlled trial of intravenous montelukast in acute asthma. Am J Respir Crit Care Med 167:528–533
19. Carlucci A, Delmastro M, Rubini F, Fracchia C, Nava S (2003) Changes in the practice of non–invasive ventilation in treating COPD patients over 8 years. Intensive Care Med 29:419–425
20. Carlucci A, Gregoretti C, Squadrone V, Navalesi P, Delmastro M, Nava S (2001) Preventive use of non-invasive mechanical ventilation to avoid post-Extubation respiratory failure: a randomised controlled study. Eur Respir J 18 suppl 33:306
21. Cazzola M, Imperatore F, Salzillo A, Di Perna F, Calderaro F, Imperatore A, Matera MG (1998) Cardiac effects of formoterol and salmeterol in patients suffering from COPD with preexisting cardiac arrhythmias and hypoxemia. Chest 114:411–415
22. Ciba guest symposium report (1959): Terminology, definitions and classifications of chronic pulmonary emphysema and related conditions. Thorax 14:286–299
23. Christ-Crain M, Stolz D, Bingisser R et al. (2006) Procalcitonin Guidance of Antibiotic Therapy in Community–acquired Pneumonia: A Randomized Trial. Am J Respir Crit Care Med 174:84–93
24. Conti G, Antonelli M, Navalesi P, Rocco M, Bufi M, Spadetta G, Meduri GU (2002) Noninvasive vs. conventional mechanical ventilation in patients with chronic obstructive pulmonary disease after failure of medical treatment in the ward: a randomized trial. Intensive Care Med 28:1701–1707
25. Corrado A, Ginanni R, Villella G et al. (2004) Iron lung versus conventional mechanical ventilation in acute exacerbation of COPD. Eur Respir J 23:419–424
26. Cox CE, Carson SS, Holmes GM, Howard A, Carey TS (2004) Increase in tracheostomy for prolonged mechanical ventilation in North Carolina, 1993–2002. Crit Care Med 32:2219–2226
27. Dhand R (2005) Aerosol bronchodilator therapy during noninvasive positive-pressure ventilation: a peek through the looking glass. Respir Care 50:1621–1622
28. Dhand R (2004) New frontiers in aerosol delivery during mechanical ventilation. Respir Care 49:666–677
29. Non-invasive ventilation in acute respiratory failure (2002). Thorax 57:192–211

30. DiGiulio GA, Kercsmar CM, Krug SE, Alpert SE, Marx CM (1993) Hospital treatment of asthma: lack of benefit from theophylline given in addition to nebulized albuterol and intravenously administered corticosteroid. J Pediatr 122:464–469
31. Epstein SK, Ciubotaru RL (1998) Independent effects of etiology of failure and time to reintubation on outcome for patients failing extubation. Am J Respir Crit Care Med 158:489–493
32. Fagon JY, Chastre J, Hance AJ, Montravers P, Novara A, Gibert C (1993) Nosocomial pneumonia in ventilated patients: a cohort study evaluating attributable mortality and hospital stay. Am J Med 94:281–288
33. Ferrer M, Valencia M, Nicolas JM, Bernadich O, Badia JR, Torres A (2006) Early noninvasive ventilation averts extubation failure in patients at risk: a randomized trial. Am J Respir Crit Care Med 173:164–170
34. Ferrer M, Esquinas A, Arancibia F, Bauer TT, Gonzalez G, Carrillo A, Rodriguez-Roisin R, Torres A (2003) Noninvasive ventilation during persistent weaning failure: a randomized controlled trial. Am J Respir Crit Care Med 168:70–76
35. FitzGerald JM, Becker A, Sears MR, Mink S, Chung K, Lee J (2004) Doubling the dose of budesonide versus maintenance treatment in asthma exacerbations. Thorax 59:550–556
36. FitzGerald JM, Shragge D, Haddon J et al. (2000) A randomized, controlled trial of high dose, inhaled budesonide versus oral prednisone in patients discharged from the emergency department following an acute asthma exacerbation. Can Respir J 7:61–67
37. FitzGerald JM, Macklem P (1996) Fatal asthma. Annu Rev Med 47:161–168
38. Gay PC, Edmonds LC (1995) Severe hypercapnia after low-flow oxygen therapy in patients with neuromuscular disease and diaphragmatic dysfunction. Mayo Clin Proc 70:327–330
39. Girault C, Daudenthun I, Chevron V, Tamion F, Leroy J, Bonmarchand G (1999) Noninvasive ventilation as a systematic extubation and weaning technique in acute-on-chronic respiratory failure: a prospective, randomized controlled study. Am J Respir Crit Care Med 160:86–92
40. Global Initiative for Asthma (GINA) (2005). NHLBI/WHO workshop report. National Heart, Lung and Blood Institute, National Institutes of Health. Bethesda, Md., www.ginasthma.com updated October 2005
41. Gorini M, Ginanni R, Villella G, Tozzi D, Augustynen A, Corrado A (2004) Non-invasive negative and positive pressure ventilation in the treatment of acute on chronic respiratory failure. Intensive Care Med 30:875–881
42. Groenewegen KH, Schols AM, Wouters EF (2003) Mortality and mortality-related factors after hospitalization for acute exacerbation of COPD. Chest 124:459–467
43. Gross NJ (2006) Anticholinergic agents in asthma and COPD. Eur J Pharmacol 533:36–39
44. Gross NJ (2004) Tiotropium bromide. Chest 126:1946–1953
45. Gunen H, Hacievliyagil SS, Kosar F, Mutlu LC, Gulbas G, Pehlivan E, Sahin I, Kizkin O (2005) Factors affecting survival of hospitalised patients with COPD. Eur Respir J 26:234–241
46. Gutierrez M, Beozia T, C, Diaz O, Cruz E, Moreno R, Lisboa C (1988) Weekly cuirass ventilation improves blood gases and inspiratory muscle strength in patients with chronic airflow limitation and hypercarbia. Am Rev Respir Dis 138:617–623
47. Heffner JE, Hess D (2001) Tracheostomy management in the chronically ventilated patient. Clin Chest Med 22:55–69
48. Hilbert G, Gruson D, Portel L, Gbikpi-Benissan G, Cardinaud JP (1998) Noninvasive pressure support ventilation in COPD patients with postextubation hypercapnic respiratory insufficiency. Eur Respir J 11:1349–1353
49. International Consensus Conferences in Intensive Care Medicine (2001): noninvasive positive pressure ventilation in acute Respiratory failure. Am J Respir Crit Care Med 163:283–291
50. Jaber S, Fodil R, Carlucci A et al. (2000) Noninvasive ventilation with helium-oxygen in acute exacerbations of chronic obstructive pulmonary disease. Am J Respir Crit Care Med 161:1191–1200
51. Johnston SL, Blasi F, Black PN, Martin RJ, Farrell DJ, Nieman RB (2006) The effect of telithromycin in acute exacerbations of asthma. N Engl J Med 354:1589–1600
52. Keenan SP, Sinuff T, Cook DJ, Hill NS (2003) Which patients with acute exacerbation of chronic obstructive pulmonary disease benefit from noninvasive positive-pressure ventilation? A systematic review of the literature. Ann Intern Med 138:861–870
53. Kress JP, Noth I, Gehlbach BK, Barman N, Pohlman AS, Miller A, Morgan S, Hall JB (2002) The utility of albuterol nebulized with heliox during acute asthma exacerbations. Am J Respir Crit Care Med 165:1317–1321
54. Kwok H, McCormack J, Cece R, Houtchens J, Hill NS (2003) Controlled trial of oronasal versus nasal mask ventilation in the treatment of acute respiratory failure. Crit Care Med 31:468–473
55. Lightowler JV, Wedzicha JA, Elliott MW, Ram FS (2003) Non-invasive positive pressure ventilation to treat respiratory failure resulting from exacerbations of chronic obstructive pulmonary disease: Cochrane systematic review and meta-analysis. BMJ 326:185
56. Lindberg A, Jonsson AC, Ronmark E, Lundgren R, Larsson LG, Lundback B (2005) Ten-year cumulative incidence of COPD and risk factors for incident disease in a symptomatic cohort. Chest 127:1544–1552
57. Lindberg A, Bjerg-Backlund A, Ronmark E, Larsson LG, Lundback B (2006) Prevalence and underdiagnosis of COPD by disease severity and the attributable fraction of smoking Report from the Obstructive Lung Disease in Northern Sweden Studies. Respir Med 100:264–272
58. Liu SM, Wang XP, Wang DL, Zhou YM, Lu JC, Zheng JP, Zhong NS, Ran PX (2005) [Epidemiologic analysis of COPD in Guangdong province]. Zhonghua Yi Xue Za Zhi 85:747–752
59. Lung function testing: selection of reference values and interpretative strategies (1991). American Thoracic Society. Am Rev Respir Dis 144:1202–1218

18

60. Mandell LA, Bartlett JG, Dowell SF, File TM, Jr., Musher DM, Whitney C (2003) Update of practice guidelines for the management of community-acquired pneumonia in immunocompetent adults. Clin Infect Dis 37:1405–1433
61. Meduri GU, Abou-Shala N, Fox RC, Jones CB, Leeper KV, Wunderink RG (1991) Noninvasive face mask mechanical ventilation in patients with acute hypercapnic respiratory failure. Chest 100:445–454
62. Meduri GU, Conoscenti CC, Menashe P, Nair S (1989) Noninvasive face mask ventilation in patients with acute respiratory failure. Chest 95:865–870
63. Murray CJ, Lopez AD (1997) Alternative projections of mortality and disability by cause 1990–2020: Global Burden of Disease Study. Lancet 349:1498–1504
64. Nava S, Ambrosino N, Clini E, Prato M, Orlando G, Vitacca M, Brigada P, Fracchia C, Rubini F (1998) Noninvasive mechanical ventilation in the weaning of patients with respiratory failure due to chronic obstructive pulmonary disease. A randomized, controlled trial. Ann Intern Med 128:721–728
65. Nava S, Gregoretti C, Fanfulla F, Squadrone E, Grassi M, Carlucci A, Beltrame F, Navalesi P (2005) Noninvasive ventilation to prevent respiratory failure after extubation in high–risk patients. Crit Care Med 33:2465–2470
66. Niewoehner DE, Erbland ML, Deupree RH, Collins D, Gross NJ, Light RW, Anderson P, Morgan NA (1999) Effect of systemic glucocorticoids on exacerbations of chronic obstructive pulmonary disease. Department of Veterans Affairs Cooperative Study Group. N Engl J Med 340:1941–1947
67. Oddo M, Feihl F, Schaller MD, Perret C (2006) Management of mechanical ventilation in acute severe asthma: practical aspects. Intensive Care Med:1–10
68. Pauwels RA, Buist AS, Calverley PM, Jenkins CR, Hurd SS (2001) Global strategy for the diagnosis, management, and prevention of chronic obstructive pulmonary disease. NHLBI/WHO Global Initiative for Chronic Obstructive Lung Disease (GOLD) Workshop summary. Am J Respir Crit Care Med 163:1256–1276
69. Peter JV, Moran JL, Phillips-Hughes J, Warn D (2002) Noninvasive ventilation in acute respiratory failure—a meta-analysis update. Crit Care Med 30:555–562
70. Plant PK, Owen JL, Elliott MW (2001) Non-invasive ventilation in acute exacerbations of chronic obstructive pulmonary disease: long term survival and predictors of in-hospital outcome. Thorax 56:708–712
71. Quinnell TG, Pilsworth S, Shneerson JM, Smith IE (2006) Prolonged invasive ventilation following acute ventilatory failure in COPD: weaning results, survival, and the role of noninvasive ventilation. Chest 129:133–139
72. Rowe BH, Spooner C, Ducharme FM, Bretzlaff JA, Bota GW (2000) Early emergency department treatment of acute asthma with systemic corticosteroids. Cochrane Database Syst Rev:CD002178
73. Schönhofer B, Euteneuer S, Nava S, Suchi S, Köhler D (2002) Survival of mechanically ventilated patients admitted to a specialised weaning centre. Intensive Care Med 28:908–916
74. Schönhofer B, Köhler D (1998) Prevalence of deep-vein thrombosis of the leg in patients with acute exacerbation of chronic obstructive pulmonary disease. Respiration 65:173–177
75. Seneff MG, Wagner DP, Wagner RP, Zimmerman JE, Knaus WA (1995) Hospital and 1-year survival of patients admitted to intensive care units with acute exacerbation of chronic obstructive pulmonary disease. JAMA 274:1852–1857
76. Silverman RA, Osborn H, Runge J et al. (2002) IV magnesium sulfate in the treatment of acute severe asthma: a multicenter randomized controlled trial. Chest 122:489–497
77. Soroksky A, Stav D, Shpirer I (2003) A pilot prospective, randomized, placebo–controlled trial of bilevel positive airway pressure in acute asthmatic attack. Chest 123:1018–1025
78. Squadrone E, Frigerio P, Fogliati C et al. (2004) Noninvasive vs invasive ventilation in COPD patients with severe acute respiratory failure deemed to require ventilatory assistance. Intensive Care Med 30:1303–1310
79. Tillie-Leblond I, Marquette CH, Perez T, Scherpereel A, Zanetti C, Tonnel AB, Remy-Jardin M (2006) Pulmonary embolism in patients with unexplained exacerbation of chronic obstructive pulmonary disease: prevalence and risk factors. Ann Intern Med 144:390–396
80. Todisco T, Baglioni S, Eslami A, Scoscia E, Todisco C, Bruni L, Dottorini M (2004) Treatment of acute exacerbations of chronic respiratory failure: integrated use of negative pressure ventilation and noninvasive positive pressure ventilation. Chest 125:2217–2223
81. Vitacca M, Ambrosino N, Clini E, Porta R, Rampulla C, Lanini B, Nava S (2001) Physiological response to pressure support ventilation delivered before and after extubation in patients not capable of totally spontaneous autonomous breathing. Am J Respir Crit Care Med 164:638–641
82. Welte T, Suttorp N, Marre R (2004) CAPNETZ-community-acquired pneumonia competence network. Infection 32:234–238
83. Worth H, Buhl R, Cegla U et al. (2002) Leitlinie der Deutschen Atemwegsliga und der Deutschen Gesellschaft für Pneumologie zur Diagnostik und Therapie von Patienten mit chronisch obstruktiver Bronchitis und Lungenemphysem (COPD). Pneumologie 56:704–738
84. Yamauchi K, Kobayashi H, Tanifuji Y, Yoshida T, Pian HD, Inoue H (2005) Efficacy and safety of intravenous theophylline administration for treatment of mild acute exacerbation of bronchial asthma. Respirology 10:491–496

Intensivmedizinische Therapie des akuten Nierenversagens

Ch. Putensen, N. Theuerkauf

Einleitung

Das akute Nierenversagen (ANV) ist bei Intensivpatienten ein häufiges Krankheitsbild. Während eines Krankenhausaufenthalts entwickeln 2–5% der Patienten ein ANV [51]. Bei Patienten, die aufgrund der Krankheitsschwere intensivmedizinisch behandelt werden müssen, liegt die Inzidenz bei 10–20% [11; 51]. Tritt ein ANV im Rahmen anderer Organdysfunktionen auf, so verschlechtert sich dadurch die Morbidität signifikant [55]. Trotz erheblich verbesserter Diagnostik und Therapie hat in den letzten drei Jahrzehnten die Letalität von Intensivpatienten mit ANV nicht abgenommen. Dies kann mit dem Rückgang leichterer Verlaufsformen des ANV nach hypovolämischen Schock (z. B. posttraumatisch und perioperativ) und der Zunahme komplizierterer Verläufe des ANV bei Sepsis und Multiorganversagen erklärt werden.

Definition

Der Begriff ANV beschreibt kein einheitliches Krankheitsbild, sondern das Syndrom einer akut eingeschränkten Nierenfunktion. Mangels einer allgemein gültigen Definition wurde vor kurzem versucht, das ANV und seine Schweregrade zu definieren [7]. Hierbei wird anhand der Kreatininkonzentrationen im Serum und der Urinproduktion zwischen einem Risiko für eine akute Nierendysfunktion, eine akute Nierenschädigung und einem akuten Nierenversagen unterschieden (■ Tab. 19.1). Bei vorher bestehender Niereninsuffizienz ist der relative Anstieg der Kreatininwerte maßgebend. Zudem wird dem Zeitfaktor, also wie lange bereits eine eingeschränkte Urinproduktion vorliegt, Bedeutung zugemessen [7].

Daneben wurde für Serum Cystatin C [28] und Neutrophilen Gelatinase-assoziiertem Lipocalin [52] in spezifischen Patientenpopulationen eine frühere Detektion des ANV nachgewiesen.

Ätiologie und Pathophysiologie

Die klassische Einteilung unterscheidet zwischen prärenalen, renalen und postrenalen Formen des ANV, wobei die Übergänge hierbei fließend sind. Ein postrenales ANV muss stets ausgeschlossen werden. Daneben wird unterschieden, ob eine primär renoparenchymale Erkrankung oder aber – wie meist in der Intensivmedizin – eine systemi-

Tab. 19.1. Definition des akuten Nierenversagens

Nierenfunktion	GFR-Kriterien	Urinproduktion Kriterien
Risiko	1,5fache Erhöhung von sKrea; GFR Abfall >25%	Urinproduktion <5 ml/kg/h über 6 h
Schädigung	2,0fache Erhöhung von sKrea; GFR Abfall >50%	Urinproduktion <5 ml/kg/h über 12 h
Versagen	3,0fache Erhöhung von sKrea; GFR Abfall >75% oder sKrea ≥4 mg/dl oder akuter Anstieg um 0,5 mg/dl	Urinproduktion <3 ml/kg/h über 24 h oder Anurie über 12 h

sKrea = Serum-Kreatinin-Konzentration

sche Erkrankung zu einer Funktionsbeeinträchtigung eines primär gesunden Organs geführt hat. Früher wurde dieses vasomotorisch bedingte ANV als »akute Tubulusnekrose« bezeichnet. Bei der Mehrzahl der bei Intensivpatienten auftretenden ANV besteht ein zunächst prärenales Nierenversagen, am zweithäufigsten ist die akute Tubulusnekrose [24]. Oft lässt sich keine einzelne Ursache identifizieren, wenn unterschiedliche Noxen, z. B. schwere Sepsis und deren Behandlung mit nephrotoxischen Antibiotika, zum ANV führen.

Verlauf

In der Initialphase des ANV kommt es innerhalb von Minuten bis Stunden zur Schädigung der Niere mit zunächst asymptomatischem Verlauf [46]. Die Phase des manifesten Nierenversagens ist gekennzeichnet durch Oligo- oder Anurie und Anstieg der Retentionsparameter. Mit Erholung der Tubulusfunktion kommt es zur Polyurie mit nachfolgendem Abfall der Retentionswerte. Erreichen die Patienten die anschließende Erholungsphase, ist bei mehr als 95% der überlebenden Patienten eine volle Restitution der Nierenfunktion zu erwarten. Die Restitutionsphase kann Monate dauern.

Komplikationen

Art und Schwere der Komplikationen sind primär abhängig von der Grunderkrankung, der Ätiologie, der Dauer und der Geschwindigkeit des Entstehens des ANV. Die Komplikation ist im Auftreten und in der Ausprägung variabel [11; 46].

Risikofaktoren

Die Genese des ANV ist multifaktoriell, wobei neben akuten auch chronische Risikofaktoren zu berücksichtigen sind (Tab. 19.2). Besonders gefährdet, ein ANV zu entwickeln, sind Patienten mit chronischen Risikofaktoren und/oder großen operativen Eingriffen [71; 72].

Prävention

Die einzige kausale Behandlung des ANV ist, unabhängig ob diese extrarenal oder renal verursacht ist, die Therapie der Grundkrankheit. Präventive Maßnahmen und Therapiekonzepte sind in der Initialphase des ANV von Bedeutung. Die Wahrscheinlichkeit, ein ANV nach prolongierter renaler Minderperfusion oder nach Exposition gegenüber Nephrotoxinen zu erleiden, steigt deutlich an, wenn ein oder mehrere Risikofaktoren und/oder eine präexistente Nierendysfunktion vorliegen. Primär ist die Identifizierung des individuellen Risikoprofils für jeden einzelnen Patienten von entscheidender Bedeutung, um durch adäquate Flüssigkeitsgabe, optimierte Blutdruckeinstellung und Vermeidung nephrotoxischer Substanzen ein ANV zu vermeiden.

Nephrotoxine

Zahlreiche im Rahmen der Diagnostik und Therapie bei Intensivpatienten verwendete Pharmaka wirken entweder direkt nephrotoxisch oder vermindern die glomerulären Perfusion und können

Tab. 19.2. Riskofaktoren für ein akutes Nierenversagen

Vorerkrankung	Akute Begleiterkrankungen	Operativer Eingriffe
Chronische Erkrankungen von Herz, Lunge, Leber oder Niere	Volumenmangel/Hypotension	Operative Eingriffe bei:
Diabetes mellitus	Infektionen/Sepsis	– Traumapatienten
Atherosklerose:	Akutes Linksherzversagen	– Verbrennungspatienten
– Koronare Herzkrankheit	Hepatopathien	Operative Eingriffe am
– Arterielle Verschlusskrankheit	Pankreatitis	– Herzen
Hohes Lebensalter	Hämo-/Myolyse (Crush-Niere)	– Aorta
	Disseminierte intravaskuläre Gerinnung	– Peripheren Arterien
	Hypokaliämie/-phosphatämie	Leber- und Gallengangschirurgie wegen Ikterus
		Lebertransplantation

Tab. 19.3. Potentiell nephrotoxische Pharmaka

Antibiotika	Aminoglykoside, Vancomycin (Spiegelbestimmung)
Antimykotika	Amphotericin B
Virustatika	Acyclovir, Foscarnet, Cidofovir
Zytostatika	Cisplatin, Methotrexat
Immunsuppressiva	Cyclosporin, Tacrolimus
Analgetika	Nicht-steroidale Antirheumatika und COX-2 Inhibitoren
Antihypertensiva	ACE-Hemmer (**Cave:** Hypovolämie, Hyperkaliämie)
Diuretika	Schleigfendiuretika (**Cave:** Hypovolämie und refraktäre Oligurie)
Diagnostika	Röntgenkontrastmittel (**Cave:** Hypovolämie und erhöhtes Kreatinin)
Volumenersatz	Hydroxyäthylstärke

insbesondere bei Risikopatienten ein ANV auslösen (Tab. 19.3). Neben diesen exogenen Nephrotoxinen können endogen freigesetzte Stoffe nephrotoxisch wirken.

Kontrastmittel-induziertes Nierenversagen

Das Kontrastmittel-induziertes Nierenversagen ist eine der häufigsten Ursachen des ANV im Krankenhaus [64]. Besonders hoch ist die Inzidenz des Kontrastmittel-induzierten ANV (~20%) bei Patienten mit einem Serumkreatinin >2 mg/dl [9]. Diabetes mellitus erhöht zusätzlich das Risiko für ein Kontrastmittel-induziertes Nierenversagen [58]. Das Risiko für das Auftreten eines ANV ist abhängig von der verabreichten Kontrastmitteldosis [56]. Der Einsatz nicht-ionischer Substanzen mit niedriger Osmolarität verringert das Risiko für ein ANV [6]. Bei Gesunden sind renale Nebenwirkungen nach Kontrastmittelapplikation selten. Bei etwa 0,5% der Gesunden tritt eine prinzipiell reversible Nierendysfunktion auf.

Die Volumentherapie (1 ml/kg KG/h) 12 h vor und nach Kontrastmittelgabe ist die effektivste Maßnahme zur Prävention eines Kontrastmittel-induzierten Nierenversagens bei Risikopatienten [69]. Na-Bicarbonat-Lösungen scheinen NaCl-Lösungen zur Prävention des Myoglobin induziertem ANV überlegen [50].

Die zusätzliche Gabe eines Schleifendiuretikums erbringt keinen Vorteil und kann im Falle einer dadurch bedingten Hypovolämie einen negativen Einfluss haben.

Eine Metaanalyse von 14 klinischen Untersuchungen an insgesamt 1261 Patienten zeigt, dass die orale Gabe von Acetylcystein, z. B. in einer Dosis von 2-mal 600 mg pro Tag, bei chronisch niereninsuffizienten Patienten einen zusätzlich renoprotektiven Effekt hat [4; 74]. Eine Analyse von 7 klinischen Studien an insgesamt 480 Patienten weist der prophylaktischen Gabe von Theophyllin einen protektiven Effekt zu [31]. Der Effekt von Kalziumantagonisten nach Kontrastmittelgabe ist nicht belegt [14]. Bei effektiver Elimination des Röntgenkontrastmittels scheint trotz unterschiedlicher Bewertungen der prophylaktische extrakorporale Nierenersatz zur Prävention des Kontrastmittelinduzierten ANV beizutragen [42; 47].

Nephrotoxische Pharmaka

Ist die Gabe von nephrotoxischen Pharmaka nicht zu vermeiden, muss die Dosierung der glomerulären Filtrationsrate angepasst und, wenn möglich, durch Bestimmungen der Blutspiegel eine Überdosierung vermieden werden. Bei Aminoglykosiden scheint die einmalige Gabe pro Tag vorteilhaft, da die Nephrotoxizität eher von der Höhe der Tal- und nicht der Spitzenkonzentrationen abhängig ist [25]. Bei Glycopeptidantibiotika und Amphotericin B sollten andere Substanzgruppen verwendet werden [37].

Als protektive Maßnahmen bei Zytostatikatherapie ist eine Steigerung der Harnflussrate durch adäquate Gabe isotoner Kochsalzlösung anzustreben. Zusätzlich ist eine Alkalisierung des Urins vorteilhaft, da z. B. Methotrexat im sauren Urin-pH ausfällt und die renale Exkretion der Harnsäure gesteigert wird. Die Gabe von Xanthinoxidasehemmern bei der Freisetzung großer Mengen von Harnsäure ist vorteilhaft.

Endogene Nephrotoxine

In der operativen Intensivmedizin kann Myoglobin, das in großen Mengen bei der Rhadomyolyse nach Trauma oder Ischämie freigesetzt wird, häufig zu einem ANV führen [80]. Das daraus resultierende Nierenversagen beruht auf einer intratubulären Obstruktion durch Pigmentzylinder, Hypovolämie als Folge der Flüssigkeitssequestration in verletzten Muskeln, einer renale Minderperfusion und einer Schädigung des proximalen Tubus durch aus Myoglobin freigesetzten Eisen. Um einer Tubulusobstruktion durch Myoglobin entgegenzuwirken, sollte in der Initialphase ein hoher Flüssigkeitsdurchsatz (NaCl 0,9% 500–1000 ml/h) und eine Alkalisierung des Urins durchgeführt werden [76].

Therapie

Flüssigkeitssubstitution

Volumenmangel und/oder eine dadurch verminderte Herzauswurfleistung stellen die wichtigen Risikofaktoren für das ANV dar. Volumenmangel fördert Mechanismen zur Konzentration des Urins und dadurch über Zunahme der tubulären Transportleistung den Sauerstoffverbrauch in der Medulla [12].

Die Menge der zu substituierenden Flüssigkeit ist insbesondere bei Sepsis, Herz- oder Leberinsuffizienz schwierig abzuschätzen. Derzeit wird empfohlen, den zentralvenösen Venendruck (ZVD) auf 8–12 mmHg und die zentralvenöse Sauerstoffsättigung ($ScvO_2$) auf >70% anzuheben [62]. Ist darunter keine Verbesserung der Nierenfunktion erkennbar, sollte eine differenzierte Therapie mit Volumen und Katecholaminen unter Berücksichtigung von intrathorakalen Blutvolumen und Herzzeitvolumen erwogen werden, um die Herz-Kreislauf-Funktion und damit Nierenperfusion zu verbessern.

Zahlreiche prospektive klinische Untersuchungen zeigen keinen Vorteil von kolloidalen gegenüber kristalloiden Lösungen bei Patienten mit ANV. Bei Patienten mit Sepsis führte die die Verwendung von Hydroxyäthylstärke 200/0,6 im Vergleich zu Gelatine [66] und zu kristalloiden Lösungen [67] zu einer Zunahme des dialysepflichtigen ANV. Andere Untersuchungen bestätigen, dass HAES ein ANV induzieren kann [5; 59]. Daher sind kristalloide Lösungen die Therapie der ersten Wahl bei ANV.

Blutdruckoptimierung

Bei Gesunden gewährleistet die Autoregulation der Niere bei einem systolischen Blutdruck von

80–160 mmHg eine konstante Nierenperfusion. Diese Autoregulation ist bei zahlreichen Funktionszuständen, die zum ANV führen, gestört, so dass Blutdruckschwankungen sich direkter auf die renale Perfusion auswirken [1].

Angestrebt werden Blutdruckwerte, die vor der Erkrankung bestanden haben. Ist nach Optimierung des Volumenstatus und der Herzauswurfleistung kein ausreichender Blutdruck zu erzielen, können Vasopressoren den Blutdruck und dadurch die Nierenperfusion und -funktion verbessern. Noradrenalin scheint gegenüber Dopamin vorteilhafter zu sein [2; 17]. Bei Patienten mit präexistenter Leberinsuffizienz kann Ornipressin in niedriger Dosierung die Nierenfunktion verbessern [43].

Schleifendiuretika

Schleifendiuretika können bei ANV die Diurese steigern. Dadurch sollen obstruierender Zelldentritus und Zylinderausgüsse aus den Nierentubuli gespült werden. Zudem soll über eine Hemmung der Na-K-ATPase der Sauerstoffverbrauch in der Medulla sinken.

Bei adäquatem Volumenstatus und noch nicht eingetretener Oligurie kann versucht werden, durch Gabe von Schleifendiuretika ein drohendes oligurisches in ein prognostisch günstigeres normo-/polyurisches ANV zu überführen [32]. Bei fehlendem Erfolg sollte ein Therapieversuch mit Diuretika aufgrund deren Ototoxizität innerhalb von 24 h beendet werden. In prospektiven Studien fand sich kein Vorteil der Therapie mit Schleifendiuretika hinsichtlich Prognose des ANV, Notwendigkeit der Nierenersatztherapie oder Patientenüberlebens bei kritisch Kranken [68]. Große Kohorten- und randomisierte Studien zeigten, dass die Gabe von Schleifendiuretika bei Intensivpatienten mit ANV sogar mit einer erhöhten Sterblichkeit und schlechteren Prognose des ANV assoziiert sein kann [15; 48]. Ebenso ist die prophylaktische postoperative Gabe von Schleifendiuretika zur Prävention eines ANV nicht indiziert und kann in einer weiteren Nierenfunktionsverschlechterung resultieren [39]. Eine unerkannte Verstärkung einer bestehenden Hypovolämie ist u. a. eine Erklärung dafür, dass negative Effekte von Schleifendiuretika beobachtet wurden.

Dopamin und Fenoldopam

In Dosen von 0,5–3,0 µg/kg/min bewirkt Dopamin, über auf Dopamin-1- und -2-Rezeptoren eine renale Vasodilatation bei einer über β_1-Rezeptoren bedingten Zunahme des Herzzeitvolumens, eine Steigerung der renalen Perfusion. Bei Gesunden kommt es dadurch zu einer Zunahme der glomerulären Filtration, Natriurese und Urinmenge [41]. Bei Patienten konnte diese Wirkung von Dopamin nicht eindeutig belegt werden [16; 19; 20; 39; 78]. Metaanalysen weisen auf einen schlechteren Krankheitsverlauf unter Dopamin hin [23; 34]. Randomisierte prospektive Studien bestätigen diese Resultate [40]. Zudem sind Nebenwirkungen wie z. B. kardiale Rhythmusstörungen und Suppression der Hypophysenhormone zu beachten.

Dopamin in Nierendosis sollte nicht zur Prophylaxe oder Therapie des ANV eingesetzt werden. Gegenüber Dopamin konnten für Fenoldopam keine Vorteile nachgewiesen werden [13; 54].

Neue medikamentöse Ansätze

Ca-Antagonisten steigern den renalen Blutfluss und die glomeruläre Filtration über eine Dilatation der präglomerulären Gefäße. Über einen Blutdruckabfall können Ca-Antagonisten aber die renale Funktion verschlechtern. Ischämie bedingt durch Abfall der intrazellulären ATP-Konzentration einen Anstieg von Adenosin, das eine renale Vasokonstriktion verursacht und von Theophylin antagonisiert werden soll. Bei Patienten konnte keine eindeutige Wirkung zur Prophylaxe oder Therapie des ANV mit Theophylin oder Ca-Antagonisten nachgewiesen werden [14; 22; 31]. Endothelin-Antagonisten, NO-Synthaseinhibitor, Antikörper gegen intrazelluläres Adäsionsmolkül 1 (ICAM1), P-Selectin, Antagonisierung von »Platlet activating«-Faktor oder von Thromboxan A_2-Rezeptoren und »Insulin like growth«-Faktor [29] zeigten im Tierexperiment positive Effekte beim ANV, sind aber bislang bei Patienten nicht ausreichend untersucht.

Indikation zum Einsatz von Nierenersatzverfahren

Absolute Indikationen (◘ Tab. 19.4) erfordern den sofortigen Beginn eines extrakorporalen Nierenersatzverfahrens und sind meist Spätkomplikationen eines ANV. Klinische Erfahrung zeigt, dass die Morbidität und die Letalität bei spätem Einsatz von Nierenersatzverfahren höher ist als bei früher Nierenersatztherapie, obgleich die Datenlage nicht eindeutig scheint [10]. In der Mehrzahl der Fälle wird eine extrakorporale Nierenersatztherapie aufgrund relativer Indikation begonnen (◘ Tab. 19.4).

Nierenersatzverfahren

Bei der Hämodialyse wird das Blut durch einen semipermeablen Filter (Dialysator) geführt, an dessen Außenseite eine Dialyseflüssigkeit (Dialysat) vorbeigeleitet wird. Die Elimination harnpflichtiger Substanzen erfolgt durch die Diffusion, also den passiven Transport von gelösten Teilchen entlang eines Konzentrationsgradienten über eine Membran ohne Passage des Lösungsmittels (Wasser).

Bei der Hämofiltration fließt das Blut durch einen semipermeablen Filter (Hämofilter), wobei durch den hydrostatischen Druck Plasmawasser abfiltriert wird (Filtrat). Die Elimination der harnpflichtigen Substanzen erfolgt durch Konvektion, also dem aktiven Transport von gelösten Teilchen durch eine Membran mit Hilfe des Lösungsmittels (Wasser). Bei der Hämodiafiltration werden die Prinzipien Diffusion und Filtration kombiniert. Bislang liegen keine Daten vor, die zeigen, dass ein überwiegend konvektiv oder überwiegend diffusiv basiertes Verfahren bei Intensivpatienten vorteilhaft ist [3; 49; 75].

Effizienz der Nierenersatzverfahren

Die Effektivität (Effizienz pro Zeiteinheit) ist für die intermittierende Dialyse von 4–6 h wegen der hohen Harnstoffclearance von 120–200 ml/min am höchsten. Kontinuierliche Nierenersatzverfah-

◘ Tab. 19.4. Indikationen zum akuten Beginn der Nierenersatztherapie bei ANV

Absolut	Relativ
Hyperkaliämie	Oligurie oder Anurie
Kaliumkonzentration >6,5 mmol/l	Elektrolytstörungen
Azidose	Hyponatriämie
pH <7,20–7,25	Hyperkaliämie
Ausgeprägte Überwässerung	Hyperphosphatämie
Lungenödem	Harnstoffkonzentration
Herzinsuffizienz	>100–150 mg/dl
Urämie-Symptomatik	Kreatininanstieg
Perikarditis	>1 mg/dl pro Tag
Neurologische Symptomatik (Krämpfe, Somnolenz, Koma,...)	Verschlechterung von Vitalfunktionen
Peritonitis	Zunehmende Ödeme
	Verschlechterung der respiratorischen Funktion
	Verschlechterung der kardiozirkulatorschen Funktion (Herzrhythmusstörungen, Hypertonie, Hypotonie,...)
	Progredientes Multiorgandysfunktion

ren haben jedoch bei Umsatzraten >30 l/d eine vergleichbare oder bessere Harnstoffclearance pro Tag oder Woche.

Dosierung der extrakorporalen Nierenersatztherapie

Die Dosierung der Nierenersatztherapie ist für die Überlebensrate bei Intensivpatienten maßgeblich [63; 65]. Eine tägliche, gegenüber einer alle 2–3 Tage, durchgeführten intermittierenden Dialyse führt zur Reduktion der Sterblichkeit und fördert die Nierenfunktionserholung [65]. Bei Patienten mit schwerer Sepsis zeigte eine multizentrische Untersuchung eine Reduktion der Sterblichkeit erst mit Hämofiltrationsumsätzen von über 40 ml/kg/min, also 3500 ml/h respektive 72 l/d. Die vielfach benutzten Umsätze von 33 ml/kg/min, also 2000 ml/h respektive 48 l/d scheinen unterdosiert zu sein [63]. Ob Hoch-Volumen (high volume)-Hämofiltrationen mit Umsätzen von >75 ml/kg/min, also >4500 ml/h respektive >108 l/d vorteilhaft sind können, kann derzeit noch nicht abschließend beurteilt werden.

! Die angestrebten Hämofiltrationsumsätze erfordern Blutflüsse, die nur mit venovenösen pumpengetriebenen Systemen realisierbar sind. Daher sollten arteriovenöse zugunsten venovenöser Nierenersatzverfahren nicht mehr durchgeführt werden.

Indikation für die einzelnen Nierenersatzverfahren

Bei Intensivpatienten mit ANV werden kontinuierliche Nierenersatzverfahren gegenüber der intermittierenden Hämodialyse bevorzugt. Bei vielen Intensivpatienten mit ANV ist, abhängig von der Grunderkrankung, eine intermittierende Hämodialyse wegen schwerer Herz-Kreislauf-Instabilität nicht möglich, während bei diesen Patienten ein kontinuierliches Nierenersatzverfahren aufgrund der gleichmäßigen Ultrafiltration durchgeführt werden kann [57]. Ursache für diese Herz-Kreislauf-Instabilität ist u. a. der in kurzer Zeit bei intermittierender Hämodialyse durchzuführende Flüssigkeitsentzug. Insgesamt werden während einer intermittierenden Hämodialyse signifikant häufiger hypotensive Phasen beschrieben. Darüber hinaus gibt es Hinweise, dass eine kontinuierliche Hämofiltration langfristig einen positiven Effekt auf die Herz-Kreislauf-Instabilität respektive den Verbrauch an Vasopressoren oder positiv inotropen Medikamenten hat [18; 61; 70; 79]. Bei Intensivpatienten mit Multiorgandysfunktion, Herz-Kreislauf-Instabilität oder akuter Leberdysfunktion erscheint ein kontinuierliches Nierenersatzverfahren vorteilhaft.

Trotz der Vorteile der kontinuierlichen Verfahren in der Therapie des ANV im Rahmen eines Multiorganversagens ist eine Senkung der Sterblichkeit im Vergleich zur intermittierenden Nierenersatzherapie bisher nicht belegt [3; 35; 49; 75]. Retrospektive Analysen zeigen ein zum Teil verbessertes Überleben unter kontinuierlicher Hämofiltration im Vergleich zur intermittierenden Hämodialyse [33]. Es bestehen jedoch begründete Zweifel an der Vergleichbarkeit heterogener Patientenkollektive.

! Die intermittierende Dialyse ist bei Patienten mit isoliertem ANV und geringer Harnstoffgenerierungsrate und ohne Notwendigkeit einer Immobilisation vorteilhaft.

Elimination von Mediatoren

Bei Hämofiltration mit hohem Umsatz wurde eine Besserung der Sterblichkeit von Patienten mit Sepsis und Multiorgandysfunktion beobachtet. Dieser Umstand wurde mit einer vermehrten Elimination von proinflammatorischen Mediatoren assoziiert [8; 27]. Auch die Absorbtion dieser Mediatoren mittels des Filters ist beschrieben. Obgleich im Filtrat solcher Patienten proinflammatorische Mediatoren nachweisbar sind, werden die Blutspiegel dieser Mediatoren kaum beeinflusst [27; 30].

! Daher kann nach dem derzeitigen Wissensstand ein kontinuierliches Nierenersatzverfahren ohne Vorliegen einer renalen Indikation mit dem Ziel der Elimination von Mediatoren nicht empfohlen werden.

Pufferung der Lösungen

Derzeit sind Bicarbonat, Laktat und Azetat als gepufferte Lösungen verfügbar. Mit Bicarbonat gepufferte Lösungen können zur Stabilität der Hämodynamik und des Säurebasen- und Elektrolythaushaltes während des Nierenersatzs beitragen [44].

> ! Aufgrund der induzierten kardiovaskulären Instabilität sollten mit Azetat gepufferte Lösungen nicht mehr verwendet werden [26]. Laktat gepufferte Lösungen sind bei kardiovaskulärer Instabilität, Leberdysfunktion und anderen Erkrankungen, die potentiell mit einer Laktatazidose einhergehen, auch wegen der schwierigen Beurteilung der Blutlaktatkonzentration, nicht anzuwenden.

Antikoagulation

Um eine Aktivierung der Blutgerinnung im extrakorporalen System zu vermindern, erfordern insbesondere kontinuierliche Nierenersatzverfahren eine Antikoagulation. Traditionell wird hierfür konventionelles Heparin verwendet, obwohl auch die Anwendung von niedermolekularem Heparin [60], niedermolekularem Heparinoid [77] und Prostazyklin [36] beschrieben ist.

Sind mit einer normalen Thrombosetherapie unter konventionellem Heparin keine ausreichenden Filterstandzeiten erzielbar, wird eine Erhöhung der aktivierten partiellen Thromboplastinzeit auf bis das Doppelte der Norm oder der »Activated clotting time« auf 100–150 s angestrebt, wobei die Blutungsneigung und -gefährdung berücksichtigt werden müssen.

Bei Patienten mit ausgeprägter Blutungsneigung, die keine Antikoagulation zum Zwecke der Nierenersatztherapie erhalten können, wurde die antikoagulantienfreie Behandlung empfohlen, wobei Filter-/Dialysatorstandzeiten von bis zu 15–18 h beschrieben wurden [73].

Neuere Verfahren bewirken eine über Citrat induzierte Inhibierung der Ca-Ionen zur regionalen Antikoagulation im Filter. Hierbei wird Citrat in Form von Trinatriumcitrat vor dem Filter/Dialysator appliziert und durch eine adäquate Gabe von Ca-Lösung nach dem Filter wieder antagonisiert [21]. Hierfür wird meist eine citrathaltige Lösung zur Hämodiafiltration benutzt. Nebenwirkung der Citrat-Antikoagulation sind Herzrhythmusstörungen, Azidose und Hyperkaliämie. Ein Monitoring der freien Ca-Konzentration im Blut ist daher obligat. Die Funktionalität der verschiedenen technischen Realisierungen der Citrat-Antikoagulation wurde bei Intensivpatienten gezeigt [21; 38; 53]. Randomisierte klinische Studien konnten für die Citrat-Antikoagulation entweder deutlich erhöhte [53] oder vergleichbare [38] Filter-/Dialysatorstandzeiten gegenüber einer Heparin-Antikoagulation zeigen.

Zusammenfassung

Die Sterblichkeit von Intensivpatienten steigt nach Auftreten eines ANV deutlich an [45], da das ANV ein prädisponierender Faktor für die Manifestation schwerwiegender extrarenaler Komplikationen ist. Insofern kommt hier der Prävention also der Vermeidung von Dehydratation, Minderperfusion und Nephrotoxizität, aber auch der Herdsanierung bei Sepsis eine große Bedeutung zu. Die Nierenersatztherapie kann zwar die Sterblichkeit bei schweren ANV reduzieren, die optimale Wahl des Verfahrens, des Zeitpunktes und der Dosierung bei Intensivpatienten sind jedoch noch nicht eindeutig geklärt.

Literatur

1. Adams PL, Adams FF, Bell PD, Navar LG (1980) Impaired renal blood flow autoregulation in ischemic acute renal failure. Kidney Int 18:68–76
2. Albanèse J, Leone M, Garnier F et al. (2004) Renal effects of norepinephrine in septic and nonseptic patients. Chest 126:534–539
3. Augustine JJ, Sandy D, Seifert TH, Paganini EP (2004) A randomized controlled trial comparing intermittent with continuous dialysis in patients with ARF. Am J Kidney Dis 44:1000–1007
4. Bagshaw SM, Ghali WA (2004) Acetylcysteine for prevention of contrast-induced nephropathy after intravascular angiography: A systematic review and meta-analysis. BMC Medicine 2:
5. Baron JF (2000) Adverse effects of colloids on renal function. In: Yearbook of Intensive Care and Emergency Medicine. Ed Vincent JL. Springer, Berlin pp 486–493
6. Barrett BJ, Carlisle EJ (1993) Metaanalysis of the relative nephrotoxicity of high- and low-osmolality iodinated contrast media. Radiology 188:171–178

7. Bellomo R, Ronco C, Kellum JA et al. (2004) Acute renal failure – definition, outcome measures, animal models, fluid therapy and information technology needs: the second international consensus conference of the acute dialysis quality initiative (ADQI) group. Critical Care 8:R204–R212
8. Bellomo R, Tipping P, Boyce N (1993) Continuous venovenous hemofiltration with dialysis removes cytokines from the circulation of septic patients. Crit Care Med 21:522–526
9. Berns AS (1998) Nephrotoxicity of contrast media. Kidney Int 36: 730–740
10. Bouman CS, Oudemans-Van Straaten HM, Tijssen JG et al. (2002) Effects of early high-volume continuous venovenous hemofiltration on survival and recovery of renal function in intensive care patients with acute renal failure: a prospective, randomized trial. Crit Care Med 30:2205–2211
11. Brady HR, Brenner BM. Acute renal failure. In: Harrison's principles of internal medicine. Eds: Fauci AS et al. McGraw-Hill (1998) pp 1504–1513
12. Brezis M, Rosen S (1995) Hypoxia of the renal medulla–its implications for disease, N.Engl.J Med 332: 647–655
13. Brienza N, Malcangi V, Dalfino L et al. (2006) A comparison between fenoldopam and low-dose dopamine in early renal dysfunction of critically ill patients. Crit Care Med 34:707–714
14. Cacoub P, Deray G, Baumelou A, Jacobs C (1988) No evidence for protective effects of nifedipine against radiocontrast- induced acute renal failure. Clin Nephrol 29:215–216
15. Cantarovich F, Rangoonwala B, Lorenz H et al. (2004) High-dose furosemide for established arf: a prospective, randomized, double-blind, placebo-controlled, multicenter trial. Am J Kidney Dis 44: 402–409
16. Chertow GM, Sayegh MH, Allgren RL, Lazarus JM (1996) Is the administration of dopamine associated with adverse or favorable outcomes in acute renal failure? Am J Med 101:49–53
17. Cordingley J, Palazzo M (1998) Renal rescue – management of impending renal failure. Intensivmed 35:193–202
18. Davenport A, Will EJ, Davidson AM (1993) Improved cardiovascular stability during continuous modes of renal replacement therapy in critically ill patients with acute hepatic and renal failure. Crit Care Med 21:328–338
19. Denton MD, Chertow GM, Brady HR (1996) »Renal-dose« dopamine for the treatment of acute renal failure: scientific rationale, experimental studies and clinical trials. Kidney Int 50:4–14
20. Denton R, Slater R (1997) Just how benign is renal dopamine? Eur J Anaesthesiol 14:347–349
21. Dorval M, Madore F, Courteau S, LeBlanc M (2003) A novel citrate anticoagulation regimen for continuous venovenous hemodiafiltration. Intensive Care Med 29:1186–1189
22. Erley CM, Duda SH, Rehfuss D et al. (1999) Prevention of radiocontrast-media-induced nephropathy in patients with pre-existing renal insufficiency by hydration in combination with the adenosine antagonist theophylline. Nephrol Dial Transplant 14:1146–1149
23. Friedrich JO, Adhikari N, Herridge MS, Beyene J (2005) Meta-analysis: low-dose dopamine increases urine output but does not prevent renal dysfunction or death. Ann Intern Med 142:510–524
24. Guerin C, Girard R, Selli JM, Ayzac L (2002) Intermittent versus continuous renal replacement therapy for acute renal failure in intensive care units: results from a multicenter prospective epidemiological survey. Intensive Care Med 28:1411–1418
25. Hatala R, Dinh T, Cook DJ (1996) Once-daily aminoglycoside dosing in immunocompetent adults: A meta-analysis. Ann Intern Med 124:717–725
26. Heering P, Ivens K, Thumer O et al. (1999) The use of different buffers during continuous hemofiltration in critically ill patients with acute renal failure. Intensive Care Med 25:1244–1251
27. Heering P, Morgera S, Schmitz FJ et al. (1997) Cytokine removal and cardiovascular hemodynamics in septic patients with continuous venovenous hemofiltration. Intensive Care Med 23:288–296
28. Herget-Rosenthal S, Marggraf G, Hüsing J et al. (2004) Early detection of acute renal failure by serum cystatin C. Kidney International 66:1115–1122
29. Hirschberg R, Kopple J, Lipsett P et al. (1999) Multicenter clinical trial of recombinant human insulin-like growth factor I in patients with acute renal failure. Kidney Int 55: 2423–2432
30. Hoffmann JN, Hartl WH, Deppisch R et al. (1995) Hemofiltration in human sepsis: evidence for elimination of immunomodulatory substances. Kidney Int 48:1563–1570
31. Ix JH, McCulloch CE, Chertow GM (2004) Theophylline for the prevention of radiocontrast nephropathy: a meta-analysis. Nephrol Dial Transplant 19:2747–2753
32. Kellum JA (1998) Use of diuretics in the acute care setting. Kidney Int 53:S67–S70
33. Kellum JA, Angus DC, Johnson JP et al. (2002) Continuous versus intermittent renal replacement therapy: a meta-analysis. Intensive Care Med. 28:29–37
34. Kellum JA, Decker M (2001) Use of dopamine in acute renal failure: a meta-analysis. Crit Care Med. 29:1526–1531
35. Kielstein JT, Kretscher U, Ernst T et al. (2004) Efficacy and Cardiovascular Tolerability of Extended Dialysis in Critically Ill Patients: A Randomized Controlled Study. Am J Kidney Dis 43:342–349
36. Kozek-Langenecker SA, Spiss CK, Michalek-Sauberer A et al. (2003) Effect of prostacyclin on platelets, polymorphonuclear cells, and heterotypic cell aggregation during hemofiltration. Crit Care Med. 31:864–868
37. Kullberg BJ, Sobel JD, Ruhnke M et al. (2005) Voriconazole versus a regimen of amphotericin B followed by fluconazole for candidaemia in non-neutropenic patients: a randomised non-inferiority trial. Lancet 366:1435–1442
38. Kutsogiannis DJ, Gibney RTN, Stollery D, Gao J (2005) Regional citrate versus systemic heparin anticoagulation for continuous renal replacement in critically ill patients. Kidney Int. 67:2361–2367

39. Lassnigg A, Donner E, Grubhofer G et al. (2000) Lack of renoprotective effects of dopamine and furosemide during cardiac surgery. J Am Soc Nephrol 11:97–104
40. Lauschke A, Teichgraber UK, Frei U, Eckardt KU (2006) 'Low-dose' dopamine worsens renal perfusion in patients with acute renal failure. Kidney Int. 69:1669–1674
41. Lee MR (1993) Dopamine and the kidney: ten years on. Clin Sci.(Lond) 84:357–375
42. Lehnert T, Keller E, Gondolf K et al. (1998) Effect of haemodialysis after contrast medium administation in patients with renal insufficiency, Nephrol Dial Transplant 13:358–362
43. Lenz K, Hörtnagl H, Druml W, Reither H, Schmid R, Schneeweiss B, Laggner A, Grimm G, Gerbes AL (1991) Ornipressin in the treatment of functional renal failure in decompensated liver cirrhosis. Gastroenterology 101:1060–1067
44. Leunissen KM, Hoorntje SJ, Fiers HA et al. (1986) Acetate versus bicarbonate hemodialysis in critically ill patients. Nephron 42:146–151
45. Levy EM, Viscoli CM, Horwitz RI (1996) The effect of acute renal failure on mortality. A cohort analysis. JAMA 275:1489–1494
46. Machleidt C, Walb D. Akutes Nierenversagen. In: Nephrologie: Pathophysiolgie – Klinik – Praxis Eds. Kuhlmann U, Walb D, and Luft FC. Thieme Stuttgart, New York (1998) pp 299–319
47. Marenzi G, Marana I, Lauri G et al. (2003) The prevention of radiocontrast-agent-induced nephropathy by hemofiltration. N Engl J Med 349:1333–1340
48. Mehta RL, Pascual MT, Soroko S, Chertow GM (2002) Diuretics, Mortality, and Nonrecovery of Renal Function in Acute Renal Failure. JAMA 288:2547–2553
49. Mehta RL, McDonald B, Gabbai FB et al. (2001) A randomized clinical trial of continuous versus intermittent dialysis for acute renal failure. Kidney Int 60:1154–1163
50. Merten GJ, Burgess WP, Gray LV et al. (2004) Prevention of contrast-induced nephropathy with sodium bicarbonate-a randomized controlled trial. JAMA 291:2328–2334
51. Metnitz PGH, Krenn CG, Steltzer H et al. (2002) Effect of acute renal failure requiring renal replacement therapy on outcome in critically ill patients. Crit Care Med 30:2051–2058
52. Mishra J, Dent C, Tarabishi R et al. (2005) Neutrophil gelatinase-associated lipocalin (NGAL) as a biomarker for acute renal injury after cardiac surgery. Lancet 365:1231–1238
53. Monchi M, Berghmans D, Ledoux D et al. (2004) Citrate vs. heparin for anticoagulation in continuous venovenous hemofiltration: a prospective randomized study. Intensive Care Med. 30:260–265
54. Morelli A, Ricci Z, Bellomo R et al. (2005) Prophylactic fenoldopam for renal protection in sepsis: a randomized, double-blind, placebo-controlled pilot trial. Crit Care Med 33:2451–2456
55. Neumayer HH (1993) Akutes Nierenversagen. In: Klinische Nephrologie. Eds Franz HE and Risler T. Ecomed, Landsberg/Lech IX, pp 1–20
56. Nolan CR, Anderson RJ (1998) Hospital aquired acute renal failure. J Am Soc Nephrol 9:710–718
57. Paganini EP, O'Hara P, Nakamoto S (1984) Slow continuous ultrafiltration in hemodialysis resistant oliguric acute renal failure patients. Trans Am Soc Artif Intern Organs 30:173–178
58. Parfrey PS, Griffiths SM, Barrett BJ et al. (1989) Contrast material-induced renal failure in patients with diabetes mellitus, renal insufficiency, or both. A prospective controlled study. N Engl J Med 320:143–149
59. Ragaller MJ, Theilen H, Koch T (2001) Volume replacement in critically ill patients with acute renal failure. J Am Soc Nephrol 12 Suppl 17:S33–S39
60. Reeves JH, Cumming AR, Gallagher L et al. (1999) A controlled trial of low-molecular-weight heparin (dalteparin) versus unfractionated heparin as anticoagulant during continuous venovenous hemodialysis with filtration. Crit Care Med. 27:2224–2228
61. Reiter K, Bellomo R, Ronco C, Kellum JA (2002) Pro/con clinical debate: is high-volume hemofiltration beneficial in the treatment of septic shock? Crit Care 6:18–21
62. Rivers E, Nguyen B, Havstad S et al. (2001) Early goal-directed therapy in the treatment of severe sepsis and septic shock. N Engl J Med 345:1368–1377
63. Ronco C, Bellomo R, Homel P et al. (2000) Effects of different doses in continuous venovenous haemofiltration on outcomes of acute renal failure: a prospective randomised trial. Lancet 356:26–30
64. Rudnick MR, Goldfarb S, Wexler L et al. (1995) Nephrotoxicity of ionic and nonionic contrast media in 1196 patients: a randomized trial. The Iohexol Cooperative Study. Kidney Int 47:254–261
65. Schiffl H, Lang SM, Fischer R (2002) Daily hemodialysis and the outcome of acute renal failure. N Engl J Med 346:305–310
66. Schortgen F, Lacherade JC, Bruneel F et al. (2001) Effects of hydroxyethylstarch and gelatin on renal function in severe sepsis: a multicentre randomised study. Lancet 357:911–916
67. Reinhart K, Bloos F, Engel C for the german competence network sepsis (2006) Hydroxyethyl starch and ringer's lactate for fluid resuscitation in patients with severe sepsis – results from the VISEP study. Intensive Care Med in press
68. Shilliday IR, Quinn KJ, Allison ME (1997) Loop diuretics in the management of acute renal failure: a prospective, double-blind, placebo-controlled, randomized study. Nephrol Dial Transplant 12:2592–2596
69. Solomon R, Werner C, Mann D et al. (1994) Effects of saline, mannitol, and furosemide to prevent acute decreases in renal function induced by radiocontrast agents. N Engl J Med 331:1416–1420
70. Stevens PE, Rainford DJ (1990) Isovolemic hemodialysis combined with hemofiltration in acute renal failure. Ren Fail 12:205–211
71. Suen WS, Mok CK, Chiu SW et al. (1998) Risk factors for development of acute renal failure (ARF) requiring dialysis in patients undergoing cardiac surgery. Angiology 49:789–800

72. Sural S, Sharma RK, Singhal M et al. (2000) Etiology, prognosis, and outcome of post-operative acute renal failure. Ren Fail 22:87–97
73. Tan HK, Baldwin I, Bellomo R (2000) Continuous venovenous hemofiltration without anticoagulation in high-risk patients. Intensive Care Med 26:1652–1657
74. Tepel M, van der GM, Schwarzfeld C et al. (2000) Prevention of radiographic-contrast-agent-induced reductions in renal function by acetylcysteine. N Engl J Med 343:180–184
75. Uehlinger DE, Jakob S, Ferrari P et al. (2005) Comparison of continuous and intermittent renal replacement therapy for acute renal failure. Nephrol Dial Transplant 20:1630–1637
76. Vanholder R, Sever MS, Erek E, Lameire N (2000) Rhabdomyolysis. J Am Soc Nephrol 11:1553–1561
77. Vargas HO, von HC, Lipps M, Ziemer S, Ronco C, Neumayer HH, Morgera S, Welte M, Kox WJ, Spies C (2001) Hirudin versus heparin for anticoagulation in continuous renal replacement therapy. Intensive Care Med. 27: 673–679
78. Vincent JL (1994) Renal effects of dopamine: can our dream ever come true? Crit Care Med 22:5–6
79. Wendon J, Smithies M, Sheppard M, Bullen K, Tinker J, Bihari D (1989) Continuous high volume venous-venous haemofiltration in acute renal failure. Intensive Care Med 15:358–363
80. Zager RA (1996) Rhabdomyolysis and myohemoglobinuric acute renal failure, Kidney Int 45:314–326

Therapie der Sepsis

D. Henzler, L. de Rossi

Epidemiologie

Die schwere Sepsis und der septische Schock sind die Haupttodesursachen auf nicht-kardiologischen Intensivstationen [24], wobei die weiterhin unakzeptabel hohe Letalität mit 30–50% [6, 83, 92, 102] von Grund- und Begleiterkrankungen [91], der Lokalisation des Infektionsfokus [97], dem Alter [61], dem Geschlecht [74] und dem Schweregrad des septischen Krankheitsbildes [29, 90] abhängig ist. Ähnlich der akuten kardialen oder zerebralen Ischämie hängt das Outcome entscheidend von Zeitpunkt und Güte des Therapiebeginns in den ersten Stunden nach Auftreten der Symptome ab. Dabei kommt der Verbesserung der supportiven intensivmedizinischen Therapie eine entscheidende Bedeutung zu. Vergleicht man die Letalitätsrate von Patienten mit identischen APACHE II-Werten der Placebogruppen aus den Anti-TNF Studien von 1995 [3] und aus dem Jahre 2001 [4], so zeigt sich eine geringere Letalität der Placebogruppe in der neueren Studie, und zwar vor der Einführung der in diesem Kapitel behandelten, speziellen Therapien.

Seit 1979 ist die jährliche Inzidenz der Sepsis in den USA von ca. 0,8/1000 auf ca. 3/1000 Einwohner rasant gestiegen [9, 74]. Damit ist die schwere Sepsis eine häufigere Erkrankung als das Mammakarzinom (Inzidenz 1,1/1000 Einwohner) oder das Darmkarzinom (Inzidenz 0,5/1000 Einwohner). Bei hospitalisierten Patienten trat eine schwere Sepsis oder ein septischer Schock bei ca. 2–3% der Patienten auf einer Normalstation und 10–15% der Intensivpatienten auf [4]. Bei den Todesursachen insgesamt hatte die schwere Sepsis einen Anteil von 9% und ist damit in seiner Bedeutung dem Myokardinfarkt gleichzusetzen.

In Deutschland besteht einer repräsentativen Erhebung des Kompetenznetzes Sepsis (SepNet) [30] zufolge bei 23% der Patienten auf Intensivstationen eine Sepsis oder schwere Sepsis. Hochgerechnet entspricht dies einer jährlichen Inzidenz von 2,3/1000 Einwohner oder 154.000 Erkrankungen pro Jahr in Deutschland. Hierdurch werden Kosten von ca. 1,1–2,4 Mrd. € jährlich in Deutschland verursacht, entsprechend bis zu 46% der Gesamtkosten für die Intensivtherapie [80]. Atemwegsinfektionen waren mit 63% der häufigste Infektionsfokus bei Patienten mit schwerer Sepsis, gefolgt von intraabdominalen Infektionen (25,3%). Die Urosepsis war mit lediglich 6,5% prävalent. Wesentlich häufiger mit 35,4% lag der Sepsis eine ambulant erworbene als eine nosokomiale Infektion (19,8%) zugrunde.

Definition und Diagnose

Erstmals wurden auf einer Konsensuskonferenz 1992 die Begriffe Sepsis, schwere Sepsis und septischer Schock einheitlich definiert (◘ Tab. 20.1) und bilden seitdem die Grundlage für klinische und epidemiologische Studien zur Sepsis [25].

Das »Systemic Inflammatory Response Syndrom« (SIRS) bezeichnet die erste Stufe einer systemischen inflammatorischen Reaktion des Immunsystems auf einen Insult. Dabei wird berücksichtigt, dass die typischen Zeichen wie Fieber, Leukozytose und Störungen der Hämodynamik in Folge der Interaktionen verschiedener pathophysiologisch relevanter Zytokine und zellulärer Mediatoren sowohl durch eine Infektion als auch in Folge von nicht-mikrobiologischen Entzündungsreaktionen auftreten können. Besteht zusätzlich eine klinisch oder mikrobiologisch nachgewiesene Infektion, sind die Kriterien einer Sepsis erfüllt. Die Diagnose ist dabei unabhängig von einer Bakeriämie, da sich diese nur in ca. 30% der Fälle nachweisen lässt.

Die Interpretation von mikrobiologischen Befunden ist zusätzlich dadurch erschwert, dass nachgewiesene Mikoorganismen nicht immer die Infektionsverursacher sind, sondern lediglich einer Kolonisation entsprechen können. Eine schwere Sepsis liegt beim Auftreten einer infektfernen, zusätzlichen Organdysfunktion vor. Unterschiedliche Organsysteme können betroffen sein (◘ Tab. 20.1), mangels klarer Definition werden häufig entsprechende Scoring-Systeme, wie z. B. der SOFA-Score, verwendet [113].

Ein septischer Schock ist eine schwere Sepsis mit anhaltender Hypotension und trotz adäquater Volumensubstitution (◘ Tab. 20.1). Der Nachteil dieser Sepsisdefinition besteht in der geringen Spezifität und der mangelnden prognostischen Aussagekraft für das Individuum. Dafür wurde in einem neuen Konsensverfahren eine Klassifikation in Anlehnung an die TNM-Klassifikation, das PIRO-Konzept (**P**rädisposition – **I**nfektion – **R**esponse – **O**rgandysfunktion) [66] entwickelt, welches sich allerdings bislang noch nicht durchsetzen konnte,

◘ Tab. 20.1. Definitionen der Sepsis der Konsensuskonferenz des American College of Chest Physicians und der Society of Critical Care Medicine. (Mod. nach [23])

Terminologie	Definition
Infektion	Entzündungsreaktion durch Mikroorganismen in normalerweise sterilem Gewebe
Bakteriämie	Nachweis lebender Mikroorganismen in der Blutkultur
SIRS	Eine pathophysiologische Reaktion auf einen unspezifischen Insult (mindestens 2 Symptome): – Körpertemperatur <36°C oder >38°C – Herzfrequenz >90/min – Atemfrequenz >20/min oder p_aCO_2 <32 mmHg – Leukozytenzahl <4000 oder >12000/mm³, >10% unreife neutrophile Granulozyten
Sepsis	SIRS-Kriterien in Verbindung mit klinisch oder mikrobiologisch evidenter Infektion
Schwere Sepsis	Sepsis mit Zeichen einer Organdysfunktion. Diese können sein: – Neurologisch (Enzephalopathie, Delirium)- – Pulmonal (Hypoxämie mit paO_2<75mmHg oder maschinelle Beatmung mit paO_2/F_IO_2-Verhältnis <250 mmHg) – Renal (Oligurie, Anurie) – Metabolisch (Laktatanstieg, metabolische Azidose) – Thrombozytopenie <100.000/mm³ oder Abfall >30% in 24 h
Septischer Schock	Untergruppe der schweren Sepsis mit Kreislaufversagen und Hypoperfusion. Bei Hypotension und peripherer Vasoplegie zunächst hyperdynamer Kreislauf mit erhöhtem HZV. Kriterium für das Kreislaufversagen ist ein anhaltender systolischer Blutdruck <90 mmHg oder arterieller Mitteldruck <65 mmHg trotz adäquatem Volumenersatz oder die Notwendigkeit für die Gabe von Vasopressoren

so dass für epidemiologische Zwecke die alten Kriterien weiterverwendet werden.

Die Letalität des SIRS liegt zwischen 7 und 31%. Nach Salvo et al. [102] unterscheidet sich die Letalität bei Auftreten eines SIRS nur geringfügig von den Patienten, die keinerlei Zeichen eines SIRS/Sepsis hatten (24% vs. 26,5%). Bedingt durch unterschiedliche Patientenkollektive und Untersuchungszeiträume weichen die Angaben über die Letalität zwischen den epidemiologischen Studien deutlich voneinander ab (◘ Tab. 20.2). Dabei steigt mit zunehmender Schwere der Erkrankung auch die assoziierte 28-Tage-Letalität an. Das Sterberisiko ist bei Patienten, die einen septischen Schock überlebt haben, im Vergleich zur unkomplizierten Sepsis auch nach einem Jahr noch verdreifacht. In Deutschland betrug die 90-Tage-Sterblichkeit von Patienten mit schwerer Sepsis 54% [30].

Trotz der o. g. Schwierigkeiten bei der Identifikation des auslösenden Pathogens ist die Abnahme von Blutkulturen, möglichst vor Einleitung der antimikrobiellen Therapie, bei klinischen Anzeichen für eine Sepsis obligat [94]. Als weiteres diagnostisches Kriterium zum Nachweis einer Infektion kann noch die Bestimmung der Procalcitoninserumkonzentration dienen. Ein Wert <0,5 ng/ml macht eine schwere Sepsis unwahrscheinlich, ein Wert >2,0 ng/ml hochwahrscheinlich [32, 52, 84].

Therapie der Sepsis

In einem internationalen Konsensusverfahren wurden 2004 die »Surviving Sepsis Campaign guidelines for the management of severe sepsis and septic shock« [37] herausgebracht und 2006 für Deutschland als S2-Leitlinien [96] verabschiedet. Demnach beinhaltet die Therapie der Sepsis vier Grundsätze:

Grundsätze der Sepsistherapie

- Herdsanierung
- Antimikrobielle Therapie
- Supportive Maßnahmen
- Spezielle, adjunktive Sepsistherapien

Herdsanierung

Ohne eine adäquate Herdsanierung (»source control«) ist eine erfolgreiche Behandlung einer Sepsis nicht möglich. Diese umfasst die Abszessdrainage, die Entfernung von nekrotischem Gewebe und infizierten Fremdkörpern sowie die Sanierung von Hohlorganen durch operative Maßnahmen. Bei jedem Patienten mit Sepsis sollte aktiv nach einem Infektfokus gesucht werden (z. B. akalkulöse Cholezystitis), als bildgebende Verfahren bieten sich Sonographie, konventionelle und computertomographische Röntgendiagnostik an [37]. Intrakranielle, intrapulmonale, intra- und retroperitoneale Abszesse sind häufig konventionell radiologisch nicht diagnostizierbar. Verdächtige Areale sollten unter Bildgebung punktiert werden und das Punktat zur mikrobiologischen Kontrolle eingesandt werden [96].

Bei einer nekrotisierenden Fasziitis sollte die chirurgische Sanierung so früh wie möglich einsetzen. Diese Aussage wird durch mehrere Fallberichte, unkontrollierte Studien und retrospektive Kohortenstudien gestützt [20, 54, 117]. So konnten z. B. Bilton et al. [20] eine Reduktion der Letalität

◘ Tab. 20.2. Letalität bei Sepsis, schwerer Sepsis und septischem Schock

Studie	Sepsis [%]	Schwere Sepsis [%]	Septischer Schock [%]
Rangel-Frausto [65]	16	20	46
Salvo [70]	36	52	82
Muckart [58]	10	18	53
Alberti [5]	17–50	25–56,3	45,7–66,8

von 38% auf 4,2% zeigen, wenn die Patienten direkt nach der Erstdiagnose operiert wurden.

Im Gegensatz dazu kann bei der nekrotisierenden Pankreatitis ein konservatives Vorgehen von Vorteil sein. Eine randomisierte Studie von Mier et al. [78] zeigte eine geringere Komplikationsrate und Letalität, wenn die chirurgische Intervention bei einer schweren nekrotisierenden Pankreatitis um mindestens 2 Wochen hinausgezögert wurde.

Traditionell werden intraabdominelle Abszesse primär chirurgisch behandelt. Die Fortschritte in der interventionellen Radiologie ermöglichen nun eine sichere perkutane intraabdominelle Abszessdrainage bei einer niedrigen Letalität der Patienten [50, 101]. Selbst multiple und komplizierte intraabdominelle Abszessformationen können mit einer hohen Erfolgsrate perkutan drainiert werden [51], dennoch konnte bislang kein Unterschied im Outcome zwischen beiden Verfahren ermittelt werden [88].

Eine häufige Quelle für nosokomiale Infektionen ist ein zentraler Venenkatheter (ZVK), wodurch ein septischer Schock induziert werden kann. Bei Verdacht auf einen Katheterinfekt sollten Blutkulturen aus ZVK und Vene parallel entnommen werden, dieser entfernt werden und die Katheterspitze sowie bei einer eitrigen Sekretion auch die Einstichstelle mikrobiologisch untersucht werden [31]. Der Katheter sollte an anderer Stelle neu gelegt werden und nicht über einen Seldinger-Draht gewechselt werden. Hingegen ist ein routinemäßiges Wechseln des Katheters nach einer bestimmten Liegedauer ohne Infektzeichen nicht indiziert [34].

Antibiotikatherapie

Bereits seit den 1960er Jahren ist bekannt, dass eine adäquate initiale empirische Antibiotikatherapie zu einer signifikanten Reduktion der Letalität der Sepsis führt [21, 48]. In einer prospektiven Observationsstudie [65] mit insgesamt 107 Patienten konnte gezeigt werden, dass ein erfahrener Intensivmediziner in 89% der Fälle bei Patienten mit einem septischen Schock eine adäquate empirische Antibiotikatherapie initiierte. Eine inadäquate empirische Antibiotikatherapie war in einer anderen prospektiven Studie von Harbarth et al. [53] an 907 Patienten mit schwerer Sepsis mit einer Erhöhung des relativen Letalitätsrisikos um 62% verbunden.

Eine empirische Antibiotikatherapie sollte innerhalb der ersten Stunde nach Aufnahme und Diagnose beginnen [37]. In einer großen Studie [76] mit 1334 Patienten über 65 Jahren, die wegen einer ambulant erworbenen Pneumonie aufgenommen wurden, erhielt 25% dieser Patienten erst nach 8 h erstmals ein Antibiotikum. Bei diesen Patienten beobachteten die Autoren eine signifikant höhere 30-Tage-Letalität, die sich jedoch mit jeder Stunde, in der die Therapie früher begonnen wurde, reduzierte.

Folgende Grundprinzipien der empirischen Antibiotikatherapie bei septischen Patienten können derzeit empfohlen werden [21, 86, 100]:

Empfehlungen zur Antibiotikatherapie

- Sofortiger Beginn der empirischen Antibiotikatherapie mit einem Breitspektrumantibiotikum
- Ausreichende Dosierung
- Effektive Gewebespiegel
- Berücksichtigung der lokalen Resistenzen
- Anpassung der Therapie (Deeskalation) nach mikrobiologischem Befund

Zur Antibiotikatherapie bei unbekanntem Erreger gibt die Paul-Ehrlich-Gesellschaft (http://www.p-e-g.org) regelmäßig aktualisierte Empfehlungen bei Patienten mit schwerer Sepsis oder einem septischen Schock heraus (Tab. 20.3) [22]. Bei nosokomialen Infektionen sollten aber zusätzlich die lokalen mikrobiologischen Daten über die häufigsten Mikroorganismen vorliegen und die empirische Antibiotikatherapie eng mit einem Mikrobiologen/Infektiologen abgesprochen werden.

Früher galt als Standard der empirischen Antibiotikatherapie bei Patienten mit schwerer Sepsis die Kombination eines β-Laktamantibiotikas mit einem Aminoglykosid. In zahlreichen kontrollierten, randomisierten, klinischen Studien konnte gezeigt werden, dass eine Monotherapie mit Carbapenemen oder 3. und 4. Generation Cephalosporine genauso effektiv ist wie eine Kombi-

Tab. 20.3. Therapieempfehlungen zur initialen Antibiotikatherapie der schweren Sepsis bei unbekanntem Erreger. (Mod. nach [20])

Infektionsort		Acylaminopenicillin + β-Laktamase-Inhibitor [a]	Aminopenicillin + β-Laktamase-Inhibitor [b]	Cephalosporin 2. Generation [c]	Cephalosporin 3. Generation [d]	Cephalosporin 4. Generation [e]	Fluorchinolon [f]	Carbapenem [g]	Makrolid [h]	Glykopeptid [i]	Metronidazol	Clindamycin
Unbekannt	A			×			×					
	Oder		×				×					
	Oder	×					×					
	N	×					×					
	Oder					×	× [k]		j			
	Oder						×	×				
Lunge	A			×					×			
	Oder	×							×			
	Oder						×					
	Oder							×	×			
	N				×	Oder ×	×					
	Oder	×					×					
	Oder						×	×				
Abdomen	A	×										
	Oder				×						×	
	N	×										
	Oder				×						×	
	Oder						×				×	
	Oder							×				
Harntrakt	A	×										
	Oder						×					
	Oder				×							
	N						×					
	Oder				×	Oder ×						
	Oder	×										
	Oder							×				
Weichteile	A			×								×
	N			×								×
	Oder	×										×
	Oder			×		×						
	Oder						×					
Katheter	A/N	×								×		
	Oder				×					×		
	Oder							×		×		

A = Ambulant erworbene Infektion; *N* = Nosokomiale Infektion.
[a] Piperazillin+Tazobactam.
[b] Amoxycillin+Clavulansäure, Ampicillin+Sulbactam.
[c] Cefuroxim, Cefotiam.
[d] Cefotaxim, Ceftriaxon, Ceftazidim.
[e] Cefepim.
[f] Levofloxacin, Ciprofloxycin.
[g] Imipenem, Meropenem.
[h] Erythromycin, Clarithromycin.
[i] Vancomycin, Teicoplanin.
[j] Nur bei hoher MRSA-Durchseuchung.
[k] Auch Moxifloxacin.

nationstherapie [21, 22]. Dabei erhöht die Kombination von Imipenem mit Netilmicin nicht die Effektivität im Vergleich zu einer Imipenemmonotherapie bei Patienten mit schwerer Peritonitis oder nosokomialer Pneumonie [33]. Es kommt aber zu einer deutlichen Nephrotoxizität durch das Aminoglykosid. Weiterhin zeigten Studien mit insgesamt über 400 Intensivpatienten, dass Meropenem bzw. Imipenem vergleichbar effektiv ist wie die Kombination aus Cefotaxime/Amikacin bzw. Ceftazidime/Amikacin [33, 81, 82, 106]. Ähnliche Ergebnisse wurden ebenfalls für die 3. und 4. Generation Cephalosporine berichtet [15, 43, 75, 87, 120]. Ein Überblick über derzeit gültige Empfehlungen gibt ◘ Tab. 20.3.

> Bei dringendem Verdacht auf MRSA-Infektion sollte eine MRSA-wirksame Therapie begonnen werden. Bei pulmonalen Infekten und bei Infektionen von Haut-und Weichteilen ist die Linezolid-Therapie den Glykopeptiden aufgrund der höheren Gewebespiegel überlegen [30]. Antimykotika werden bei Kandidämie empfohlen, allerdings nicht routinemäßig im Rahmen der empirischen Therapie bei nicht-neutropenischen, nicht-immunsupprimierten Patienten mit Sepsis verwendet werden.

Diese Empfehlung leitet sich aus neueren epidemiologischen Studien ab [21, 96]. In diesen Studien waren Mykosen nur für ca. 1–2% aller Fälle von schwerer Sepsis verantwortlich. Daher ist der empirische Einsatz nicht gerechtfertigt. Bei neutropenischen Patienten kann nach 72–96 h bei Versagen einer kalkulierten Antibiotikatherapie der Einsatz von Antimykotika erwogen werden [69].

Supportive Maßnahmen

Die supportive Therapie der Sepsis beinhaltet verschiedenste Maßnahmen zur lungenprotektiven Beatmung, zur Volumen- und Transfusionstherapie, zur Ernährung, zur Stressulkusprophylaxe und zur Thromboseprophylaxe. Eine detaillierte Diskussion dieser Maßnahmen findet in verschiedenen Kapiteln dieses Buches statt, daher werden im Folgenden lediglich die hämodynamische Stabilisierung, die Bedeutung der Glukohämostase und spezifische prophylaktische Maßnahmen erörtert.

Frühe hämodynamische Stabilisierung

Ziel der hämodynamischen Stabilisierung ist die Sicherstellung eines adäquaten Sauerstoffangebotes auf zellulärer Ebene (◘ Abb. 20.1). Charakteristisch für den septischen Schock ist eine abnorme Erniedrigung des systemischen vaskulären Widerstandes, bedingt durch die vermehrte Freisetzung von Vasodilatatoren wie NO auf der einen Seite, und der Verminderung von Vasokonstriktoren wie Vasopressin auf der anderen Seite. Kompensatorisch versucht der Organismus, das Herzzeitvolumen und damit das Sauerstoffangebot zu erhöhen (hyperdyname Kreislaufsituation). Versuche, das Sauerstoffangebot (DO_2) auf supramaximale Werte anzuheben, brachten keine Verbesserung des Outcomes [49].

In einer randomisiert-kontrollierten, monozentrischen Studie untersuchten Rivers et al. [98] den Einfluss einer frühen Kreislaufstabilisation auf normale Werte bei 263 Patienten mit ambulant erworbener schweren Sepsis. Ziel war hier eine adäquate Oxygenierung, ein zentraler Venendruck >12 mmHg, ein mittlerer arterieller Druck >65 mmHg und eine zentralvenöse Sättigung (ScO_2) >70% als indirektes Zeichen einer nicht übermäßig hohen Sauerstoffausschöpfung. Im Vergleich zur konventionell behandelten Kontrollgruppe ergab sich durch die frühe, zielorientierte hämodynamische Stabilisierung eine signifikante Reduktion der Krankenhaus- und 60-Tage-Letalität um ca. 26%.

> Bei Patienten mit schwerer Sepsis und septischem Schock kann daher empfohlen werden, durch Volumengabe, Hämatokrit von 30% und Dobutamin die ScO_2 auf >70% zu heben [96, 98] (◘ Abb. 20.1).

Intensivierte Insulintherapie

Kritisch kranke Patienten als auch Patienten mit schwerer Sepsis zeigen häufig eine Hyperglykämie und Insulinresistenz, unabhängig davon, ob ein Diabetes mellitus in der Vorgeschichte bekannt war.

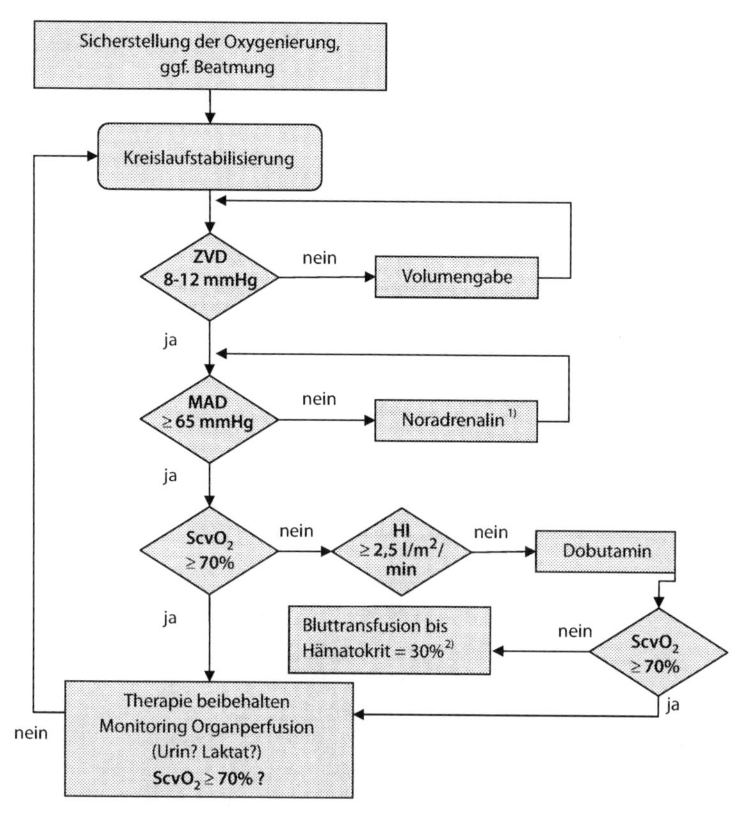

ZVD zentraler Venendruck; MAD mittler arterieller Druck; $ScvO_2$ zentralvenöse Sättigung; HI Herzindex; 1) beim therapierefraktären septischen Schock auch Vasopressin, 2) Höhe des optimalen Hämatokrit umstritten, Empfehlungen zwischen 20-30%.

Abb. 20.1. Frühe hämodynamische Stabilisierung anhand definierter Ziele. (Mod. nach [98])

Initial wurde angenommen, dass diese Reaktion eine Anpassung an den Hypermetabolismus in der Sepsis und vorteilhaft für den Krankheitsverlauf ist. Spätere Arbeiten zeigten aber genau das Gegenteil. Diabetespatienten, bei denen nach einem akuten Myokardinfarkt der Blutzucker unter 215 mg/dl gehalten wird, haben eine deutlich verbesserte Langzeitprognose [70]. Bei kritisch kranken Patienten korrelieren erhöhte »Insulin-like growth-factor-binding-protein 1«-Werte, ein guter Marker für eine gestörte hepatische Insulinantwort, mit einer erhöhten Mortalität [109].

Vor diesem Hintergrund überprüfte die Arbeitsgruppe von van den Berghe [110] in einer prospektiven, randomisierten, kontrollierten Studie an 1548 überwiegend postoperativ kardiochirurgischen Patienten, ob die Normalisierung der Blutzuckerwerte bei kritisch kranken Intensivpatienten die Morbidität und Letalität beeinflusst. In der Prüfgruppe wurde mittels intensivierter Insulintherapie der Blutzucker zwischen 80 und 110 mg/dl eingestellt, während in der Kontrollgruppe der Zielbereich zwischen 180–200 mg/dl lag. Die Gesamtletalität wurde durch die intensivierte Insulintherapie von 8% auf 4,6% gesenkt.

Noch stärker ausgeprägt war der Effekt bei Patienten, die länger als 5 Tage auf der Intensivstation verbrachten (20,2% vs. 10,6%). Ein entscheidender Effekt dürfte die Reduktion von infektiologischen Komplikationen sein. Eine Risikoreduktion um 46% für schwere Infektionen war zusätzlich mit einer kürzeren Antibiotikatherapie, einer reduzierten Inzidenz an Nierenersatzverfahren, weniger Critical Illness-Neuropathie, kürzerer Beatmungsdauer sowie Liegedauer auf der Intensivstation verbunden. Da der zugrunde liegende Mechanismus für diesen positiven Effekt der intensivierten Insulintherapie unbekannt ist, wird vermutet, dass die Normoglykämie und nicht die applizierte Insulinmenge entscheidend ist [111]. Zusätzlich könnte auch eine teilweise Normalisierung des gestörten Lipidstoffwechsels durch die Insulinapplikation zu diesen positiven Effekten beitragen [77].

Aufgrund dieser viel versprechenden Ergebnisse wurde das Konzept der intensivierten Insulintherapie unkritisch auf alle Intensivpatienten übertragen. In einer Folgestudie derselben Arbeitsgruppe wurden 1200 nicht-chirurgische Patienten in eine konventionelle oder intensivierte Insulintherapie randomisiert [112]. Hierbei zeigte sich ein Vorteil für die intensivierte Insulintherapie nur bei einer Verweildauer auf der Intensivstation von >3 Tagen (Letalitätsreduktion um 7,5% absolut, weniger Organversagen), bei Patienten mit einer kürzeren Verweildauer war die Letalität in der intensivierten Insulintherapie sogar höher als in der Kontrollgruppe (p=0,05).

Die Übertragbarkeit auf andere Patientenkollektive scheint also limitiert, eine deutsche Multizenterstudie an Sepsispatienten (VISEP-Studie des Kompetenznetz Sepsis [SepNet]) wurde nach einer Safety-Analyse Mitte 2005 abgebrochen, da sich in der Gruppe intensivierte Insulintherapie (Zielwert 80–110 mg/dl) eine erhöhte Hypoglykämierate fand [30, persönliche Kommunikation]. In den Empfehlungen der Surviving Sepsis Campaign wird ein Schwellenwert <150 mg/dl benannt [37]. Eine endgültige Aussage kann hier also noch nicht getroffen werden.

Prophylaxe

Der Prophylaxe infektiologischer Komplikationen kommt große Bedeutung zu, diese entwickeln sich zumeist in der Lunge (ventilatorassoziierte Pneumonie, VAP) und aus dem Darm [50], insbesondere bei einer Einschränkung der Mikrozirkulation, wie bei der Sepsis pathognomonisch. Alle Maßnahmen, die eine VAP oder eine Translokation von Bakterien aus dem Darm in die Zirkulation verhindern helfen, sind daher geeignet, die Wahrscheinlichkeit, dass eine Sepsis auftritt, zu verringern (zur Prophylaxe einer VAP ► Kap. 17).

Neben einer enteralen Ernährung [68] ist in zahlreichen Studien nachgewiesen worden, dass durch eine selektive Darmdekontamination (SDD) die Rate an nosokomialen Infektionen bei Intensivpatienten reduziert werden kann [96]. Dieses hat in einer Studie zu einer Reduktion der Krankenhausletalität um 7% (p=0,02) geführt [38]. Gegner der SDD führen an, dass durch die routinemäßige Anwendung enteraler Antibiotika multiresistente Keime selektioniert werden. Voraussetzung ist daher das regelmäßige Führen von Resistenzstatistiken, um das gehäufte Auftreten von multiresistenten Erregern erkennen zu können.

Spezielle adjunktive Sepsistherapie

In den letzten 20 Jahren wurden entscheidende Erkenntnisse über die Pathophysiologie der Sepsis gewonnen. Das traditionelle Bild eines primären Sepsisherdes, der periodisch hämatogen streut und dadurch das Fortschreiten der Erkrankung unterhält, wurde vollständig verlassen. Heutzutage wird angenommen, dass die Sepsis durch eine Infektion ausgelöst wird, die klinische Manifestation aber durch eine Dysregulation der Immunantwort (SIRS) bedingt ist [58, 73]. Im Rahmen dieses multifaktoriellen Geschehens kommt es zu einer Sekretion pro- und antiinflammatorischer Zytokine, Aktivierung und Rekrutierung von Leukozyten, Aktivierung des Gerinnungssystems und Hemmung der Fibrinolyse sowie einer dysregulierten Apoptose.

Auf der Hemmung proinflammatorischer bzw. der Gabe antiinflammatorischer Substanzen basieren neuere Therapieansätze, über 70 klinische Studien sind zu diesen komplexen Interaktionen durchgeführt worden. Leider waren die Ergebnisse der meisten Studien enttäuschend und es bestanden bereits Zweifel, ob es jemals möglich sei, mit einer einzelnen Substanz septische Patienten erfolgreich behandeln zu können. Die Liste der gescheiterten Ansätze umfasst z. B. Antiendotoxin-Antikörper, Interleukin-1-Rezeptorantagonisten (IL-1ra), Bradykininantagonisten, Antikörper gegen TNF-α, p55 und p80 TNF-Receptor fusion protein, Platelet-activating factor (PAF)-Antagonisten, Prostaglandinantagonisten (Ibuprofen), Phospholipase

α_2-Inhibitoren und Antikörper (Mab-T88) gegen Enterobacteriacea common antigen [2, 3, 4, 40, 95, 124]. Häufig ließen sich viel versprechende tierexperimentelle oder in Fallserien erzielte Erfolge nicht in größeren Patientenstudien reproduzieren, so dass zu den meisten untersuchten Substanzen keine klaren Aussagen für oder gegen einen positiven Effekt getroffen werden können. Im Folgenden werden daher nur die Substanzen, zu denen eine Aussage gemacht werden kann oder die in kontinuierender Evaluierung sind, dargestellt.

Kortikosteroide

Eine der am frühesten untersuchten antiinflammatorischen Substanzen waren Kortikosteroide, die bereits vor über 30 Jahren hochdosiert für die Therapie eingesetzt wurden. Das Rational war die Hoffnung, die initiale Proinflammation am Beginn der Sepsis zu hemmen und dadurch die Letalität zu senken.

In einer observationellen Studie [104] zeigte sich eine deutliche Reduktion der Letalität des septischen Schocks. Zwei später durchgeführte, prospektiv randomisierte, multizentrische, doppelblinde Studien zeigten dagegen keinen positiven Effekt der hochdosierten Kortikoidsteroide [26, 107]. Bestätigt wurde dieses durch zwei Metaanalysen [36, 64], die insgesamt 9 klinische Studien über den Einsatz von hochdosierten Kortikosteroiden auswerteten. Beide Metaanalysen zeigten, dass hochdosierte Kortikosteroide ineffektiv, bzw. sogar einen ungünstigen Effekt auf die Letalität septischer Patienten haben können. Kürzlich wurde auch bei der Therapie des ARDS trotz Verbesserungen bei der Oxygenierung und beim Kreislauf ein ungünstiger Effekt für hochdosierte Kortikoide (2 mg/kg/d Methyprednisolon) auf das Outcome festgestellt [108]. Hochdosierte Kortikoide können daher nicht empfohlen werden.

Niedrig dosierte Substitutionstherapie mit Hydrokortison beim septischen Schock

Der Anstieg von endogenem Kortisol während einer akuten Infektion ist ein wichtiger Regelmechanismus der Immunantwort. In der Sepsis kommt es zu einer Störung der hypothalamischen-hypophysären-adrenalen Achse mit einem absoluten oder relativen Kortisolmangel [14, 35]. Bei septischen Patienten zeigt sich eine deutliche Reduktion der stimulierten Kortisolfreisetzung <9 µg/dl [13] oder einer Kortisolplasmakonzentration <25 µg/dl [71], zusätzlich zu einer peripheren Kortisolresistenz. Die niedrig dosierte Substitutionstherapie mit Hydrokortison in dieser Situation einer relativen Nebenniereninsuffizienz wurde in zwei kleineren Studien erstmals untersucht. Bollaert et al. [23] behandelten in einer placebo-kontrollierten Studie 41 Patienten im septischen Schock. Die Patienten erhielten 300 mg Hydrokortison für 5 Tage oder Placebo. Am deutlichsten zeigte sich die Hydrokortisonwirkung in einer Stabilisierung der Hämodynamik und Reduktion des Katecholaminbedarfs. Zusätzlich gab es auch einen Trend zu einer niedrigeren 28-Tage-Letalität in der Hydrokortisongruppe. Auch die Arbeitsgruppe von Briegel [28] zeigte bei 24 Patienten im septischen Schock eine schnellere hämodynamische Stabilisierung sowie eine geringere Inzidenz von Organversagen.

Die bisher größte Studie umfasste 300 Patienten mit septischem Schock [12]. Im Rahmen dieser randomisierten, doppelblinden, placebo-kontrollierten Multizenterstudie erhielten die Patienten entweder 5-mal 50 mg Hydrokortison und 50 µg Fludrokortison über 7 Tage oder Placebo. Ein ebenfalls durchgeführter Kortikotropintest zeigte bei 76% der Patienten eine relative Nebennierenrindeninsuffizienz (Non-Responder) an, während bei 24% der Patienten die Nebennierenrindenfunktion (Responder) erhalten war. Für alle Patienten, d. h. sowohl für Responder als auch Non-Responder, gab es keinen signifikanten Unterschied in der 28-Tage-Letalität. In der Gruppe der Non-Responder kam es durch die Hydrokortison-Fludrokortison-Substitution im Vergleich zu den mit Placebo behandelten Patienten zu einer signifikanten Reduktion der 28-Tage-Letalität von 63% auf 55%. Im Gegensatz dazu zeigte sich bei den Respondern keine Verbesserung der Letalität mit einer geringgradig, nicht signifikant höheren Letalität in der Hydrokortison/Fludrokortisongruppe (61% vs. 53%). Dennoch war insgesamt über alle Patienten die Überlebenswahrscheinlichkeit in der Hydrokortison/Fludrokortisongruppe im Vergleich zur Placebogruppe höher. Weiterhin konnten die positiven Effekte auf die Hämodynamik der o. g. Studien bestätigt werden.

Annane [14] empfiehlt die Durchführung eines Kortikotropintestes und nur Patienten mit einer relativen Nebennierenrindeninsuffizienz mit Kortikosteroiden zu behandeln. Im Gegensatz dazu argumentierte ein Expertenpanel um Vincent [114] für einen Verzicht des Kortikotropintestes, da für die Gesamtpopulation ein Überlebensvorteil durch die Hydrokortison/Fludrokortisongabe nachgewiesen wurde. Weiterhin scheint es weitgehend unerheblich zu sein, ob das Hydrokortison kontinuierlich oder als Bolus verabreicht wird. Die Dauer der Therapie sollte aber auf 7 Tage, evtl. gefolgt von einem langsamen Ausschleichen der Therapie, begrenzt werden. Auch kann derzeit nicht beurteilt werden, ob die Fludrokortisongabe klinisch sinnvoll ist.

! Aufgrund dieser Datenlage wird die niedrig dosierte Substitutionstherapie mit 200–300 mg/die Hydrokortison für 7 Tage bei Patienten mit septischem Schock zur Stabilisierung des Blutdrucks empfohlen [96].

Immuntherapie

Immunoglobuline

Immunoglobuline wurden über Jahre für die Therapie der Sepsis eingesetzt. Die Mehrzahl der bisher publizierten Studien über den Einsatz von Immunoglobulinen waren kleinere Untersuchungen mit 24–62 Patienten. In diesen Arbeiten zeigte sich überwiegend eine deutliche Reduktion der Letalität durch die Immunoglobuline [103]. Eine Metaanalyse der Cochrane Library zeigte eine Reduktion der Letalität durch die Immunoglobuline bei septischen Patienten [8]. Eine jüngste Metaanalyse [89] von 20 Studien mit dem Einsatz von intravenös verabreichten IgG und IgM zeigte sich zwar insgesamt ein positiver Effekt für die Immuntherapie (Odds Ratio 0,77, [CI 0,68–0,88]), allerdings wurden lediglich vier Studien eine hohe Qualität bescheinigt. In diesen Studien mit 763 Patienten zeigte sich keine Reduktion der 28-Tage-Letalität.

Neuere Studien zeigen ebenfalls widersprüchliche Ergebnisse: An 211 neutropenischen Patienten mit Sepsis, überwiegend ohne Organversagen und niedrigem Letalitätsrisiko, wurde kein Vorteil für die Gabe von Immunoglobulinen gefunden [55]. Eine Studie an chirurgischen Patienten und abdomineller Sepsis zeigte eine signifikante Reduktion der 30-Tage-Letalität von 33% (Placebo) auf 9% (Immunoglobuline) in der per-Protokoll-Analyse, der Unterschied war allerdings aufgrund eines frühzeitigen Studienabbruchs in der Intention to treat-Analyse nicht mehr signifikant. Eine Empfehlung kann daher derzeit weder für noch prinzipiell gegen den Einsatz von Immunoglobulinen ausgesprochen werden [119].

Immunonutrition

Rationale ist die Zufuhr »guter« immunmodulierender Substanzen in supraphysiologischer Dosierung (Arginin, ù3-Fettsäuren, Eicosapentensäure, Linolensäure, Antioxidanzien). Durch eine enterale Immunonutrition verglichen mit einer Standardernährung konnte eine Reduktion der Liegezeit und der Beatmungsdauer bei postoperativen Patienten [46] und bei internistischen Intensivpatienten [45] gezeigt werden. Zwei Studien an septischen Patienten zeigten jedoch in einer Subgruppenanalyse für Patienten mit schwerer Sepsis und septischem Schock eine signifikante Übersterblichkeit in der Gruppe der enteralen Immunonutrition [19, 27] im Vergleich zu einer parenteralen Ernährung, so dass die enterale Immunonutrition bei schwerer Sepsis und septischem Schock nicht empfohlen werden kann [96].

Für die parenterale Ernährung zeigte sich in einer Metaanalyse von 6 Studien [57] eine Verbesserung der Überlebenswahrscheinlichkeit bei Patienten, die über einen längerfristigen Zeitraum mit einer glutaminangereicherten Aminosäurelösung parenteral ernährt wurden.

Modulation des Gerinnungssystems

Neuere experimentelle Arbeiten zeigen eine direkte pathophysiologische Interaktion zwischen der Inflammationskaskade und dem Gerinnungssystem [60, 73, 123]. Eine systemische Inflammation führte zu einer vermehrten Expression von Tissue Factor, dem Initiator des extrinsischen Gerinnungssystems, auf Endothelzellen und Monozyten. Das dabei entstehende Thrombin katalysiert nicht nur die Umwandlung von Fibrinogen zu Fibrin mit Ausbildung von Mikrothrombosen, sondern stimuliert seinerseits ebenfalls den inflammatorischen Prozess. Gleichzeitig kommt es in der Sepsis zu einer deutlichen Hemmung der Fibrinolyse durch PAI-1 (»Plasminogen activator inhibitor«) und TAFI (Thrombin-aktivierbarer Fibrinolyse-Inhibitor).

Da auch die endogenen Antikoagulanzien TFPI (»Tissue factor pathway inhibitor«), Antithrombin (AT) und das Protein C-System gehemmt sind, fehlt die kompensatorische Fibrinolyse der entstandenen Mikrothromben, die wiederum zu Mikrozirkulationsstörungen und Multiorganversagen führen können. Aus diesen Gründen war es naheliegend, alle drei endogenen Antikoagulanzien sowohl tierexperimentell als auch klinisch für die Therapie der Sepsis zu überprüfen.

Tissue Factor Pathway Inhibitor (Tifacogin)

Nach erfolgreichen tierexperimentellen Arbeiten wurde rekombinierter TFPI (Tifacogin) in drei Phase II-Studien und einer Phase III-Studie bei Patienten mit schwerer Sepsis eingesetzt. In der kürzlich veröffentlichten OPTIMIST-Studie [1] an 1754 Patienten mit schwerer Sepsis und einer erhöhten INR >1,2 sowie 201 Patienten mit einer INR <1,2 konnte für Tifacogin keine Überlegenheit bezüglich der 28-Tage-Letalität im Vergleich mit Placebo gezeigt werden.

Antithrombin (AT)

Auch AT3 wurde in einer großen randomisierten, placebo-kontrollierten Multizenterstudie (Kybersept) bei schwerer Sepsis untersucht [118]. Insgesamt wurden 2314 Patienten eingeschlossen, die entweder 30.000 IE AT3 über 4 Tage oder Placebo erhielten. Die 28-Tage-Letalität war in beiden Gruppen gleich (AT 38,9%, Placebo 38,7%). Lediglich in einer vordefinierten Subgruppe von Patienten ohne begleitende Heparintherapie war die 90-Tage-Letalität mit 44,9% signifikant niedriger als in der Placebogruppe mit 52,5%, während nach 28 Tagen keine Unterschiede bestanden. In einer post-hoc-Analyse [122] zeigte sich, dass für Patienten mit hohem Letalitätsrisiko (Stratum II, vorhergesagtes Letalitätsrisiko anhand SAPS II 30–60%, 1008 Patienten) die 90-Tage-Überlebenswahrscheinlichkeit mit AT3 höher war als mit Placebo (54,5% vs. 49,4%, p=0,04). In der Subgruppenanalyse war der Effekt auch deutlicher bei Patienten, die begleitend kein Heparin erhalten hatten. Bevor nicht neue Studien mit geänderten Einschlusskriterien bzw. Indikationen vorliegen, lässt sich aus den vorliegenden Ergebnissen keine Rationale für den Einsatz von hochdosiertem AT3 bei Patienten mit schwerer Sepsis ableiten.

Aktiviertes Protein C (Drotrecogin alfa [aktiviert])

Drotrecogin alfa (aktiviert) (DrotAA) ist die erste Substanz, für die eine signifikante Reduktion der Letalität bei Patienten mit schwerer Sepsis gezeigt werden konnte [18]. Die multizentrische, randomisierte, doppelblinde, placebo-kontrollierte PROWESS-Studie wurde nach 1690 Patienten abgebrochen, da sich in der Behandlungsgruppe ein signifikanter Vorteil gegenüber der Placebogruppe zeigte. Die Applikation von 24 µg/kg/h DrotAAfür 96 h führte zu einer absoluten Reduktion der 28-Tage-Letalität um 6,1% von 30,8% in der Placebogruppe auf 24,7% in der Verumgruppe. Dieser Überlebensvorteil bestand auch noch nach 3 Monaten [10], aber nicht mehr nach 30 Monaten (p=0,097). Die mediane Überlebenszeit lag in der DrotAA-Gruppe bei 1113 Tagen und in der Placebogruppe bei 846 Tagen. Als Komplikation traten in der Verumgruppe während der Infusionszeit vermehrt schwerwiegende Blutungen auf (DrotAA 2,4% vs. Placebo 1,0%; p=0.024) [16, 72]. In einer offenen Therapiestudie mit gleichen Einschlusskriterien (ENHANCE-Studie) erhielten weitere 2378 Patienten DrotAA [116], wobei sich eine ähnliche Letalität von 25,3% zeigte.

Bei einer genaueren Betrachtung der Ergebnisse der Studien zeigte sich, dass nicht alle Patienten mit schwerer Sepsis von einer Behandlung mit DrotAA profitieren. Eine post-hoc-Analyse der Food and Drug Administration (FDA, Zulassungsbehörde für Arzneimittel in den USA) erbrachte, dass Patienten mit einem geringeren Letalitätsrisiko definiert anhand des APACHE II-Scores keine verringerte Letalität aufwiesen. Dahingegen profitierten schwerstkranke Patienten von DrotAA [42], denn mit einem APACHE II-Score von 25–29 Punkten kam es zu einer Reduktion der 28-Tage-Letalität von 35,8% auf 23,5% und bei einem APACHE II-Score >30 Punkten von 49,0% auf 38,1%. Für beide Quartile zusammen lag die absolute Letalitätsreduktion bei 13% [105]. Betrachtet man die Anzahl der Organdysfunktionen, so reduziert sich die 28-Tage-Letalität bei >2 Organdysfunktionen von 33,9% auf 26,5%. Bei Vorliegen einer einzelnen Organdysfunktion blieb die Letalität unverändert (DrotAA 19,4% vs. Placebo 21,2%). Auch bezüglich der Langzeitdaten ist DrotAA bei schwerkranken Patienten deutlich effektiver [10]. So verlängert sich das mediane Überleben der Patienten mit einem APACHE II-Score durch DrotAA von 71 auf 435 Tage (P= 0.005)

Die Zulassung für DrotAA wurde daher auf Patienten mit hohem Letalitätsrisiko (USA: APACHE II-Score >25, Europa: Versagen >2 Organsystemen) beschränkt. Gleichzeitig wurde die Auflage erteilt, DrotAA in einer neuen Untersuchung bei Patienten mit niedrigerem Risiko zu evaluieren. Die daraufhin durchgeführte ADDRESS-Studie an Patienten mit APACHE II-Score <25 oder Organversagen ≤1 [5] wurde nach Einschluss von 2640 Patienten abgebrochen, da sich keine Unterschiede in der Letalität zwischen den Gruppen ergaben. Bei einem mittleren APACHE II-Score = 18,2 lag die 28-Tage-Letalität für DrotAA bei 18,5%, für Placebo bei 17% (relatives Risiko 1,08 [CI 0,92-1,28]).

Da die überwiegende Mehrzahl der Patienten in der PROWESS-Studie internistische Patienten mit einer Pneumonie als Infektionsfokus waren, wurden in einer post-hoc Analyse die 474 chirurgischen Patienten als Subgruppe ausgewertet [16]. In dieser Subgruppe lag die 28-Tage-Letalität für DrotAA bei 28,1% und in der Placebogruppe bei 31,3%, bei den Patienten mit einer intraabdominellen Infektion führte DrotAA zu einer absoluten Reduktion der Letalität um 9,1% von 30,6% auf 21,5%. Diese Ergebnisse wurden in der ENHANCE-Studie bestätigt [116].

Schwere Blutungskomplikationen traten während der ersten 28 Tage in der Placebogruppe bei 2% der Patienten, unter DrotAA bei 3,5% (PROWESS), 6,5% (ENHANCE) bzw. 3,9% (ADDRESS) auf. Das Risiko für eine intrakranielle Blutung unter DrotAA lag bei allen Studien <1,4%. Ein erhöhtes Blutungsrisiko trat bei Patienten mit einer Thrombozytenzahl <30.000/µl auf, an dem auch eine stattgehabte Thrombozytensubstitution nichts änderte. Die wesentlichen Kontraindikationen von DrotAA beziehen sich daher auf Patienten mit erhöhtem Blutungsrisiko [17].

! Zusammenfassend ist DrotAA bei Patienten mit schwerer Sepsis und sepsisbedingter Multiorgandysfunktionen indiziert. Besonders schwerkranke Sepsispatienten, die unter Standardtherapie eine progrediente Organdysfunktion entwickeln, profitieren von DrotAA, wobei die Therapie früh im Krankheitsverlauf einsetzen muss, die erste sepsisbedingte Organdysfunktion darf maximal seit 48 h bestehen.

Für chirurgische Patienten ist aufgrund der jetzigen Datenlage noch ein zurückhaltender Einsatz von DrotAA angezeigt. Einzig bei Patienten mit intraabdominellen Infektion ist die untersuchte Gruppe groß genug, um einen Einsatz von DrotAA zum jetzigen Zeitpunkt zu rechtfertigen. Als Beispiel für eine risikostratifizierte Anwendung ist in ◘ Abb. 20.2 die Standard Operating Procedure (SOP) des Universitätsklinikum Aachen für den Einsatz von DrotAA dargestellt.

Basierend auf den Letalitätsdaten der PROWESS-Studie berechneten Neilson et al. [85] die Kosteneffektivität von DrotAA. Bei Patienten mit mindestens 2 Organdysfunktionen entstehen Mehrkosten von durchschnittlich 9051 €. Für jedes zusätzlich gewonnene Lebensjahr entstehen Mehrkosten von 10404 €. Damit liegt die Kosteneffektivität von DrotAA im Bereich von anderen etablierten Therapien, z. B. der Sekundärprävention einer Herzinsuffizienz mit Pravastatin bei Patienten mit durchschnittlichen Cholesterolwerten oder dem Einsatz von Paclitaxel und Cisplatin vs. Cyclophosphamid für die Initialtherapie des Ovarialkarzinoms.

Selen

Die antioxidativen Eigenschaften von Selen sind experimentell und in kleineren Studien an septischen Patienten gezeigt worden, und in einer Metaanalyse ergab sich ein nicht signifikanter Trend für einen Vorteil der Behandlung mit Selen [57]. Derzeit wird in Deutschland eine multizentrische, randomisierte Therapiestudie an Patienten mit schwerer Sepsis und Selen vs. Placebo durchgeführt, die Ergebnisse sind nicht vor 2008 zu erwarten. Bis dahin kann keine Empfehlung zum Einsatz von Selen gegeben werden.

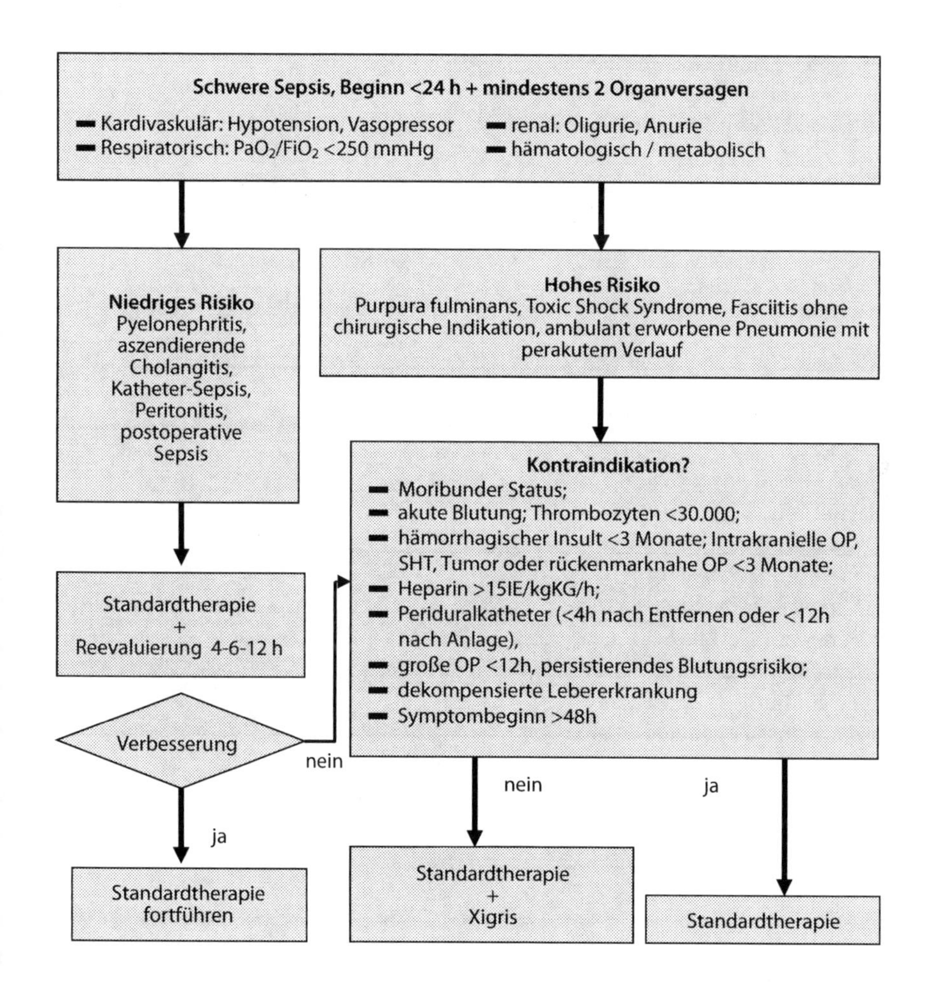

Empfehlung für postoperative Patienten: Nach *intraabdomineller Infektion* zeigt die Therapie mit Xigris eine Reduktion der Mortalität um 9,1%. Für alle anderen operativen Subgruppen konnten bisher keine Vorteile gezeigt werden (kleine Fallzahlen). Eine Therapie mit Xigris sollte bei operativen Patienten mit folgender Befundkonstellation erwogen werden:
1. Fokus operativ/konservativ sanierbar
2. Dauer 1. sepsisinduziertes Organversagen ≤ 48 Stunden
3. Progredientes Organversagen trotz optimaler Standardtherapie
4. Multiorganversagen und APACHE II Score ≥ 25

Abb. 20.2. Klinischer Behandlungsalgorithmus am Universitätsklinikum Aachen für den Einsatz von Xigris® (Drotrecogin alfa [aktiviert])

Zusammenfassung

In den letzten Jahren sind aufgrund einer Reihe von gut gemachten prosektiven, randomisierten und kontrollierten Multizenterstudien Therapieempfehlungen für wesentliche Bereiche der Sepsistherapie entstanden (◘ Tab. 20.4). Dazu gehören die frühe, zielgerichtete Volumentherapie und die intensivierte Insulintherapie. Die niedrig dosierte Hydrokortisongabe sollte derzeit Patienten mit einem katechoalminpflichtigen septischen Schock vorbehalten bleiben. Die spezifische Sepsistherapie mit DrotAA sollte anhand einer Risikostratifiziierung für schwerkranke Patienten mit schwerer Sepsis und progredienter Multiorgandysfunktion unter einer adäquaten Standardtherapie eingesetzt werden. Entscheidend ist aber nicht eine singuläre Maßnahme, sondern ein Bündel von Maßnahmen, die in entsprechender Reihenfolge und Vollständigkeit ergriffen werden. Solche »sepsis bundles« sind vordefiniert worden [67].

Gao et al. [48] haben in einer prospektiven Observationsstudie festgestellt, dass die Nichteinhaltung der Bündel von Empfehlungen innerhalb der ersten 6 h nach Diagnosestellung zu einer Verdoppelung der Krankenhausletalität von 23% auf 49% in zwei untersuchten Lehrkrankenhäusern geführt hatte, wobei die Empfehlungen nur zu 52% vollständig umgesetzt waren, nach 24 h sogar nur zu 30%. Eine retrospektive Kohortenstudie ergab ähnliche Ergebnisse, vor Einführung eines standardisierten Vorgehens unter Berücksichtigung der vorgenannten Empfehlungen im Sinne von »sepsis bundles« betrug die Letalität 53%, danach 27% (je 30 Patienten, $p<0,05$) [62] bei Patienten mit septischem Schock.

Literatur

1. Abraham E et al. (2003) Efficacy and safety of tifacogin (recombinant tissue factor pathway inhibitor) in severe sepsis. A randomized controlled trial. JAMA 290: 238–247
2. Abraham E et al (2003) Efficacy and safety of LY315920Na/S-5920, a selective inhibitor of 14-kDa grop Ila secretory phospholipase A_2, in patients with suspected sepsis and organ failure. Crit Care Med 31: 718–728
3. Abraham E et al. (1995) Efficacy and safety of monoclonal antibody to human tumor-necrosis factor αin patients with sepsis syndrome. A randomized, controlled, double-blind, multicenter clinical trial. TNF-α Mab Sepsis Study Group. JAMA 273: 934–941
4. Abraham E (2001) Lenercept (p55 tumor necrosis factor receptor fusion protein) in severe sepsis and early septic shock: arandomized, double-blind, placebo-controlled, mulitcenter phase III trial with 1342 patients. Crit Care Med 29: 503–510
5. Abraham E et al. (2005) Drotrecogin alfa (activated) for adults with severe sepsis and a low risk of death. NEJM 353:1332–1341
6. Alberti C et al. (2002) Epidemiology of sepsis and infection in ICU patients from an fnternational multicentre cohort study. Intensive Care Med 28: 108–121
7. Alberti C, Brun-Buisson C (2003) Epidemiology of inefction and sepsis: Areview. Advances in Sepsis 3: 45–55
8. Alejandria MMt et al (2001) Intravenous immuneglobuline for treating sepsis and septic shock. The Cochrane Library 2.; Oxford: Update Software
9. Angus DC et al (2001) Epidemiology of severe sepsis in the United States: Analysis of incidence, outcome, and associated costs of care. Crit Care Med 29: 1303–1310

◘ Tab. 20.4. Übersicht der evidenzbasierten Therapieempfehlungen zur Sepsis

Maßnahme	Empfehlung	Grad
Frühe hämodynamische Stabilisierung	Ja	B
Lungenprotektive Beatmungsstrategie	Ja	B
Intensivierte Insulintherapie (Schwellenwert <150 mg/dl)	Ja	E
Niedrig dosierte Substitutionstherapie mit Hydrokortison beim septischen Schock	Ja	B
Drotrecogin alfa (aktiviert) bei schwerer Sepsis mit Multiorgandysfunktion – risikostratifiziert	Ja	B
Hochdosiertes Antithrombin	Nein	B
Hochdosierte Kortikosteroide in der schweren Sepsis	Nein	A

10. Angus DC et al (2002) The effects of drotrecogin alfa (activated) on long-term survival after severe sepsis. Chest 122 (Suppl.): 51S
11. Angus DC, Crowther MA (2003) Unraveling severe sepsis. Why did OPTIMIST fail and what`s next. JAMA 290: 256–258
12. Annane D (2002) Effect of treatment with low doses of Hydrokortisone and fludrokortisone on mortality in patients in septic shock. JAMA 288: 862–871
13. Annane D et al (2000) A3-level prognostic classification in septic shock based on cortisol levels and cortisol response to corticotropin. JAMA 283: 1038–1045
14. Annane D, Cavaillon JM (2003) Corticosteroids in sepsis: From bench to bedside. Shock 20: 197–207
15. Arich C et al. (1987) Comparison of the efficacy of cefotaxime alone and the combination cefazolin-tobramycin in the treatment of enterobacterial septicemia. Pathol Biol (Paris) 35: 613–615
16. Barie PS, et al. (2003) Drortecogin alfa (activated) has a favorable benefit/risk profile in surgical patients with severe sepsis
17. Bernard GR et al. (2003) Safety assesment of drotrecogin alfa (activated) in the treatment of adult patients with severe sepsis. Crit Care 7: 155–163
18. Bernard GR et al. (2001) Efficacy and safety of recombinant human activated protein C for sever sepsis. N Engl J Med 344: 699–709
19. Bilton BD et al. (1998) Aggressive surgical management of necrotizing fasciitis serves to decresemortality: a retrospective study. Am Surg 64: 397–400
20. Bertolini G et al. (2003) Early enteral immunonutrition in patients with severe sepsis: results of an interim analysis of a randomized multicentre clinical trial. Intensive Care Med 29: 834–840
21. Bochud PY, Glauser MP, Calandra T (2001) Antibiotics in sepsis. Intensive Care Med 27: S33–S48
22. Bodmann KF, Vogel F (2001) Antimikrobielle Therapie der Sepsis. Chemotherapie J 10: 43–56
23. Bollaert PE et al. (1998) Reversal of late septic shock with supraphysiologic doses of Hydrokortisone. Crit Care Med 26: 645–650
24. Bone RC (1991) Critical evaluation of new agents for the treatment of sepsis. JAMA 266: 1686–1691
25. Bone RC et al. (1992) Definitions for sepsis and organ failure and guidelines for the use of innovative therapies in sepsis. The ACCP/SCCM Consensus Conference Committee. American College of Chest Physicians/Society of Critical Care Medicine. Chest 101: 1644–1655
26. Bone RC, Fisher CJ, Clemmer TP (1987) A controlled clinical trial of high-dose methylprednisolone in the treatment of severe sepsis and septic shock. N Engl J Med 317: 653–658
27. Bower RH et al. (1995) Early enteral administration of a formula (Impact) supplemented with arginine, nucleotides, and fish oil in intensive care unit patients: results of a multicenter, prospective, randomized, clinical trial. Crit Care Med 23: 436–449
28. Briegel J et al (1999) Stress doses of Hydrokortison reverse hyperdynamic septic shock: a prospective, randomized, double-blind, single-center study. Crit Care Med 27: 723–732
29. Brun-Buisson C et al. (1995) Incidence, risk factors, and outcome of severe sepsis and septic shock in adults. A multicenter prospective study in intensive care units. French ICU group for severe sepsis. JAMA 274: 968–974
30. Brunkhorst FM (2006) Epidemiologie, Ökonomie und Praxis – Ergebnisse der deutschen Prävalenzstudie des Kompetenznetzwerkes Sepsis (SepNet) Anasthesiol Intensivmed Notfallmed Schmerzther 41:43–44
31. Catton J et al. (2005) In situ diagnosis of intravascular catheter-related bloodstream infection: a comparison of quantitative culture, differential time to positivity, and endoluminal brushing. Crit Care Med 33:787–791
32. Clech C, Ferriere F, Karoubi P et al. (2004) Diagnostic and prognostic value of procalcitonin in patients with septic shock. Crit Care Med 32: 1166–1169
33. Cometta A, Baumgartner JD (1994) Prospective randomized comparison of imipenem monotherapy with imipenem plus netilmicinfortreatment of severe infections in non-neutropenic patients. Antimicrob Agents Chemother 38: 1309–1013
34. Cook D (1997) Central venous catheter replacement strategies: a systematic review of the literature. Crit Care Med 25:1417–1424
35. Cooper MS, Stewart PM (2003) Corticosteroid insufficiency in acutely ill patients. N Engl J Med 348: 727–734
36. Cronin L, Cook DJ, Carlet J (1995) Corticosteroid treatment for sepsis: A critical appraisal and meta-analysis of the literature. Crit Care Med 1995 23: 1430–1439
37. Dellinger P et al (2004) Surviving Sepsis Campaign guidelines for the management of severe sepsis and septic shock. Intensive Care Med 30:356–555
38. De Jonge E, Schultz MJ, Spanjaard L et al. (2003) Effects of selective decontamination of digestive tract on mortality and acquisition of resistant bacteria in intensive care: a randomised controlled trial. Lancet 362: 1011–1016
39. Dhainnaut JF et al. (2003) Drotrcogin alfa (activated) in the treatment of severe sepsis patients with multiple-organ dysfunction: data from the PROWESS trial. Intensive Care Med 29: 894–903
40. Eichacker PQ et al. (2002) Riskand efficacy of antiinflammatory agents. Retrospective and confirmatory studies of sepsis. Am J Respir Crit Care Med 166: 1197–1205
41. Eklund AE, Nord CE (1993) A randomized multicenter trial of piperacillin/tazobactam vs. imipenem/cilastatin in the treatment of severe intra-abdominal infections.Swedish Study Group. J Antimicrob Chemother [Suppl.A]: 79–85
42. Ely EW et al (2003) Drotrecogin alfa (activated) administration across clinically important subgroups of patients with severe sepsis. Crit Care Med 31: 12–19
43. Ely EW, Bernard GR, Vincent JL (2002) Activated protein C for severe sepsis.N Engl J Med 347: 1035–1036
35. Extermann M et al. (1995) Initial treatment of sepsis in non-neutropenic patients: ceftazidime alone vs. »best guess« combined antibiotic therapy. Chemotherapy 41: 306–315
44. Freischlag JA, Ajalat G, Busuttil RW (1985) Treatment of necrotizing soft tissue infections. Aneed for a new approach. Am J Surg 149: 751–755

45. Friedman, G., Silva, E., and Vincent, J. L. Has the Mortality of Septic Shock Changed With Time. Crit Care Med. 1998;26(12): 2078–2086
46. Gadek JE et al. (1999) Effect of enteral feeding with eicosapentaenoic acid, gamma-linolenic acid, and antioxidants in patients with acute respiratory distress syndrome. Enteral Nutrition in ARDS Study Group. Crit Care Med 27: 1409–1420
47. Galban C et al. (2000) An immune-enhancing enteral diet reduces mortality rate and episodes of bacteremia in septic intensive care unit patients. Crit Care Med 28: 643–648
48. Gao F et al. (2005) The impact of compliance with 6-hour and 24-hour sepsis bundles on hospital mortality in patients with severe sepsis: a prospective observational study. Crit Care 9:R764–70
49. Gatell J M (1988) Nosocomial Bacteremia in a Large Spanish Teaching Hospital: Analysis of Factors Influencing Prognosis. Rev Infect Dis 10: 203–210
    Gattinoni L et al. (1995) A trial of goal-oriented hemodynamic therapy in critically ill patients. NEJM 333 : 1025–1032
50. Gerzof SG et al (1981) Percutaneous catheter drainage of abdominal abscesses. A five year experience. N Engl J Med 305: 653–657
51. Gerzof SG et al (1985) Expanded criteria for percutaneous abscess drainage. Arch Surg 120: 227–232
52. Harbarth S et al. (2001) Diagnostic value of procalcitonin, interleukin-6, and interleukin-8 in critically ill patients admitted with suspected sepsis. Am J Respir Crit Care Med 164: 396–402
53. Harbarth S et al. (2003) Inappropriate initial antimicrobial therapy and its effect on survival in a clinical trial of immunomodulating therapy for severe sepsis. Am J Med 115: 529–535
54. Hasham S (2005) Necrotising fasciitis. BMJ 330:830-833
55. Hentrich M et al. (2006) IgMA-enriched immunoglobulin in neutropenic patients with sepsis syndrome and septic shock: a randomized, controlled, multiple-center trial. Crit Care Med 34:1319-25
56. Heyland DK et al. (2003) Canadian clinical practice guidelines for nutrition support in mechanically ventilated, critically ill adult patients. JPEN J Parenter Enteral Nutr 27: 355–373
57. Heyland DK et al. (2005) Antioxidant nutrients: a systematic review of trace elements and vitamins in the critically ill patient. Intensive Care Med 31: 327–337
58. Hotchkiss RS, Karl IE (2003) The pathophysiology and treatment of sepsis. N Engl J Med 348: 138–150
59. Jaccard C et al. (1998) Prospective randomized comparison of imipenem/cilastatin and piperacillen/tazobactam in nosocomial pneumonia or peritonitis. Antimicrob Agents Chemother 42: 2966–2972
60. Joyce DE, GrinnellBW (2002) Recombinat human activated protein C attenuates the inflammatory response in endothelium and monocytes by modulating nuclear factor-kB. Crit Care Med 30 [Suppl.]: S288–S293
61. Knaus WA et al. (1996) Use of predicted risk of mortality to evaluate the efficacy of anticytokine therapy in sepsis. The RhIL1-ra Phase IIISepsis Syndrome Study Group. Crit Care Med 24: 46–56
62. Kortgen A et al (2006) Implementation of an evidence-based »standard operating procedure« and outcome in septic shock. Crit Care Med 34:943.949
63. Krumpe PE et al. (1999) Intravenous and oral mono- or combination treament of severe infections: ciprofloxacin vs. standard antibiotic therapy.Ciprofloxacib Study Group. J Antimicrob Chemother [Suppl.A]: 117–128
64. Lefering R, Neugebauer EAM (1995) A steroid controversy in sepsis and septic shock: A meta-analysis. Crit Care Med 1995 23: 1294–1303
65. Leone M et al. (203) Empirical antibiotic therapyof sptic shock patients. Adequancy and impact on the outcome. Crit Care Med 31: 462–467
66. Levy M et al. (2003) 2001 SCCM/ESICM/ACCP/ATS/SIS International Sepsis Definitions Conference. Intensive Care Med 29:530-538
67. Levy M et al. (2004). Sepsis change bundles: converting guidelines into meaningful change in behavior and clinical outcome. Crit Care Med 32:S595–S597
68. Lewis SJ, et al. (2001) Early enteral feeding vs. »nil by mouthl« after gastrointestinal surgery: systematic review and meta-analysis of controlled trials. BMJ 323: 773–776
69. Link H, Bohme A, Cornely OA et al. (2003) Antimicrobial therapy of unexplained fever in neutropenic patients – guidelines of the Infectious Diseases Working Party (AGIHO) of the German Society of Hematology and Oncology (DGHO). Ann Hematol 82 [Suppl]: S105–117
70. Malmberg K (1997) Prospective randomised study of intensive insulin treatment on lonf term survival after acute myocardial infarction in patients with diabetes mellitus. BMJ 314: 1512–1515
71. Marik PE, Zaloga GP (2003) Adrenal insufficiency inseptic shock. Crit Care Med 31: 141–145
72. Marshall et al (1993) The gastrointestinal tract: the »undrained abscess« of multiple organ failure. Ann Surg, 218, 111–119
73. Marshall JC (2001) Inflammation, coagulation, and the pathogenesis of multiple organ dysfunction syndrome. Crit Care Med 29[Suppl.]: S99–S106
74. Martin GS et al. (2003) The epidemiology of sepsis in the United States from 1979 through 2000. New Engl J Med 348:1546-54
75. Mc Cormick PA et al. (1997) A prospective randomized trial of ceftazidime vs. netilmicin plus mezlocillin in the empirical therapy of presumed sepsis in cirrhotic patients. Hepathology 25: 833–836
76. Meehan TP et al (1997) Quality of care , process, ant outcomes in elderly patients with pneumonia. JAMA 278: 2080–2084
77. Mesotten D et al. (2004) Contribution of circulating lipids to the improved outcome of critical illness by glycemic control with intensive insulin therapy. J Clin Endocrinol Metab 89: 219–226
78. Mier J et al (1997) Early vs. late necrosectomy in severe necrotizing pancreatitis. Am J Surg 173: 71–75

79. Miller JD (1983) The importance of early diagnosis and surgical treatment of necrotizing fasciitis. Surg Gynecol Obstet 157: 197–200
80. Moerer O et al. (2002) Direct costs of severe sepsis in three German intensive care units based on retrospective electronic patient record analysis of resource use. Intensive Care Med 28: 1440-1446
81. Mouton Y et al. (1990) Prospective randomized, controlled study of imipenem-cilastatin vs. cefotaxime-amikacin in the treatment of lower respiratory tract infection and septicemia at intensive care untis. Presse Méd 19: 607–612
82. Mouton Y, Beuscart C (1995) Empirical monotherapy with meropenem in seriousbacterial infections. Meropenem Study Group. J Antimicrob Chemother 36 [Suppl. A]: 145–156
83. Müller B et al. (2000) Calcitonin precursors are reliable markers of sepsis in a medical intensive care unit. Crit Care Med 28: 977–983
84. Muckart DJ et al. (1997) American college of chest physicians/society of critical care medicine consensus conference definitions of the systemic inflammatory response syndrome and allied disorders in relation to critically injured patients. Crit Care Med 25: 1789–95
85. Neilson AR et al. (2003) Cost-effectiveness of drotrecogin alfa (activated) for the treatment of severe sepsis in Germany. J Crit Care 18: 217–227
86. Niederman MS (2003) Appropriateuse of antmicrobial agents : Challenges and strategies for improvement. Crit Care Med 31: 608–616
87. Oblinger MJ et al (1982) Moxalactam therapy vs. standard antimicrobial therapy for selected serious infections. Rev Infect Dis 4 [Suppl.]: S639–S649
88. Olak JO et al. (1986) Operative vs. precutaneous drainage of intra-abdominal abscesses. Arch Surg 121: 141–146
89. Pildal J, Gotzsche PC (2004) Polyclonal immuneglobuline for the treatment of bacterial sepsis: a systematic review. Clin Infect Dis 39: 38–46
90. Pittet D et al. (1993) Importance of pre-existing co-morbidities for prognosis of septicemia in critically ill patients. Intensive Care Med 19: 265–72
91. Pittet D et al. (1995) Systemic inflammatory response syndrome, sepsis, severe sepsis and septic shock: Incidence, morbidities and outcomes in surgical ICU patients. Intensive Care Med 21: 302–9
92. Rangel-Frausto M S et al. (1995) The natural history of the systemic inflammatory response syndrome (SIRS). A prospective study. JAMA 273: 117–23
93. Rea WJ, Wyrick WJ (1970) Necrotizing fasciitis. Ann Surg 172: 957–964
94. Reimer LG, Wilson ML, Weinstein MP (1997) Update on detection of bacteremia and fungemia. Clin Microbiol Rev 10: 444–465
95. Reinhart K et al. (2001) Randomized, placebo-controlled trial of the anti-tumor necrosis factor antibody fragment afelimomab in hyperinflammatory response during severe sepsis: The RAMSES Study. Crit Care Med 29: 765–769
96. Reinhart K et al. (2006) Diagnose und Therapie der Sepsis. Internist 47:356-373
97. Rello J et al. (1994) Nosocomial bacteremia in a medical-surgical intensive care unit: epidemiologic characteristics and factor influencing mortality in 111 episodes . Intensive Care Med 20: 94–98
98. Rivers E, Nguyen B, Havstad S et al. (2001) Early goal-directed therapy in the treatment of severe sepsis and septic shock. N Engl J Med 345: 1368–1377
99. Rodriguez A et al. (2005) Effects of high-dose of intravenous immunoglobulin and antibiotics on survival for severe sepsis undergoing surgery. Shock 23:298-304
100. Sandiumenge A, et al (2003) . Therapy of ventilator-associated pneumonia. A patient-based approach based on the ten rules of »The Tarragona Strategy« Intensive Care Med 2003; 29: 876-83
101. Saini S et al. (1983) Improvedlocalization and survival in patients with intra-abdominal abscesses. Am J Surg 145: 136–142
102. Salvo I et al (1995) The italian SEPSIS study: Preliminary results on the incidence and evolution of SIRS, sepsis, severe sepsis and septic shock. Intensive Care Med 21 [Suppl 2]: S244–S249
103. Schedel I et al. (1991) Treatment of gram-negative septic shock with an immunoglobulin preparation: A prospective, randomized trial. Crit Care Med 19:1104-13
104. Schumer W (1976) Steroids in the treatment of clinicalseptic shock. Ann Surg 184: 333–341
105. Siegel JP (2002)Assesing the use of activated protein Cin the treatment of severe sepsis. N Engl J Med 347: 1030–1034
106. Solberg CO, Sjursen H (1995) Safety and efficacy of meropenem in patients with septicaemia: a randomised comparison with ceftazidime,alone or combined with amikacin. J Antimicrob Chemother 36[Suppl. A]: 157–166
107. Sudarsky LA et al (1987) Improved results from standardized approach in treating patients with necrotizing fasciitis. Ann Surg 206: 661–665
108. The Veterans Administration Systemic Sepsis Cooperative Study Group (1987) Effect of high-dose glucocorticoid therapy on mortality in patients with clinical signs of sepsis. N Engl J Med 317: 659–665
109. The ARDS Clinical Trials Network (2006) Efficacy and Safety of Corticosteroids for Persistent Acute Respiratory Distress Syndrome. N Engl J Med 354:1671–1684
110. Van den Berghe G et al. (1999) Reactivation of pituitary hormone release and metabolic improvement by infusion of growth hormone-releasing peptide and thyrotropin-releasing hormone in patientswith protracted critical illness. J Clin Endocrinol Metab 84: 1311–1323
111. Van den Berghe G et al (2001) Intensive insulin therapy in critically ill patients. N Engl J Med 345: 1359–1367
112. Van den Berghe G et al (2003) Outcome benefit of intensive insulin therapy in the criticallyill: Insulin dose vs. glcemic control. Crit Care Med 31: 359–366
113. Van den Berghe G et al (2006) Intensive insulin therapy in the medical ICU. N Engl J Med 354(5):449-61
114. Vincent JL et al. (1996) The SOFA (Sepsis-related Organ Failure Assessment) score to describe organ dysfunction/failure. Intensive Care Med 22: 707–710

115. Vincent JL et al (2002) Reducing mortality in sepsis: new directions. Crit Care 6 [Suppl.]: S1–S18
116. Vincent JL et al. (2003) Effects of drotrecogin alfa (activated) on organ dysfunction in the PROWESS trial. Crit Care Med 31: 834–840
117. Vincent JL et al (2005) Drotrecogin alfa (activated) treatment in severe sepsis from the global open-label trial Enhance: further evidence for survival and safety and implications for early treatment. Crit Care Med 33:2266–2277
118. Voros D et al. (1993) Role of earlyand extensive surgery in the treatment of severe necrotizing soft tissue infections. Br J Surg 80: 1190–1191
119. Warren BL et al. (2001) Caring for critical ill patient. High-dose antithrombin III in severe sepsis: a randomized controlled trial. JAMA 286: 1869–1878
120. Werdan K (2001) Intravenous immunoglobulinfor prophylais and therapy of sepsis. Curr Opin Crit Care 7: 354–361
121. Werdan K (2006) Immunoglobulin treatment in sepsis – Is the Answer »no«? Crit Care Med 34: 1542–1544
122. White NJ et al. (1989) Halving of mortality of severe melioidosis by ceftazidime. Lancet II: 697–701
123. Wichmann WM et al. (2000) Incidence and mortality of severe sepsis in surgical sntensive care patients: the influence of patient gender on disease process and outcome. Intensive Care Med 26: 167–72
124. Wiedermann C (2006) High-dose antithrombin III in the treatment of severe sepsis in patients with a high risk of death: Efficacy and safety. Crit Care Med 34:285–292
125. Yan SB, Dhainaut JF (2001) Activated protein C vs. protein C in severe sepsis. Crit Care Med 29 [Suppl.]: S69–S74
126. Zeni F, Freeman B, Natanson C (1997) Anti-inflammatory therapies to treat sepsis and septic shock: A reassessment. Crit Care Med 25: 1095–1100

Chirurgische Optionen bei Herzinsuffizienz

S. Christiansen, R. Autschbach

Die Therapie der chronischen Herzinsuffizienz ist aufgrund ihrer Häufigkeit (1–2% der Bevölkerung, pro Jahr ca. 80.000 Neuerkrankungen in Deutschland), der schlechten Prognose (5-Jahres-Überlebensrate <40%, bei Patienten im NYHA-Stadium IV 6-Monats- Überlebensrate 50%) und auch ihrer sozioökonomischen Effekte von größtem Interesse [43, 57, 61, 72, 89]. Dies gilt insbesondere vor dem Hintergrund der stetig zunehmenden, älteren und multimorbiden Bevölkerung. Etwa 10% aller über 65-Jährigen leiden an chronischer Herzinsuffizienz, die in dieser Altersgruppe der häufigste Hospitalisierungsgrund ist [47].

Angesichts der begrenzten finanziellen Ressourcen sind Mediziner zunehmend gefordert, sich nicht nur über die Optimierung der Therapie der ihnen anvertrauten Patienten Gedanken zu machen, sondern auch über deren Kosten. Aus diesem Grund rücken immer mehr Kosten-Nutzen-Analysen in den Vordergrund [47, 89] – allerdings sind diese im Gesundheitssystem aus ethisch-moralischen Gründen äußerst schwierig.

In den vergangenen Jahrzehnten wurden in der medikamentösen Therapie der chronischen Herzinsuffizienz enorme Fortschritte erzielt. Die Indikation zur Therapie ist sowohl bei jedem symptomatischen Patienten als auch bei jedem asymptomatischen Patienten mit einer Ejektionsfraktion <40% gegeben [50]. Neben der üblichen nichtmedikamentösen Therapie (Normalisierung des Körpergewichts und der Blutfettwerte, Salz- und Flüssigkeitsrestriktion, Verzicht auf Nikotin und Alkohol, adäquates körperliches Training) sind besonders große Fortschritte durch die Einführung der ACE-Hemmer erzielt worden, die heute die Basis der Herzinsuffizienztherapie darstellen.

Weiterhin kommen in Abhängigkeit vom NYHA-Stadium und der individuellen Symptomatik Diuretika und β-Blocker zum Einsatz. Eine Überlegenheit der AT1-Rezeptor-Blocker gegenüber der ACE-Hemmer-Therapie ließ sich bislang nicht belegen. Bei Patienten mit Vorhofflimmern und Vergrößerung des linken Vorhofes ist zur Senkung des Thromboembolierisikos eine Antikoagulation und ggf. eine antiarrhythmische Therapie mit β-Blockern, Glykosiden oder Amiodaron indiziert. Bei Patienten mit ventrikulären Herzrhythmusstörungen kommt v. a. Amiodaron zum Einsatz, ggf. ist die Indikation zur Implantation eines Defibrillators zu prüfen.

Trotz der Weiterentwicklungen der medikamentösen Therapie handelt es sich bei der chronischen Herzinsuffizienz immer noch um eine progrediente Erkrankung, die im Endstadium zu chirurgischen Maßnahmen zwingt. Seit der ersten erfolgreichen Herztransplantation 1967 durch Christiaan Barnard hat sich diese Operation zur Therapie der Wahl bei Patienten mit terminaler Herzinsuffizienz entwickelt. Aufgrund der mit dieser Therapie zwangsläufig verbundenen Komplikationen (z. B. Abstoßung und Infektion) und der immer größer werdenden Diskrepanz zwischen der Anzahl der Organspender und -empfänger sind in den letzten Jahren zunehmend andere Therapieformen entwickelt worden.

Das vorliegende Kapitel gibt einen Überblick über den derzeitigen Stand der chirurgischen Therapieoptionen bei terminaler Herzinsuffizienz und einen Ausblick über neue chirurgische Therapieverfahren. Zusätzlich sollen die beschriebenen Therapieverfahren überprüft werden, ob sie den Kriterien evidenzbasierter Medizin standhalten können. Hierbei sollen die Ergebnisse nach folgenden Kriterien bewertet werden [63]:

Kriterien evidenzbasierter Medizin

- **Level I:** Große, randomisierte Studien mit klaren Endpunkten; kleines Risiko eines falsch-positiven (α) oder falsch-negativen (β) Fehlers
- **Level II:** Kleine, randomisierte Studien mit unsicheren Ergebnissen; moderates bis hohes Risiko eines falsch-positiven (α) und/oder falsch-negativen (β) Fehlers
- **Level III:** Nicht randomisierte Verlaufsbeobachtungen
- **Level IV:** Nicht randomisierte retrospektive Analysen und Expertenmeinungen
- **Level V:** Fallserien, nicht kontrollierte Studien und Expertenmeinungen

Aus dieser Klassifikation hat die Konsensuskonferenz für pulmonalarterielle Katheter fünf klinische Empfehlungsstufen der jeweiligen Anwendung eines Therapieprinzips entwickelt, die im Weiteren zur Anwendung gelangen sollen:

Klinische Empfehlungsstufen

- **A:** Unterstützt von mindestens 2 Level-I-Studien
- **B:** Unterstützt von 1 Level-I-Studie
- **C:** Lediglich unterstützt von Level-II-Studien
- **D:** Unterstützt von mindestens 1 Level-III-Studie
- **E:** Unterstützt durch Evidenzstufe IV und V

Herztransplantation

In den letzten Jahrzehnten ist die Herztransplantation zur Therapie der Wahl bei Patienten mit terminaler Herzinsuffizienz geworden, wenn vorher alle anderen medikamentösen und konservativ-chirurgischen Alternativen ausgeschöpft wurden [75]. Die Indikation zur Herztransplantation ist gegeben bei Patienten im NYHA-Stadium >/= III-IV unter maximaler medikamentöser Therapie, mit wiederholten kardialen Dekompensationen, Notwendigkeit einer intravenösen Katecholamintherapie, nach Kunstherzimplantation, mit lebensbedrohlichen, therapierefraktären, ventrikulären Herzrhythmusstörungen und mit komplexen angeborenen Herzfehlern. Als Kontraindikationen zur orthotopen Herztransplantation dagegen gelten [61, 75]: Drogenmissbrauch, Aids-Erkrankung, irreversibel erhöhter Pulmonalarteriendruck, schwere chronisch obstruktive Atemwegserkrankung (Tiffenau-Test <1l/s), Leberzirrhose, Malignome, Amyloidose, Sklerodermie, geistige Retardierung, schwer wiegende psychiatrische Erkrankungen, Alter >65 Jahre, ausgeprägte Adipositas (>150% des Idealgewichts).

Die Hauptursachen für die Sterblichkeit nach orthotoper Herztransplantation sind innerhalb des ersten Jahres akute Abstoßungsreaktionen und Infektionen, danach stehen neben den akuten Rejektionen die Transplantatvaskulopathie und die Malignomentwicklung im Vordergrund [51]. Risikofaktoren für ein erhöhtes Transplantationsrisiko sind ein erhöhtes Spender- und Empfängeralter, eine lange Ischämiezeit des Spenderherzens, ein weiblicher Spender sowie die Abhängigkeit des Empfängers von der mechanischen Beatmung oder einem Kunstherzsystem.

Carrier et al. [10] konnten letzteres anhand der Überlebensraten von Herztransplantationspatienten mit und ohne Kunstherzsystem eindrucksvoll zeigen: 1. Jahr: 67% vs. 88%, 5 Jahre: 67% vs. 81%, 10 Jahre: 59% vs. 74%. Dies liegt insbesondere an der erhöhten perioperativen Sterblichkeit, die auf ein erhöhtes Infektionsrisiko zurückgeführt werden kann. Im Langzeitverlauf fanden sich keine Unterschiede in der Häufigkeit von Rejektionen, Infektionen, Malignomen und Koronargefäßstenosen. Insgesamt kann jedoch festgehalten werden, dass in den letzten Jahren zwar zunehmend »kränkere« Patienten herztransplantiert werden, aufgrund der optimierten perioperativen und Langzeittherapie die Ergebnisse jedoch immer noch besser werden (102).

Allerdings kommt es nach Herztransplantationen immer noch zu einer nicht unerheblichen Anzahl von Nebenwirkungen der Immunsuppressiva. Nach 3 Jahren liegt bei 70% der Patienten ein Hypertonus, bei 50% der Patienten eine Osteoporose-assoziierte Fraktur, bei 46% eine Hyperlipidämie, bei 18% eine eingeschränkte Nierenfunktion, bei 16% ein Diabetes mellitus und bei 8% eine Malignomerkrankung vor [51].

Dies erfordert z. T. eine ausgedehnte Diagnostik und Therapie bis hin zur Umstellung der Immunsuppression [16]. Trotzdem kann die Transplantatvaskulopathie bislang nicht vermieden werden. Die Prävalenz liegt 5 Jahre nach Herztransplantation bei ca. 60%. Betroffen sind im Gegensatz zur typischen koronaren Herzerkrankung v. a. mittlere und periphere Koronargefäßabschnitte, was die Therapie erheblich erschwert. Deswegen sind interventionelle Therapien mit einer Restenoserate von 50–70% innerhalb von 6 Monaten behaftet, so dass nicht selten eine chirurgische Revaskularisation erforderlich ist [64].

Weiterhin wird die Lebensqualität der Patienten nach Herztransplantation durch die erforderlichen Myokardbiopsien eingeschränkt. Diese können ebenso wie akute Rejektionen zu bradykarden Herzrhythmusstörungen führen, die die Implantation eines Herzschrittmachers (bis zu 10% aller Patienten nach Herztransplantation) erforderlich machen. Außerdem kann es durch die Myokardbiopsien auch zu einer operationspflichtigen Trikuspidalklappeninsuffizienz durch einen Papillarmuskel- oder Sehnenfadenabriss kommen. Sollte es aufgrund diverser Komplikationen zu einem Versagen des transplantierten Organs kommen, steht noch die Re-Transplantation zur Verfügung, die allerdings mit einem höheren Risiko als die Ersttransplantation assoziiert ist [64].

Für Patienten mit einem irreversibel erhöhten Pulmonalarteriendruck bzw. einem erheblichen Missverhältnis zwischen Spender- und Empfängergewicht wurde 1974 von Barnard die heterotope Herztransplantation eingeführt [55]. Komplikationen der heterotopen Herztransplantation sind die Kompression des rechten Unter- und Mittellappens mit einer erhöhten Rate an pulmonalen Infektionen, die asynchrone Kontraktion des Spender- und Empfängerherzens, die erhöhte Rate an Thromboembolien und persistierende Angina-pectoris-Beschwerden bei Patienten mit ischämischer Kardiomyopathie. Außerdem liegen die von Barnard berichteten 1- und 4-Jahres-Überlebensraten nur bei 60 bzw. 50%. Die 1-Jahres-Überlebensrate der orthotopen Herztransplantation liegt dagegen bei 79% mit einer Sterblichkeit von ca. 4% pro Jahr danach [51, ◘ Abb. 21.1]. Zudem gibt es in letzter Zeit Berichte, dass sog. irreversibel erhöhte Pulmonalarteriendrucke durch eine kontinuierliche intravenöse Behandlung mit spezifischen Vasodilatatoren oder durch eine Implantation von Linksherzunterstützungssystemen gesenkt werden konnten, so dass auch bei diesen Patienten eine orthotope Herztransplantation möglich wurde [36, 46]. Damit ist die heterotope Herztransplantation heute nur noch in Ausnahmefällen indiziert.

Abgesehen von den Komplikationen, die zwangsläufig mit der Herztransplantation assoziiert sind, ist es in den letzten Jahren zu einem kontinuierlichen Anstieg der Zahl der Patienten auf der Warteliste gekommen, während die Anzahl der Organspender rückläufig ist [51]. Dieser Trend konnte auch nicht durch die Verwendung von Organen älterer Spender (1988 waren nur 2% aller Spender über 50 Jahre alt, 1996 waren es bereits 9%) als auch sog. marginaler Organe aufgehalten werden [108]. Insgesamt sinkt die Zahl der durchgeführten Herztransplantationen (in Deutschland: 500 im Jahre 1999 vs. 542 im Jahre

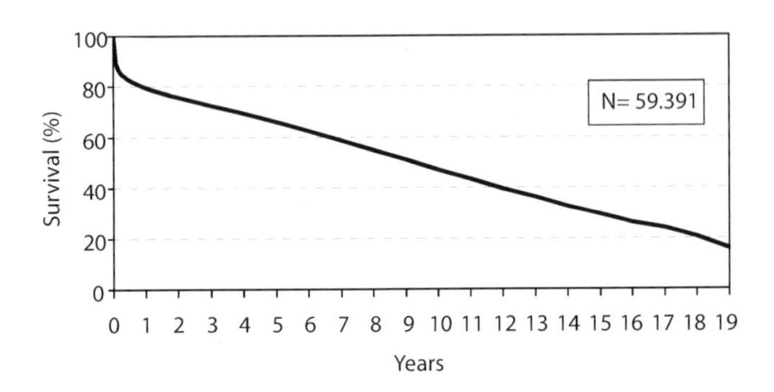

Abb. 21.1. Überlebensraten nach orthotoper Herztransplantation bei Erwachsenen. Gemäß dem Registry der International Society for Heart and Lung Transplantation von 2003 liegt die 1-Jahres-Überlebensrate nach Herztransplantation bei Erwachsenen bei ca. 80%. Danach liegt die jährliche Sterblichkeitsrate bei 4%. (Nach [44])

1998, [103]). Damit steigt das Risiko der Patienten, während der Wartezeit zu versterben. Aus all diesen Gründen wird intensiv nach alternativen, organerhaltenden und jederzeit verfügbaren Behandlungsmethoden gesucht.

Hochrisiko-Myokardrevaskularisation

Erkrankungen der Herzkranzgefäße können beim Erwachsenen zu einer hochgradigen linksventrikulären Dysfunktion führen. Die 5-Jahres-Überlebensrate dieser Patienten unter medikamentöser Therapie beträgt nur 30% [90]. Demgegenüber liegen die Operationssterblichkeit einer aortokoronaren Bypassoperation bei 5–10% und die 5-Jahres-Überlebensrate bei 60% [90]. Indiziert sind diese Hochrisiko-Bypassoperationen bei Patienten mit Angina-pectoris-Symptomatik, Bypass-fähigen Koronargefäßen, einem linksventrikulären enddiastolischen Durchmesser <70 mm, einer geringgradigen Mitralklappeninsuffizienz, erhaltener rechtsventrikulärer Funktion und Nachweis von vitalem Myokard mittels Myokardszintigraphie und/oder Positronenemissionstomographie [94].

Neuere Operationstechniken, wie z. B. minimal-invasive Bypassoperationen ohne Herz-Lungen-Maschine, Revaskularisationen am schlagenden Herzen unter Zuhilfenahme miniaturisierter Herz-Lungen-Maschinen, total-arterielle Revaskularisationen, Anwendung der Hybridtechnik und großzügiger Einsatz der intraaortalen Ballonpumpe ermöglichen heute auch Koronarrevaskularisationen bei Patienten, bei denen diese früher kontraindiziert gewesen wäre [14, 15, 20, 25, 70]. So berichten z. B. Mariani et al. [70] über eine Hospitalsterblichkeit von nur 2,3% bei 569 Patienten, bei denen eine totale arterielle Revaskularisation ohne Herz-Lungen-Maschine durchgeführt wurde. Die 3-Jahres-Überlebensrate betrug 95,6%, lediglich 5% aller operierten Patienten mussten aufgrund kardialer Ursachen wieder in ein Krankenhaus eingewiesen werden.

Ebenso berichten Sharoni et al. [93] über gute Ergebnisse bei Myokardrevaskularisationen ohne Herz-Lungen-Maschine bei Patienten mit einer hochgradigen linksventrikulären Dysfunktion (Ejektionsfraktion <35%). Diese Patienten konnten im postoperativen Verlauf früher extubiert werden und hatten eine niedrigere Rate an Nierenversagen und gastrointestinalen Blutungen, so dass im Vergleich zur Patientengruppe, die mit der Herz-Lungen-Maschine operiert wurde, die Dauer des Intensivstationsaufenthaltes deutlich reduziert werden konnte. Allerdings wird aortokoronaren Bypass-Operationen ohne Herz-Lungen-Maschine immer noch nachgesagt, dass die Revaskularisation bei vielen Patienten inkomplett sei, dass die Rate an frühen Re-Operationen deutlich höher sei und das die Rate der Hospitalsterblichkeit aufgrund intraoperativer hämodynamischer Instabilitäten immerhin bei 2% liegen soll. Deswegen wurden miniaturisierte Herz-Lungen-Maschinen entwickelt, um einen Kompromiss zwischen Revaskularisationen mit der herkömmlichen Herz-Lungen-Maschine und ohne Herz-Lungen-Maschine zu schaffen.

Wiesenack et al. [107] konnten in ihrer vergleichenden Studie von je 485 Patienten pro Gruppe nachweisen, dass der Verbrauch an Blutprodukten und die Inzidenz an postoperativen Komplikationen in der Patientengruppe mit der miniaturisierten Herz-Lungen-Maschine signifikant niedriger waren als in der Patientengruppe, die mit der herkömmlichen Herz-Lungen-Maschine operiert wurde. Bei Patienten mit ischämischer Kardiomyopathie und linksventrikulären Aneurysmen können auch gute Ergebnisse mit dem Operationsverfahren nach Dor (Aneurysmektomie und Rekonstruktion der inneren Ventrikelgeometrie durch Patchplastik) erzielt werden [29, 32].

Trotzdem sollte in allen Fällen, falls es postoperativ zu einem kardialen Versagen kommt, ein Kunstherzsystem zur Überbrückung bis zur Herztransplantation zur Verfügung stehen. Im Vergleich zur Herztransplantation konnte zwar gezeigt werden [94], dass die Lebensqualität von Patienten nach Herztransplantation deutlich besser war als die einer vergleichbaren Patientengruppe nach aortokoronarer Bypassoperation. Andererseits kann die organerhaltende Bypassoperation bei ausgewählten Patienten jederzeit mit Überlebensraten durchgeführt werden, die denen der Herztransplantation vergleichbar sind [94]. Nur bei Patienten ohne Vitalitätsnachweis des Myokards ist primär der Herztransplantation der Vorzug zu geben.

Hochrisiko-Klappenchirurgie

Noch deutlicher wird der Überlebensvorteil bei Patienten mit Herzklappenerkrankungen: Patienten mit einer symptomatischen Aortenklappenstenose haben unter konservativer Therapie eine 2-Jahres-Überlebensrate von ca. 50% und nach operativem Aortenklappenersatz eine 10-Jahres-Überlebensrate von ca. 60% [90]. Bei Patienten mit einer Porzellanaorta besteht die Möglichkeit, ein apikoaortales, klappentragendes Conduit (Anschluss an den linksventrikulären Apex und die deszendierende Aorta) zu implantieren, um Manipulationen an der Aorta und das damit verbundene hohe Risiko für Kalkembolisationen zu vermeiden [59, 92]. Die 5-Jahres-Überlebensrate für diese Patienten liegt bei 78% [92].

Über die Prognose von Patienten mit symptomatischer Mitralklappeninsuffizienz existieren unterschiedliche Angaben. Eine operative Korrektur wird allerdings bereits im Stadium II empfohlen, da dann normalerweise noch keine irreversible Schädigung des linken Ventrikels vorliegt. Es konnte gezeigt werden, dass die Mitralklappenrekonstruktion und ggf. auch der -ersatz bei Patienten mit terminaler Herzinsuffizienz und relativer Mitralklappeninsuffizienz zu einem Anstieg der Ejektionsfraktion und der maximalen Sauerstoffaufnahme sowie einer Verbesserung in der NYHA-Klassifikation führt [33]. Allerdings ist der Rekonstruktion, sofern möglich, der Vorzug zu geben. Gründe dafür sind der Erhalt der linksventrikulären Geometrie durch Erhalt des Mitralklappenhalteapparates und die niedrigere operative Sterblichkeit [7, 33]. Bei Patienten mit dilatativer Kardiomyopathie kann die Mitralklappenrekonstruktion isoliert oder in Kombination mit der partiellen linksventrikulären Resektion in Frage kommen. Nach heutigem Kenntnisstand erscheint es sinnvoll, die Mitralklappenrekonstruktion isoliert bei hochgradiger Mitralklappeninsuffizienz und nur mäßiger linksventrikulärer Dilatation durchzuführen, während die Kombination mit der partiellen linksventrikulären Resektion bei ausgeprägter linksventrikulärer Dilatation in Betracht gezogen werden sollte [33].

Implantation von Rechts- und/oder Linksherz-Unterstützungssystemen

Um die zunehmende Wartezeit auf ein Spenderorgan zu überbrücken, wurden Kunstherzsysteme entwickelt, die die kardiale Funktion übernehmen und eine Erholung der Endorgane ermöglichen [17]. Sie kommen ebenfalls als lebenserhaltende Therapie bei Patienten im manifesten kardiogenen Schock zum Einsatz. Für Erwachsene mit einer Körperoberfläche <1,5 m^2 und Kinder stehen besondere Kunstherzsysteme zur Verfügung, die intraventrikulär implantiert werden können [56, 106]. Die Indikation zur Implantation eines Kunstherzsystems ist gegeben, wenn trotz maximaler medikamentöser Therapie der Herzindex <2 $l/min/m^2$ ist, der systolische Blutdruck <90 mmHg ist, der zentral-venöse Druck >20 mmHg ist und eine Oligurie mit einer Urinproduktion <20 ml/h vorliegt.

Kontraindikationen sind eine dialysepflichtige Niereninsuffizienz, eine aktive chronische Lebererkrankung, maligne Systemerkrankungen, Sepsis und gravierende neurologische oder psychiatrische Erkrankungen.

Allerdings sind diese Systeme bis heute mit nicht unerheblichen Komplikationen vergesellschaftet: Blutungs- und/oder thromboembolische Komplikationen (jeweils ca. 30%, [21, 22, 23, 26, 28], neurologische Komplikationen (bis zu 50%, [44]), Systemfehlfunktionen [26, 52] und lokale oder systemische Infektionen (bis zu 50%, [105]). Durch eine konsequente Weiterentwicklung eingeführter und die Entwicklung neuer Kunstherzsysteme, die Optimierung der Antikoagulationsschemata und die Verwendung von Steuerkabeln, die mit antimikrobiellen Substanzen imprägniert sind sowie den Einsatz von transkutanen Energieübertragungssystemen könnte die Häufigkeit dieser Komplikationen in Zukunft gesenkt werden [8, 18, 19, 24, 53, 60, 105]. Dies wäre ein bedeutender Fortschritt, da die Ergebnisse nach Herztransplantation bei Kunstherzpatienten mit Komplikationen schlechter sind als bei solchen ohne. Weiterhin wäre es denkbar, Kunstherzsysteme bereits in einem früheren Krankheitsstadium zu implantieren, da dann die zu erwartenden Langzeitergebnisse besser sein dürften, als wenn die Kunstherzsysteme erst im Endstadium der Herzerkrankung zum Einsatz kämen [40].

Lange Zeit wurden die Kunstherzsysteme nur als Überbrückung zur Herztransplantation eingesetzt – ca. 70% der Patienten nach Implantation eines Kunstherzsystems erreichen die Herztransplantation, die dann mit einer perioperativen Sterblichkeit von ca. 10% behaftet ist [71]. In letzter Zeit konzentriert sich das Interesse auch auf eine »Destination Therapy« und eine Überbrückung bis zur Erholung des unterstützten Herzens [8], nachdem gezeigt werden konnte, dass es durch die Entlastung zu einer Erholung des Herzmuskels kommen kann [38, 39, 66, 106].

Hetzer et al. [49] berichteten über dieses Konzept bei 23 Patienten. 13 Patienten waren 3–49 Monate nach Explantation der Kunstherzsysteme in stabilem kardialem Zustand, allerdings entwickelten 7 wieder ein Herzversagen. Dieses Therapiekonzept könnte für ca. 10% aller Patienten mit dilatativer Kardiomyopathie in Frage kommen. In Bezug auf die »Destination Therapy« konnten Long et al. [68] bei 42 Patienten zeigen, dass im Vergleich zur REMATCH-Studie [87] das Sterblichkeitsrisiko um 40%, das Risiko, an einer Sepsis zu sterben, um das 8,3fache und das Risiko, eine Komplikation zu erleiden, um das 2,1fache niedriger lagen. Diese Ergebnisse zeigen, dass sowohl die Erfahrung in der Behandlung dieser Patienten als auch die technische Optimierung dieser Systeme zu kontinuierlich verbesserten Resultaten führen [68, 98], so dass die Anzahl der für diese Therapie in Frage kommenden Patienten in Zukunft stetig zunehmen wird. Allerdings werden sich die Langzeitergebnisse von Patienten, bei denen eine »Destination Therapy« durchgeführt wird, an denen der Herztransplantation messen lassen müssen [98], insbesondere an der Lebensqualität, die derzeit nach Herztransplantation immer noch deutlich besser ist. Sollten sich die Ergebnisse beider Therapieformen in Zukunft annähern, wäre es allerdings denkbar, dass die Kunstherztherapie die Herztransplantation ablöst.

Ein gravierender Nachteil, der u. a. bislang die breite Anwendung dieser Therapieform verhinderte, sind die hohen Kosten, die derzeit pro Patient durchschnittlich bei 202.000 US-$ liegen. Im Vergleich zur orthotopen Herztransplantation sind der initiale Krankenhausaufenthalt länger und die Re-Hospitalisierungsrate im postoperativen Verlauf höher [30]. Allerdings ist zu erwarten, dass die Kosten bei zunehmender Anwendung von Kunstherzsystemen deutlich sinken, da erstens die Kosten für das Kunstherz selbst abnehmen und zweitens bei zunehmender Erfahrung mit diesen Systemen auch die Krankenhauskosten drastisch sinken. Damit ist die weitere Entwicklung dieser Therapieform in Zeiten knapper öffentlicher Mittel allerdings nicht nur von medizinischen und ethischen Aspekten, sondern auch von ihrer Kosten-Effektivität und damit Finanzierbarkeit abhängig.

Partielle linksventrikuläre Resektion

Die Beobachtung, dass bei Tierarten unterschiedlicher Größe ein konstantes Verhältnis zwischen

Muskelmasse und Radius des linken Ventrikels vorliegt, führte bei RJV Batista zu der Idee, bei Patienten mit dilatativer Kardiomyopathie und entsprechender Abnahme dieses Verhältnisses durch Resektion vitalen Myokards eben dieses Verhältnis wiederherzustellen. Nach initial erfolgreichen Tierversuchen wurde 1996 der erste Erfahrungsbericht publiziert [5].

Klassischerweise wird bei der partiellen linksventrikulären Resektion das interpapilläre Myokardsegment von der Herzspitze bis zum Mitralklappenannulus reseziert [77], meist kombiniert mit einer Mitralklappenrekonstruktion zur Beseitigung der relativen Mitralklappeninsuffizienz. Sollte eine Resektion unter Einbeziehung der Papillarmuskeln erforderlich sein, sollte eher ein Mitralklappenersatz erfolgen [6]. Außerdem sollten bei entsprechender Indikation simultan alle anderen Herzerkrankungen therapiert werden. Inzwischen wurden diverse Modifikationen (Plikation der linksventrikulären freien Wand durch Annäherung der Papillarmuskeln mittels Naht, Resektion der Vorder- oder Hinterwand, modifizierte Operation nach Dor, Kombination der partiellen linksventrikulären Resektion mit der dynamischen Kardiomyoplastie) der originären Operationstechnik mit unterschiedlichen Ergebnissen publiziert [31, 79, 100].

Da bei der Einführung dieser neuen Operationstechnik initial eine relativ hohe Komplikationsrate vorlag, verließen die meisten Zentren diese Operationstechnik bereits nach einer niedrigen Fallzahl wieder. Um den Stellenwert dieses Verfahrens zu objektivieren, wurde ein internationales Register initiiert, das inzwischen 568 Patienten aus 12 Ländern und 52 Hospitälern umfasst [58]. Dieses kam zu folgenden Ergebnissen:

Bei Berücksichtigung der bekannten Risikofaktoren, Anwendung geeigneter Patientenselektionskriterien und der optimalen Operationstechnik konnten die Ergebnisse mit der Zeit deutlich verbessert werden (3-Jahres-Überlebensrate nach 1999 operierter Patienten 52,5% vs. 29% bei Patienten, die vor 1996 operiert wurden). Ebenso waren die Ergebnisse (3-Jahres-Überlebensrate 47,5% vs. 26,6%) in Kliniken mit größerer Erfahrung (>5 operierte Patienten) besser als in Kliniken mit kleinerem Patientenaufkommen (<5 operierte Patienten). Derzeit wird dieses Operationsverfahren aufgrund der limitierten Transplantationsmöglichkeiten nur noch im asiatischen Raum angewandt, da terminal-herzinsuffiziente Patienten in Europa und Nordamerika wieder mit der klassischen Therapie (Herztransplantation, ggf. LVAD) behandelt werden. Auch wenn die Anzahl der Patienten, die mit diesem Operationsverfahren operiert werden, abgenommen hat, kann es doch noch nicht abschließend beurteilt werden, da die initial schlechten Erfahrungen sicherlich auf den Lernkurveneffekt zurückzuführen sind und Langzeitergebnisse (z. B. 5- und 10-Jahres-Überlebensraten) erfahrener Kliniken noch nicht vorliegen.

Implantation von Defibrillatoren

Der plötzliche Herztod aufgrund von Bradyarrhythmien, elektromechanischer Dissoziation, ventrikulären Tachykardien oder Kammerflimmern ist bei Patienten mit fortgeschrittener Herzinsuffizienz ein bekanntes Problem. Die Inzidenz liegt bei 10–50% und steigt mit zunehmendem Schweregrad der Herzinsuffizienz [34]. Die Bedeutung der elektrophysiologischen Untersuchung zur Identifikation von Risikopatienten für einen plötzlichen Herztod ist bislang umstritten – insbesondere bei Patienten mit dilatativer Kardiomyopathie besitzt die elektrophysiologische Untersuchung nur einen geringen Nutzen [34].

Gegenüber der medikamentös-antiarrhythmischen Therapie (Amiodaron/Sotalol), hat sich die Implantation eines Defibrillators als überlegen erwiesen [4, 27, 54, 101]. Dies wird durch den pro-arrhythmischen Effekt der Antiarrhythmika erklärt. Dagegen kann die Häufigkeit des plötzlichen Herztodes durch die Implantation eines Defibrillators signifikant reduziert werden, so dass die Defibrillator-Implantation zurzeit die beste verfügbare Therapie zur Vermeidung des plötzlichen Herztodes darstellt und bei bestimmten Patienten sogar eine prophylaktische Defibrillator-Implantation empfohlen wird [Eckardt]. Allgemein anerkannte Indikationen zur Implantation eines Defibrillators sind heute [27]:

Indikationen zur Implantation eines Defibrillators

1. Patienten ohne therapierbare kardiale Grunderkrankung und [2] überlebtem »plötzlichen Herztod« [4], anhaltender, symptomatischer, ventrikulärer Tachykardie und [5] asymptomatischer, anhaltender, ventrikulärer Tachykardie mit einer Ejektionsfraktion <35%
2. Patienten nach Myokardinfarkten und [2] induzierbarer ventrikulärer Tachykardie oder [4] Ejektionsfraktion <35%
3. Diverse familiäre Herzerkrankungen wie z. B. das Brugada-Brugada-Syndrom

Die Komplikationsraten der Defibrillatorimplantation sind heute sehr niedrig, auch wenn die Lebensqualität der Patienten aufgrund der als äußerst unangenehm empfundenen Schocks, der Einschränkungen bzgl. des Führens von Fahrzeugen und der psychologischen Belastung aufgrund der Abhängigkeit vom Defibrillator eingeschränkt ist [27]. Insgesamt steht mit dem Defibrillator eine effektive Therapie zur Reduktion der Arrhythmie-assoziierten Sterblichkeit bei Patienten mit fortgeschrittener Herzinsuffizienz zur Verfügung. Allerdings kann die Gesamtsterblichkeit dieser Patientengruppe nicht gesenkt werden, was auf den Anstieg der Anzahl der Todesfälle durch die Progredienz der Herzinsuffizienz zurückgeführt wird.

Biventrikuläre Stimulation

Die fortgeschrittene Herzinsuffizienz führt oft zu einer Verlängerung der AV-Überleitungszeit sowie inter- und/oder intraventrikulären Erregungsausbreitungsstörungen, die zu einer relativen Mitralklappeninsuffizienz und einer verminderten Kontraktilität führen [57, 97]. Die intraventrikuläre Erregungsausbreitungsstörung ist dabei einer der aussagekräftigsten Prädiktoren für die Sterblichkeit bei Patienten mit dilatativer Kardiomyopathie [104].

Zur Resynchronisierung der Kontraktions-Relaxations-Abläufe wurde die biventrikuläre Stimulation eingeführt, die für ca. 10% der Patienten mit Herzinsuffizienz in Frage kommt. Sie ist indiziert bei Patienten im NYHA-Stadium >/= III, einer QRS-Dauer >150 ms, einer Ejektionsfraktion <35% und einem linksventrikulären enddiastolischen Durchmesser >60 mm [43]. Als optimaler linksventrikulärer Stimulationsort hat sich die Seitenwand des linken Ventrikels erwiesen [97].

Systemassoziierte Komplikationen sind selten [42]. Die Resynchronisierung der Kontraktions-Relaxations-Abläufe führt zu einer Verbesserung der Ventrikelfüllung, einer Reduktion der relativen Mitralklappeninsuffizienz, einer Zunahme der Kontraktilität ohne vermehrten myokardialen Sauerstoffverbrauch, einer Erhöhung des Herz-Zeit-Volumens und der Lebensqualität der Patienten [2, 11, 37, 57]. In mehreren prospektiven randomisierten Studien konnten inzwischen die Effektivität und der Lang-Zeit-Nutzen der biventrikulären Stimulation bei Patienten mit medikamentös-refraktärer chronischer Herzinsuffizienz und breiten QRS-Komplexen gezeigt werden [35, 69]. In diesen Studien kam es zu einer Verbesserung der Belastungstoleranz, der NYHA-Klasse, der maximalen Sauerstoffaufnahme und der Ejektionsfraktion der Patienten bei gleichzeitig reduzierter Re-Hospitalisierungsrate, so dass insgesamt die Lebensqualität stieg [35, 69]. Eine Metaanalyse der Studien zeigte zudem eine 50%ige Reduktion der Sterblichkeit, so dass die biventrikuläre Stimulation heute als etabliertes Therapieverfahren gelten muss.

Dynamische Kardiomyoplastie

Die dynamische Kardiomyoplastie wurde erstmals 1985 klinisch angewandt und sollte die kardiale Pumpfunktion durch die herzsynchrone Kontraktion des Musculus latissimus dorsi steigern sowie durch Reduktion der Wandspannung den Sauerstoffverbrauch des Myokards verringern. Dies war deswegen interessant, da im Gegensatz zu Kunstherzsystemen keine externe Energiezufuhr erforderlich ist, das Blut nicht in Kontakt mit Fremdoberfächen kommt, die Nebenwirkungen der Herztransplantation entfallen und die Operation jederzeit unabhängig von Spenderorganen durchgeführt werden kann.

Nach ersten viel versprechenden Ergebnissen zeigte sich allerdings im Langzeitverlauf eine Fibrosierung des Musculus latissimus dorsi, die durch dessen kontinuierliche Stimulation bedingt war und zu einer Abnahme der Ejektionsfraktion führte [12, 78]. Zusätzlich zeigten sich erhebliche Diskrepanzen in den gemessenen hämodynamischen Daten (kaum bis gar keine Verbesserungen) und der von den Patienten berichteten, deutlich verbesserten Leistungsfähigkeit [12, 42]. Dies wurde z. T. dem »Ummantelungseffekt« des Musculus latissimus dorsi zugeschrieben, der eine fortschreitende Dilatation des Herzens verhinderte.

Sollte dieser passive Effekt der entscheidende sein, so könnte dies mit einer sehr viel einfacheren Methode erreicht werden [62, 88, s. unten]. Außerdem braucht die Transformation des Musculus latissimus dorsi postoperativ 6–8 Wochen, so dass direkt postoperativ kein positiver Effekt in Bezug auf die kardiale Funktion zu erwarten ist – im Gegenteil, es kann zunächst zu einer verminderten Auswurfleistung des Herzens kommen. Aufgrund der daraus resultierenden hohen perioperativen Sterblichkeit von 36% für Patienten im NYHA-Stadium IV ist dieses Operationsverfahren nur für hämodynamisch stabile Patienten im NYHA-Stadium </= III geeignet [12]. Auch Patienten, bei denen eine Herztransplantation und/oder Implantation eines Kunstherzsystems indiziert ist, werden nicht als Kandidaten für die dynamische Kardiomyoplastie betrachtet.

Da im Langzeitverlauf bis zu 14% der Patienten am plötzlichen Herztod sterben (was der Progredienz der kardialen Grunderkrankung zugeschrieben wird, [78]), ist die simultane Implantation eines Defibrillators in Erwägung zu ziehen. Da als weitere Therapieoption die partielle linksventrikuläre Resektion hinzugekommen ist, mit der die linksventrikuläre Funktion effektiver verbessert werden kann als mit der dynamischen Kardiomyoplastie [65], bleibt für letzteres Verfahren nur noch eine kleine Patientengruppe: Patienten, bei denen eine Kontraindikation zur Herztransplantation besteht und für die die partielle linksventrikuläre Resektion nicht in Frage kommt.

Passive Kardiomyoplastie

Bei der dynamischen Kardiomyoplastie hatte sich gezeigt, dass der Effekt dieser Operation in der Verhinderung der weiteren Dilatation des Herzens bestand (s. oben). Dies könnte möglicherweise auch durch eine einfache Ummantelung des Herzens mit einem »Kunststoffsäckchen« erreicht werden. Nachdem verschiedene experimentelle Studien [13, 81, 85] diese Hypothese bestätigten, wurden erste klinische Studien durchgeführt.

Üblicherweise werden neben der Implantation des Acorn Cardiac Support Device alle anderen Herzerkrankungen simultan therapiert. Dadurch wurden in ersten »Safety Studies« eine Abnahme des linksventrikulären enddiastolischen Durchmessers, eine Zunahme der Ejektionsfraktion und eine Verbesserung der NYHA-Klasse [62, 86] erreicht, die auch noch nach 3 Jahren weiterbestanden [96]. Eine diastolische Dysfunktion oder ein konstriktiver Effekt wurden nicht beobachtet. Danach wurden erste klinische, prospektive und randomisierte Studien initiiert. In der nordamerikanischen Studie wurden 300 Patienten im NYHA-Stadium III-IV mit einem linksventrikulären enddiastolischen Durchmesser >60 mm und einer Ejektionsfraktion unter 35% eingeschlossen (eine ähnliche Studie wird derzeit in Europa durchgeführt).

Insgesamt hatte die Studie 4 Arme: Mitralklappenersatz oder – rekonstruktion allein (1) oder mit Acorn-Implantation (2) und isolierte Acorn-Implantation (3) oder optimale medikamentöse Therapie (4). Insgesamt konnte über alle Gruppen gezeigt werden, dass die Implantation des Acorn-Netzes einen zusätzlichen signifikant positiven Effekt hatte (1). Dies betraf sowohl die Verbesserungen der linksventrikulären Größe und Form als auch die des klinischen Zustandes und der Lebensqualität der Patienten sowie die geringere Anzahl weiterer herzchirurgischer Eingriffe (1). Zur abschließenden Beurteilung dieses Operationsverfahrens müssen noch die Langzeitergebnisse dieser Studien abgewartet werden.

Myosplint/Coapsys

Ein anderer Ansatz zur Verringerung des linksventrikulären Durchmessers ist die Implantation dreier »Plastikstäbe« (Myosplints) von der Vorder- zur Hinterwand zwischen Herzspitze und -basis zu Annäherung derselben [41]. Dadurch sollen die Wandspannung gesenkt und die linksventrikuläre

Funktion verbessert werden, ohne die diastolische Funktion zu beeinträchtigen. Weiterhin wird der linksventrikuläre Durchmesser in Richtung der Myosplints vermindert, dafür aber der senkrecht dazu stehende Durchmesser und damit die an diesen Myokardarealen wirkende Wandspannung vergrößert.

Unter all diesen Aspekten erscheint eine signifikante Verbesserung der Herzfunktion mit diesem Verfahren nicht möglich. So wurden dann auch enttäuschende Ergebnisse berichtet [91]: Durch die Implantation der Myosplints wurde eine bedeutsame Mitralklappeninsuffizienz erzeugt, die eine Mitralklappenrekonstruktion erforderte. Weder die Ejektionsfraktion, das Schlagvolumen oder die Belastbarkeit der Patienten verbesserten sich deutlich. Insgesamt muss dieses Verfahren zum jetzigen Zeitpunkt äußerst zurückhaltend beurteilt werden.

Basierend auf diesen Erfahrungen wurde inzwischen ein neues Device entwickelt, das »Coapsys Device«. Dieses zielt primär darauf ab, die funktionelle Mitralklappeninsuffizienz, die bei den meisten Patienten mit einer kardialen Dilatation vorliegt, zu verringern. Patienten mit strukturellen Mitralklappenfehlern können mit diesem Device nicht behandelt werden. Erste klinische Studien mit geringen Patientenzahlen zeigen positive Ergebnisse [45, 76], die Autoren weisen jedoch selbst darauf hin, dass prospektiv randomisierte Studien zur Evaluation der Langzeitergebnisse erforderlich sind [45]. Ebenso müssen natürlich die »Coapsys«-Ergebnisse mit denen der Standard-Operationstechniken zur Behandlung der höhergradigen Mitralklappeninsuffizienz verglichen werden [45].

Xenotransplantation

Aufgrund der rückläufigen Transplantationszahlen ist wieder zunehmend die Xenotransplantation aufgegriffen worden, mit der transplantierbare Organe in unbegrenzter Anzahl jederzeit zur Verfügung stünden, so dass die Wartezeit zur Transplantation entfällt und dadurch auch auf Kunstherzsysteme verzichtet werden könnte.

Momentan steht als »Organspender« das Schwein im Vordergrund, da es in unbegrenzter Zahl und Größe verfügbar ist, die Möglichkeit der genetischen Manipulation besteht und das Risiko von Zoonosen limitiert erscheint [84]. Trotzdem gibt es zwei medizinische Hürden, die die breite klinische Einführung der Xenotransplantation bislang verhindert haben: die Risiken a) der Abstoßung und b) der Übertragung von Infektionserkrankungen [84]. Das Problem der hyperakuten und akuten Abstoßungsreaktion kann eventuell durch die Elimination von xenoreaktiven Antikörpern, der Inhibierung des Komplementsystems und der Transplantation von transgenen Organen gelöst werden [67, 84].

Die chronische Rejektion stellt bislang ein ungelöstes Problem und damit ein schwerwiegendes Hindernis für die Xenotransplantation dar [67]. Bezüglich der Zoonosen ist es bislang ungeklärt, welche Erreger mit dem Xenotransplantat wirklich übertragen werden und beim Empfänger eine Erkrankung auslösen [84]. Insbesondere kann derzeit eine Übertragung von (bislang möglicherweise unbekannten) Retroviren nicht ausgeschlossen werden [84], so dass die epidemiologischen Auswirkungen unkalkulierbar sind.

Neben den medizinischen Gesichtspunkten müssen gerade bei der Xenotransplantation allerdings auch noch religiöse und ethische Aspekte als auch die Gesetzeslage in den einzelnen Ländern berücksichtigt werden [80], so dass hier von jeder Gesellschaft die Frage zu beantworten ist, ob sie der Xenotransplantation in ihrem Kulturkreis zustimmen will oder nicht. Angesichts der Fülle der noch ungelösten Probleme ist insgesamt nicht von einer raschen Einführung der Xenotransplantation auszugehen.

Stammzelltherapie

Da die Herzmuskulatur, im Gegensatz zu anderen soliden Organen (z. B. Leber), nur sehr begrenzt zur Regeneration fähig ist, ist in den letzten Jahren das Konzept der Zelltransplantation Gegenstand zahlreicher experimenteller und erster klinischer Untersuchungen gewesen [3, 9, 48, 74, 83, 95, 99]. Hierbei werden Zellen unterschiedlicher Herkunft in akut oder chronisch geschädigtes Myokard implantiert. Als Spenderzellen kommen embryonale Stammzellen, adulte Stammzellen (z. B. aus dem Knochenmark) oder Myoblasten aus quergestreifter Muskulatur in Betracht. Es konnte gezeigt werden, dass sowohl embryonale als auch mesenchymale adulte Stammzellen in der Lage sind, sich zu Kardiomyoblasten und reifen Herzmuskelzellen mit entsprechenden Eigenschaften zu differenzieren [3, 9, 48, 99]. Auch die Induktion von Neoangiogenese in vernarbtem Myokard bzw. die Bildung neuer Gefäße konnte nachgewiesen werden.

In ersten klinischen Anwendungen, bei allerdings jeweils nur sehr begrenzten Fallzahlen, konnte sowohl bei akutem Myokardinfarkt als auch bei chronisch ischämisch geschädigtem Myokard [74, 83, 95] eine Verbesserung der Pumpfunktion bzw. eine Begrenzung des Myokardinfarktes nachgewiesen werden. Aufgrund dieser Ergebnisse wurden erste kleinere randomisierte Studien begonnen. Die BOOST-Studie beinhaltete keine Kontrollgruppe, so dass die Ergebnisse nur bedingt aussagekräftig waren. Eine Nachfolgestudie mit einer adäquaten Kontrollgruppe konnte keine Verbesserung der Ejektionsfraktion nachweisen [73, 82]. Andere Studien (REPAIR AMI, MAGIC) sind derzeit noch nicht beendet, so dass derzeit keine Aussage zum Stellenwert dieser Therapie gemacht werden kann.

Offene Fragen und somit Gegenstand weiterer Untersuchungen sind die Überlebenszeit transplantierter Zellen, das Verhalten dieser Zellen im neuen Milieu nach Transplantation, ob auch schädigende Zellen (Fibroblasten, Tumorzellen) entstehen können, die Zahl der zu transplantierenden Zellen, ob die transplantierten Zellen adäquat Verbindungen mit Nachbarzellen eingehen, und ob sie in der Lage sind, die Reizleitung entsprechend fortzuführen (oder gar Arrhythmien induzieren?). Welches ist die geeignete Applikationsform (intravenös, intrakoronar, vom Lumen des linken Ventrikels, operativ von epikardial im Rahmen von Herzoperationen)? Bei embryonalen Stammzellen kommen zusätzlich zu den medizinischen Fragen (eventuelle Notwendigkeit der Immunsuppression, Möglichkeit der Entstehung von Teratokarzinomen) ethische Aspekte zum Tragen.

Fazit und Ausblick

Patienten mit chronischer Herzinsuffizienz haben auch heute noch eine extrem schlechte Prognose, so dass eine frühzeitige und intensive Therapie erforderlich ist. An erster Stelle stehen die Verhaltensoptimierung und die medikamentöse Therapie, die bei malignen Herzrhythmusstörungen um die Implantation von Defibrillatoren erweitert werden kann. Kommt es dennoch zu einer Progression der Erkrankung, müssen chirurgische Maßnahmen in Betracht gezogen werden.

Hier muss in erster Linie die Indikation zu konservativen, organerhaltenden Eingriffen geprüft werden. Bei Patienten mit AV-Überleitungs- und intraventrikulären Erregungsausbreitungsstörungen steht mit den biventrikulären Schrittmachersystemen eine Therapie zur Verfügung, mit der mit relativ geringem Operationsrisiko die Lebensqualität und -erwartung der Patienten verbessert werden kann, so dass diese Therapieform bei geeigneten Patienten nun als etabliert gelten muss.

Für Patienten mit ischämischer Kardiomyopathie sowie Herzklappenerkrankungen kommen die aortokoronare Bypassoperation bzw. der Herzklappenersatz/-rekonstruktion in Frage, mit denen die Lebensqualität und die Überlebensraten der Patienten deutlich verbessert werden können. Die dynamische Kardiomyoplastie hat sich aufgrund der Fibrosierung des Musculus latissimus dorsi im Langzeitverlauf nicht bewährt. Sind diese Therapieoptionen ausgeschöpft, ist die Herztransplantation indiziert.

Die Herztransplantation hat sich in Bezug auf die Lebensqualität und die Lebenserwartung als sehr effektive Therapie bei Patienten mit terminaler Herzinsuffizienz erwiesen und stellt damit den Maßstab für jede neue Therapie dar. Beeinträchtigt wird der Erfolg der Herztransplantation allerdings immer noch durch das Risiko der Rejektion bzw. durch die Nebenwirkungen der Immunsuppression. Als weiterer Nachteil hat sich in den letzten Jahren aufgrund der rückläufigen Anzahl der Organspender die zunehmende Wartezeit erwiesen, da dadurch die Sterblichkeit bis zur Transplantation inzwischen auf ca. 30% angestiegen ist.

Um die Wartezeit bis zur Transplantation (derzeit ca. 1 Jahr) zu überbrücken, wurden Kunstherzsysteme entwickelt. Mit dieser Therapie erreichen ca. 70% der Patienten die Transplantation, die dann mit einem perioperativen Risiko von ca. 10% durchgeführt werden kann. Obwohl diese Systeme immer noch recht kostenintensiv und mit einer relativ hohen Rate an Komplikationen vergesellschaftet sind, konnte doch durch die REMATCH-Studie nachgewiesen werden, dass die Überlebensraten dieser Patienten im Vergleich zu optimal medikamentös-behandelten Patientern signifikant besser sind. Damit kann auch dieses Therapieverfahren für die Indikationen »Überbrückung zur Transplantation oder zur Erholung des nativen Herzens« als anerkannt gelten.

Mit der Xenotransplantation könnte der Mangel an Spenderorganen komplett beseitigt werden. Allerdings sind bislang die Probleme der Abstoßungsreaktionen und der Zoonosen noch nicht gelöst, so dass die Xenotransplantation noch nicht in die Klinik eingeführt werden kann. Ob sich die ethisch-moralischen Bedenken der Bevölkerung gegenüber der Xenotransplantation ausräumen ließen, sei dahingestellt.

Die partielle linksventrikuläre Resektion stellt mit der Resektion vitalen Myokards bei herzinsuffizienten Patienten einen neuen Therapieansatz dar. Die Indikation ist primär bei Patienten mit einer ausgeprägten Dilatation der linken Herzkammer gegeben. In Europa und Nordamerika wurde dieses Verfahren zugunsten der klassischen Therapie (Herztransplantation und/oder LVAD) wieder verlassen, obwohl in Asien nachgewiesen werden konnte, dass durch Optimierung der Patientenselektionskriterien und der Operationstechniken sowie mit zunehmender Erfahrung mit diesem Operationsverfahren die Ergebnisse deutlich verbessert werden konnten.

Neuere Therapieansätze sind die passive Kardiomyoplastie und die Myosplint-Implantation. Bei der ersten Therapie handelt es sich um eine relativ einfache Operation mit vermutlich niedrigem Risiko, die simultan mit anderen kardialen Eingriffen durchgeführt werden kann. Eine erste prospektiv randomisierte Studie scheint den Nutzen dieses Verfahrens zu belegen. Die Implantation der Myosplints ist dagegen sehr zurückhaltend zu beurteilen, da eine erste klinische Studie keine signifikante Verbesserung der Herzfunktion zeigen konnte und außerdem durch die Implantation eine Mitralklappeninsuffizienz verursacht wurde, die eine operative Rekonstruktion erforderte. Ob sich mit dem Coapsys Device bessere Ergebnisse erzielen lassen, bleibt abzuwarten. Mit der Zelltransplantation steht trotz vieler offener Fragen eine weitere interessante, nicht nur chirurgische Therapieoption zur Verfügung. Erste Ergebnisse waren viel versprechend, so dass entsprechende klinische Studien zur Bewertung eingeleitet wurden, deren Ergebnisse aber noch nicht vorliegen.

Betrachtet man die vorgestellten Therapiekonzepte unter den strengen Kriterien evidenzbasierter Medizin, erreichen die meisten Verfahren nur niedrige Empfehlungsstufen. Lediglich für die Implantation von Defibrillatoren und biventrikulären Schrittmachersystemen gibt es inzwischen prospektiv randomisierte Studien mit entsprechender Fallzahl und klar definierten Endpunkten, so dass hier der Empfehlungsgrad »A« erreicht wird. Für alle anderen Behandlungsweisen, selbst für so etablierte Verfahren wie die Herztransplantation, existieren nur wenig randomisierte Studien. Lediglich für den Vergleich Herztransplantation vs. Hochrisikomyokardrevaskularisation sind Ergebnisse aus kleineren randomiserten Studien publiziert worden (Empfehlungsstufe B). Für die verbleibenden Therapieverfahren lassen sich lediglich geringer einzustufende Untersuchungen finden. Einen Überblick über die Bewertung nach Evidenzkriterien gibt ◘ Tab. 21.1.

Es erscheint jedoch fragwürdig, ob es statthaft ist, bei einem Krankheitsbild, welches ohne chirurgische Therapie begrenzt behandelbar ist, ausschließlich evidenzbasierte Bewertungskriterien anzuwenden. Viele der vorgestellten Methoden sind erst in letzter Zeit entwickelt worden und konnten bereits in den Pilotstudien beachtliche Erfolge vorweisen. Große randomisierte Studien bei diesen teilweise sehr spezialisierten Verfahren mit entsprechend geringer Patientenzahl pro Klinik zu initiieren, stößt zum einen auf logistische und zum anderen, bei der heutigen wirtschaftlichen Lage des Gesundheitssystems, auch auf finanzielle Probleme.

Zusammenfassend hat sich die chirurgische Therapie der chronischen Herzinsuffizienz seit der ersten Herztransplantation rasant entwickelt und es steht heute ein breites Spektrum an Operationsverfahren zur Verfügung, so dass die Therapie an die Bedürfnisse eines jeden Patienten individuell angepasst werden kann.

Tab. 21.1. Überblick über den Grad der Empfehlung anhand evidenzbasierter Bewertungskriterien für verschiedene chirurgische Therapieoptionen bei Herzinsuffizienz

Therapieverfahren	Maximaler Evidenzgrad	Empfehlungsgrad
Herztransplantation	III	D
Hochrisiko Myokardrevaskularisation	II	C
Hochrisiko-Klappenchirurgie	III	D
Implantation von Herzunterstützungs-systemen	II	C
Partielle linksventrikuläre Resektion	III	D
Implantation von Defibrillatoren	I	A
Biventrikuläre Stimulation	II	A
Dynamische Kardiomyoplastie	III	D
Passive Kardiomyoplastie	II (tierexperimentell)	C
	II (klinisch)	C
Myosplint	V	E
Coapsys	V	E
Xenotransplantation	III (tierexperimentell)	D
	V (klinisch)	E
Stammzelltherapie	III	D

Literatur

1. Acker MA (2005) Clinical results with the Acorn Cardiac Restraint Device with and without mitral valve surgery. Semin Thorac Cardiovasc Surg 17: 361–363
2. Alonso C, Leclercq C, Victor F et al. (1999) Electrocardiographic predictive factors of long-term clinical improvement with multisite biventricular pacing in advanced heart failure. Am J Cardiol 84: 1417–1421
3. Al-Radi, O, RaoV, Ren-KeL et al. (2003) Cardiac Cell Transplantation: Closer to bedside. Ann Thorac Surg 75: 674–7
4. Amiodarone Trials Meta-Analysis Investigators (1997) Effect of prophylactic amiodarone on mortality after acute Myokardial infarction and in congestive heart failure: meta-analysis of individual data from 6500 patients in randomised trials. Lancet 350: 1417–1424
5. Batista R, Santos J, Takeshita N et al. (1996) Partial left ventriculectomy to improve left ventricular function in end-stage heart disease. J Card Surg 11: 96–97
6. Batista R, Verde J, Nery P et al. (1997) Partial left ventriculectomy to treat end-stage heart disease. Ann Thorac Surg 64: 634–638
7. Bolling SF, Deeb M, Brunsting LA et al. (1995) Early Outcome of mitral valve reconstruction in patients with end-stage cardiomyopathy. J Thorac Cardiovasc Surg 109: 676–683
8. Bradbury J (2001) Should failing hearts be replaced or helped to recover? Lancet 358: 129
9. Brehm M, Zeus T, Strauer E (2002) Stem Cells – Clinical Application and Pesrpectives. Herz 27: 611–20
10. Carrier M, White M, Pelletier G et al. (2000) Ten-year follow-up of critically ill patients undergoing heart transplantation. J Heart Lung Transplant 19: 439–443
11. Cazeau S, Leclercq C, Lavergne T et al. (2001) Effects of multisite biventricular pacing in patients with heart failure and intraventricular conduction delay. N Engl J Med 344: 873–880
12. Chachques JC, Berrebi A, Hernigou A et al. (1997) Study of muscular and ventricular function in dynamic cardiomyoplasty: a ten-year follow-up. J Heart Lung Transplant 16: 854–868
13. Chaudhry PA, Mishima T, Sharov VG et al. (2000) Passive epicardial containment prevents ventricular remodeling in heart failure. Ann Thorac Surg 70: 1275–1280
14. Christiansen S, Aranda-Carrero M, Brose S et al. (2003) Fehlabgang der linken aus der rechten Koronararterie

– chirurgische Therapie unter Verwendung einer miniaturisierten Herz-Lungen-Maschine. Herz 28: 262–264
15. Christiansen S, Autschbach R (2005) The Corx System for CABG. J Cardiovasc Surg (Torino) 46: 90-1
16. Christiansen S, Brand MA, Geiger A et al. (1997) Erfolgreiche Umstellung von Cyclosporin A auf Tacrolimus nach Herztransplantation bei persistierenden Abstoßungsreaktionen oder progredienter Niereninsuffizienz: Fallberichte und Literaturübersicht. TxMed 9: 82–86
17. Christiansen S, Breithardt G, Van Aken H et al. (2001) Langzeitunterstützung mit non-pulsatiler Axialpumpe. Z Kardiol 90: 70
18. Christiansen S, Brose S, Demircan L et al. (2003) A new right ventricular assist device for right ventricular support. Eur J Cardiothorac Surg 24: 834–836
19. Christiansen S, Demircan L, Kwant PB et al. (2004) Experimental testing of a new left ventricular assist device - the microdiagonal blood pump. ASAIO Journal 50: 200-204
20. Christiansen S, Göbel C, Buhre W et al. (2003) Successful use of a miniaturized bypass system with the DeltaStream extracorporeal rotary blood pump. J Thorac Cardiovasc Surg 125: 43–4
21. Christiansen S, Jahn UR, Meyer J et al. (2001) Succesful cardiac transplantation after Novacor implantation in a HIT II-patient using heparin. J Cardiovasc Surg (Torino) 42: 769–771
22. Christiansen S, Jahn UR, Meyer J et al. (2000) Anticoagulative management of patients requiring left ventricular assist device implantation and suffering from heparin-induced thrombocytopenia type II. Ann Thorac Surg 69: 774–777
23. Christiansen S, Hammel D, Schmidt C (2000) Heparin in patients with heparin–induced thrombocytopenia type II requiring LVAD implantation and cardiac transplantation. J Heart Lung Transplant 19: 510–512
24. Christiansen S, Perez-Bouza A, Reul H et al. (2006) In vivo experimental testing of a microaxial blood pump for right ventricular support. Artif Organs 30: 94–100
25. Christiansen S, Schmid C, Löher A et al. (1998) Minimal-invasive aortokoronare Re-Bypass-Operation bei einem Hochrisiko–Patienten. Z Herz-Thorax-Gefäßchir 12: 206–209
26. Christiansen S, Van Aken H, Breithardt G et al. (2002) Succesful cardiac transplantation after four cases of DeBakey LVAD failure. J Heart Lung Transplant 21: 706–709
27. Connelly DT (2001) Implantable cardioverter-defibrillators. Heart 86: 221–226
28. Copeland JG (1996) Thromboembolism and Bleeding: Clinical Strategies. Ann Thorac Surg 61: 376–377
29. Di Donato M, Barletta G, Maioli M et al. (1992) Early hemodynamic results of left ventricular reconstructive surgery for anterior wall left ventricular aneurysm. Am J Cardiol 69: 886–890
30. Di Giorgi PL, Reel S, Thornton B et al. (2005) Heart transplant and left ventricular assist device costs. J Heart Lung Transplant 24: 200-204
31. Doenst T, Ahn-Veelken L, Schlensack C et al. (2001) Left ventricular reduction for idiopathic dilated cardiomyopathy as alternative to transplant – truth or dare? Thorac Cardiov Surg 49: 70–74
32. Dor V, Saab M, Kornaszewska M et al. (1989) Left ventricular aneurysm: a new surgical approach. Thorac Cardiov Surg 37: 11–19
33. Dreyfus G, Milaiheanu S (2000) Mitral valve repair in cardiomyopathy. J Heart Lung Transplant 19: S73–S76
34. Eckardt L, Breithardt G, Böcker D (2000) Herzrhythmusstörungen bei Herzinsuffizienz. Internist 41: 241–252
35. Ellery S, Williams L, Frenneaux M (2006) Role of resynchronisation therapy and implantable cardioverter defibrillators in heart failure. Postgrad Med J 82: 16–23
36. Etz CD, Welp HA, Klotz S et al. (2006) Medically refractory pulmonary hypertension: treatment with non-pulsatile left ventricular assist devices. Presented on the 42nd Annual Meeting of The Society of Thoracic Surgeons, Chicago, Illinois, USA, Jan 30-Feb 1
37. Foster AH, Gold MR, McLaughlin JS (1995) Acute hemodynamic effects of atrio-biventricular pacing in humans. Ann Thorac Surg 59: 294–300
38. Frazier OH (1999) Left ventricular assist device as a bridge to partial left ventriculectomy. Eur J Cardiothorac Surg 15: S20–S25
39. Frazier O, Benedict C, Radovancevic B et al. (1996) Improved left ventricular function after chronic left ventricular unloading. Ann Thorac Surg 62: 675–682
40. Frazier OH, Delgado RM (2003) Mechanical circulatory support for advanced heart failure. Circulation 108: 3064–3068
41. Fukamachi K, McCarthy PM (2005) Initial safety and feasibility clinical trial of the Myosplint device. J Card Surg 20: S43–S47
42. Furnary AP, Chachques J–C, Moreira LFP et al. (1996) Long-term outcome, survival analysis, and risk stratification of dynamic cardiomyoplasty. J Thorac Cardiovasc Surg 112: 1640–1650
43. Gras D, Mabo P, Tang T et al. (1998) Multisite pacing as a supplemental treatment of congestive heart failure: preliminary results of the Medtronic Inc. InSync Study. Pace 21: 2249–2255
44. Gross DR (1999) Concerning thromboembolism associated with left ventricular assist devices. Cardiovasc Res 42: 45–47
45. Grossi EA, Saunders PC, Woo YJ et al. (2005) Intraoperative effects of the Coapsys annuloplasty system in a randomized evaluation (Restor-MV) of functional ischemic mitral regurgitation. Ann Thorac Surg 80: 1706-1711
46. Haj RM, Cinco JE, Mazer CD (2006) Treatment of pulmonary hypertension with selective pulmonary vasodilators. Curr Opin Anaesthesiol 19: 88-95
47. Hanrath P, vom Dahl J, Kerber S et al. (1999) Globale Entwicklung der Morbidität und Mortalität kardiovaskulärer Erkrankungen. Internist 40: 381–385
48. Hassink RJ, de la Rivière AB, Mummery CL et al. (2003) Transplantation of Cells for Cardiac Repair. J Am Coll Cardiol 41: 711–7
49. Hetzer R, Müller JH, Weng Y-G et al. (2000) Midterm follow–up of patients who underwent removal of a left

ventricular assist device after cardiac recovery from end-stage dilated cardiomyopathy. J Thorac Cardiovasc Surg 120: 843–855
50. Hoppe UC, Erdmann E (2001) Leitlinien zur Therapie der chronischen Herzinsuffizienz. Z Kardiol 90: 218–237
51. Hosenpud JD, Bennett LE, Keck BM et al. (2003) The registry of the international society for heart and lung transplantation: Twentieth official report – 2003. J Heart Lung Transplant 22: 616–624
52. Jahania S, Onsager DR, Weigel TL et al. (1997) Diagnosis and successful treatment of a unique form of malfunction of the heartmate left ventricular assist device. J Thorac Cardiovasc Surg 114: 143–144
53. Jahn UR, Christiansen S, Van Aken H et al. (2001) First experiences in platelet activation in patients with the new DeBakey ventricular assist device. Anesth Analg 92: S25
54. Julian DG, Camm AJ, Frangin G et al. (1997) Randomised trial of effect of amiodarone on mortality in patients with left ventricular dysfunction after recent Myokardial infarction: EMIAT. Lancet 349: 667–674
55. Kadner A, Chen RH, Adams DH (2000) Heterotopic heart transplantation: experimental development and clinical experience. Eur J Cardiothorac Surg 17: 474–481
56. Kaplon RJ, Oz MC, Kwiatkowski PA et al. (1996) Miniature axial flow pump for ventricular assistance in children and small adults. J Thorac Cardiovasc Surg 111: 13–18
57. Kardiale Resynchronisationstherapie. Stellenwert der biventrikulären Stimulation in der Herzinsuffizienz-Therapie (2000) Z Kardiol 89: 1–8 [Beilage]
58. Kawaguchi AT, Suma H, Konertz W et al. (2005) left ventricular volume reduction surgery. The 4th international registry report 2004. J Card Surg 20: S5–S11
59. Kerut EK, Hanawalt C, Everson CT et al. (2001) Left ventricular apex to descending aorta valved conduit: description of transthoracic and transesophageal echocardiographic findings in four cases. Echocardiography 18: 463–468
60. Körfer R (1999) Macht das »Löwenherz« Spenderherzen überflüssig? MMW Fortschr Med 141: 10–11
61. Körner MM, Durand JD, Lafuente JA et al. (2000) Cardiac transplantation: the final therapeutic option for the treatment of heart failure. Current Opinion in Cardiology 15: 178–182
62. Konertz W, Rombeck B, Zytowski M et al. (2000) Clinical and hemodynamic short term results with passive cardiomyoplasty. J Heart Lung Transplant 19: 68
63. Kopp R, Kuhlen R, Max M (2002) Evidence-based medicine in the therapy of the acute respiratory distresse syndrome. Intensive Care Med 28: 244–255
64. Koyanagi T, Minami K, Tenderich G et al. (1999) Thoracic and cardiovascular interventions after orthotopic heart transplantation. Ann Thorac Surg 67: 1350–1354
65. Laks H, Marelli D (1998) The current role of left ventricular reduction for treatment of heart failure. J Am Coll Cardiol 32: 1809–1810
66. Levin HR, Oz MC, Chen JM et al. (1995) Reversal of chronic dilation in patients with end-stage cardiomyopathy by prolonged mechanical unloading. Circulation 91: 2717–2720
67. Lin SS, Platt JL (1996) Immunologic barriers to xenotransplantation. J Heart Lung Transplant 15: 547–555
68. Long JW, Kfoury AG, Slaughter MS et al. (2005) Long-term destination therapy with the HeartMate XVE left ventricular assist device: improved outcomes since the Rematch Study. CHF 11: 133–138
69. Manolis AS (2004) Cardiac resynchronization therapy in congestive heart failure. Ready for prime time. Heart Rhythm 3: 355–363
70. Mariani MA, D' Alfonso A, Grandjean JG (2004) Total arterial off-pump coronary surgery: time to change our habits? Ann Thorac Surg 78: 1591–1597
71. Massad MG, McCarthy PM (1997) Will permanent LVADs be better than heart transplantation? Eur J Cardiothorac Surg 11: S11–S17
72. McKee PA, Castelli WP, McNamara PM et al. (1971) The natural history of congestive heart failure: the Framingham Study. N Engl J Med 285: 1441–1446
73. Menasche P (2005) Stem cells for clinical use in cardiovascular medicine. Thromb Haemost 94: 697-701
74. Menasché P, Hagège AA, Scorsin M et al. (2001) Myoblast transplantation for heart failure. Lancet 357:279–80
75. Miller LW, Kubo SH, Young JB et al. (1995) Report on the consensus conference on candidate selection for heart transplantation 1993. J Heart Lung Transplant 14: 562–571
76. Mishra YK, Mittal S, Jaguri P et al. (2006) Coapsys mitral annuloplasty for chronic functional ischemic mitral regurgitation: 1-year results. Ann Thorac Surg 81: 42-46
77. Moreira LFP, Stolf NAG, Bocchi EA et al. (1998) Partial left ventriculectomy with mitral valve preservation in the treatment of patients with dilated cardiomyopathy. J Thorac Cardiovasc Surg 115: 800–807
78. Moreira LFP, Stolf NAG, Bocchi EA et al. (1995) Clinical and left ventricular function outcomes up to five years after dynamic cardiomyoplasty. J Thorac Cardiovasc Surg 109: 353–363
79. Nair RU, Williams SG, Nwafor K et al. (2001) Left ventricular volume reduction without ventriculectomy. Ann Thorac Surg 71: 2046–2049
80. Ogata K, Platt JL (2004) Potential applications and prospects for cardiac xenotransplantation. J Heart Lung Transplant 23: 515-526
81. Oh HJ, Badhwar V, Mott BD et al. (1998) The effects of prosthetic cardiac binding and adynamic cardiomyoplasty in a model of dilated cardiomyopathy. J Thorac Cardiovasc Surg 116: 148–153
82. Perin EC (2005) The use of stem cell therapy for cardiovascular disease. Texas Heart J 32: 390-392
83. Perin EC, Dohmann HFR, Borojevic R et al. (2003) Transendocardial, Autologous Bone Marrow Cell Transplantation for Severe, Chronic Ischemic Heart Failure. Circulation 107: 2294–2302
84. Platt JL (1999) Prospects for xenotransplantation. Pediatr Transplantation 3: 193–200
85. Power JM, Raman J, Dornom A et al. (1999) Passive ventricular constraints amends the course of heart failure: a study in an ovine model of dilated cardiomyopathy. Cardiovasc Res 44: 549–555

86. Raman JS, Power JM, Buxton BF et al. (2000) Ventricular containment as an adjunctive procedure in ischemic cardiomyopathy: early results. Ann Thorac Surg 70: 1124–1126
87. Rose EA, Gelijns AC, Moskowitz AJ et al. (2001) Long-term mechanical left ventricular assistance for end-stage heart failure. N Engl J Med 345: 1435–43
88. Sabbah HN, Kleber FX, Konertz W (2001) Efficacy trends of the Acorn Cardiac Support Device in patients with heart failure: a one year follow-up. J Heart Lung Transplant 20: 217
89. Scheld HH, Deng MC, Hammel D et al. (1994) Kosten/Nutzen-Relation der Herztransplantation. Z Kardiol 83: 139–149
90. Scheld HH, Soeparwata R, Deng MC et al. (1996) Operationen bei eingeschränkter linksventrikulärer Pumpfunktion. Z Kardiol 85: 287–301
91. Schenk S, Reichenspurner H, Boehm DH et al. (2001) Myosplint implantation and ventricular shape change in patients with dilated cardiomyopathy – first clinical experience. Thorac Cardiov Surg 49: 62–63
92. Schreiber C, Augustin N, Bauernschmitt R et al. (2002) Modified bypass procedure and apicoaortic conduit. Herz 27: 795–798
93. Sharoni E, Song H, Peterson R et al. (2005) Off-pump coronary artery bypass surgery for significant left ventricular dysfunction: safety, feasibility, and trends in methodology over time – an early experience. Heart published online 1 Jul 2005
94. Shum–Tim D, Pelletier MP, Latter DA et al. (1999) Transplantation vs. coronary artery bypass in patients with severe ventricular dysfunction. Surgical outcome and quality of life. J Cardiovasc Surg 40: 773–780
95. Stamm C, Westphal B, Kleine HD et al. (2003) Autologous bone-marrow stem-cell transplantation for Myokardial regeneration. Lancet 361: 45–7
96. Starling RC, Jessup M (2004) Worldwide clinical experience with the CorCapTM cardiac support device. J Card Fail 10: S225-S233
97. Stellbrink C, Breithardt OA, Hanrath P (2000) Biventrikuläre Stimulation bei Herzinsuffizienz. Internist 41: 261–268
98. Stevenson LW, Rose EA (2003) Left ventricular assist devices. Circulation 108: 3059–3063
99. Strauer BE, Kornowski R (2003) Stem Cell Therapy in Perspective. Circulation 107: 929–34
100. Suma H, Isomura T, Horii T et al. (2000) Nontransplant cardiac surgery for end-stage cardiomyopathy. J Thorac Cardiovasc Surg 119: 1233–1245
101. Sweeney MO, Ruskin JN, Garan H et al. (1995) Influence of the Implantable Cardioverter/Defibrillator on Sudden Death and Total Mortality in Patients Evaluated for Cardiac Transplantation. Circulation 92: 3273–3281
102. Taylor DO, Edwards LB, Boucek MM et al. (2005) Registry of the International Society for Heart and Lung Transplantation: Twenty-second official adult heart transplant report – 2005. J Heart Lung Transplant 24: 945-955
103. Transplantationszahlen 1999 auf gleichem Niveau. Presseinformation der Deutschen Stiftung Organtransplantation, 08.02.00, Neu-Isenburg
104. Unverferth DV, Magorien RD, Moeschberger ML et al. (1984) Factors Influencing the One–Year Mortality of Dilated Cardiomyopathy. Am J Cardiol 54: 147–152
105. Vilchez RA, McEllistrem C, Harrison LH et al. (2001) Relapsing bacteremia in patients with ventricular assist device: an emergent complication of extended circulatory support. Ann Thorac Surg 72: 96–101
106. Westaby S, Jin XY, Katsumata T et al. (1997) Mechanical support in dilated cardiomyopathy: signs of early left ventricular recovery. Ann Thorac Surg 64: 1303–1308
107. Wiesenack C, Liebold A, Philipp A et al. (2004) Four years' experience with a miniaturized extracorporeal circulation system and its influence on clinical outcome. Artif Organs 28: 1082-1088
108. Young JB (1999) Age before beauty: the use of »older« donor hearts for cardiac transplantation. J Heart Lung Transplant 18: 488–491

Therapie des erhöhten intraabdominellen Drucks

O. Schumacher, P. Bertram, A. Schachtrupp, V. Schumpelick

Ein pathologisch erhöhter intraabdomineller Druck (IAH) ist mit einer signifikant erhöhten Morbidität und Mortalität verbunden. Die Ursache liegt in einer Kompromittierung des Kreislaufs, der Organperfusion und der Ventilation. Schwere Erkrankungen des Bauchraumes wie Peritonitis, Pankreatitis oder Ileus sowie schwere Traumata und Brandverletzungen können, primär sowie sekundär, zu einer lebensbedrohlichen Druckerhöhung, einem abdominellen Kompartmentsyndrom (AKS), führen. Dieses ist mit einem Organversagen assoziiert und mit einer Mortalität von 50% behaftet. Mehrere Faktoren, z. B. Oligo- bzw. Anurie, hoher Volumenbedarf, Massentransfusionen und Leberfunktionsstörungen mit Aszitesbildung, können auf ein drohendes AKS hinweisen. Eine routinemäßige Überwachung des intraabdominellen Drucks bei Risikopatienten wäre geeignet, ein drohendes AKS frühzeitig erkennen zu lassen. Nur eine rechtzeitige Dekompression des Bauchraumes durch Anlage eines Laparostomas kann die gravierenden Folgen eines AKS verhindern.

Als Goldstandard zur intermittierenden Erfassung des intraabdominellen Drucks gilt die Blasendruckmessung. Diese Messtechnik ist nicht-invasiv und kann ohne zusätzlichen apparativen Aufwand durchgeführt werden. Im Falle einer Druckerhöhung ohne erkennbare Organfunktionsstörung können konservative Maßnahmen der Druckminderung (Darmdekompression, Flüssigkeitsentzug, Relaxierung) sowie eine adäquate Beatmungs- und Flüssigkeitstherapie ausreichend sein.

Einführung

Die Abdominalhöhle kann als zylinderförmiger Raum betrachtet werden, der kranial vom Zwerchfell, kaudal vom Becken und seitlich von der Wirbelsäule, den Rippen sowie der Bauchmuskulatur begrenzt wird. Die Druckverhältnisse in diesem Raum sind von einer Reihe von Faktoren abhängig. Unter physiologischen Bedingungen werden Höhe und Verteilung des intraabdominellen Drucks (IAD) durch die Spannung der Bauchwandmuskulatur und des Zwerchfells sowie die Haltung des Körpers bestimmt (Hafferl 1969 [Evidenzgrad V]). Zusätzlich beeinflussen individuelle Faktoren, wie z. B. die Mächtigkeit der Bauchdecken bei Adipositas (Sugerman et al. 1997 [Evidenzgrad IV]) oder eine Aszitesbildung im Rahmen innerer Erkrankungen, die Höhe des Drucks.

Kompartmentsyndrome im Bereich der Extremitäten, des Schädels oder des Thorax sind als Notfallsituationen bekannt, und es besteht kein Zweifel, dass nur die rasche Druckentlastung geeignet ist, einen Schaden der betroffenen Gewebe bzw. Organe abzuwenden. Analog hierzu erfordert das abdominelle Kompartmentsyndrom (AKS) eine umgehende Druckentlastung durch Laparotomie und Anlage eines temporären Bauchwandverschlusses.

Die Inzidenz des AKS auf Intensivstationen beträgt, in Abhängigkeit von der Art der dort behandelten Erkrankungen, bis zu 14% (Hunter und Damani 2004 [Review]). Es kann grundsätzlich bei allen kritisch kranken Patienten auftreten. Bei Patienten auf gemischten allgemeinchirurgischen oder internistischen Intensivstationen liegt die Inzidenz des AKS bei 1–8% (Hong et al. 2002 [Evidenzgrad IIIb]; Malbrain et al. 2004 [Evidenzgrad IIIa]). Die klinischen Auswirkungen differenzieren sich in vielen Fällen kaum merklich von den Symptomen, die im Rahmen der Grunderkrankung auftreten. Die Identifizierung einer intraabdominellen Druckerhöhung als Ursache oder Mitursache des Symptomenkomplexes erfolgt am besten durch eine Messung des IAD. Im Rahmen prospektiver Studien konnte gezeigt werden, dass die alleinige Palpation der Bauchdecke einen pathologischen IAD mit einer Sensitivität von 50–60% erkennen lassen kann und damit im Bereich der Ratewahrscheinlichkeit liegt (Kirkpatrick et al. 2000 [Evidenzgrad IV], Sugrue et al. 2002 [Evidenzgrad IV]).

Pathologische Erhöhung des intraabdominellen Drucks

Abdominalhöhle als Kompartiment

Bei einem Kompartiment handelt es sich aus anatomischer Sicht um einen durch Organe und Strukturen begrenzten Raum, der in sich weitgehend abgeschlossen ist (Pschyrembel: Klinisches Wörterbuch, Roche: Lexikon Medizin). Auch die Abdominalhöhle erfüllt diese Kriterien. Aufgrund ihrer Begrenztheit führen definierte Volumenänderungen, in Abhängigkeit von der Compliance, zu einer definierten Druckerhöhung. Erreicht der Druck einen Schwellenwert, ab welchem die Durchblutung, Funktion und Vitalität der darin enthaltenen Organe beeinträchtigt wird, sprechen wir von einem Kompartmentsyndrom (Schneider et al. 2000 [Review]).

Durch die Laparoskopie ist bekannt, dass die Bauchhöhle aufgrund ihrer Elastizität eine hohe Compliance gegenüber einer Volumenvermehrung besitzt. Dementsprechend steigt der intraabdominelle Druck bei gleichmäßiger Volumeninstallation zunächst nur langsam und linear an. Wenn die Kapazität des Kompartiments erreicht ist, führt die weitere Volumenvermehrung zu einem exponentiell ansteigenden Druck bei deutlich verminderter Compliance. Der Umschlag von einer linearen Druck-Volumen-Beziehung zu einer exponentiellen liegt bei einem Volumen von ca. 5 l, wenn dieses innerhalb kurzer Zeit in die Bauchhöhle verbracht wird (McDougall et al. 1994 [Evidenzgrad IV]). Da man die Abdominalhöhle als ein hydraulisches System betrachten kann, breitet sich der Druck gleichmäßig auf alle Eingeweide aus (Tzelepis et al. 1996 [Evidenzgrad V]).

Physiologischer Abdominaldruck

Der unter physiologischen Bedingungen herrschende intraabdominelle Druck (IAD) beträgt etwa 5 mmHg und ist atem- und lageabhängig. Im Rahmen bestimmter Erkrankungen können chronisch-pathologische intraabdominelle Druckerhöhungen beobachtet werden. Aufgrund bislang unbekannter Anpassungsvorgänge bleiben offenkundige Organschädigungen jedoch aus. Diese Situation kann bei Patienten mit morbider Adipositas, Aszitesbildung oder Peritonealdialyse gegeben sein. Nach abdominalchirurgischen Elektiveingriffen wurde ein IAD von bis zu 12 mmHg beobachtet, ohne dass Komplikationen auftraten (Schachtrupp et al. 2002 [Evidenzgrad IV]).

Intraabdominelle Hypertension

Der genaue Druckwert, ab welchem der IAD pathologisch gesteigert ist und somit eine intraabdominelle Hypertension (IAH) vorliegt, ist auch aktuell Gegenstand der Diskussion. Nach einer Konsensuskonferenz der WSACS (World Society on Abdominal Compartment Syndrome) liegt eine IAH bei einer dauerhaften oder wiederholt gemessenen, pathologischen IAP-Erhöhung von ≥12 mmHg vor (WSACS 2004), wobei die IAH in 4 Grade eingeteilt wird (Grad I = 12–15 mmHg, Grad II = 16–20 mmHg, Grad III = 21–25 mmHg, Grad IV >25 mmHg) [Evidenzgrad V: Konsensuskonferenz]. Unabhängig von den Druckwerten beschreibt das Stadium der abdominellen Hypertension einen Krankheitszustand, in dem messbare Organfunktionsstörungen fehlen.

Zur Definition eines pathologisch erhöhten intraabdominellen Druckzustandes wird auch der abdominelle Perfusionsdruck (APD) herangezogen. Analog zur Definition des zerebralen Perfusionsdrucks leitet sich der Wert für den APD aus der Differenz von mittlerem arteriellem Blutdruck und intraabdominellem Druck ab (APD = MAD–IAD). Ein persistierender abdomineller Perfusionsdruck von ≤60 mmHg gilt als Kriterium für das Vorliegen einer IAH (WSACS 2004 [Evidenzgrad V: Konsensuskonferenz]). Diese Befunde sollten reproduzierbar sein, um die Kriterien der IAH zu erfüllen.

Tierexperimentelle Studien weisen darauf hin, dass der pathologisch erhöhte intraabdominelle Druck die Freisetzung proinflammatorischer Zytokine fördert (Rezende-Neto et al. 2002 [Evidenzgrad V]) und per se zu Schäden multipler Organsysteme führt (Schachtrupp et al. 2002 [Evidenzgrad V], Schachtrupp et al. 2005 [Evidenzgrad V], Töns et al. 2002 [Evidenzgrad V]). Bei Intensivpatienten hat sich die Entwicklung einer intraabdominellen Hypertension als unabhängiger Risikofaktor für Organversagen und Mortalität herausgestellt (◘ Abb. 22.1) (Malbrain et al. 2005 [Evidenzgrad II-Ib]). Weiterhin ist die IAH als prädisponierender Faktor für die Entwicklung eines AKS erkannt worden (Ivatury et al. 1997 [Review]). Bislang fließt der IAD in die bekannten intensivmedizinischen Scores, wie APACHE II (Knaus et al. 1985 [Evidenzgrad V]), SAPS II (Le Gall et al. 1993 [Evidenzgrad IIIb]) sowie den Multiple Organ Dysfunction Score (Marshall et al. 1995 [Review]) nicht ein.

> **!** Eine abdominelle Hypertension ist ein prädisponierender Faktor für die Entwicklung eines abdominellen Kompartmentsyndroms und per se mit einer erhöhten Morbidität und Mortalität verbunden.

Abdominelles Kompartmentsyndrom

Das abdominelle Kompartmentsyndrom (AKS) ist definiert als ein dauerhafter, pathologisch erhöhter intraabdomineller Druck (IAD) von über 20 mmHg in Kombination mit dem Versagen eines

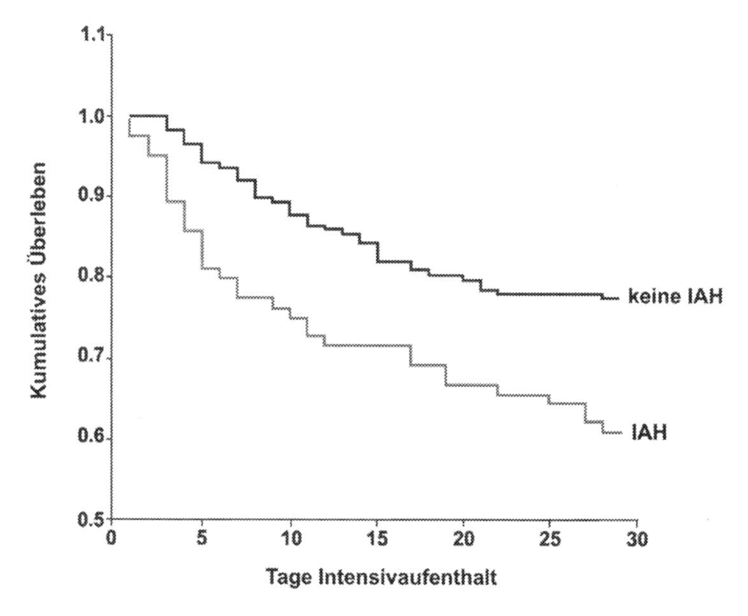

◘ **Abb. 22.1.** Kumulatives Überleben (Kaplan Meier) von Patienten einer Intensivstation bei normwertigem intraabdominellem Druck und intraabdomineller Hypertension (IAH). (Aus: Malbrain et al. 2005)

oder mehrerer Organsysteme (WSACS 2004 [Evidenzgrad V: Konsensuskonferenz]). Typisch ist die Trias aus renaler, pulmonaler und zirkulatorischer Insuffizienz. Mehrere Faktoren bedingen hierbei die Funktionseinschränkungen der Organsysteme.

Nierenfunktion

Die Einschränkung der Nierenfunktion gehört zu den ersten Organfunktionsstörungen, die im Zusammenhang mit einer IAH beschrieben wurden. Bereits Druckerhöhungen von 10–20 mmHg führen zu einer signifikanten Reduktion der Urinproduktion (Harman et al. 1982 [Evidenzgrad V]). Ursächlich sind eine Reduktion der Nierendurchblutung durch Kompression der Nierengefäße sowie eine Druckbelastung des Nierenparenchyms. Ein nützlicher Parameter zur Abschätzung der Nierenfunktionsstörung könnte der renale Filtrationsgradient (FG = MAD-2x IAD) sein, der kürzlich beschrieben wurde (WSACS 2004 [Evidenzgrad V]).

Herz-Kreislauf-System

Der erhöhte intraabdominelle Druck wirkt als Starling-Resistor und vermindert über eine Kompression der Gefäße des Splanchnikusgebietes den venösen Rückstrom zum Herzen. Außerdem wurde eine direkte Kompression des Herzens durch Erhöhung des Umgebungsdrucks beobachtet. Es resultiert eine Abnahme des Herzzeitvolumens (Hachenberg et al. 1998 [Evidenzgrad V]; Kashtan et al. 1981 [Evidenzgrad V]). Bei ausgeprägtem Volumenmangel kann dieser Pathomechanismus zu kreislaufwirksamen Blutdruckabfällen führen (Ridings et al. 1995 [Evidenzgrad V]). Somit sind die Voraussetzungen für einen circulus vitiosus gegeben, bestehend aus Kapillarleck, Ödem, Anstieg des IAD, Flüssigkeitsverschiebung und persistierendem Volumenbedarf (Schachtrupp et al. 2006 [Review]).

Respiratorisches System

Die Einschränkung der pulmonalen Funktion basiert pathophysiologisch vor allem auf der erniedrigten Dehnbarkeit der Thoraxwand, so dass bei ausgeprägtem Befund häufig die Kriterien eines sekundären, nicht pulmonalen ARDS erfüllt sind (Gattinoni et al. 1998 [Evidenzgrad IV]; Quintel et al. 2004 [Evidenzgrad V]). Die wesentliche mechanische Folge des erhöhten IAP ist die Transmission auf den Pleuradruck, so dass der transpulmonale Druck, als Summe des Atemwegsdrucks minus des Pleuradrucks, für einen gegebenen Atemwegsdruck abnimmt. Klinisches Korrelat des abnehmenden transpulmonalen Drucks ist die Ausbildung von teilweise massiven, v. a. dorsobasalen Atelektasen. Für den spontan atmenden Patienten ist dies mit einer beträchtlichen Erhöhung der Atemarbeit verbunden, so dass häufig im Bild der respiratorischen Insuffizienz intubiert und beatmet werden muss.

Splanchnikusgebiet

Mehrere tierexperimentelle Studien konnten zeigen, dass eine Erhöhung des intraabdominellen Drucks mit einer Minderdurchblutung und histologisch nachweisbaren Schädigung von Leber, Magen, Pankreas, Duodenum, Dünndarm und Dickdarm einhergeht (Caldwell et al. 1987 [Evidenzgrad V]; Schachtrupp et al. 2005 [Evidenzgrad V]). Auch hier sind venöse Stauung und Kompression als ursächlich anzunehmen. Die unzureichende Perfusion kann eine Darmischämie mit Permeabilitätserhöhung der Mukosabarriere und nachfolgender bakterieller Translokation bedingen (Diebel et al. 1997 [Evidenzgrad V]; Eleftheriadis et al. 1996 [Evidenzgrad V]; Samel et al. 2002 [Evidenzgrad V]).

Bauchwand

Patienten mit erhöhtem intraabdominellem Druck sind gehäuft von Komplikationen bei der Wundheilung, wie Fasziendehiszenzen oder Bauchwandinfektionen, betroffen (Hunter und Damani 2004 [Expertenmeinung]). Als Ursache wird eine Abnahme des Blutflusses mit Ischämie der Faszien angenommen. Eine tierexperimentelle Studie konnte eine signifikante Abnahme des Blutflusses in der Rektusscheide von Schweinen bei erhöhtem intraabdominellem Druck zeigen (Diebel et al. 1992 [Evidenzgrad V]).

Zentralnervensystem

Die abdominelle Hypertension führt über eine Zunahme des intrathorakalen und zentralvenösen Drucks zu einer Erhöhung des intrakraniellen Drucks (ICP). In Abhängigkeit von der systemischen Zirkulation kann eine Abnahme des zerebralen Perfusionsdrucks (CPP) resultieren (Citerio et al. 2001 [Evidenzgrad IV]; Deeren et al. 2005 [Evidenzgrad IV]). Eine Minderung des zerebralen Blutflusses (CBF) als Folge einer abdominellen Hypertension wurde bislang noch nicht beobachtet. Dennoch hat der Zusammenhang zwischen IAD und ICP eine klinische Relevanz, zumal 50% aller Patienten mit schwerem Bauchtrauma auch gleichzeitig ein Schädel-Hirn-Trauma aufweisen (Gennarelli et al. 1989 [Evidenzgrad IIIb]). Daher wurde eine dekompressive Laparotomie durchgeführt, um den ICP nachhaltig zu senken, auch wenn kein AKS vorlag (Joseph et al. 2004 [Evidenzgrad IV]).

Ursachen einer pathologischen Erhöhung des intraabdominellen Drucks

Eine IAH oder ein AKS können primär bei intraabdominellen Erkrankungen wie Peritonitis, Pankreatitis, Ileus, intraabdominellen Blutungen und Traumata des Abdomens auftreten (Ivatury et al. 1997 [Review]). Auch ohne primäre Beteiligung des Abdomens kann bei der Therapie schwerer Verbrennungen oder ausgedehnter Extremitätenverletzungen sekundär ein Anstieg des IAD mit der Ausbildung eines AKS resultieren. Die Grundlage der abdominellen Druckerhöhung ist bislang noch nicht Gegenstand experimenteller oder klinischer Untersuchungen gewesen. Mitunter können freie abdominelle Flüssigkeit oder ein umschriebenes intra- bzw. retroperitoneales Hämatom ursächlich sein. Zumeist dürfte jedoch ein intestinales Ödem den Druckanstieg bedingen, wie es häufiger bei dekompressiver Laparotomie beobachtet wurde (Tiwari et al. 2002 [Review]). Dieses ist Ausdruck des Kapillarlecks als Folge von Inflammation bzw. von Ischämie und Reperfusion, wie sie im Verlauf der Behandlung kritisch kranker Patienten nicht ungewöhnlich sind.

In diesem Zusammenhang kommt dem Material zum Verschluss der Bauchdecke Bedeutung zu. Während konventionelles Nahtmaterial bei zunehmendem Druck insuffizient wird und eine Wundruptur als klinisches Zeichen für intraabdominelle Pathologika resultiert, ist dies bei Verwendung von Retentionsnähten – bestehend aus Abstützplatten und Nähten (Ventrofil, ◘ Abb. 22.2) – nicht möglich. Grundsätzlich ist dieses Nahtmaterial nicht indiziert. Bei Patienten, die es dennoch aufweisen, ist eine engmaschige Kontrolle des IAD notwendig, zumal beobachtet wurde, dass die Vermeidung eines primären Bauchwandverschlusses das Risiko eines AKS senken kann (Offner et al. 2001 [Evidenzgrad IV]).

Mehrere Faktoren und Begleitumstände können auf eine Erhöhung des IAD hinweisen bzw. gelten als Risikofaktoren für ein AKS. Einige der Faktoren konnten im Rahmen prospektiver Untersuchungen als Risikofaktoren bestätigt werden, andere wurden im Rahmen der Konsensuskonferenz der WSACS definiert. Zu den Risikofaktoren zählen ein erhöhter Volumenbedarf, eine verminderte Urinausscheidung, eine Massentransfusion, ein vermindertes Herzzeitvolumen, eine Hypothermie, eine Koagulopathie, Sepsis, Leberfunktionsstörungen sowie eine Azidose (Balogh et al. 2003 [Evidenzgrad IIIb]). Als weitere prädisponierende Faktoren wurden ein erhöhter Beatmungsdruck, eine Pneumonie sowie eine positive Flüssigkeitsbilanz beschrieben (McNelis et al. 2002 [Evidenzgrad IIIb]). Die übrigen prädisponierenden Faktoren und Umstände sind in ◘ Tab. 22.1 dargestellt (WSACS 2004 [Evidenzgrad V]).

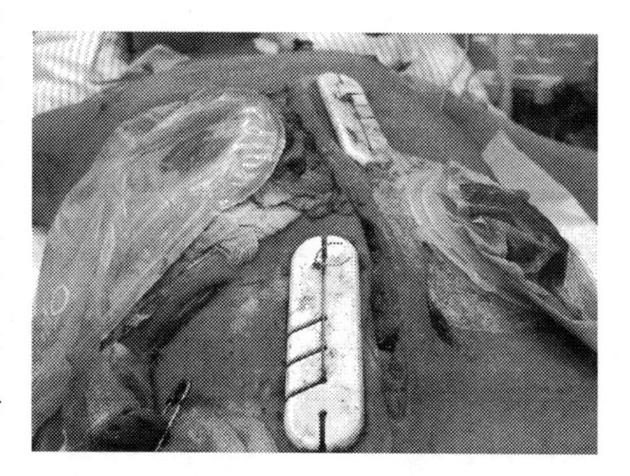

◘ **Abb. 22.2.** In unsere Klinik verlegter Patient mit erzwungenem Bauchdeckenverschluss durch die Verwendung von Unterstützungsplatten

Tab. 22.1. Prädisponierende und ursächliche Faktoren für die Entwicklung einer IAH. (Nach der Konsensus-Definition der WSACS 2004)

Prädisponierende Faktoren für die Entwicklung einer IAH	
1.	Azidose mit einem arteriellen pH <7,2
2.	Hypothermie mit einer Körperkerntemperatur <33 °C
3.	Polytransfusion mit der Gabe von mehr als 10 EK in 24 h
4.	Gerinnungsstörung mit:
	a) Thrombozytenzahl <55.000/mm^3
	b) PTT >2-fache Norm
	c) Quick <50% bzw. INR >1,5
5.	Sepsis nach Definition der American-European Consensus Conference
6.	Bakteriämie, nachgewiesen durch Blutkultur
7.	Leberfunktionsstörung im Rahmen einer dekompensierten oder kompensierten Zirrhose und Leberzerfall mit Aszites
8.	Maschinelle Beatmung
9.	Atemunterstützung mit PEEP
10.	Pneumonie
Ursächliche Faktoren für die Entwicklung einer IAH	
1.	Abdominalchirurgischer Eingriff a) Laparoskopie b) Hernienverschluss mit straffer Naht c) Forcierter Bauchwandverschluss
2.	Massive Volumensubstitution mit mehr als 5 l kristalloider oder kolloidaler Lösungen über 24 h
3.	Paralytischer, mechanischer oder pseudoobstruktiver Ileus sowie Magenretention mit einem Reflux >1000 ml über 24 h
4.	Intraabdominelle Infektion (Pankreatitis, Peritonitis, Abszess, ...)
5.	Pneumoperitoneum
6.	Hämatoperitoneum infolge intraabdomineller oder retroperitonealer Blutung

Diagnostik

Grundsätzlich ist zur Erfassung des IAD eine direkte Messung des Drucks im abdominellen Kompartiment notwendig. Diese direkte Messung hat sich aufgrund der Invasivität und bisheriger technischer Probleme nicht etabliert. Neuere Untersuchungen im Tiermodell lassen auf eine hohe Reproduzierbarkeit und Validität schließen (Schachtrupp et al. 2005 [Evidenzgrad V]), jedoch ist die direkte Messung derzeit nicht Routine. Stattdessen wird routinemäßig eine Messung des Blaseninnendrucks sowie des Mageninnendrucks durchgeführt, um den IAD abzuschätzen. Die Blasendruckmessung, wie sie von Kron und Iberti beschrieben wurde, ist derzeit der Goldstandard für die intermittierende indirekte Messung des intraabdominellen Drucks (Hunter und Damani 2004 [Review]; Iberti et al. 1987 [Evidenzgrad V]; Kron et al. 1984 [Evidenzgrad V]; Malbrain 2004 [Evidenzgrad IIIa]; Malbrain et al. 2005 [Review]) → Empfehlung Grad D (Evidenzgrad IIIa).

Zur Durchführung der Messung sollte der Patient waagerecht und auf dem Rücken gelagert sein, wobei die Symphyse den Nullpunkt des Messsystems markiert. Ob die mittlere Axillarlinie einen besser geeigneten Nullpunkt darstellt, ist Gegenstand einer aktuellen Diskussion (WSACS 2004 [Evidenzgrad V]). Über einen Blasenkatheter wird, nach Entlüften von Blase und Drainageschläuchen, ein Volumen von 50 ml physiologischer Kochsalzlösung intravesikal installiert. Dieses Messvolumen hat sich als optimal erwiesen und bietet die größte Annäherung der gemessenen Werte an den tatsächlich herrschenden IAD (Fusco et al. 2001) → Empfehlung Grad E (Evidenzgrad IV).

Nach Klemmen des zum Ablaufbehälter ziehenden Schlauches kann der im Schlauchsystem anliegende Druck mittels Steigrohr oder über Druckaufnehmer gemessen werden (Abb. 22.3). Eine atemsynchrone Schwankung zeigt dabei die ungehinderte Druckfortleitung vom Zwerchfell bis in die Wassersäule des Schlauchsystems an. Für die Vorfüllung der Blase und die Ableitung des Druckes hat sich ein aus drei Elementen zusammengesetztes Zwischenstück mit 3-Wege-Hahn als praktisch erwiesen (Abb. 22.4). Alternativ kann das Steigrohr bzw. der Druckaufnehmer mittels einer Kanüle an das Urinentnahmefenster des Kathetersystems angeschlossen werden. Die Messung ist indirekt und von einer physiologischen Blasenfunktion abhängig. Vorausgegangene Blasenoperationen, Blasentumoren, Störungen der Blasentonusaktivität, Blasenatrophie sowie Verletzungen der Blase oder der Umgebung (z. B. Beckenfraktur) können die Genauigkeit der Methode beeinträchtigen (Schneider et al. 2000 [Review]).

In der ursprünglichen intermittierenden Form ist eine kontinuierliche Druckableitung nicht möglich. Bestimmte Begleitumstände bzw. Risikofaktoren (s. oben) machen eine routinemäßige Überwachung mit mehreren Messungen in einem Zeitraum von 2 h jedoch notwendig. Durch die WSACS ist ein Konsensus definiert, der die Indikationen für ein Monitoring des IAD benennt (◘ Tab. 22.2) (WSACS 2004) → Empfehlung Grad E

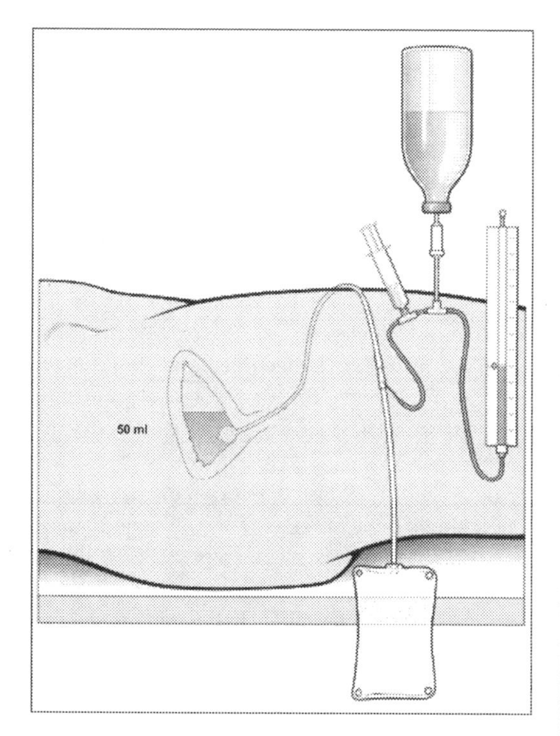

◘ **Abb. 22.3.** Blasendruckmessung zur Bestimmung des intraabdominellen Drucks über Blasenkatheter. (Aus: Töns et al. 2000)

◘ **Tab. 22.2.** Indikationen für ein Monitoring des IAD. (Nach Konsensus der WSACS 2004)

	Indikationen zur IAD-Messung
1.	Postoperative Patienten nach abdominalchirurgischem Eingriff
2.	Patienten mit offenem oder stumpfem Bauchtrauma
3.	Maschinell beatmete Intensivpatienten mit einer weiteren Organdysfunktion nach Einschätzung des SOFA-Score
4.	Patienten mit distendiertem Abdomen und Zeichen oder Symptomen, die mit einem AKS vereinbar sind a) Oligurie b) Hypoxämie c) Hypotension d) Unklare Azidose e) Mesenteriale Ischämie f) Erhöhter Hirndruck
5.	Patienten mit intraabdominellem Packing nach temporärem Bauchdeckenverschluss bei multiplem Trauma oder Lebertransplantation
6.	Patienten ohne stattgehabte Operation, die in Zusammenhang mit einem Kapillarleck einen hohen Volumenbedarf aufweisen (Pankreatitis, Sepsis, Trauma etc.)

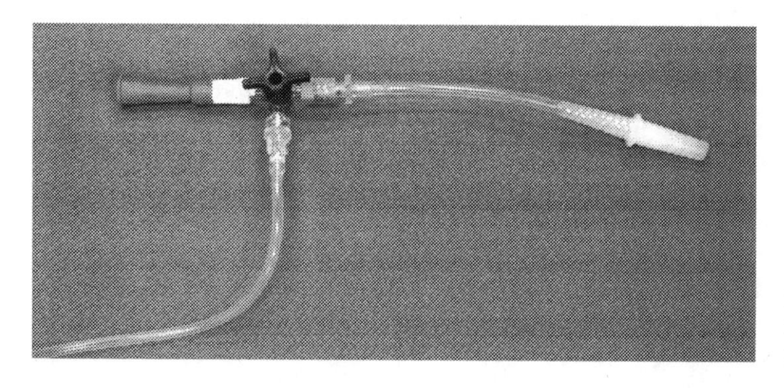

◘ **Abb. 22.4.** Zwischenstück mit 3-Wege-Hahn zur Vorfüllung der Blase und Druckableitung

(Evidenzgrad V: Konsensuskonferenz). Mehrfache Messungen in kurzer Zeit sind in zeitlicher und personeller Hinsicht aufwendig (Malbrain 2004 [Review]).

Dieser Umstand mag dazu beitragen, dass die Blasendruckmessung zurzeit nicht den Stellenwert einnimmt, welcher ihr, vor dem Hintergrund der deletären Folgen des nicht erkannten abdominellen Kompartmentsyndroms, zustehen sollte. Weiterhin spielen auch Unsicherheiten hinsichtlich der technischen Durchführung, der Interpretation der Werte sowie eine Skepsis über die klinische Bedeutung eine Rolle für die geringe Akzeptanz der Blasendruckmessung (Kirkpatrick et al. 2006 [Evidenzgrad V]; Mayberry et al. 1999 [Evidenzgrad V]; Ravishankar und Hunter 2005 [Evidenzgrad V]).

! Die Blasendruckmessung gilt als Goldstandard zur intermittierenden Messung des intraabdominellen Drucks und sollte bei allen Risikopatienten routinemäßig durchgeführt werden. Dazu zählen intensivpflichtige Patienten mit Insuffizienz eines oder mehrerer Organsysteme.

Ein kontinuierliches Monitoring des intraabdominellen Drucks kann mit Hilfe einer indirekten Druckmessung über einen Ballonkatheter im Magen (Malbrain 2004 [Evidenzgrad IIIa]) oder über einen 3-Lumen Blasenspülkatheter erfolgen (Balogh et al. 2004 [Evidenzgrad V]).

Tab. 22.3. Nichtchirurgische Therapieoptionen bei IAH (WSACS 2004)

	Nichtchirurgische Therapieoptionen bei intraabdomineller Hypertension
1.	Aszitesdrainage
2.	Magendekompression
3.	Rektale Dekompression/mechanische abführende Maßnahmen
4.	Magenprokinetika (MCP, Domperidon, Erythromycin)
5.	Kolonprokinetika (Prostigmin)
6.	Furosemid allein oder in Kombination mit Humanalbumin 20%
7.	Kontinuierliche venovenöse Hämofiltration
8.	Sedierung
9.	Relaxierung
10.	Lagerungstherapie

Therapie des erhöhten intraabdominellen Drucks

Zur abdominellen Drucksenkung sind prinzipiell alle Maßnahmen geeignet, die das Volumen der Bauchhöhle verkleinern können. Zu den konservativen Therapieoptionen zählen z. B. Aszitespunktion (Savino et al. 1988 [Evidenzgrad IV]), Magen- und Darmdekompression sowie die Ausschwemmung von Ödemen mittels Diuretika (Malbrain et al. 2005 [Review]). Die nichtchirurgischen Therapieoptionen sind durch die WSACS definiert worden (Tab. 22.3) → Empfehlung Grad E (Evidenzgrad V: Konsensuskonferenz) (WSACS 2004).

Für die Beatmung der Patienten mit IAH sind deutlich erhöhte Atemwegsdrücke notwendig, um die Lunge vollständig zu entfalten (Gattinoni et al. 2004 [Review]). Auch wenn Atelektasen beim sekundären Lungenversagen funktionell sehr gut auf hohe PEEP-Werte (Suwanvanichkij und Curtis 2004 [Evidenzgrad V]) oder Rekrutierungsmanöver reagieren (Piacentini et al. 2004 [Evidenzgrad IIIa]), ist dennoch eine endgültige Bewertung der Beatmungsstrategie wegen fehlender klinischer Daten nicht möglich. Der Effekt der gewollten Rekrutierung der Lunge muss vor dem Hintergrund der möglicherweise hiermit verbundenen Schäden am Organ Lunge selbst sowie an nicht pulmonalen Organen gewichtet werden (Blanch and Villagra 2004 [Evidenzgrad V]; Brower et al. 2003 [Evidenzgrad IIb]; Brower et al. 2004 [Evidenzgrad IIb]).

Ein hoher Volumenbedarf ist ein Risikofaktor für die Entwicklung einer IAH. In einer Fallkontrollstudie konnte durch eine übernormale Volumensubstitution bei Traumapatienten die Inzidenz einer IAH sowie eines AKS signifikant erhöht werden (Balogh et al. 2003 [Evidenzgrad IV]). Beim Volumenmanagement sollte dieser Zusammenhang berücksichtigt werden. Die Verwendung des zentralvenösen Drucks oder pulmonalkapillären Okklusionsdrucks beim Vorliegen einer IAH ist unsicher, da diese Werte über eine transdiaphragmale Weiterleitung des IAD verändert werden (Chang et al. 1998 [Evidenzgrad IV]; Ridings et al. 1995 [Evidenzgrad V]). Zur Abschätzung des intravasalen Volumenbedarfs ist die Messung des intrathorakalen Blutvolumens (ITBV) eher geeignet, da dieser Wert durch den intrathorakalen Druck nicht beeinflusst wird (Lichtwarck-Aschoff et al. 1992 [Evidenzgrad V]). Hyperosmolare Lösungen könnten in Zukunft eine Möglichkeit bieten, das Risiko einer intraabdominellen Druckerhöhung zu beschränken (Oda et al. 2006 [Evidenzgrad IV]).

Ob eine pathologische Steigerung des intraabdominellen Drucks ohne nachweisbare Organfunktionsstörungen operativ entlastet werden sollte, ist Gegenstand der Diskussion. Es gibt jedoch Anhaltspunkte, dass eine persistierende Erhöhung des IAD auf >25 mmHg eine Prädisposition für ein Multiorganversagen bzw. für die Entwicklung eines AKS darstellt. In diesen Fällen ist eine Dekompression gerechtfertigt → Empfehlung Grad E (Evidenzgrad V: Konsensuskonferenz) (WSACS 2004).

Beim abdominellen Kompartmentsyndrom ist die umgehende Dekompression durch Laparotomie und Anlage eines temporären, druckentlastenden Bauchwandverschlusses die einzige therapeutische Option (Cullen et al. 1989 [Evidenzgrad IV]; Ertel et al. 2000 [Evidenzgrad IIc]; Ivy et al. 2000 [Evidenzgrad IV]; Schein et al. 1995 [Review]; Sugrue 2005 [Review]) → Empfehlung Grad C. Welches Material zur Anlage des temporären Bauchdeckenverschlusses verwandt wird, ist insbesondere bei kurzfristiger Anwendung nachrangig. Günstig sind Materialien, die eine ausreichende Lagerungsstabilität gewährleisten, eine optische Kontrolle erlauben, sekretdurchlässig sind und auch bis zur endgültigen Wundheilung belassen werden können. Diese Eigenschaften werden von resorbierbaren Netzen aus Polyglactin (Vicryl) und Polyglycolsäure (Safil) vereint (◘ Abb. 22.5).

Nach Dekompression wurde mehrheitlich eine Stabilisierung der Kreislaufverhältnisse, eine Reduktion der Atemwegsdrücke und ein Wiedereinsetzen der Diurese beobachtet (deWaele et al. 2006 [Evidenzgrad IIIa]). Dennoch ist die Mortalität in Zusammenschau aller verfügbaren Daten mit 50% anzunehmen, wobei der Zeitrahmen bis zur Dekompression mit bis zu 27 h angegeben wurde. Davon ausgehend, dass ab einem bestimmten Zeitpunkt irreversible Organschäden bestehen, ist es offenkundig, dass bei Risikopatienten eine routinemäßige Überwachung des IAD notwendig ist, um ein AKS zeitgerecht erkennen und behandeln zu können. Weitere Studien sind erforderlich, um zu klären, welchen Einfluss der Zeitpunkt der Diagnose eines AKS sowie jener der abdominellen Dekompression auf das Outcome der betroffenen Patienten hat (de Waele et al. 2006 [Evidenzgrad IIIa]).

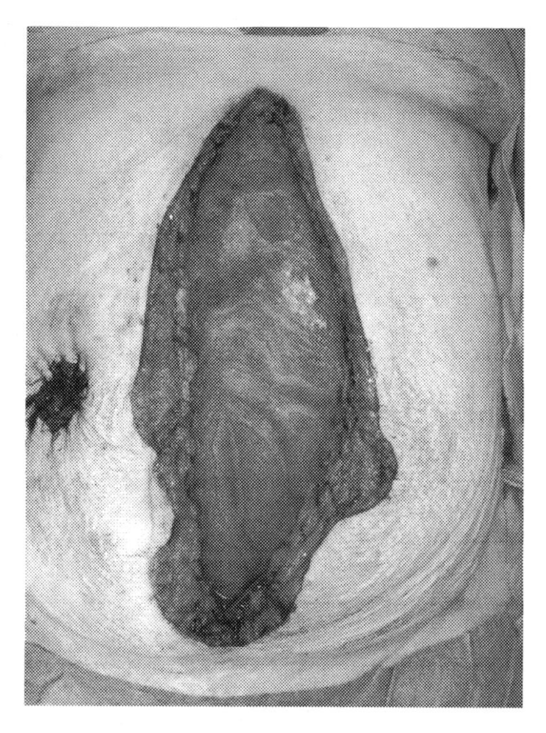

◘ Abb. 22.5. Laparostoma unter Verwendung eines mittelporigen, resorbierbaren Netzes aus Polyglactin (Vicryl)

Literatur

Balogh Z, McKinley BA, Holcomb JB et al. (2003) Both primary and secondary abdominal compartment syndrome can be predicted early and are harbingers of multiple organ failure. J Trauma 54:848–859

Balogh Z, McKinley BA, Cocanour CS, Kozar RA, Valdivia A, Sailors RM, Moore FA (2003) Supranormal trauma resuscitation causes more cases of abdominal compartment syndrome. Arch Surg 138:637–643

Balogh Z, Jones F, D'Amours S, Parr M, Sugrue M (2004) Continuous intra-abdominal pressure measurement technique. Am J Surg 188:679–684

Blanch L, Villagra A (2004) Recruitment maneuvers might not always be appropriate in ARDS. Crit Care Med 32:2540–2541

Brower RG, Morris A, MacIntyre N et al. (2003) Effects of recruitment maneuvers in patients with acute lung injury and acute respiratory distress syndrome ventilated with high end-expiratory pressure. Crit Care Med 32:2592–2597

Brower RG, Lanken PN, MacIntyre N et al. (2004) Higher versus lower positive end-expiratory pressures in patients with the acute respiratory distress syndrome. N Engl J Med 351:327–336

Caldwell CB, Ricotta JJ (1987) Changes in visceral blood flow with elevated intraabdominal pressure. J Surg Res 43:14–20

Chang MC, Miller PR, D'Agostino R, Meredith JW (1998) Effects of abdominal decompression on cardiopulmonary function and visceral perfusion in patients with intra-abdominal hypertension. J Trauma 44:440–445

Citerio G, Vascotto E, Villa F, Celotti S, Persenti A (2001) Induced abdominal compartment syndrome increase intracranial pressure in neurotrauma patients: a prospective study. Crit Care Med 29:1466–1471

Cullen DJ, Coyle JP, Teplick R, Long MC (1989) Cardiovascular, pulmonary, and renal effects of massively increased antra-abdominal pressure in critically ill patients. Crit Care Med 17:118–121

Deeren DH, Dits H, Malbrain MLNG (2005) Correlation between intra-abdominal and intracranial pressure in nontraumatic brain injury. Intensive Care Med 31:1577–1581

DeWaele JJ, Hoste EAJ, Malbrain MLNG (2006) Decompressive laparotomy for abdominal compartment syndrome-a critical analysis. Crit Care Mar 27;10(2):R51 [Epub ahead of print]

Diebel L, Saxe J, Dulchavsky S (1992) Effect of increased intra-abdominal pressure on abdominal wall blood flow. Am Surg 58:573–575

Diebel LN, Dulchavsky SA, Brown WJ (1997) Splanchnic ischemia and bacterial translocation in the abdominal compartment syndrome. J Trauma 43:852–855

Eleftheriadis E, Kotzampassi K, Papanotas K, Heliadis H, Sarris K (1996) Gut ischemia, oxidative stress, and bacterial translocation in elevated abdominal pressure in rats. World J Surg 20:11–16

Ertel W, Oberholzer A, Platz A, Stocker R, Trentz O (2000) Incidence and clinical pattern of the abdominal compartment syndrome after »damage-control« laparotomy in 311 patients with severe abdominal and/or pelvic trauma. Crit Care Med 28:1747–1753

Fusco MA, Martin RS, Chang MC (2001) Estimation of intra-abdominal pressure by bladder pressure measurement: validity and methodology. J Trauma 50:297–302

Gattinoni L, Pelosi P, Suter PM, Pedoto A, Vercesi P, Lissoni A (1998) Acute respiratory distress syndrome caused by pulmonary and extrapulmonary disease. Am J Respir Crit Care Med 158:3–11

Gattinoni L, Chiumello D, Carlesso E, Valenza F (2004) Bench-to-bedside review: chest wall elastance in acute lung injury/acute respiratory distress syndrome patients. Crit Care 8:350–355

Gennarelli TA, Champion HR, Sacco WJ, Copes WS, Alves WM (1989) Mortality of patients with head injury and extracranial injury treated in trauma centers. J Trauma 29:1193–1201

Hachenberg T, Ebel C, Czorny M, Thomas H, Wendt M (1998) Intrathoracic and pulmonary blood volume during CO2–pneumoperitoneum in humans. Acta Anaesthesiol Scand 42:794–798

Hafferl A (1969) Lehrbuch der topographischen Anatomie – 3. Auflage. Springer, Berlin

Harman PK, Kron IL, McLachlan HD, Freedlender AE, Nolan SP (1982) Elevated intra-abdominal pressure and renal function. Ann Surg 196:594–597

Hong JJ, Cohn SM, Perez JM, Dolich MO, Brown M, McKenney MG (2002) Prospective study of the incidence and outcome of intra-abdominal hypertension and the abdominal compartment syndrome. Br J Surg 89:591–596

Hunter JD, Damani Z (2004) Intra-abdominal hypertension and the abdominal compartment syndrome. Anaesthesia 59:899–907

Iberti TJ, Kelly KM, Gentili DR, Hirsch S, Benjamin E (1987) A simple technique to accurately determine intra-abdominal pressure. Crit Care Med 15:1140–1142

Ivatury RR, Diebel L, Porter JM, Simon RJ (1997) Intra-abdominal hypertension and the abdominal compartment syndrome. Surg Clin North Am 77:783–800

Ivy ME, Atweh NA, Palmer J, Possenti PP, Pineau M, D'Aiuto M (2000) Intra-abdominal hypertension and abdominal compartment syndrome in burn patients. J Trauma 49:387–391

Joseph DK, Dutton RP, Aarabi B, Scalea TM (2004) Decompressive laparotomy to treat intractable intracranial hypertension after traumatic brain injury. J Trauma 57:687–693

Kashtan J, Green JF, Parsons EQ, Holcroft JW (1981) Hemodynamic effect of increased abdominal pressure. J Surg Res 30:249–255

Kirkpatrick AW, Brenneman FD, McLean RF, Rapanos T, Boulanger BR (2000) Is clinical examination an accurate indicator of raised intra-abdominal pressure in critically injured patients ? Can J Surg 43:207–211

Kirkpatrick AW, Laupland KB, Karmali S et al. (2006) Spill your guts! Perceptions of trauma association of canada member surgeons regarding the open abdomen an the abdominal compartment syndrome. J Trauma 60:279–286

Knaus WA, Draper EA, Wagner DP, Zimmerman JE (1985) APACHE II: a severity of disease classification system. Crit Care Med 13:818–829

Kron IL, Harman PK, Nolan SP (1984) The measurement of intra-abdominal pressure as a criterion for abdominal re-exploration. Ann Surg 199:28–30

Le Gall JR, Lemeshow S, Saulnier F (1993) A new simplified acute physiology score (SAPS II) based on a European/North American multicenter study. JAMA 270:2957–2963

Lichtwarck AM, Zerawik J, Pfeiffer UJ (1992) Intrathoracic blood volume accurately reflects circulatory volume status in critically ill patients with mechanical ventilation. Intensive Care Med 18:142–147

Malbrain ML (2004) Different techniques to measure intra-abdominal pressure (IAP): time for a critical re-appraisal. Intensive Care Med 30:357–371

Malbrain ML (2004) Is it wise not to think about intraabdominal hypertension in the ICU? Curr Opin Crit Care 10:132–145

Malbrain ML, Chiumello D, Pelosi P et al. (2004) Prevalence of intra-abdominal hypertension in critically ill patients: a multicentre epidemiological study. Intensive Care Med 30:822–829

Malbrain ML, Deeren D, dePotter TJ (2005) Intra-abdominal hypertension in the critically ill: it is time to pay attention. Curr Opin Crit Care 11:156–171

Malbrain MLNG, Chiumello D, Pelosi P et al. (2005) Incidence and prognosis of intraabdominal hypertension in a mixed population of critically ill patients: A multiple-center epidemiological study. Crit Care Med 33:315–322

Marshall JC, Cook DJ, Christou NV (1995) Multiple organ dysfunction syndrome score: a reliable descriptor of a complex clinical outcome. Crit Care Med 23:1638–1652

Mayberry JC, Goldman RK, Mullins RJ, Brand DM, Crass RA, Trunkey DD (1999) Surveyed opinion of american trauma surgeons on the prevention of the abdominal compartment syndrome. J Trauma 47:509–513

McDougall EM, Figenshau RS, Clayman RV, Monk TG, Smith DS (1994) Laparoscopic pneumoperitoneum: impact of body habitus. J Laparoendosc Surg 4:385–391

McNelis J, Marini CP, Jurkiewicz A et al. (2002) Predictive factors associated with the development of abdominal compartment syndrome in the surgical intensive care unit. Arch Surg 137:133–136

Oda J, Ueyama M, Yamashita K, Inoue T, Noborio M, Ode Y, Aoki Y, Sugimoto H (2006) Hypertonic lactated saline resuscitation reduces the risk of abdominal compartment syndrome in severely burned patients. J Trauma 60:64–71

Offner PJ, Laurence de Souza A, Moore EE, Biffl WL, Franciose RJ, Johnson JL, Burch JM (2001) Avoidance of abdominal compartment syndrome in damage-control laparotomy after trauma. Arch Surg 136:676–680

Piacentini E, Villagra A, Lopez-Aguilar J, Blanch L (2004) Clinical review: the implications of experimental and clinical studies of recruitment maneuvers in acute lung injury. Crit Care 8:115–121

Quintel M, Pelosi P, Caironi P et al. (2004) An increase of abdominal pressure increases pulmonary edema in oleic acid-induced lung injury. Am J Respir Crit Care Med 169:534–541

Ravishankar N, Hunter J (2005) Measurement of intra-abdominal pressure in intensive care units in the United Kingdom: a national postal questionnaire study. Br J Anaesth 94:763–766

Rezende-Neto JB, Moore EE, de Andrade MVM et al. (2002) Systemic inflammatory response secondary to abdominal compartment syndrome: Stage for multiple organ failure. J Trauma 53:1121–1128

Ridings PC, Bloomfield GL, Blocher CR, Sugerman HJ (1995) Cardiopulmonary effects of raised intra-abdominal pressure before and after intravascular volume expansion. J Trauma 39:1071–1075

Samel ST, Neufang T, Mueller A, Leister I, Becker H, Post S (2002) A new abdominal chamber to study the impact of increased abdominal-pressure on microcirculation of gut mucosa by using video microscopy in rats. Crit Care Med 30:1854–1858

Savino JA, Cerabona T, Agarwal N, Byrne D (1988) Manipulation of ascetic fluid pressure in cirrhotics to optimize hemodynamic and renal function. Ann Surg 208:504–511

Schachtrupp A, Hoer J, Toens C, Klinge U, Reckord U, Schumpelick V (2002) Intra-abdominal pressure: a reliable criterion for laparostomy closure? Hernia 6:102–107

Schachtrupp A, Toens C, Hoer J, Klosterhalfen B, Lawong AG, Schumpelick V (2002) A 24-h pneumoperitoneum leads to multiple organ impairment in a porcine model. J Surg Res 106:37–45

Schachtrupp A, Lawong G, Afify M, Graf J, Toens C, Schumpelick V (2005) Fluid resuscitation preserves cardiac output but cannot prevent organ damage in a porcine model during 24 h of intraabdominal hypertension. Shock 24:153–158

Schachtrupp A, Jansen M, Bertram P, Kuhlen R, Schumpelick V (2006) Abdominelles Kompartmentsyndrom. Bedeutung, Diagnostik und Therapie. Anaesthesist 55:660–667

Schein M, Wittmann DH, Aprahamian CC, Condon RE (1995) The abdominal compartment syndrome: the physiological and clinical consequences of elevated intra-abdominal pressure. J Am Coll Surg 180: 745–753

Schneider CG, Scholz J, Izbicki JR (2000) Das abdominelle Kompartmentsyndrom. Anästhesiol Intensivmed Notfallmed Schmerzther 35:523–529

Sugerman H, Windsor A, Bessos M, Wolfe L (1997) Intra-abdominal pressure, sagittal abdominal diameter and obesity comorbidity. J Intern Med 241:71–79

Sugrue M, Bauman A, Jones F et al. (2002) Clinical examination is an inaccurate predictor of intraabdominal pressure. World J Surg 26:1428–1431

Sugrue M (2005) Abdominal compartment syndrome. Curr Opin Crit Care 11:333–338

Suwanvanichkij V, Curtis JR (2004) The use of high positive end-expiratory pressure for respiratory failure in abdominal compartment syndrome. Respir Care 49:286–290

Tiwari A, Haq AI, Myint F, Hamilton G (2002) Acute compartment syndromes. Br J Surg 89:397–412

Toens C, Schachtrupp A, Rau M, Mumme T, Schumpelick V (2000) Abdominelles Kompartmentsyndrom: Vermeidung und Behandlung. Chirurg 71:918–926

Toens C, Schachtrupp A, Hoer J, Junge K, Klosterhalfen B, Schumpelick V (2002) A porcine model of the abdominal compartment syndrome. Shock 18:316–321

Tzelepis GE, Nasiff L, McCool FD, Hammond J (1996) Transmission of pressure within the abdomen. J Appl Physiol 81:1111–1114

WSACS (World Society on Abdominal Compartment Syndrome) (2004) Consensus Definitions & Recommendations: http://www.wsacs.org/

Anhang

Anhang A. Evidenzgrade (Oxford Centre of Evidence Based Medicine)

Evidenzgrad	Studien
Ia	Systematische Übersicht über randomisierte kontrollierte Studien (RCT)
Ib	Eine RCT (mit engem Konfidenzintervall)
Ic	Alle-oder-Keiner-Prinzip
IIa	Systematische Übersicht gut geplanter Kohortenstudien
IIb	Eine gut geplante Kohortenstudie oder eine RCT minderer Qualität
IIc	Outcome-Studien, Ökologische Studien
IIIa	Systematische Übersicht über Fallkontrollstudien
IIIb	Eine Fallkontrollstudie
IV	Fallserien oder Kohorten- bzw. Fallkontrollstudien minderer Qualität
V	Expertenmeinung ohne explizite Bewertung der Evidenz oder basierend auf physiologischen Modellen/Laborforschung

Anhang B. Empfehlungsgrade entsprechend der Studienlage

Empfehlungsgrad	Studienlage
A	Mindestens 2 Studien mit Evidenzgrad I
B	Eine Studie mit Evidenzgrad I
C	Nur Studien mit Evidenzgrad II
D	Mindestens 2 Studien mit Evidenzgrad III
E	Level IV oder Evidenzgrad V

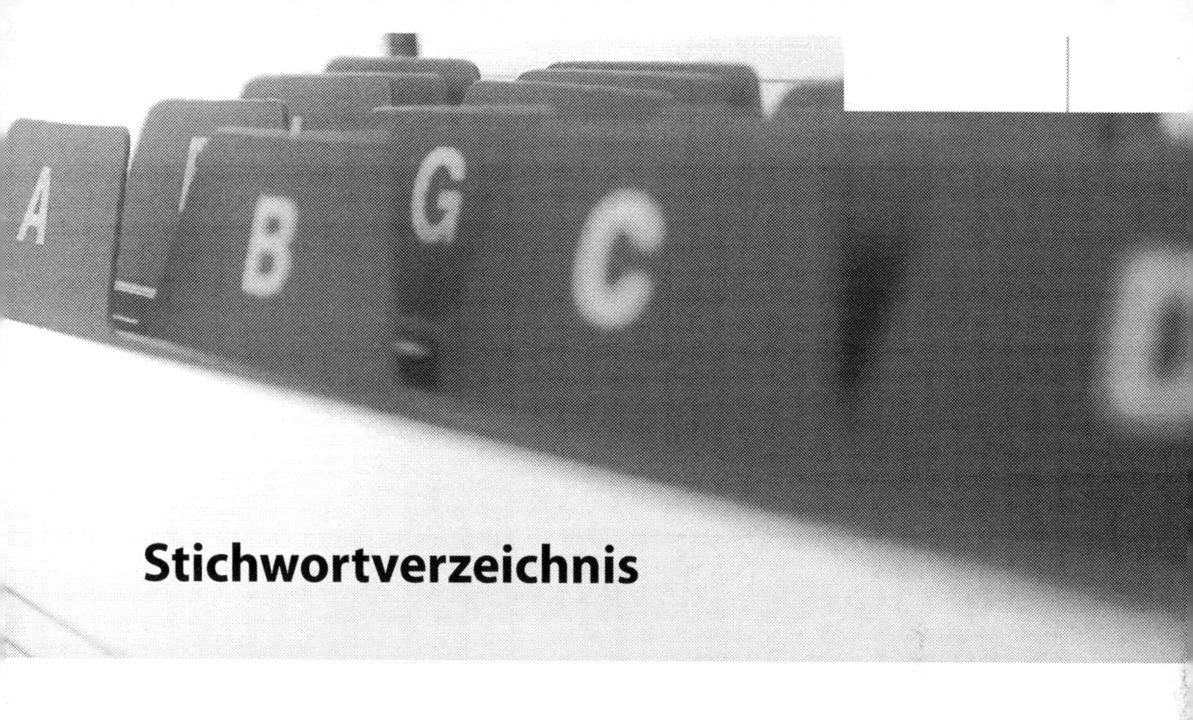

Stichwortverzeichnis

A

E

F

G

H

I

J

K

L

M

N

O

P

Q

R

S

T

Z